U0896269

2013
中国卫生和计划生育统计年鉴

国家卫生和计划生育委员会　编

中国协和医科大学出版社

图书在版编目（CIP）数据

2013中国卫生和计划生育统计年鉴／国家卫生和计划生育委员会编. —北京：中国协和医科大学出版社，2013.10

ISBN 978-7-81136-960-1

Ⅰ.①2… Ⅱ.①国… Ⅲ.①卫生工作-中国-2013-年鉴 ②计划生育-工作-中国-2013-年鉴 Ⅳ.①R199.2-54 ②C924.25-54

中国版本图书馆CIP数据核字（2013）第229886号

2013中国卫生和计划生育统计年鉴

编　　者：国家卫生和计划生育委员会
责任编辑：吴桂梅

出版发行：中国协和医科大学出版社
（北京东单三条九号　邮编100730　电话65260378）
网　　址：www.pumcp.com
经　　销：新华书店总店北京发行所
印　　刷：北京佳艺恒彩印刷有限公司

开　　本：889×1194　1/16开
印　　张：27.25
字　　数：800千字
版　　次：2013年11月第一版　　2013年11月第一次印刷
印　　数：1—2000
定　　价：195.00元

ISBN 978-7-81136-960-1

《中国卫生和计划生育统计年鉴》编辑委员会

《中国卫生和计划生育统计年鉴》编辑部

编者说明

一、《中国卫生和计划生育统计年鉴》是一部反映中国卫生计生事业发展情况和居民健康状况的资料性年刊。本书收录了全国及31个省、自治区、直辖市卫生计生事业发展情况和目前居民健康水平的统计数据，以及历史重要年份的全国统计数据。本书为《中国卫生和计划生育统计年鉴》2013卷，收编的内容截至2012年底。

二、全书分为16个部分，即：医疗卫生机构、卫生人员、卫生设施、卫生经费、医疗服务、基层医疗卫生服务、中医药服务、妇幼保健、人民健康水平及营养状况、疾病控制与公共卫生、居民病伤死亡原因、食品安全及卫生监督、医疗保障、人口指标，另附主要社会经济指标、世界各国卫生状况。各篇前设简要说明及主要指标解释，简要说明主要介绍本篇的主要内容、资料来源、统计范围、统计方法以及历史变动情况。

三、资料来源

（一）本资料主要来自年度卫生统计报表，一部分来自抽样调查。

（二）人口和社会经济数据摘自《中国统计年鉴》以及公安部、教育部、民政部统计资料，城镇居民基本医疗保险数据摘自人力资源与社会保障部，各国卫生状况数据摘自世界卫生组织《世界卫生统计》。

四、统计口径

（一）除行政区划外，书中所涉及的全国性统计数据均未包括香港特别行政区、澳门特别行政区和台湾省数据。

（二）原卫生部三次修订了《国家卫生统计调查制度》，适当调整了医疗卫生机构和人员的统计口径，导致1996、2002、2007年机构和人员数变动较大。

（三）村卫生室的机构、人员、和诊疗人次分别计入医疗卫生机构总数、卫生人员总数、总诊疗人次数中（村卫生室不再单独统计）。

五、统计分组

（一）机构类别：医疗卫生机构分为医院、基层医疗卫生机构、专业公共卫生机构、其他机构四类。医院包括综合医院、中医医院、中西医结合医院、民族医院、各类专科医院和护理院，不包括专科疾病防治院、妇幼保健院和疗养院；基层医疗卫生机构包括社区卫生服务中心（站）、乡镇（街道）卫生院、村卫生室、门诊部、诊所（医务室）；专业公共卫生机构包括疾病预防控制中心、专科疾病防治机构、健康教育机构、妇幼保健机构、急救中心（站）、采供血机构、卫生监督机构、卫生部门主管（暂不含计生部门主管）的计划生育技术服务机构；其他医疗卫生机构包括疗养院、医学科研机构、医学在职培训机构、医学考试中心、人才交流中心、统计信息中心等卫生事业单位。

（二）登记注册类型：分为公立、非公立医疗卫生机构。公立医疗卫生机构包括登记注册类型为国有和集体办的医疗卫生机构；非公立医疗卫生机构包括联营、股份合作、私营、台港澳投资和外国投资等医疗卫生机构。

医院按登记注册类型分为公立医院和民营医院，公立医院指经济类型为国有和集体办的医院；民营医院指公立医院以外的其他医院，包括联营、股份合作、私营、台港澳投资和外国投资等医院。

（三）主办单位：以医疗机构登记注册为依据，分为政府办、社会办和私人办。政府办医疗卫生机构包括卫生（卫生计生）行政部门和教育、民政、公安、司法等政府机关主办的医疗卫生机构；社会办医疗卫生机构包括企业、事业单位、社会团体和其他社会组织办。

（四）东、中、西部地区：东部地区包括北京、天津、河北、辽宁、上海、江苏、浙江、福建、山东、广东、海南 11 个省、直辖市；中部地区包括山西、吉林、黑龙江、安徽、江西、河南、湖北、湖南 8 个省；西部地区包括内蒙古、重庆、广西、四川、贵州、云南、西藏、陕西、甘肃、青海、宁夏、新疆 12 个省、自治区、直辖市。

（五）城乡：1949 ~ 1984 年以前医疗卫生机构及其床位和人员按城市、农村分组，1985 ~ 2004 年按市、县分组，2005 年起按城市、农村分组。城市包括直辖市区和地级市辖区，农村包括县及县级市，乡镇卫生院及村卫生室计入农村。

六、符号使用说明："空格"表示无数字，"…"表示数字不详，"①"表示表下有注解。

国家卫生和计划生育委员会
统计信息中心

目　录

五、医疗服务

六、基层医疗卫生服务

七、中医药服务

八、妇幼保健

九、人民健康水平

十、疾病控制与公共卫生

十一、居民病伤死亡原因

十二、食品安全与卫生监督

一、医疗卫生机构

简要说明

一、本章主要介绍全国及31个省、自治区、直辖市医疗卫生机构数，主要包括各级各类医院、基层医疗卫生机构、专业公共卫生机构和其他医疗卫生机构数，医院等级情况，按床位数分组的医院、乡镇卫生院和社区卫生服务中心数等。

二、本章数据来源于卫生资源统计年报。

三、医疗卫生机构分类

1. 机构类别：医疗卫生机构分为医院、基层医疗卫生机构、专业公共卫生机构、其他医疗卫生机构四类。

2. 登记注册类型：分为公立、非公立医疗卫生机构。公立医疗卫生机构包括登记注册类型为国有和集体办的医疗卫生机构；非公立医疗卫生机构包括联营、股份合作、私营、台港澳投资和外国投资等医疗卫生机构。

3. 按主办单位分为政府办、社会办和私人办，政府办包括卫生（卫生计生）、教育、民政、公安、司法等行政部门办的医疗卫生机构，社会办包括企业、事业单位、社会团体和其他社会组织办的医疗卫生机构。

4. 按分类管理分为非营利性和营利性医疗卫生机构。

5. 按城乡分，城市包括直辖市区和地级市辖区，农村包括县及县级市，乡镇卫生院及村卫生室计入农村。按市县分，市包括直辖市区、地级市区和县级市，县包括自治县和旗。

四、统计口径调整

1. 村卫生室数计入卫生机构总数中（不再单独统计）。

2. 2002年起，医疗卫生机构数按卫生或工商、民政部门登记注册数统计，1949～2001年医疗卫生机构数按卫生或其他行政部门批准成立数统计。

3. 2002年起，按照行业管理原则，医疗卫生机构总数不再包括国境卫生检疫所、高中等医学院校、药品检验所（室）和由各级计生委批准设立的计划生育指导中心。

4. 1996年起，依据《医疗机构管理条例》将个体开业人员改称私人诊所计入卫生机构，当年医疗卫生机构总数增加较多（包括13万所私人诊所）。

主要指标解释

医疗卫生机构　指从卫生（卫生计生）行政部门取得《医疗机构执业许可证》，或从民政、工商行政、机构编制管理部门取得法人单位登记证书，为社会提供医疗保健、疾病控制、卫生监督服务或从事医学科研和医学在职培训等工作的单位。医疗卫生机构包括医院、基层医疗卫生机构、专业公共卫生机构、其他医疗卫生机构。

医院　包括综合医院、中医医院、中西医结合医院、民族医院、各类专科医院和护理院，不包括专科疾病防治院、妇幼保健院和疗养院。

中医医院　指中医（综合）医院和中医专科医院，不包括中西医结合医院和民族医院。

专科医院　包括口腔医院、眼科医院、耳鼻喉科医院、肿瘤医院、心血管病医院、胸科医院、血液病医院、妇产（科）医院、儿童医院、精神病医院、传染病医院、皮肤病医院、结核病医院、麻风病医院、职业病医院、骨科医院、康复医院、整形外科医院、美容医院等其他专科医院，不包括中医专科医院、各类专科疾病防治院和妇幼保健院。

公立医院　指经济类型为国有和集体的医院。

民营医院 指经济类型为国有和集体以外的医院，包括联营、股份合作、私营、台港澳投资和外国投资等医院。

基层医疗卫生机构 包括社区卫生服务中心（站）、街道卫生院、乡镇卫生院、村卫生室、门诊部、诊所（医务室）。

专业公共卫生机构 包括疾病预防控制中心、专科疾病防治机构、妇幼保健机构、健康教育机构、急救中心（站）、采供血机构、卫生监督机构、卫生部门主管的计划生育技术服务机构。不包括传染病院、结核病医院、血防医院、精神病医院、卫生监督（监测、检测）机构。

其他医疗卫生机构 包括疗养院、临床检验中心、医学科研机构、医学在职教育机构、医学考试中心、人才交流中心、统计信息中心等卫生事业单位。

医院等级 指由卫生（卫生计生）行政部门确定的级别（一、二、三级）和由医疗机构评审委员会评定的等次（甲、乙、丙等），是反映医院规模和医疗水平的综合指标。

联合办村卫生室 指由两个或多个乡村医生联合办、执业（助理）医师与乡村医生联合办的村卫生室。

1-1-1 医疗卫生机构数

年份	合计	医院				基层医疗卫生机构					专业公共卫生机构数				
			综合医院	中医医院	专科医院		社区卫生服务中心(站)	乡镇卫生院	村卫生室	门诊部(所)		疾病预防控制中心	专科疾病防治院(所/站)	妇幼保健院(所/站)	卫生监督所(中心)
1949	3670	2600								769			11	9	
1950	8915	2803	2692	4	85					3356		61	30	426	
1955	67725	3648	3351	67	188					51600		315	287	3944	
1960	261195	6020	5173	330	401			24849		213823		1866	683	4213	
1965	224266	5330	4747	131	339			36965		170430		2499	822	2910	
1970	149823	5964	5353	117	385			56568		79600		1714	607	1124	
1975	151733	7654	6817	160	543			54026		80739		2912	683	2128	
1978	169732	9293	7539	447	643			55018		94395		2989	887	2571	
1980	180553	9902	7859	678	694			55413		102474		3105	1138	2745	
1981	800205	10252	8044	781	718			55500	610079	111189		3202	1197	2789	
1982	801869	10471	8146	878	731			55496	608431	113916		3271	1272	2827	
1983	870686	10901	8370	1009	772			55559	674669	115826		3274	1326	2851	
1984	905424	11381	8545	1218	810			55549	707168	117028		3339	1458	2955	
1985	978540	11955	9197	1485	938			47387	777674	126604		3410	1566	2996	
1986	999102	12442	9363	1646	1030			46967	795963	127575		3475	1635	3059	
1987	1012804	12962	9657	1790	1097			47177	807844	128459		3512	1697	3082	
1988	1012485	13544	9916	1932	1190			47529	806497	128422		3532	1727	3103	
1989	1027522	14090	10242	2046	1265			47523	820798	128112		3591	1747	3112	
1990	1012690	14377	10424	2115	1362			47749	803956	129332		3618	1781	3148	
1991	1003769	14628	10562	2195	1345			48140	794733	128665		3652	1818	3187	
1992	1001310	14889	10774	2269	1376			46117	796523	125873		3673	1845	3187	
1993	1000531	15436	11426	2298	1438			45024	806945	115161		3729	1872	3115	
1994	1005271	15595	11549	2336	1440			51929	813529	105984		3711	1905	3190	
1995	994409	15663	11586	2361	1445			51797	804352	104406		3729	1895	3179	
1996	1078131	15833	11696	2405	1473			51277	755565	237153		3737	1887	3172	
1997	1048657	15944	11771	2413	1488			50981	733624	229474		3747	1893	3180	
1998	1042885	16001	11779	2443	1495			50071	728788	229349		3746	1889	3191	
1999	1017673	16678	11868	2441	1533			49694	716677	226588		3763	1877	3180	
2000	1034229	16318	11872	2453	1543	1000169		49229	709458	240934	11386		1839	3163	
2001	1029314	16197	11834	2478	1576	995670		48090	698966	248061	11471	3813	1783	3132	
2002	1005004	17844	12716	2492	2237	973098	8211	44992	698966	219907	10787	3580	1839	3067	571
2003	806243	17764	12599	2518	2271	774693	10101	44279	514920	204468	10792	3584	1749	3033	838
2004	849140	18393	12900	2611	2492	817018	14153	41626	551600	208794	10878	3588	1583	2998	1284
2005	882206	18703	12982	2620	2682	849488	17128	40907	583209	207457	11177	3585	1502	3021	1702
2006	918097	19246	13120	2665	3022	884818	22656	39975	609128	212243	11269	3548	1402	3003	2097
2007	912263	19852	13372	2720	3282	878686	27069	39876	613855	197083	11528	3585	1365	3051	2553
2008	891480	19712	13119	2688	3437	858015	24260	39080	613143	180752	11485	3534	1310	3011	2675
2009	916571	20291	13364	2728	3716	882153	27308	38475	632770	182448	11665	3536	1291	3020	2809
2010	936927	20918	13681	2778	3956	901709	32739	37836	648424	181781	11835	3513	1274	3025	2992
2011	954389	21979	14328	2831	4283	918003	32860	37295	662894	184287	11926	3484	1294	3036	3022
2012	950297	23170	15021	2889	4665	912620	33562	37097	653419	187932	12083	3490	1289	3044	3088

注：①村卫生室数计入医疗卫生机构数中；②2008年社区卫生服务中心(站)减少的原因是江苏省约5000家农村社区卫生服务站划归村卫生室；③2002年起,医疗卫生机构数不再包括高中等医学院校本部、药检机构、国境卫生检疫所和非卫生部门举办的计划生育指导站；④1996年以前门诊部(所)不包括私人诊所。

1-1-2 2012年各地区医疗卫生机构数

地区	合计	医院							基层医疗卫生机构						
		小计	综合医院	中医医院	中西医结合医院	民族医院	专科医院	护理院	小计	社区卫生服务中心	社区卫生服务站	街道卫生院	乡镇卫生院	村卫生室	门诊部
总 计	**950297**	**23170**	**15021**	**2889**	**312**	**208**	**4665**	**75**	**912620**	**8182**	**25380**	**610**	**37097**	**653419**	**10134**
东 部	343064	8965	5613	1051	127	7	2099	68	328824	4013	16160	59	9430	223743	6740
中 部	306978	6998	4411	1005	87	13	1478	4	295390	2315	5123	524	11468	226215	1802
西 部	300255	7207	4997	833	98	188	1088	3	288406	1854	4097	27	16199	203461	1592
北 京	9632	573	301	123	11	3	132	3	8837	315	1531			2957	849
天 津	4551	304	201	31	6		66		4095	97	462	1	160	2157	283
河 北	79119	1249	809	175	35		230		77177	256	874		1961	64513	165
山 西	40192	1215	638	193	15		369		38443	201	590	477	1199	28285	318
内蒙古	23046	519	325	62	9	46	77		22009	275	887	3	1326	14022	117
辽 宁	35792	860	537	100	5	1	216	1	34249	327	794	24	999	21245	471
吉 林	19734	576	349	72	8	2	144	1	18804	187	166		771	11475	387
黑龙江	21158	996	684	127	9	6	169	1	19470	410	366	4	996	12316	299
上 海	4845	320	186	17	7		93	17	4379	309	704			1361	536
江 苏	31050	1426	964	89	17		321	35	28888	497	2116	2	1115	15835	815
浙 江	30271	782	392	122	16		248	4	28939	483	6139	7	1144	13091	822
安 徽	23275	930	641	91	13		183	2	21812	410	1538	1	1384	15306	156
福 建	27276	519	328	75	8	2	106		26374	217	315		880	19691	463
江 西	39509	548	360	98	7		83		38369	163	448	5	1582	32369	87
山 东	68840	1549	1016	158	9	1	360	5	66462	488	1763		1639	51055	214
河 南	69258	1285	832	201	9		243		67252	346	789		2072	57112	110
湖 北	35240	650	414	95	13	2	126		34063	331	889	34	1165	24976	224
湖 南	58612	798	493	128	13	3	161		57177	267	337	3	2299	44376	221
广 东	46534	1186	727	142	9		305	3	44585	1003	1342	25	1227	29086	2061
广 西	34152	469	290	86	10	4	79		33257	128	138		1280	23323	82
海 南	5154	197	152	19	4		22		4839	21	120		305	2752	61
重 庆	17961	463	331	43	9		80		17310	173	312	9	933	10642	210
四 川	76557	1542	1013	173	24	23	309		74215	361	567	1	4606	54601	401
贵 州	27404	772	600	70	8	4	89	1	26264	140	329	2	1436	21463	50
云 南	23395	926	636	107	20	3	160		21887	143	296		1384	13317	126
西 藏	6660	104	84			19	1		6412	7	2		673	5254	
陕 西	36271	888	628	140	6		112	2	34889	236	316	2	1630	26883	227
甘 肃	26401	403	264	70	4	11	54		25631	198	418	6	1377	16711	68
青 海	5948	142	86	13	1	29	13		5658	16	158		405	4314	12
宁 夏	4140	143	92	19	3	2	27		3904	12	95		230	2431	21
新 疆	18320	836	648	50	4	47	87		16970	165	579	4	919	10500	278

1-1-2 续表

	专业公共卫生机构									其他医疗卫生机构					
诊所(医务室、护理站)	小计	疾病预防控制中心	专科疾病防治院(所、站)	健康教育所(站)	妇幼保健院(所、站)	急救中心(站)	采供血机构	卫生监督所(中心)	计划生育技术服务机构	小计	疗养院	医学科研机构	医学在职培训机构	统计信息中心	其他
177798	**12083**	**3490**	**1289**	**160**	**3044**	**295**	**531**	**3088**	**186**	**2424**	**194**	**207**	**451**	**48**	**1524**
68679	4042	1072	561	59	950	155	188	960	97	1233	113	101	186	23	810
47943	3870	1081	527	29	982	78	160	973	40	720	37	49	148	13	473
61176	4171	1337	201	72	1112	62	183	1155	49	471	44	57	117	12	241
3185	118	32	28	1	19	11	7	18	2	104	2	28	9	9	56
935	95	24	17	1	23	3	6	19	2	57	3	9	16	1	28
9408	597	193	8	2	185	5	14	188	2	96	5	2		1	88
7373	457	135	10	9	132	9	19	130	13	77	8	7	3	2	57
5379	447	119	52	22	117	7	18	111	1	71	6	7	8	1	49
10389	497	130	88	10	110	12	23	118	6	186	16	5	3	2	160
5818	274	67	52	3	69	6	20	56	1	80	11	5	1	1	62
5079	634	174	112		146	14	27	154	7	58	3	10	10	4	31
1469	101	21	20	2	21	11	8	18		45	3	9	8	1	24
8508	505	128	48	3	110	39	30	114	33	231	16	8	36	2	169
7253	377	100	22	2	86	32	22	103	10	173	16	7	44	2	104
3017	446	121	52	2	118	12	23	116	2	87	7	11	25	2	42
4808	307	96	25	1	87	7	9	82		76	12	7	25		32
3715	512	147	112	7	113	8	13	110	2	80	3	5	3	1	68
11303	677	182	134	3	158	16	25	155	4	152	23	7	25	1	96
6823	581	180	20	4	165	17	21	168	6	140	4	7	84	1	44
6444	438	111	83	1	100	10	22	109	2	89		1	21	1	66
9674	528	146	86	3	139	2	15	130	7	109	1	3	1	1	103
9841	661	138	147	33	127	16	42	122	36	102	15	18	20	4	45
8306	387	109	41	1	103	2	26	105		39	5	13	1	2	18
1580	107	28	24	1	24	3	2	23	2	11	2	1			8
5031	167	42	16	3	42		11	40	13	21	4	1	6		10
13678	713	204	37	16	200	16	26	204	10	87	5	7	24	4	47
2844	340	101	7		96	5	23	101	7	28	2	2	11		13
6621	519	150	30	6	147	20	16	145	5	63	7	10	6	1	39
476	142	82			57		1	2		2	1		1		
5595	387	122	6	4	117	4	10	118	6	107	4	11	47	2	43
6853	335	103	6	13	99	2	17	92	3	32	5	5	11	1	10
753	145	56	1	3	21		9	55		3		1	1		1
1115	83	25		4	22	2	5	24	1	10	1		1	1	7
4525	506	224	5		91	4	21	158	3	8	4				4

1-1-3　2012年各类医疗卫生机构数

机构分类	合计	按城乡分		按登记注册		
		城市	农村	公立	国有	集体
总　计	**950297**	**139035**	**811262**	**503263**	**115046**	**388217**
一、医院	23170	12230	10940	13384	12236	1148
综合医院	15021	7524	7497	8974	8249	725
中医医院	2889	1128	1761	2318	2190	128
中西医结合医院	312	198	114	125	103	22
民族医院	208	25	183	185	182	3
专科医院	4665	3286	1379	1760	1496	264
口腔医院	344	273	71	157	133	24
眼科医院	326	231	95	55	36	19
耳鼻喉科医院	66	49	17	12	10	2
肿瘤医院	124	100	24	81	70	11
心血管病医院	70	46	24	24	17	7
胸科医院	21	19	2	16	15	1
血液病医院	9	7	2	3	2	1
妇产(科)医院	495	368	127	63	52	11
儿童医院	89	77	12	62	54	8
精神病医院	728	417	311	592	541	51
传染病医院	164	133	31	160	160	
皮肤病医院	115	90	25	38	33	5
结核病医院	38	29	9	38	37	1
麻风病医院	30	12	18	30	30	
职业病医院	15	14	1	14	13	1
骨科医院	464	226	238	67	41	26
康复医院	322	206	116	149	116	33
整形外科医院	43	41	2	3	1	2
美容医院	132	123	9	1	1	
其他专科医院	1070	825	245	195	134	61
护理院	75	69	6	22	16	6
二、基层医疗卫生机构	912620	121132	791488	475544	88738	386806
社区卫生服务中心(站)	33562	23065	10497	25914	15351	10563
社区卫生服务中心	8182	6104	2078	7680	5702	1978
社区卫生服务站	25380	16961	8419	18234	9649	8585
卫生院	37707	125	37582	37474	27311	10163
街道卫生院	610	125	485	601	221	380
乡镇卫生院	37097		37097	36873	27090	9783
中心卫生院	10590		10590	10573	9204	1369
乡卫生院	26507		26507	26300	17886	8414
村卫生室	653419		653419	378006	26379	351627
门诊部	10134	7720	2414	2867	1835	1032
综合门诊部	5879	4199	1680	2143	1352	791
中医门诊部	910	812	98	139	75	64
中西医结合门诊部	297	232	65	52	24	28
民族医门诊部	11	6	5	2	1	1
专科门诊部	3037	2471	566	531	383	148
诊所、卫生所、医务室、护理站	177798	90222	87576	31283	17862	13421
诊所	144785	72700	72085	7266	2472	4794
卫生所、医务室	32953	17500	15453	24016	15389	8627
护理站	60	22	38	1	1	

注：①城市包括直辖市区、地级市辖区，农村包括县和县级市、农村乡镇卫生院和村卫生室；②社会办包括企业、事业单位、社会团体和其他社会组织办的卫生机构。

1-1-3 续表1

类型分			按主办单位分			
非公立			政府办		社会办	个人办
	联营	私营		卫生计生部门		
447034	**25829**	**361720**	**143024**	**138615**	**479841**	**327432**
9786	138	7214	9637	8637	6029	7504
6047	91	4487	5645	4884	4794	4582
571	10	415	2251	2235	159	479
187		152	103	99	47	162
23	1	16	179	178	9	20
2905	34	2106	1447	1232	998	2220
187		131	137	133	66	141
271	4	175	45	41	100	181
54		36	8	8	21	37
43	2	22	67	67	33	24
46		35	16	16	19	35
5		3	13	13	2	6
6		3	2	2	3	4
432	3	306	53	46	123	319
27		20	55	54	14	20
136	2	110	544	432	67	117
4		2	155	154	6	3
77	1	58	34	34	16	65
			35	35	3	
			28	26	2	
1			8	7	7	
397	6	307	43	41	95	326
173	3	124	81	32	115	126
40		28	2	2	11	30
131	2	82			47	85
875	11	664	121	89	248	701
53	2	38	12	9	22	41
437076	25682	354441	119661	116652		319864
7648	142	6011	19579	18504	7281	6702
502	8	261	6500	6218	1356	326
7146	134	5750	13079	12286	5925	6376
233	3	199	37187	36978	290	230
9		5	520	511	80	10
224	3	194	36667	36467	210	220
17		15	10550	10504	22	18
207	3	179	26117	25963	188	202
275413	25013	205528	58317	58317	428077	167025
7267	32	5850	688	560	3393	6053
3736	20	3108	512	425	2224	3143
771	4	549	26	24	257	627
245	1	226	15	15	59	223
9		9			1	10
2506	7	1958	135	96	852	2050
146515	492	136853	3890	2293	34054	139854
137519	331	131686	1079	935	9356	134350
8937	161	5113	2811	1358	24694	5448
59		54			4	56

1-1-3 续表2

机构分类	合计	按城乡分		按登记注册		
		城市	农村	公立	国有	集体
三、专业公共卫生机构	12083	4625	7458	12004	11817	187
疾病预防控制中心	3490	1280	2210	3490	3480	10
省属	31	31		31	31	
地级市(地区)属	408	348	60	408	407	1
县级市(区)属	1142	766	376	1142	1141	1
县属	1664		1664	1664	1663	1
其他	245	135	110	245	238	7
专科疾病防治院(所、站)	1289	491	798	1263	1194	69
专科疾病防治院	205	117	88	198	186	12
传染病防治院	11	3	8	9	8	1
结核病防治院	26	18	8	26	26	
职业病防治院	38	36	2	36	35	1
其他	130	60	70	127	117	10
专科疾病防治所(站、中心)	1084	374	710	1065	1008	57
口腔病防治所(站、中心)	107	67	40	95	53	42
精神病防治所(站、中心)	28	7	21	27	23	4
皮肤病与性病防治所(中心)	238	52	186	236	231	5
结核病防治所(站、中心)	364	123	241	364	363	1
职业病防治所(站、中心)	35	33	2	34	33	1
地方病防治所(站、中心)	35	8	27	35	34	1
血吸虫病防治所(站、中心)	178	45	133	178	177	1
药物戒毒所(中心)	14	13	1	12	10	2
其他	85	26	59	84	84	
健康教育所(站、中心)	160	102	58	159	156	3
妇幼保健院(所、站)	3044	1058	1986	3038	3020	18
省属	26	26		26	26	
地级市(地区)属	360	327	33	360	360	
县级市(区)属	1010	645	365	1010	1000	10
县属	1552		1552	1552	1547	5
其他	96	60	36	90	87	3
妇幼保健院	1862	601	1261	1857	1846	11
妇幼保健所	596	282	314	596	594	2
妇幼保健站	582	172	410	581	577	4
生殖保健中心	4	3	1	4	3	1
急救中心(站)	295	200	95	291	283	8
采供血机构	531	335	196	492	485	7
卫生监督所(中心)	3088	1103	1985	3088	3060	28
省属	31	31		31	31	
地级市(地区)属	401	352	49	401	400	1
县级市(区)属	1078	717	361	1078	1068	10
县属	1553		1553	1553	1536	17
其他	25	3	22	25	25	
计划生育技术服务机构	186	56	130	183	139	44
四、其他医疗卫生机构	2424	1048	1376	2331	2255	76
疗养院	194	127	67	181	176	5
卫生监督检验(监测)机构	46	13	33	43	43	
医学科学研究机构	207	180	27	206	204	2
医学在职培训机构	451	127	324	450	445	5
临床检验中心(所、站)	68	67	1	21	18	3
卫生统计信息中心	48	45	3	48	48	
其他	1410	489	921	1382	1321	61

注：计划生育技术服务机构暂不包括人口计生部门主管的机构数。

1-1-3 续表3

类型分			按主办单位分			
非公立			政府办		社会办	个人办
	联营	私营		卫生计生部门		
79	6	22	11642	11343	421	20
			3383	3270	107	
			31	31		
			408	408		
			1142	1142		
			1664	1664		
			138	25	107	
26		13	1178	1158	95	16
7		2	180	177	22	3
2			8	8	3	
			26	25		
2			24	23	14	
3		2	122	121	5	3
19		11	998	981	73	13
12		8	84	84	13	10
1			23	21	5	
2		2	225	221	11	2
			348	348	16	
1			17	17	18	
			33	33	2	
			176	174	2	
2			10	2	4	
1		1	82	81	2	1
1			148	143	12	
6	1	2	2994	2959	47	3
			26	26		
			360	360		
			1010	1010		
			1552	1552		
6	1	2	46	11	47	3
5	1	2	1838	1822	21	3
			589	589	7	
1			564	547	18	
			3	1	1	
4		1	258	255	37	
39	5	6	472	465	58	1
			3086	3063	2	
			31	31		
			401	401		
			1078	1078		
			1553	1553		
			23		2	
3			123	30	63	
93	3	43	2084	1983	296	44
13		4	96	48	95	3
3		2	41	39	3	2
1		1	177	172	29	1
1			438	433	13	
47	3	23	12	11	33	23
			45	45	3	
28		13	1275	1235	120	15

1-2-1 医院数(按登记注册类型/主办单位/管理类别/等级/机构类别分)

医院分类	2005	2008	2009	2010	2011	2012
总　计	**18703**	**19712**	**20291**	**20918**	**21979**	**23170**
按登记注册类型分						
公立医院	15483	14309	14051	13850	13539	13384
民营医院	3220	5403	6240	7068	8440	9786
按主办单位分						
政府办	9880	9777	9651	9629	9579	9637
社会办	6604	6048	6046	5892	5926	6029
个人办	2219	3887	4594	5397	6474	7504
按管理类别分						
非营利性	15673	15650	15724	15822	16258	16767
营利性	2971	4038	4543	5096	5721	6403
不详	59	24	24			
按医院等级分						
其中：三级医院	946	1192	1233	1284	1399	1624
二级医院	5156	6780	6523	6472	6468	6566
一级医院	2714	4989	5110	5271	5636	5962
按机构类别分						
综合医院	12982	13119	13364	13681	14328	15021
中医医院	2620	2688	2728	2778	2831	2889
中西医结合医院	194	236	245	256	277	312
民族医院	195	191	191	198	200	208
专科医院	2682	3437	3716	3956	4283	4665
护理院	30	41	47	49	60	75

1-2-2 2012年各地区公立医院数

地区	医院合计	按医院级别分			按机构类别分						公立医院中:政府办医院
		三级医院	二级医院	一级医院	综合医院	中医医院	中西医结合医院	民族医院	专科医院	护理院	
总 计	**13384**	**1558**	**5995**	**2806**	**8974**	**2318**	**125**	**185**	**1760**	**22**	**9637**
东 部	4904	726	2029	1061	3204	777	52	5	846	20	3543
中 部	4457	443	2018	1052	3054	820	37	6	538	2	2972
西 部	4023	389	1948	693	2716	721	36	174	376		3122
北 京	246	50	84	101	157	38	5	1	42	3	147
天 津	154	35	46	64	95	19	2		38		96
河 北	783	55	379	200	523	145	11		104		527
山 西	701	49	254	134	462	130	6		103		390
内蒙古	373	38	201	80	232	57	4	45	35		303
辽 宁	597	101	224	148	391	71	3	1	130	1	402
吉 林	354	39	181	65	223	62	7	2	60		228
黑龙江	707	77	314	226	532	91	4	2	77	1	425
上 海	171	37	111	10	96	15	6		48	6	154
江 苏	525	102	203	135	319	73	7		121	5	381
浙 江	416	101	196	13	247	84	7		76	2	387
安 徽	404	36	210	97	272	84	4		43	1	295
福 建	259	52	125	29	152	64	3	2	38		229
江 西	373	48	175	32	246	92	6		29		271
山 东	809	77	346	202	563	121	2	1	121	1	537
河 南	917	85	378	277	652	161	4		100		615
湖 北	453	60	231	86	307	83	2	2	59		339
湖 南	548	49	275	135	360	117	4		67		409
广 东	779	105	290	138	522	129	6		120	2	627
广 西	335	50	169	29	195	82	8	3	47		298
海 南	165	11	25	21	139	18			8		56
重 庆	261	22	110	48	175	40	6		40		175
四 川	721	83	359	56	438	148	9	23	103		564
贵 州	286	38	137	49	198	60	2	3	23		217
云 南	412	41	214	22	280	95	1	2	34		341
西 藏	98	3	11	42	80			18			97
陕 西	556	47	257	108	399	116	2		39		305
甘 肃	307	34	157	8	211	67	2	10	17		229
青 海	118	11	80		71	13		28	6		105
宁 夏	75	4	56	12	51	18			6		69
新 疆	481	18	197	239	386	25	2	42	26		419

1-2-3 2012年各地区民营医院数

地区	医院	按医院级别分			按机构类别分					
		三级医院	二级医院	一级医院	综合医院	中医医院	中西医结合医院	民族医院	专科医院	护理院
总　计	**9786**	**66**	**571**	**3156**	**6047**	**571**	**187**	**23**	**2905**	**53**
东　部	4061	31	253	1464	2409	274	75	2	1253	48
中　部	2541	25	152	803	1357	185	50	7	940	2
西　部	3184	10	166	889	2281	112	62	14	712	3
北　京	327	1	18	249	144	85	6	2	90	
天　津	150		5	60	106	12	4		28	
河　北	466	3	31	203	286	30	24		126	
山　西	514		8	69	176	63	9		266	
内蒙古	146		16	49	93	5	5	1	42	
辽　宁	263	2	33	114	146	29	2		86	
吉　林	222		21	20	126	10	1		84	1
黑龙江	289	3	20	91	152	36	5	4	92	
上　海	149		1	1	90	2	1		45	11
江　苏	901	12	80	495	645	16	10		200	30
浙　江	366	1	10	8	145	38	9		172	2
安　徽	526	5	43	270	369	7	9		140	1
福　建	260	5	20	34	176	11	5		68	
江　西	175	3	10	33	114	6	1		54	
山　东	740	4	38	231	453	37	7		239	4
河　南	368	2	25	202	180	40	5		143	
湖　北	197	10	16	54	107	12	11		67	
湖　南	250	2	9	64	133	11	9	3	94	
广　东	407	3	16	65	205	13	3		185	1
广　西	134	1	2	41	95	4	2	1	32	
海　南	32		1	4	13	1	4		14	
重　庆	202		5	38	156	3	3		40	
四　川	821		47	113	575	25	15		206	
贵　州	486	5	6	187	402	10	6	1	66	1
云　南	514		16	91	356	12	19	1	126	
西　藏	6			2	4			1	1	
陕　西	332	1	21	73	229	24	4		73	2
甘　肃	96	2	13	11	53	3	2	1	37	
青　海	24		4		15		1	1	7	
宁　夏	68		5	23	41	1	3	2	21	
新　疆	355	1	31	261	262	25	2	5	61	

1-3-1　2012年医院等级情况

医院分类	医院	综合医院	中医医院	中西医结合医院	民族医院	专科医院
总　计	**23170**	**15021**	**2889**	**312**	**208**	**4665**
三级	1624	995	269	31	4	325
甲等	989	595	194	24	3	173
乙等	346	241	66	4	1	34
丙等	25	19				6
未定等	264	140	9	3		112
二级	6566	4172	1608	59	86	641
甲等	3680	2430	953	33	31	233
乙等	1857	1207	466	15	33	136
丙等	75	53	9	2	3	8
未定等	954	482	180	9	19	264
一级	5962	4635	304	76	33	903
甲等	2306	2001	65	14	9	212
乙等	529	428	21	6	3	71
丙等	148	92	32	4	2	17
未定等	2979	2114	186	52	19	603
未定级	9018	5219	708	146	85	2796

1-3-2 2012年各地区医院等级情况

地区	合计	三级				二级				一级				未定级
			甲等	乙等	丙等		甲等	乙等	丙等		甲等	乙等	丙等	
总　计	**23170**	**1624**	**989**	**346**	**25**	**6566**	**3680**	**1857**	**75**	**5962**	**2306**	**529**	**148**	**9018**
东　部	8965	757	438	167	10	2282	1436	479	29	2525	1016	198	90	3401
中　部	6998	468	317	57	8	2170	1149	662	32	1855	767	199	27	2505
西　部	7207	399	234	122	7	2114	1095	716	14	1582	523	132	31	3112
北　京	573	51	37	1	8	102	52	8	12	350	85	11	62	70
天　津	304	35	22	11		51	34	8	1	124	31	6		94
河　北	1249	58	37			410	318	50	2	403	165	14	5	378
山　西	1215	49	33	16		262	166	84	1	203	121	24	3	701
内蒙古	519	38	16	12	6	217	75	106	8	129	60	12	3	135
辽　宁	860	103	50	21	1	257	165	52	2	262	105	12	5	238
吉　林	576	39	25	8	6	202	68	114	15	85	48	20	2	250
黑龙江	996	80	61	8	2	334	91	190	5	317	159	51	8	265
上　海	320	37	29	5		112	45	44	1	11	7			160
江　苏	1426	114	51	36		283	120	77	2	630	227	122	11	399
浙　江	782	102	52	50		206	104	94	3	21	9	1	1	453
安　徽	930	41	30	5		253	131	65	2	367	95	47	1	269
福　建	519	57	27	12		145	79	54	1	63	30	4	1	254
江　西	548	51	42	6		185	154	23	1	65	19	2	1	247
山　东	1549	81	46	28	1	384	272	64	3	433	200	25	5	651
河　南	1285	87	46	2		403	196	75	5	479	171	23	1	316
湖　北	650	70	49	9		247	166	60		140	69	12	5	193
湖　南	798	51	31	3		284	177	51	3	199	85	20	6	264
广　东	1186	108	78	3		306	230	22	2	203	136	3		569
广　西	469	51	41	7	1	171	143	18		70	38	2	5	177
海　南	197	11	9			26	17	6		25	21			135
重　庆	463	22	15	3		115	65	34		86	30	3		240
四　川	1542	83	53	30		406	202	191		169	81	46	1	884
贵　州	772	43	24	4		143	51	62		236	17	15	8	350
云　南	926	41	9	27		230	55	140	2	113	16	8	3	542
西　藏	104	3	2			11	8			44	41	1		46
陕　西	888	48	31	16		278	172	65		181	55	29	3	381
甘　肃	403	36	18	17		170	121	30	1	19	6	1		178
青　海	142	11	9	2		84	54	25	1					47
宁　夏	143	4	3	1		61	27	13		35	2		1	43
新　疆	836	19	13	3		228	122	32	2	500	177	15	7	89

1-4-1　2012年按床位数分组的医院数

医院分类	合计	0～49张	50～99张	100～199张	200～299张	300～399张	400～499张	500～799张	800张及以上
医院	**23170**	**9336**	**4478**	**3488**	**1724**	**1032**	**752**	**1301**	**1059**
按登记注册类型分									
公立医院	13384	3395	2003	2548	1505	951	714	1236	1032
民营医院	9786	5941	2475	940	219	81	38	65	27
按类别分									
综合医院	15021	6083	2856	2056	1065	701	445	931	884
中医医院	2889	640	519	748	404	175	183	152	68
中西医结合医院	312	125	66	57	19	10	10	12	13
民族医院	208	102	53	39	6	5	2	1	
专科医院	4665	2376	962	560	224	137	111	202	93
口腔医院	344	312	25	5	1				1
眼科医院	326	197	90	25	7	5	2		
耳鼻喉科医院	66	31	30	3	1		1		
肿瘤医院	124	18	17	22	13	5	5	18	26
心血管病医院	70	23	16	17	7	1	1	4	1
胸科医院	21		3	5	2	1	1	7	2
血液病医院	9	3	3	1	1			1	
妇产(科)医院	495	282	153	32	10	3	4	8	3
儿童医院	89	33	11	7	4	4	4	12	14
精神病医院	728	89	129	149	92	70	62	100	37
传染病医院	164	19	25	34	26	21	12	24	3
皮肤病医院	115	90	14	10	1				
结核病医院	38	3	4	8	4	3	7	8	1
麻风病医院	30	24	3	1	1	1			
职业病医院	15	2	3	5	2	3			
骨科医院	464	234	124	75	16	4	2	8	1
康复医院	322	141	79	61	21	7	6	6	1
整形外科医院	43	37	2	3		1			
美容医院	132	126	4	1	1				
其他专科医院	1070	712	227	96	14	8	4	6	3
护理院	75	10	22	28	6	4	1	3	1

1-4-2 2012年各地区按床位数分组医院数

地区	合计	0～49张	50～99张	100～199张	200～299张	300～399张	400～499张	500～799张	800张及以上
总 计	**23170**	**9336**	**4478**	**3488**	**1724**	**1032**	**752**	**1301**	**1059**
东 部	8965	3747	1530	1254	613	386	345	577	513
中 部	6998	2769	1340	1139	515	310	205	400	320
西 部	7207	2820	1608	1095	596	336	202	324	226
北 京	573	317	88	51	20	21	12	35	29
天 津	304	173	40	31	11	12	7	20	10
河 北	1249	539	210	181	97	68	56	60	38
山 西	1215	669	219	184	49	40	8	27	19
内蒙古	519	204	102	98	35	28	15	19	18
辽 宁	860	275	168	154	64	35	47	68	49
吉 林	576	222	97	110	53	30	13	28	23
黑龙江	996	441	177	198	62	33	16	45	24
上 海	320	117	29	31	37	18	25	33	30
江 苏	1426	721	214	171	75	53	39	61	92
浙 江	782	276	125	135	67	32	31	57	59
安 徽	930	410	200	114	53	40	18	47	48
福 建	519	206	91	78	41	25	17	36	25
江 西	548	177	90	115	57	33	19	37	20
山 东	1549	643	295	204	94	52	51	108	102
河 南	1285	416	308	186	102	57	53	81	82
湖 北	650	187	112	96	62	39	38	61	55
湖 南	798	247	137	136	77	38	40	74	49
广 东	1186	369	227	207	97	63	55	94	74
广 西	469	144	73	81	48	39	19	37	28
海 南	197	111	43	11	10	7	5	5	5
重 庆	463	162	120	50	41	24	16	32	18
四 川	1542	542	393	250	110	59	57	76	55
贵 州	772	310	222	93	67	28	17	15	20
云 南	926	303	239	178	72	46	28	34	26
西 藏	104	74	14	10	5	1			
陕 西	888	399	162	122	86	37	16	45	21
甘 肃	403	119	72	69	60	33	10	28	12
青 海	142	48	34	30	12	7	4	4	3
宁 夏	143	59	23	27	13	4	6	7	4
新 疆	836	456	154	87	47	30	14	27	21

1-5 基层医疗卫生机构数(按登记注册类型/主办单位/管理类别/机构类别分)

机构分类	2005	2008	2009	2010	2011	2012
总　计	**849488**	**858015**	**882153**	**901709**	**918003**	**912620**
按登记注册类型分						
公立	485113	415870	432803	460927	469624	475544
非公立	364375	442145	449350	440782	448379	437076
按主办单位分						
政府办	105213	92431	99573	111290	118108	119661
社会办	419736	455971	460083	470858	477068	473095
个人办	324539	309613	322497	319561	322827	319864
按管理类别分						
非营利性		431074	531661	675760	693102	692158
营利性		202537	212229	225949	224901	220462
不详		224404	138263			
按机构类别分						
社区卫生服务中心(站)	17128	24260	27308	32739	32860	33562
社区卫生服务中心	1382	4036	5216	6903	7861	8182
社区卫生服务站	15746	20224	22092	25836	24999	25380
卫生院	41694	39860	39627	38765	37962	37707
街道卫生院	787	780	1152	929	667	610
乡镇卫生院	40907	39080	38475	37836	37295	37097
村卫生室	583209	613143	632770	648424	662894	653419
门诊部	5895	6975	7639	8291	9218	10134
诊所(医务室)	201562	173777	174749	173434	175069	177798

1-6-1　2012年各地区按床位数分组的社区卫生服务中心(站)数

地区	社区卫生服务中心							社区卫生服务站			
	总计	无床	1～9张	10～29张	30～49张	50～99张	100张及以上	总计	无床	1～9张	10张及以上
总　计	**8182**	**3676**	**506**	**1795**	**1037**	**913**	**255**	**25380**	**22129**	**2263**	**988**
东　部	4013	2035	193	686	477	459	163	16160	15130	655	375
中　部	2315	830	164	636	352	286	47	5123	4090	798	235
西　部	1854	811	149	473	208	168	45	4097	2909	810	378
北　京	315	153	34	75	26	20	7	1531	1531		
天　津	97	33		13	14	36	1	462	462		
河　北	256	57	34	93	42	28	2	874	488	223	163
山　西	201	61	14	70	33	19	4	590	471	82	37
内蒙古	275	80	51	109	20	12	3	887	493	314	80
辽　宁	327	209	14	47	20	21	16	794	627	90	77
吉　林	187	91	17	35	20	23	1	166	118	45	3
黑龙江	410	189	38	94	47	38	4	366	221	93	52
上　海	309	108	4	16	42	78	61	704	704		
江　苏	497	124	9	109	126	100	29	2116	2009	97	10
浙　江	483	197	47	120	70	43	6	6139	6131	4	4
安　徽	410	141	35	123	66	41	4	1538	1256	239	43
福　建	217	123	7	52	19	16		315	313	2	
江　西	163	45	26	56	22	11	3	448	283	135	30
山　东	488	199	27	94	68	70	30	1763	1416	230	117
河　南	346	114	12	95	70	50	5	789	681	73	35
湖　北	331	120	5	60	52	74	20	889	805	66	18
湖　南	267	69	17	103	42	30	6	337	255	65	17
广　东	1003	820	17	63	48	44	11	1342	1340	1	1
广　西	128	102	3	13	4	5	1	138	132	4	2
海　南	21	12		4	2	3		120	109	8	3
重　庆	173	70	1	32	25	29	16	312	304	6	2
四　川	361	137	12	93	58	51	10	567	442	66	59
贵　州	140	48	13	48	18	11	2	329	129	127	73
云　南	143	47	8	43	24	18	3	296	191	69	36
西　藏	7	6	1					2	1	1	
陕　西	236	126	23	39	29	17	2	316	236	27	53
甘　肃	198	90	28	53	17	8	2	418	292	85	41
青　海	16	4	3	5		3	1	158	74	69	15
宁　夏	12	10	1	1				95	71	20	4
新　疆	165	91	5	37	13	14	5	579	544	22	13

1-6-2　2012年各地区按床位数分组乡镇卫生院数

类别 地区	合计	无床	1～9张	10～29张	30～49张	50～99张	100张及以上
乡镇卫生院	**37097**	**1474**	**5965**	**15560**	**7245**	**5530**	**1323**
中心卫生院	10590	194	652	3204	2683	2963	894
乡卫生院	26507	1280	5313	12356	4562	2567	429
各地区乡镇卫生院							
东　部	9430	681	630	3492	2220	1800	607
中　部	11468	160	1013	4993	2800	2136	366
西　部	16199	633	4322	7075	2225	1594	350
北　京							
天　津	160	35	7	69	18	27	4
河　北	1961	10	61	1022	569	273	26
山　西	1199	3	123	703	263	100	7
内蒙古	1326	19	580	619	72	33	3
辽　宁	999	28	33	575	231	105	27
吉　林	771	13	81	466	128	72	11
黑龙江	996	33	157	587	159	56	4
上　海							
江　苏	1115	49	7	306	379	266	108
浙　江	1144	425	299	250	81	73	16
安　徽	1384	23	113	483	399	317	49
福　建	880	23	80	442	190	104	41
江　西	1582	15	241	862	278	166	20
山　东	1639	33	7	237	457	605	300
河　南	2072	17	19	547	739	664	86
湖　北	1165	13	26	254	391	395	86
湖　南	2299	43	253	1091	443	366	103
广　东	1227	61	72	420	261	328	85
广　西	1280	22	52	525	332	298	51
海　南	305	17	64	171	34	19	
重　庆	933	50	65	404	174	182	58
四　川	4606	98	1456	1744	621	535	152
贵　州	1436	3	268	825	199	121	20
云　南	1384	27	127	754	249	191	36
西　藏	673	153	485	35			
陕　西	1630	77	438	808	216	79	12
甘　肃	1377	31	418	741	128	50	9
青　海	405	5	264	113	11	12	
宁　夏	230	86	34	81	24	5	
新　疆	919	62	135	426	199	88	9

1-6-3 村卫生室数

年份 地区	村卫生室(个)						行政村数（个）	设卫生室的村数占行政村数%
	合计	村办	乡卫生院设点	联合办	私人办	其他		
1985	777674	305537	29769	88803	323904	29661	940617	87.4
1990	803956	266137	29963	87149	381844	38863	743278	86.2
1995	804352	297462	36388	90681	354981	22876	740150	88.9
2000	709458	300864	47101	89828	255179	16486	734715	89.8
2005	583209	313633	32396	38561	180403	18216	629079	85.8
2006	609128	333790	34803	36805	186524	17206	624428	88.1
2007	613855	340082	33633	33649	186841	19650	612712	88.7
2008	613143	342692	40248	31698	180157	18348	604285	89.4
2009	632770	350515	45434	31035	183699	22087	599127	90.4
2010	648424	365153	49678	32650	177080	23863	594658	92.3
2011	662894	372661	56128	33639	175747	24719	589874	93.4
2012	653419	370099	58317	32278	167025	25700	588475	93.3
东　部	223743	125607	25627	10030	55944	6535	221196	82.3
中　部	226215	143816	12516	12116	49530	8237	192972	99.7
西　部	203461	100676	20174	10132	61551	10928	174307	100.0
北　京	2957	2577	5	4	345	26	3940	75.1
天　津	2157	878	338	189	252	500	3782	57.0
河　北	64513	29356	1916	1166	30809	1266	48721	100.0
山　西	28285	21407	901	884	3520	1573	28127	100.0
内蒙古	14022	6493	1776	339	5070	344	11296	100.0
辽　宁	21245	10537	347	948	9227	186	11416	100.0
吉　林	11475	4321	948	1328	4402	476	9109	100.0
黑龙江	12316	9604	691	223	1323	475	8988	100.0
上　海	1361	1000	185	37	1	138	1613	84.4
江　苏	15835	8690	4451	2239	49	406	15173	100.0
浙　江	13091	9069	1162	220	2214	426	28798	45.5
安　徽	15306	7658	4046	1097	1011	1494	15054	100.0
福　建	19691	12827	357	264	4870	1373	14435	100.0
江　西	32369	14876	282	1623	13656	1932	16961	100.0
山　东	51055	26670	15469	4739	2947	1230	71570	71.3
河　南	57112	36151	542	3304	16358	757	47140	100.0
湖　北	24976	15785	3920	2576	1950	745	25575	97.7
湖　南	44376	34014	1186	1081	7310	785	42018	100.0
广　东	29086	23276	1304	202	3753	551	19180	100.0
广　西	23323	8349	807	863	12305	999	14345	100.0
海　南	2752	727	93	22	1477	433	2568	100.0
重　庆	10642	6318	1161	412	1959	792	8467	100.0
四　川	54601	26568	1751	2862	20187	3233	46604	100.0
贵　州	21463	8653	1973	511	8578	1748	18099	100.0
云　南	13317	9271	1755	963	564	764	12292	100.0
西　藏	5254	1737	2721	171		625	5259	99.9
陕　西	26883	20031	634	804	4842	572	26890	100.0
甘　肃	16711	8555	1304	1098	5369	385	16053	100.0
青　海	4314	2069	457	724	915	149	4170	100.0
宁　夏	2431	876	181	118	1163	93	2231	100.0
新　疆	10500	1756	5654	1267	599	1224	8601	100.0

注：行政村数即村民委员会数。

1-7 专业公共卫生机构数(按登记注册类型/主办单位/机构类别分)

机构分类	2005	2008	2009	2010	2011	2012
总　计	**11177**	**11485**	**11665**	**11835**	**11926**	**12083**
按登记注册类型分						
公立	11127	11407	11526	11764	11845	12004
非公立	50	78	139	71	81	79
按主办单位分						
政府办	10513	10889	11148	11421	11452	11642
社会办	650	570	493	396	452	421
个人办	14	26	24	18	22	20
按机构类别分						
疾病预防控制中心	3585	3534	3536	3513	3484	3490
专科疾病防治院(所/站)	1502	1310	1291	1274	1294	1289
健康教育所(站)	134	129	137	139	147	160
妇幼保健院(所/站)	3021	3011	3020	3025	3036	3044
急救中心(站)	141	217	245	245	270	295
采供血机构	577	520	526	530	525	531
卫生监督所(中心)	1702	2675	2809	2992	3022	3088
计划生育技术服务机构	515	89	101	117	148	186

注：计划生育技术服务机构指卫生部门主办(不含计生部门)的计划生育技术服务机构。

二、卫生人员

简要说明

一、本章主要介绍全国及31个省、自治区、直辖市卫生人员数，主要包括各类卫生人员，按性别、年龄、学历、职称、科室分专业卫生人员数，执业（助理）医师执业类别及执业范围等。

二、本章数据来源于卫生资源统计年报和教育部《教育事业发展情况统计简报》。

三、统计口径调整

（一）卫生人员总数

1. 村卫生室人员数（包括乡村医生、卫生员、执业医师和执业助理医师、注册护士）计入卫生人员总数。

2. 2007年起，卫生人员数增加返聘本单位半年以上人员数。

3. 2010年起，卫生人员总数包括公务员中卫生监督员。

4. 2002年起，按照行业管理原则，卫生人员数不再包括国境卫生检疫所、高中等医学院校、药品检验所（室）和由各级计生委批准设立的计划生育指导站（中心）四类机构人员数。

（二）卫生技术人员

1. 2007年起，卫生技术人员不再包括药剂员和检验员等技能人员。

2. 执业（助理）医师：2002年起，按取得医师执业证书的人数统计（不含未取得执业医师证书的见习医师）；2002年以前按实际在岗的医生统计。执业（助理）医师数包括村卫生室执业（助理）医师数。

2002年以前执业（助理）医师系医生数（包括主任医师、副主任医师、主治医师、住院医师和医士），执业医师系医师数（包括主任医师、副主任医师、主治医师、住院医师）。

3. 注册护士：2002年起按注册数统计，2002年以前按实际在岗的护士数统计。

（三）工勤技能人员

2007年以前工勤技能人员系工勤人员数，不包括药剂员和检验员等技能人员。

四、本章涉及卫生机构的口径变动和指标解释与“卫生机构”章一致。

五、分科执业（助理）医师的科室分类主要依据《医疗机构诊疗科目》。中医医院和专科医院人员的科室归类原则如下：中医医院全部计入中医科，中西医结合医院全部计入中西医结合科，民族医院全部计入民族医学科，妇幼保健院分别计入妇产科、儿科，儿童医院计入儿科，传染病院、麻风病院全部计入传染科，疗养院、康复医院全部计入康复医学科，肿瘤医院全部计入肿瘤科，其他专科医院计入相关科室。

主要指标解释

卫生人员 指在医院、基层医疗卫生机构、专业公共卫生机构及其他医疗卫生机构工作的职工，包括卫生技术人员、乡村医生和卫生员、其他技术人员、管理人员和工勤人员。一律按支付年底工资的在岗职工统计，包括各类聘任人员（含合同工）及返聘本单位半年以上人员，不包括临时工、离退休人员、退职人员、离开本单位仍保留劳动关系人员、本单位返聘和临聘不足半年人员。

卫生技术人员 包括执业医师、执业助理医师、注册护士、药师（士）、检验技师（士）、影像技师（士）、卫生监督员和见习医（药、护、技）师（士）等卫生专业人员。不包括从事管理工作的卫生技术人员（如院长、副院长、党委书记等）。

执业医师 指《医师执业证》“级别”为“执业医师”且实际从事医疗、预防保健工作的人员，不包括实际从事管理工作的执业医师。执业医师类别分为临床、中医、口腔和公共卫生四类。

执业助理医师 指《医师执业证》“级别”为“执业助理医师”且实际从事医疗、预防保健工作的人员，不包括实际从事管理工作的执业助理医师。执业助理医师类别分为临床、中医、口腔和公共卫生四类。

见习医师 指毕业于高等院校医学专业、尚未取得医师执业证书的医师。

注册护士 指具有注册护士证书且实际从事护理工作的人员，不包括从事管理工作的护士。

药剂师（士） 包括主任药师、副主任药师、主管药师、药师、药士，不包括药剂员。

技师（士） 指检验技师（士）和影像技师（士）。包括主任技师、副主任技师、主管技师、技师、技士。

检验师（士） 包括主任检验技师、副主任检验技师、主管检验技师、检验技师、检验技士，不包括检验员。

其他卫生技术人员 包括见习医（药、护、技）师（士）等卫生专业人员，不包括药剂员、检验员、护理员等。

其他技术人员 指从事医疗器械修配、卫生宣传、科研、教学等技术工作的非卫生专业人员。

管理人员 指担负领导职责或管理任务的工作人员。包括从事医疗保健、疾病控制、卫生监督、医学科研与教学等业务管理工作的人员；主要从事党政、人事、财务、信息、安全保卫等行政管理工作的人员。

工勤技能人员 指承担技能操作和维护、后勤保障服务等职责的工作人员。工勤技能人员分为技术工和普通工。技术工包括护理员（工）、药剂员（工）、检验员、收费员、挂号员等，但不包括实验员、技术员、研究实习员（计入其他技术人员），也不包括经济员、会计员和统计员等（计入管理人员）。

卫生监督员 指医疗卫生机构中领取卫生监督员证书且实际从事卫生监督工作的人员，不包括从事管理工作的卫生监督员，不包括公务员中取得卫生监督员证书的人数。

每千人口卫生技术人员 即卫生技术人员数/人口数×1000。人口数系国家统计局常住人口。

每千人口执业（助理）医师 即执业（助理）医师数/人口数×1000。人口数系国家统计局常住人口。

乡村医生 指在村卫生室工作并且取得“乡村医生”证书的人员。

中专学历（水平） 指获得中专文凭或获得当地卫生（卫生计生）行政部门认可的中专水平证书的乡村医生。

卫生员 指在村卫生室工作但未取得“乡村医生”证书的人员。

2-1-1 卫生人员数

年份	卫生人员	卫生技术人员	执业(助理)医师		注册护士	药师(士)	检验师(士)	乡村医生和卫生员	其他技术人员	管理人员	工勤技能人员
				执业医师							
1949	541240	505040	363400	314000	32800	3357				11877	24323
1950	611240	555040	380800	327400	37800	8080				21877	34323
1955	1052787	874063	500398	402409	107344	60974	15394			86465	92259
1960	1769205	1504894	596109	427498	170143	119293				132034	132277
1965	1872300	1531600	762804	510091	234546	117314			10996	168845	160899
1970	6571795	1453247	702304	446251	295147	…		4779280	10813	156862	171593
1975	7435212	2057068	877716	521617	379545	219904	77506	4841695	14122	251420	270907
1978	7883041	2463931	978152	609608	405223	266570	98806	4777469	22950	298104	320587
1980	7355483	2798241	1153234	709473	465798	308438	114290	3820776	27834	310805	397827
1981	7199133	3011038	1243787	620291	525311	323786	123652	3403012	29622	318721	436740
1982	6954413	3142943	1307205	668010	563912	342451	130625	2996609	32207	326883	455771
1983	6757244	3252836	1352651	704060	595569	351002	136630	2667214	37830	326927	472437
1984	6622973	3343998	1381456	716365	616080	358969	140728	2409327	42539	341271	485838
1985	5606105	3410910	1413281	724238	636974	365145	145217	1293094	46052	358812	497237
1986	5725854	3506517	1444150	745592	680583	372760	150132	1279935	50957	370056	518389
1987	5842621	3608618	1481754	777333	717596	382121	156878	1278499	57255	371167	527082
1988	5924557	3723756	1618174	1095926	829261	394287	161615	1247045	65063	368227	520466
1989	6028234	3809097	1718018	1257668	921687	401098	166383	1241275	73530	384890	519442
1990	6137711	3897921	1763086	1302997	974541	405978	170371	1231510	85504	396694	526082
1991	6278458	3984974	1779545	1310933	1011943	409325	176832	1253324	91265	408819	540076
1992	6409307	4073986	1808194	1327875	1039674	413598	180754	1269061	99177	417670	549413
1993	6540522	4117067	1831665	1372471	1056096	413025	183657	1325106	113138	432903	552311
1994	6630710	4199217	1882180	1425375	1093544	417166	186415	1323701	116921	438084	552787
1995	6704395	4256923	1917772	1454926	1125661	418520	189488	1331017	120782	450013	545660
1996	6735097	4311845	1941235	1475232	1162609	424952	192873	1316095	125480	444571	537106
1997	6833962	4397805	1984867	1505342	1198228	428295	198016	1317786	133369	448047	536955
1998	6863315	4423721	1999521	1513975	1218836	423644	200846	1327633	145060	435507	531394
1999	6894985	4458669	2044672	1561584	1244844	418574	201272	1324937	150041	434997	526341
2000	6910383	4490803	2075843	1603266	1266838	414408	200900	1319357	157533	426789	515901
2001	6874527	4507700	2099658	1637337	1286938	404087	203378	1290595	157961	412757	505514
2002	6528674	4269779	1843995	1463573	1246545	357659	209144	1290595	179962	332628	455710
2003	6216971	4380878	1942364	1534046	1265959	357378	209616	867778	199331	318692	450292
2004	6332739	4485983	1999457	1582442	1308433	355451	211553	883075	209422	315595	438664
2005	6447246	4564050	2042135	1622684	1349589	349533	211495	916532	225697	312826	428141
2006	6681184	4728350	2099064	1678031	1426339	353565	218771	957459	235466	323705	436204
2007	6964389	4913186	2122925	1715460	1558822	325212	206487	931761	243460	356569	519413
2008	7251803	5174478	2201904	1791881	1678091	330525	212618	938313	255149	356854	527009
2009	7781448	5535124	2329206	1905436	1854818	341910	220695	1050991	275006	362665	557662
2010	8207502	5876158	2413259	1972840	2048071	353916	230572	1091863	290161	370548	578772
2011	8616040	6202858	2466094	2020154	2244020	363993	238874	1126443	305981	374885	605873
2012	9115705	6675549	2616064	2138836	2496599	377398	249255	1094419	319117	372997	653623

注：①2012年卫生人员和卫生技术人员包括公务员中卫生监督员7000名；②2002年起不包括高中等医学院校本部、药检机构、国境卫生检疫所和非卫生部门举办的计划生育指导站人员数，2007年起包括返聘本单位半年以上人员；③2007年起卫生技术人员不包括药剂员和检验员等技能人员数，2007年以前药师(士)包括药剂员，检验师(士)包括检验员；④执业(助理)医师数包括村卫生室数字。2002年以前执业(助理)医师系医生数，执业医师系医师数，注册护士系护师(士)数；⑤2006年及以前工勤技能人员系工勤人员数，不包括药剂员和检验员等技能人员；⑥1985年以前乡村医生和卫生员系赤脚医生数。

2-1-2 2012年各类医疗卫生机构人员数

机构分类	合计	卫生技术人员			
		小计	执业(助理)医师	执业医师	注册护士
总　计	**9115705**	**6675549**	**2616064**	**2138836**	**2496599**
一、医院	4937468	4057640	1403797	1297078	1830202
综合医院	3639529	3014329	1034055	961018	1388517
中医医院	655925	549196	205898	186947	213526
中西医结合医院	60831	49875	18379	17041	21292
民族医院	14659	11999	5373	4427	3325
专科医院	561607	429366	139466	127099	201920
口腔医院	30942	24621	11869	10857	8412
眼科医院	26401	18301	6042	5516	8425
耳鼻喉科医院	5250	3957	1338	1158	1723
肿瘤医院	60657	49686	15285	14839	24633
心血管病医院	13907	11010	3414	3186	5592
胸科医院	10187	8279	2543	2482	4337
血液病医院	1519	1146	308	299	584
妇产(科)医院	54989	41522	13810	12486	19722
儿童医院	45329	37786	11525	11340	19059
精神病医院	110818	82509	22863	20655	43788
传染病医院	43832	34127	10287	9926	16670
皮肤病医院	6331	4470	1705	1521	1552
结核病医院	10221	7797	2436	2359	3709
麻风病医院	694	468	221	160	111
职业病医院	2356	1746	662	611	710
骨科医院	35791	28082	9888	8158	11321
康复医院	22473	15975	5195	4382	6473
整形外科医院	3156	2032	749	678	989
美容医院	8258	4606	1639	1435	2122
其他专科医院	68496	51246	17687	15051	21988
护理院	4917	2875	626	546	1622
二、基层医疗卫生机构	3437172	2051751	1009567	668665	528178
社区卫生服务中心(站)	454160	386952	167414	133333	128652
社区卫生服务中心	346816	292362	124634	99092	95023
社区卫生服务站	107344	94590	42780	34241	33629
卫生院	1216222	1026674	427594	246607	250038
街道卫生院	11226	9578	4244	2806	2683
乡镇卫生院	1204996	1017096	423350	243801	247355
中心卫生院	517066	440681	181937	112219	113303
乡卫生院	687930	576415	241413	131582	134052
村卫生室	1242860	148441	131506	52007	16935
门诊部	118686	99239	49608	43207	30467
综合门诊部	73769	62585	30175	26596	19452
中医门诊部	12045	9446	5206	4800	1681
中西医结合门诊部	2915	2546	1325	1179	747
民族医门诊部	116	91	52	41	18
专科门诊部	29841	24571	12850	10591	8569
诊所、卫生所、医务室、护理站	405244	390445	233445	193511	102086
诊所	322021	310866	187043	156352	80999
卫生所、医务室	83015	79374	46356	37119	20938
护理站	208	205	46	40	149

注：①人员数合计中包括公务员中卫生监督员7000名，乡村医生和卫生员1094419人；②本表村卫生室人员数不包括乡镇卫生院在村卫生室工作的人员数(这部分人员计入乡镇卫生院中)。

2-1-2 续表1

药师(士)	技师(士)		其他		其他技术人员	管理人员	工勤技能人员
		检验师(士)		见习医师			
377398	**363642**	**249255**	**821846**	**186521**	**319117**	**372997**	**653623**
231249	227352	148366	365040	124839	196395	258554	424879
157388	168227	110192	266142	93449	135218	183738	306244
46924	30860	19369	51988	18519	26319	29367	51043
3300	2787	1847	4117	1424	2500	3468	4988
1312	619	375	1370	376	767	673	1220
22186	24762	16517	41032	10965	31384	40981	59876
492	555	210	3293	583	1561	2033	2727
941	702	502	2191	551	1859	3012	3229
239	212	128	445	174	309	469	515
2221	3009	1580	4538	1051	3018	3656	4297
423	532	359	1049	310	1087	712	1098
394	556	336	449	155	606	568	734
60	133	128	61	30	125	153	95
2001	2887	2033	3102	738	3133	4139	6195
2081	2368	1794	2753	1136	1833	2630	3080
4115	3508	2421	8235	2148	5557	7558	15194
2240	2690	2073	2240	677	2291	2943	4471
504	336	298	373	120	478	528	855
452	633	429	567	147	556	705	1163
49	40	36	47	13	38	66	122
96	132	100	146	36	175	233	202
1541	1785	925	3547	1184	1870	2485	3354
926	826	522	2555	502	1633	1927	2938
74	76	54	144	21	333	370	421
209	207	161	429	139	784	1157	1711
3128	3575	2428	4868	1250	4138	5637	7475
139	97	66	391	106	207	327	1508
127262	81346	52887	305398	50998	70621	62846	157535
31215	18971	13319	40700	8764	17589	19802	29817
24854	16489	11504	31362	7371	13920	14703	25831
6361	2482	1815	9338	1393	3669	5099	3986
72993	52874	32899	223175	35661	53032	43043	93473
727	467	324	1457	234	512	374	762
72266	52407	32575	221718	35427	52520	42669	92711
31963	24754	15204	88724	15200	20105	16125	40155
40303	27653	17371	132994	20227	32415	26544	52556
6950	6361	4283	5853	1074			19447
4664	4803	3170	3491	506			11184
1317	404	309	838	202			2599
205	146	96	123	17			369
6	8	5	7	2			25
758	1000	703	1394	347			5270
16104	3140	2386	35670	5499		1	14798
13685	2202	1642	26937	4260			11155
2418	937	743	8725	1236			3641
1	1	1	8	3		1	2

2-1-2 续表2

机构分类	合计	卫生技术人员			
		小计	执业(助理)医师	执业医师	注册护士
三、专业公共卫生机构	667299	528825	188960	161772	129360
疾病预防控制中心	193196	141261	72342	60783	12199
省属	11309	7580	3581	3552	191
地级市(地区)属	42246	31087	16804	15497	2029
县级市(区)属	56790	41880	21637	18141	3907
县属	75467	55461	27853	21542	5560
其他	7384	5253	2467	2051	512
专科疾病防治院(所、站)	49614	37777	16404	13781	10548
专科疾病防治院	18685	14261	5444	4785	5141
传染病防治院	1480	1059	349	322	458
结核病防治院	2794	2159	781	716	904
职业病防治院	5724	4165	1661	1552	1447
其他	8687	6878	2653	2195	2332
专科疾病防治所(站、中心)	30929	23516	10960	8996	5407
口腔病防治所(站、中心)	2403	1985	1139	954	412
精神病防治所(站、中心)	761	656	207	153	249
皮肤病与性病防治所(中心)	6175	4678	2170	1837	1073
结核病防治所(站、中心)	9524	7116	3031	2503	1640
职业病防治所(站、中心)	2134	1587	815	761	287
地方病防治所(站、中心)	1062	753	444	390	56
血吸虫病防治所(站、中心)	5911	4566	2156	1677	1137
药物戒毒所(中心)	296	129	53	42	38
其他	2663	2046	945	679	515
健康教育所(站、中心)	1679	765	353	309	71
妇幼保健院(所、站)	285180	235741	91335	79826	94065
省属	14403	11960	3950	3922	5831
地级市(地区)属	81796	67734	23771	22837	31042
县级市(区)属	83463	69122	27698	24196	26227
县属	96854	79699	33261	26477	27944
其他	8664	7226	2655	2394	3021
妇幼保健院	249819	207024	76450	67352	86760
妇幼保健所	19343	15722	8194	7160	3963
妇幼保健站	15828	12852	6642	5272	3275
生殖保健中心	190	143	49	42	67
急救中心(站)	13016	6852	3078	2848	2730
采供血机构	29853	20654	3578	3022	9031
卫生监督所(中心)	90330	82476			
省属	2827	2386			
地级市(地区)属	18373	17422			
县级市(区)属	29109	26346			
县属	32824	29158			
其他	197	164			
计划生育技术服务机构	4431	3299	1870	1203	716
四、其他医疗卫生机构	73766	37333	13740	11321	8859
疗养院	17805	10608	3868	3413	4355
卫生监督检验(监测)机构	558	347	118	80	8
医学科学研究机构	11952	5946	2087	1972	850
医学在职培训机构	17571	6879	2648	2110	1323
临床检验中心(所、站)	5589	3066	341	325	147
卫生统计信息中心	605	39	24	23	1
其他	19686	10448	4654	3398	2175

2-1-2 续表3

药师(士)	技师(士)	检验师(士)	其他	见习医师	其他技术人员	管理人员	工勤技能人员
16792	51753	45257	141960	10089	37385	40850	60239
2697	25865	24123	28158	2119	15316	15532	21087
118	2201	2163	1489	149	1388	990	1351
437	7439	7143	4378	620	3433	3683	4043
797	7135	6651	8404	535	4221	4652	6037
1258	8359	7480	12431	738	5407	5474	9125
87	731	686	1456	77	867	733	531
2683	3560	2777	4582	712	2919	3543	5375
965	1213	957	1498	362	1005	1231	2188
51	65	49	136	37	48	100	273
116	175	129	183	79	140	209	286
259	425	363	373	78	428	447	684
539	548	416	806	168	389	475	945
1718	2347	1820	3084	350	1914	2312	3187
31	24	12	379	26	106	165	147
29	20	14	151	12	43	20	42
591	376	350	468	83	305	432	760
516	983	667	946	99	634	856	918
57	225	180	203	27	224	143	180
22	69	62	162	13	65	84	160
264	470	395	539	42	396	324	625
10	12	9	16	3	11	123	33
198	168	131	220	45	130	165	322
23	19	16	299	11	432	299	183
10761	16391	12552	23189	6712	12598	14251	22590
491	771	687	917	325	704	734	1005
3017	4567	3659	5337	1837	3590	4409	6063
3219	4969	3787	7009	2133	3873	4146	6322
3760	5596	4018	9138	2228	4057	4503	8595
274	488	401	788	189	374	459	605
9589	13942	10628	20283	6102	10852	11904	20039
665	1522	1235	1378	340	972	1276	1373
503	914	677	1518	266	760	1049	1167
4	13	12	10	4	14	22	11
142	127	84	775	322	1310	1102	3752
359	5585	5551	2101	185	2795	2286	4118
			82476		1845	3431	2578
			2386		70	282	89
			17422		117	485	349
			26346		648	1245	870
			29158		1010	1389	1267
			164			30	3
127	206	154	380	28	170	406	556
2095	3191	2745	9448	595	14716	10747	10970
566	590	421	1229	253	1065	2087	4045
7	129	128	85	4	65	52	94
370	394	322	2245	85	3248	1576	1182
447	289	196	2172	64	5884	2425	2383
5	1378	1362	1195	44	754	665	1104
2			12		356	168	42
698	411	316	2510	145	3344	3774	2120

2-1-3　2012年卫生人员数(按城乡/登记注册类型/主办单位分)

分类	合计	卫生技术人员								乡村医生和卫生员	其他技术人员	管理人员	工勤技能人员
		小计	执业(助理)医师	执业医师	注册护士	药师(士)	技师(士)	其他					
总计	9115705	6675549	2616064	2138836	2496599	377398	363642	821846		1094419	319117	372997	653623
按城乡分													
城市	4141058	3393293	1268350	1174998	1449513	184300	188366	302764			171738	222401	353626
农村	4967647	3275256	1347714	963838	1047086	193098	175276	512082		1094419	147379	150596	299997
按登记注册类型分													
公立	7489055	5651006	2131645	1755413	2155281	326114	320774	717192		685923	281947	317237	552942
国有	6190431	5081024	1843879	1581537	2014051	290400	297257	635437		47377	258640	295882	507508
集体	1298624	569982	287766	173876	141230	35714	23517	81755		638546	23307	21355	45434
非公立	1619650	1017543	484419	383423	341318	51284	42868	97654		408496	37170	55760	100681
其中：联营	75299	20271	11009	6753	5910	750	854	1748		51636	656	1102	1634
私营	1147250	740046	370149	291100	233825	37323	28315	70434		285351	23143	34561	64149
按主办单位分													
政府办	6217730	5046418	1841868	1541777	1942900	295651	293441	672558		123535	262863	282106	502808
其中：卫生计生部门	6023508	4893691	1784996	1492385	1878962	287327	285023	657383		123535	252768	269048	484466
社会办	1782571	862350	399545	299577	310188	43203	40796	68618		751585	30769	54246	83621
个人办	1108404	759781	374651	297482	243511	38544	29405	73670		219299	25485	36645	67194

注：①卫生人员和卫生技术人员中包括公务员中卫生监督员7000名；②城市包括直辖市区和地级市辖区，农村包括县及县级市；③社会办包括企业、事业单位、社会团体和其他社会组织办的卫生机构。

2-1-4 2010年卫生人员性别、年龄、学历、职称构成(%)

分类	卫生技术人员							其他技术人员	管理人员
	合计	执业(助理)医师	执业医师	注册护士	药师(士)	技师(士)	其他		
总　计	**100.0**	**100.0**	**100.0**	**100.0**	**100.0**	**100.0**	**100.0**	**100.0**	**100.0**
按性别分									
男	34.2	57.1	57.8	1.7	39.0	45.2	45.2	42.3	49.4
女	65.8	42.9	42.2	98.3	61.1	54.8	54.8	57.7	50.6
按年龄分									
25岁以下	8.1	0.2	0.1	14.1	5.3	5.2	18.8	7.2	3.0
25～34岁	34.9	31.7	27.7	39.6	27.1	35.1	35.4	31.8	21.3
35～44岁	29.7	34.2	34.1	26.9	30.1	29.9	23.4	31.7	32.1
45～54岁	18.9	20.1	22.3	16.9	27.9	22.0	15.2	22.5	32.4
55～59岁	5.2	7.5	8.6	2.2	7.6	5.9	4.6	5.2	8.9
60岁及以上	3.2	6.2	7.2	0.4	2.0	1.8	2.5	1.6	2.3
按工作年限分									
5年以下	19.9	13.1	12.2	23.6	12.3	15.3	36.0	18.5	10.2
5～9年	13.9	13.5	12.0	16.2	9.4	13.1	11.3	12.2	7.8
10～19年	30.2	33.2	31.5	29.1	29.5	31.1	24.0	28.6	25.2
20～29年	20.9	20.8	22.3	21.8	25.1	22.4	16.2	23.7	31.1
30年及以上	15.1	19.4	22.0	9.3	23.7	18.0	12.5	17.1	25.8
按学历分									
研究生	3.2	6.9	8.4	0.1	0.9	1.5	2.2	1.7	2.5
大学本科	21.7	36.1	43.1	8.7	13.2	18.2	19.1	18.0	26.0
大专	36.3	32.3	29.2	42.5	32.5	39.0	32.6	35.3	39.7
中专	34.5	22.0	16.9	46.0	40.1	35.9	38.1	29.3	20.5
高中及以下	4.2	2.7	2.3	2.7	13.4	5.4	8.0	15.7	11.4
按专业技术资格分									
正高	1.7	3.8	4.6	0.1	0.5	0.6	0.6	0.4	2.1
副高	6.1	12.1	14.7	1.8	2.8	4.2	2.0	2.6	8.1
中级	24.8	30.1	36.3	24.4	22.7	26.5	10.0	14.5	22.6
师级/助理	32.5	37.3	36.8	29.6	38.9	35.8	20.9	24.8	21.1
士级	25.3	10.6	2.1	37.6	28.5	25.1	35.5	31.8	17.4
不详	9.7	6.2	5.4	6.5	6.7	7.9	31.1	26.0	28.7
按聘任技术职务分									
正高	1.6	3.6	4.4	0.1	0.5	0.5	0.5	0.4	2.8
副高	6.1	12.2	14.9	1.7	2.8	4.1	2.1	2.7	9.5
中级	25.5	31.1	37.4	24.4	23.3	27.2	11.1	15.9	28.4
师级/助理	34.4	39.8	38.2	31.2	39.9	37.3	22.4	29.0	28.0
士级	26.0	9.9	2.3	39.0	30.0	26.6	37.5	35.0	21.2
待聘	6.5	3.5	2.8	3.7	3.5	4.2	26.3	17.0	10.2

注：本表不包括村卫生室数字。

2-1-5 2012年卫生人员性别、年龄、学历、职称构成(%)

分类	卫生技术人员							其他技术人员	管理人员
	合计	执业(助理)医师	执业医师	注册护士	药师(士)	技师(士)	其他		
总　计	**100.0**	**100.0**	**100.0**	**100.0**	**100.0**	**100.0**	**100.0**	**100.0**	**100.0**
按性别分									
男	32.8	56.5	57.3	1.8	37.8	44.5	43.5	41.2	49.1
女	67.2	43.5	42.7	98.2	62.2	55.5	56.5	58.8	50.9
按年龄分									
25岁以下	8.7	0.2	0.1	15.6	4.9	5.6	18.3	7.2	3.0
25～34岁	35.6	30.8	27.4	41.6	28.1	35.3	36.5	33.2	21.9
35～44岁	29.2	34.4	33.6	25.4	30.6	30.0	23.1	31.2	31.5
45～54岁	17.3	19.4	21.3	14.4	25.2	20.1	14.0	20.9	30.8
55～59岁	5.2	7.5	8.5	2.4	8.3	6.4	4.8	5.5	9.7
60岁及以上	4.0	7.8	9.1	0.6	2.9	2.6	3.2	2.0	3.2
按工作年限分									
5年以下	22.8	14.4	13.5	28.8	15.2	18.0	37.9	21.5	12.5
5～9年	15.6	15.0	13.7	18.0	11.1	14.2	13.3	14.1	9.2
10～19年	25.6	28.9	27.1	23.6	25.5	27.3	20.5	24.3	21.3
20～29年	20.7	22.2	23.5	19.8	24.4	22.3	15.7	23.0	29.7
30年及以上	15.2	19.6	22.2	9.7	23.8	18.2	12.6	17.1	27.3
按学历分									
研究生	3.7	8.1	9.9	0.1	1.3	2.0	2.3	2.0	2.9
大学本科	23.0	37.3	44.6	10.5	16.1	20.9	19.3	20.4	28.2
大专	37.6	31.8	28.0	45.4	33.8	40.2	33.6	36.6	39.5
中专	32.3	20.5	15.5	42.0	37.7	32.6	37.7	27.7	19.1
高中及以下	3.4	2.3	2.0	2.0	11.1	4.4	7.1	13.3	10.3
按专业技术资格分									
正高	1.7	3.9	4.7	0.1	0.6	0.7	0.5	0.4	2.2
副高	5.9	11.6	14.2	1.8	2.9	4.4	1.7	2.6	7.6
中级	22.6	28.2	34.1	21.1	21.4	24.6	8.3	13.9	20.4
师级/助理	30.7	37.4	37.5	26.0	37.1	34.1	19.1	23.2	19.0
士级	27.8	11.1	2.7	42.6	29.7	26.6	36.6	32.2	16.0
不详	11.3	7.8	6.8	8.4	8.3	9.7	33.8	27.7	34.8
按聘任技术职务分									
正高	1.6	3.7	4.5	0.1	0.5	0.6	0.4	0.4	3.1
副高	5.9	11.7	14.4	1.8	2.8	4.3	1.8	2.6	9.7
中级	23.2	29.3	35.4	21.0	22.1	25.4	9.4	15.0	27.8
师级/助理	32.5	39.9	38.7	27.4	37.9	35.3	20.0	26.9	27.6
士级	28.0	10.2	2.8	43.7	30.9	27.9	36.2	33.4	20.7
待聘	8.8	5.1	4.3	6.0	5.7	6.5	32.2	21.7	11.1

注：本表不包括村卫生室数字。

2-1-6 各地区卫生人员数

地区	合计	卫生技术人员							乡村医生和卫生员	其他技术人员	管理人员	工勤技能人员
		小计	执业(助理)医师	执业医师	注册护士	药师(士)	技师(士)	其他				
2010	8207502	5876158	2413259	1972840	2048071	353916	338755	722157	1091863	290161	370548	578772
2012	9115705	6675549	2616064	2138836	2496599	377398	363642	821846	1094419	319117	372997	653623
东 部	3950917	2978014	1174399	990322	1128795	175282	158009	341529	373457	148382	154270	296794
中 部	2783467	1974774	779643	614746	743178	112325	114241	225387	402577	100665	116597	188854
西 部	2374321	1715761	662022	533768	624626	89791	91392	247930	318385	70070	102130	167975
北 京	253164	196234	74380	69810	79534	11578	10318	20424	3659	13436	13948	25887
天 津	104201	77076	30690	28200	27621	4843	4298	9624	4811	4980	9390	7944
河 北	463283	314933	142989	108771	101988	14040	16442	39474	84779	19780	14782	29009
山 西	279466	199601	87319	73507	70337	9973	10313	21659	41626	10935	10725	16579
内蒙古	183875	139876	59528	50100	46774	9496	7407	16671	19318	6865	7289	10527
辽 宁	329679	246808	100972	89892	98036	13273	14047	20480	27147	12026	16423	27275
吉 林	196395	144065	61400	53949	50975	7964	7925	15801	19128	6734	11571	14897
黑龙江	270687	201155	78589	66821	70073	11141	12218	29134	25398	8870	14771	20493
上 海	183416	147807	55797	51722	63245	8281	8607	11877	771	8404	9448	16986
江 苏	519709	395961	157902	134800	155247	23308	20868	38636	44906	16606	21236	41000
浙 江	400094	329565	129973	109459	121313	21613	16950	39716	9778	15937	13099	31715
安 徽	334842	236188	92061	71181	95046	11817	14362	22902	53180	12423	12315	20736
福 建	236756	176074	66740	57885	71124	11767	9055	17388	28183	7895	6287	18317
江 西	259552	179705	67077	56444	72055	13013	11653	15907	48773	7117	7672	16285
山 东	738868	530082	200465	168111	191721	30315	27754	79827	131914	26598	19080	31194
河 南	652564	428508	167608	116270	156041	21401	24924	58534	123888	24838	25286	50044
湖 北	386415	288695	109149	90105	115745	17377	16017	30407	42990	15306	16650	22774
湖 南	403546	296857	116440	86469	112906	19639	16829	31043	47594	14442	17607	27046
广 东	662462	518414	198966	159428	199534	33910	27272	58732	34656	20903	27429	61060
广 西	303759	220761	78043	61340	85515	11893	11056	34254	37432	7556	10903	27107
海 南	59285	45060	15525	12244	19432	2354	2398	5351	2853	1817	3148	6407
重 庆	184055	131658	51990	38790	49823	6884	6288	16673	23320	5567	8718	14792
四 川	549023	389440	162877	129605	139810	20421	19193	47139	74418	16062	26376	42727
贵 州	191079	129772	49179	39528	48646	5448	7263	19236	36749	7022	8303	9233
云 南	233361	166764	68466	56617	60755	7285	8987	21271	35308	8479	7840	14970
西 藏	21558	9336	4043	2897	1732	428	455	2678	10223	667	503	829
陕 西	293775	216293	69471	56957	79390	12133	13334	41965	37113	3797	18160	18412
甘 肃	151899	111609	42956	34896	37202	5588	5804	20059	21398	4028	4681	10183
青 海	40831	29311	11918	10162	10026	1550	1760	4057	6568	1415	1107	2430
宁 夏	44021	34250	13011	11518	12504	2108	1861	4766	3682	1640	1619	2830
新 疆	177085	136691	50540	41358	52449	6557	7984	19161	12856	6972	6631	13935

2-1-7 2012年各地区卫生人员数(城市)

地 区	合计	卫生技术人员							其他技术人员	管理人员	工勤技能人员
		小计	执业(助理)医师	执业医师	注册护士	药师(士)	技师(士)	其他			
总 计	**4141058**	**3393293**	**1268350**	**1174998**	**1449513**	**184300**	**188366**	**302764**	**171738**	**222401**	**353626**
东 部	2115347	1731587	652698	607552	727347	99668	95522	156352	90759	105617	187384
中 部	1097997	903143	332938	307537	401491	45041	51173	72500	47146	63239	84469
西 部	927714	758563	282714	259909	320675	39591	41671	73912	33833	53545	81773
北 京	243025	190692	71848	67690	77862	11099	9972	19911	13169	13725	25439
天 津	87949	67270	25644	24276	25217	4328	3890	8191	4842	8504	7333
河 北	155186	128145	52827	48506	53533	5569	6912	9304	8027	6812	12202
山 西	125564	103687	42212	39004	43366	4852	5463	7794	6017	6673	9187
内蒙古	80303	67126	26313	24574	26873	4668	3582	5690	3749	3918	5510
辽 宁	203219	166586	64909	61407	72651	8609	9791	10626	8235	10872	17526
吉 林	78823	63770	27524	26130	25413	3185	3749	3899	3071	5557	6425
黑龙江	141073	113492	41583	38595	46519	5473	6655	13262	5532	9141	12908
上 海	176583	142618	52835	50339	61748	8053	8370	11612	8368	9153	16444
江 苏	245827	202987	74169	70011	87943	11227	11149	18499	8769	13150	20921
浙 江	187266	154643	57517	52941	63157	9466	8570	15933	7632	7775	17216
安 徽	138108	114904	41535	38010	53261	5371	6754	7983	6263	7310	9631
福 建	105856	88539	33237	31294	38405	5424	4685	6788	4188	3925	9204
江 西	83243	69859	24358	23118	32515	4072	4460	4454	2932	4301	6151
山 东	251471	213576	83556	77337	89399	11735	10970	17916	12839	10253	14803
河 南	213491	174680	60984	55163	79626	8310	9558	16202	9507	11777	17527
湖 北	176135	145829	53148	49351	65794	7801	8231	10855	8170	9636	12500
湖 南	141560	116922	41594	38166	54997	5977	6303	8051	5654	8844	10140
广 东	433807	356426	129523	117588	148056	23147	20005	35695	13781	20042	43558
广 西	118029	96421	34144	31823	42307	4799	4814	10357	3367	6245	11996
海 南	25158	20105	6633	6163	9376	1011	1208	1877	909	1406	2738
重 庆	97405	78602	28986	24879	33670	4346	4213	7387	3503	5747	9553
四 川	209708	169192	63873	59384	72889	8514	9180	14736	7899	12399	20218
贵 州	59329	48889	18410	17129	21867	2167	2765	3680	2955	3444	4041
云 南	66619	55024	23200	21604	21527	2595	3134	4568	3493	3202	4900
西 藏	2631	2031	904	774	618	114	115	280	70	194	336
陕 西	134352	110360	37121	33647	46997	5657	6537	14048	1852	11303	10837
甘 肃	62619	52103	20744	18933	20948	2765	3014	4632	2439	2786	5291
青 海	15424	12818	4599	4318	5486	702	844	1187	839	562	1205
宁 夏	27628	23010	8154	7628	9274	1274	1236	3072	1271	1329	2018
新 疆	53667	42987	16266	15216	18219	1990	2237	4275	2396	2416	5868

注：城市包括直辖市区和地级市辖区。

2-1-8 2012年各地区卫生人员数(农村)

地区	合计	卫生技术人员							乡村医生和卫生员	其他技术人员	管理人员	工勤技能人员
		小计	执业(助理)医师	执业医师	注册护士	药师(士)	技师(士)	其他				
总计	**4967647**	**3275256**	**1347714**	**963838**	**1047086**	**193098**	**175276**	**512082**	**1094419**	**147379**	**150596**	**299997**
东部	1835570	1246427	521701	382770	401448	75614	62487	185177	373457	57623	48653	109410
中部	1685470	1071631	446705	307209	341687	67284	63068	152887	402577	53519	53358	104385
西部	1446607	957198	379308	273859	303951	50200	49721	174018	318385	36237	48585	86202
北京	10139	5542	2532	2120	1672	479	346	513	3659	267	223	448
天津	16252	9806	5046	3924	2404	515	408	1433	4811	138	886	611
河北	308097	186788	90162	60265	48455	8471	9530	30170	84779	11753	7970	16807
山西	153902	95914	45107	34503	26971	5121	4850	13865	41626	4918	4052	7392
内蒙古	103572	72750	33215	25526	19901	4828	3825	10981	19318	3116	3371	5017
辽宁	126460	80222	36063	28485	25385	4664	4256	9854	27147	3791	5551	9749
吉林	117572	80295	33876	27819	25562	4779	4176	11902	19128	3663	6014	8472
黑龙江	129614	87663	37006	28226	23554	5668	5563	15872	25398	3338	5630	7585
上海	6833	5189	2962	1383	1497	228	237	265	771	36	295	542
江苏	273882	192974	83733	64789	67304	12081	9719	20137	44906	7837	8086	20079
浙江	212828	174922	72456	56518	58156	12147	8380	23783	9778	8305	5324	14499
安徽	196734	121284	50526	33171	41785	6446	7608	14919	53180	6160	5005	11105
福建	130900	87535	33503	26591	32719	6343	4370	10600	28183	3707	2362	9113
江西	176309	109846	42719	33326	39540	8941	7193	11453	48773	4185	3371	10134
山东	487397	316506	116909	90774	102322	18580	16784	61911	131914	13759	8827	16391
河南	439073	253828	106624	61107	76415	13091	15366	42332	123888	15331	13509	32517
湖北	210280	142866	56001	40754	49951	9576	7786	19552	42990	7136	7014	10274
湖南	261986	179935	74846	48303	57909	13662	10526	22992	47594	8788	8763	16906
广东	228655	161988	69443	41840	51478	10763	7267	23037	34656	7122	7387	17502
广西	185730	124340	43899	29517	43208	7094	6242	23897	37432	4189	4658	15111
海南	34127	24955	8892	6081	10056	1343	1190	3474	2853	908	1742	3669
重庆	86650	53056	23004	13911	16153	2538	2075	9286	23320	2064	2971	5239
四川	339315	220248	99004	70221	66921	11907	10013	32403	74418	8163	13977	22509
贵州	131750	80883	30769	22399	26779	3281	4498	15556	36749	4067	4859	5192
云南	166742	111740	45266	35013	39228	4690	5853	16703	35308	4986	4638	10070
西藏	18927	7305	3139	2123	1114	314	340	2398	10223	597	309	493
陕西	159423	105933	32350	23310	32393	6476	6797	27917	37113	1945	6857	7575
甘肃	89280	59506	22212	15963	16254	2823	2790	15427	21398	1589	1895	4892
青海	25407	16493	7319	5844	4540	848	916	2870	6568	576	545	1225
宁夏	16393	11240	4857	3890	3230	834	625	1694	3682	369	290	812
新疆	123418	93704	34274	26142	34230	4567	5747	14886	12856	4576	4215	8067

2-2-1 每千人口卫生技术人员数

年份	卫生技术人员			执业（助理）医师			其中：执业医师	注册护士		
	合计	城市	农村	合计	城市	农村		合计	城市	农村
1949	0.93	1.87	0.73	0.67	0.70	0.66	0.58	0.06	0.25	0.02
1955	1.42	3.49	1.01	0.81	1.24	0.74	0.70	0.14	0.64	0.04
1960	2.37	5.67	1.85	1.04	1.97	0.90	0.79	0.23	1.04	0.07
1965	2.11	5.37	1.46	1.05	2.22	0.82	0.70	0.32	1.45	0.10
1970	1.76	4.88	1.22	0.85	1.97	0.66	0.43	0.29	1.10	0.14
1975	2.24	6.92	1.41	0.95	2.66	0.65	0.57	0.41	1.74	0.18
1980	2.85	8.03	1.81	1.17	3.22	0.76	0.72	0.47	1.83	0.20
1985	3.28	7.92	2.09	1.36	3.35	0.85	0.70	0.61	1.85	0.30
1990	3.45	6.59	2.15	1.56	2.95	0.98	1.15	0.86	1.91	0.43
1995	3.59	5.36	2.32	1.62	2.39	1.07	1.23	0.95	1.59	0.49
1998	3.64	5.30	2.35	1.65	2.34	1.11	1.25	1.00	1.64	0.51
1999	3.64	5.24	2.38	1.67	2.33	1.14	1.27	1.02	1.64	0.52
2000	3.63	5.17	2.41	1.68	2.31	1.17	1.30	1.02	1.64	0.54
2001	3.62	5.15	2.38	1.69	2.32	1.17	1.32	1.03	1.65	0.54
2002	3.41	…	…	1.47	…	…	1.17	1.00	…	…
2003	3.48	4.88	2.26	1.54	2.13	1.04	1.22	1.00	1.59	0.50
2004	3.53	4.99	2.24	1.57	2.18	1.04	1.25	1.03	1.63	0.50
2005	3.50	5.82	2.69	1.56	2.46	1.26	1.24	1.03	2.10	0.65
2006	3.60	6.09	2.70	1.60	2.56	1.26	1.28	1.09	2.22	0.66
2007	3.72	6.44	2.69	1.61	2.61	1.23	1.30	1.18	2.42	0.70
2008	3.90	6.68	2.80	1.66	2.68	1.26	1.35	1.27	2.54	0.76
2009	4.15	7.15	2.94	1.75	2.83	1.31	1.43	1.39	2.82	0.81
2010	4.39	7.62	3.04	1.80	2.97	1.32	1.47	1.53	3.09	0.89
2011	4.61	6.68	2.66	1.83	2.62	1.10	1.50	1.67	2.62	0.79
2012	4.94	8.54	3.41	1.94	3.19	1.40	1.58	1.85	3.65	1.09

注：①2002年以前，执业(助理)医师数系医生，执业医师数系医师，注册护士数系护师(士)；②城市包括直辖市区和地级市辖区，农村包括县及县级市；③分母系常住人口数。

2-2-2 2012年各地区每千人口卫生技术人员数

地区	卫生技术人员			执业(助理)医师			其中：执业医师			注册护士		
	合计	城市	农村	合计	城市	农村	合计	城市	农村	合计	城市	农村
总　计	**4.94**	**8.54**	**3.41**	**1.94**	**3.19**	**1.40**	**1.58**	**2.96**	**1.00**	**1.85**	**3.65**	**1.09**
东　部	5.33	9.56	3.86	2.10	3.60	1.61	1.77	3.35	1.18	2.02	4.02	1.24
中　部	4.65	7.92	3.10	1.83	2.92	1.29	1.45	2.70	0.89	1.75	3.52	0.99
西　部	4.71	7.41	3.28	1.82	2.76	1.30	1.47	2.54	0.94	1.71	3.13	1.04
北　京	9.48	15.51	7.81	3.59	5.85	3.57	3.37	5.51	2.99	3.84	6.33	2.36
天　津	5.45	8.25	5.42	2.17	3.14	2.79	2.00	2.98	2.17	1.95	3.09	1.33
河　北	4.32	9.71	3.06	1.96	4.00	1.48	1.49	3.68	0.99	1.40	4.06	0.79
山　西	5.53	10.60	3.80	2.42	4.32	1.79	2.04	3.99	1.37	1.95	4.43	1.07
内蒙古	5.62	10.93	3.94	2.39	4.28	1.80	2.01	4.00	1.38	1.88	4.37	1.08
辽　宁	5.62	8.73	3.43	2.30	3.40	1.54	2.05	3.22	1.22	2.23	3.81	1.09
吉　林	5.24	7.36	4.37	2.23	3.18	1.85	1.96	3.02	1.52	1.85	2.93	1.39
黑龙江	5.25	8.33	3.58	2.05	3.05	1.51	1.74	2.83	1.15	1.83	3.42	0.96
上　海	6.21	10.50	7.57	2.34	3.89	4.32	2.17	3.71	2.02	2.66	4.55	2.18
江　苏	5.00	7.90	3.87	1.99	2.89	1.68	1.70	2.72	1.30	1.96	3.42	1.35
浙　江	6.02	10.14	5.34	2.37	3.77	2.21	2.00	3.47	1.73	2.21	4.14	1.78
安　徽	3.94	5.54	2.51	1.54	2.00	1.04	1.19	1.83	0.69	1.59	2.57	0.86
福　建	4.70	9.46	3.31	1.78	3.55	1.27	1.54	3.34	1.01	1.90	4.10	1.24
江　西	3.99	7.58	2.83	1.49	2.64	1.10	1.25	2.51	0.86	1.60	3.53	1.02
山　东	5.47	7.59	4.68	2.07	2.97	1.73	1.74	2.75	1.34	1.98	3.18	1.51
河　南	4.56	8.68	2.85	1.78	3.03	1.20	1.24	2.74	0.69	1.66	3.96	0.86
湖　北	5.00	7.92	3.30	1.89	2.89	1.30	1.56	2.68	0.94	2.00	3.57	1.16
湖　南	4.47	8.64	3.11	1.75	3.07	1.30	1.30	2.82	0.84	1.70	4.06	1.00
广　东	4.89	10.43	3.10	1.88	3.79	1.33	1.50	3.44	0.80	1.88	4.33	0.99
广　西	4.72	6.93	3.12	1.67	2.46	1.10	1.31	2.29	0.74	1.83	3.04	1.08
海　南	5.08	9.19	3.65	1.75	3.03	1.30	1.38	2.82	0.89	2.19	4.28	1.47
重　庆	4.47	4.42	3.39	1.77	1.63	1.47	1.32	1.40	0.89	1.69	1.89	1.03
四　川	4.82	6.95	3.30	2.02	2.63	1.49	1.60	2.44	1.05	1.73	3.00	1.00
贵　州	3.72	7.94	2.30	1.41	2.99	0.87	1.13	2.78	0.64	1.40	3.55	0.76
云　南	3.58	8.97	2.82	1.47	3.78	1.14	1.22	3.52	0.88	1.30	3.51	0.99
西　藏	3.03	10.40	2.52	1.31	4.63	1.08	0.94	3.96	0.73	0.56	3.16	0.38
陕　西	5.76	8.39	4.06	1.85	2.82	1.24	1.52	2.56	0.89	2.12	3.57	1.24
甘　肃	4.33	6.42	3.13	1.67	2.55	1.17	1.35	2.33	0.84	1.44	2.58	0.85
青　海	5.11	13.97	3.48	2.08	5.01	1.54	1.77	4.71	1.23	1.75	5.98	0.96
宁　夏	5.29	8.44	2.91	2.01	2.99	1.26	1.78	2.80	1.01	1.93	3.40	0.84
新　疆	6.12	15.33	4.82	2.26	5.80	1.76	1.85	5.43	1.34	2.35	6.50	1.76

注：分母系常住人口数。

2-3-1 2010年执业(助理)医师性别、年龄、学历及职称构成(%)

分类	执业(助理)医师					其中：执业医师				
	合计	临床	中医	口腔	公共卫生	合计	临床	中医	口腔	公共卫生
总 计										
按性别分										
男	57.1	55.6	67.0	56.0	58.4	57.8	56.5	66.7	56.3	58.7
女	42.9	44.4	33.0	44.0	41.7	42.2	43.5	33.3	43.7	41.3
按年龄分										
25岁以下	0.2	0.2	0.4	0.8	0.2	0.1	0.1	0.1	0.2	0.1
25～34岁	31.7	29.4	23.2	33.4	19.5	27.7	25.7	20.8	27.5	17.1
35～44岁	34.2	36.7	30.0	33.5	35.3	34.1	36.5	29.8	35.5	34.3
45～54岁	20.1	20.2	24.8	20.3	31.0	22.3	22.3	26.1	22.9	32.9
55～59岁	7.5	7.4	10.8	6.7	11.5	8.6	8.4	11.5	7.7	12.8
60岁及以上	6.2	6.1	10.9	5.3	2.7	7.2	7.1	11.9	6.2	2.9
按工作年限分										
5年以下	13.1	9.9	11.3	12.7	5.0	12.2	9.1	10.3	10.4	4.9
5～9年	13.5	13.7	11.4	15.8	7.2	12.0	12.6	10.4	12.9	6.5
10～19年	33.2	35.8	27.3	33.1	30.7	31.5	33.9	26.4	33.3	28.4
20～29年	20.8	21.6	21.8	20.2	29.0	22.3	23.0	22.5	22.4	29.8
30年及以上	19.4	19.0	28.2	18.2	28.1	22.0	21.4	30.4	20.9	30.4
按学历分										
研究生	6.9	7.0	6.5	6.8	2.3	8.4	8.3	7.5	8.6	2.9
大学本科	36.1	37.6	32.1	26.5	21.2	43.1	43.6	36.4	32.4	25.8
大专	32.3	32.5	32.8	36.2	34.4	29.2	30.0	31.7	33.6	34.5
中专	22.0	21.0	21.7	26.8	34.6	16.9	16.6	18.5	22.4	31.2
高中及以下	2.7	1.9	6.9	3.8	7.5	2.3	1.6	6.0	3.1	5.6
按专业技术资格分										
正高	3.8	4.3	4.0	2.3	1.9	4.6	5.1	4.7	3.0	2.4
副高	12.1	13.4	13.4	8.0	7.5	14.7	16.0	15.4	10.1	9.5
中级	30.1	32.5	30.6	27.5	34.5	36.3	38.2	35.0	34.4	42.9
师级/助理	37.3	37.2	39.0	43.8	41.6	36.8	35.9	38.6	44.1	41.2
士级	10.6	8.6	7.4	10.7	11.4	2.1	1.2	1.2	1.7	1.3
不详	6.2	4.0	5.7	7.7	3.2	5.4	3.6	5.2	6.8	2.8
按聘任技术职务分										
正高	3.6	4.1	3.8	2.3	1.6	4.4	4.9	4.4	2.9	2.0
副高	12.2	13.5	13.6	8.2	7.3	14.9	16.1	15.6	10.4	9.2
中级	31.1	33.4	31.9	29.4	35.4	37.4	39.3	36.4	36.7	44.0
师级/助理	39.8	39.8	42.0	48.2	44.2	38.2	37.3	40.5	46.4	42.8
士级	9.9	7.9	6.9	9.9	10.8	2.3	1.4	1.4	2.0	1.4
待聘	3.5	1.3	1.9	2.1	0.8	2.8	1.1	1.6	1.7	0.6

2-3-2 2012年执业(助理)医师性别、年龄、学历及职称构成(%)

分类	执业(助理)医师					其中:执业医师				
	合计	临床	中医	口腔	公共卫生	合计	临床	中医	口腔	公共卫生
总　计	**100.0**	**100.0**	**100.0**	**100.0**	**100.0**	**100.0**	**100.0**	**100.0**	**100.0**	**100.0**
按性别分										
男	56.5	55.3	66.2	55.0	57.8	57.3	56.1	66.0	55.5	58.3
女	43.5	44.7	33.8	45.0	42.2	42.7	43.9	34.0	44.5	41.7
按年龄分										
25岁以下	0.2	0.2	0.3	0.5	0.2	0.1	0.1	0.1	0.1	0.1
25～34岁	30.8	27.1	24.2	33.7	18.1	27.4	24.3	21.9	27.8	16.2
35～44岁	34.4	37.4	29.2	33.8	35.1	33.6	36.4	28.7	35.4	33.2
45～54岁	19.4	20.1	22.1	18.9	29.7	21.3	21.9	23.2	21.4	31.6
55～59岁	7.5	7.4	11.0	6.8	12.5	8.5	8.3	11.7	7.8	14.0
60岁及以上	7.8	7.9	13.2	6.4	4.4	9.1	9.1	14.4	7.6	4.9
按工作年限分										
5年以下	14.4	10.7	12.9	13.7	6.5	13.5	10.0	12.1	11.6	6.0
5～9年	15.0	14.6	13.4	17.4	8.2	13.7	13.8	12.4	14.7	7.9
10～19年	28.9	31.5	24.0	29.8	25.3	27.1	29.5	23.1	29.4	22.9
20～29年	22.2	23.8	21.3	21.6	29.9	23.5	24.9	22.0	24.2	30.5
30年及以上	19.6	19.4	28.3	17.5	30.1	22.2	21.9	30.5	20.2	32.7
按学历分										
研究生	8.1	8.1	8.1	7.3	3.0	9.9	9.6	9.3	9.2	3.8
大学本科	37.3	38.8	32.6	26.9	23.7	44.6	44.9	37.0	33.0	29.0
大专	31.8	31.7	32.5	37.7	33.9	28.0	28.8	30.9	34.5	33.5
中专	20.5	19.8	20.7	25.0	32.8	15.5	15.3	17.4	20.8	28.8
高中及以下	2.3	1.6	6.1	3.1	6.6	2.0	1.4	5.4	2.5	4.9
按专业技术资格分										
正高	3.9	4.4	4.1	2.3	2.0	4.7	5.3	4.7	2.9	2.6
副高	11.6	13.2	12.4	7.3	7.7	14.2	15.7	14.4	9.3	9.8
中级	28.2	30.9	28.1	25.4	33.7	34.1	36.4	32.2	31.9	42.4
师级/助理	37.4	37.4	40.6	44.6	40.0	37.5	36.5	40.7	45.6	39.6
士级	11.1	8.9	7.7	11.1	11.9	2.7	1.6	1.4	1.9	1.6
不详	7.8	5.1	7.2	9.3	4.7	6.8	4.6	6.6	8.3	4.0
按聘任技术职务分										
正高	3.7	4.2	3.8	2.1	1.7	4.5	5.0	4.4	2.7	2.2
副高	11.7	13.3	12.7	7.6	7.5	14.4	15.8	14.7	9.6	9.6
中级	29.3	32.0	29.6	27.6	34.9	35.4	37.6	33.9	34.5	43.8
师级/助理	39.9	40.2	43.8	49.5	43.2	38.7	38.0	42.7	48.3	41.4
士级	10.2	8.3	7.2	10.2	11.3	2.8	1.9	1.7	2.4	1.9
待聘	5.1	2.1	2.9	3.0	1.4	4.3	1.8	2.6	2.4	1.1

2-3-3　各类别执业(助理)医师数

	合计		执业医师		执业助理医师	
	2010	2012	2010	2012	2010	2012
人数(万人)	**241.3**	**261.6**	**197.3**	**213.9**	**44.0**	**47.7**
临床类别	188.1	202.3	152.7	164.9	35.4	37.4
中医类别	29.4	36.8	25.6	31.1	3.8	5.7
口腔类别	11.1	11.6	8.3	9.4	2.8	2.3
公共卫生类别	12.7	10.8	10.7	8.5	2.0	2.3
构成(%)	**100.0**	**100.0**	**100.0**	**100.0**	**100.0**	**100.0**
临床类别	78.0	77.3	94.1	77.1	80.5	78.4
中医类别	12.2	14.1	15.8	14.5	8.6	12.0
口腔类别	4.6	4.4	5.1	4.4	6.4	4.9
公共卫生类别	5.3	4.1	6.6	4.0	4.5	4.9

注：2010年临床、口腔、公共卫生类别医师数系推算数。

2-3-4　2012年全科医生数

	合计	注册为全科医学专业的人数	取得全科医生培训合格证的人数
总计	**109794**	**37173**	**72621**
其中：医院	21074	5817	15257
社区卫生服务中心(站)	47863	18502	29361
乡镇卫生院	38557	12304	26253

注：全科医生数指注册为全科医学专业或取得全科医生培训合格证的执业（助理）医师数之和。

2-3-5 2012年各地区分类别执业(助理)医师和全科医生数

地区	执业(助理)医师数					全科医生数			每万人口全科医生数
	合计	临床	中医	口腔	公共卫生	合计	注册为全科医学专业的人数	取得全科医生培训合格证书的人数	
总 计	**2616064**	**2023435**	**368264**	**116225**	**108140**	**109794**	**37173**	**72621**	**0.81**
东 部	1174399	910350	153299	60908	49842	66401	24033	42368	1.19
中 部	779643	618552	101821	29431	29839	22192	7544	14648	0.52
西 部	662022	494533	113144	25886	28459	21201	5596	15605	0.58
北 京	74380	51810	13196	6223	3151	8137	4106	4031	3.93
天 津	30690	22747	5345	1553	1045	1095	174	921	0.77
河 北	142989	114438	19955	5262	3334	3493	815	2678	0.48
山 西	87319	66717	13383	4082	3137	2552	755	1797	0.71
内蒙古	59528	42683	10669	2703	3473	1679	539	1140	0.67
辽 宁	100972	78648	11499	6150	4675	3304	1322	1982	0.75
吉 林	61400	47026	7893	3850	2631	1231	409	822	0.45
黑龙江	78589	61884	9041	4902	2762	2081	661	1420	0.54
上 海	55797	42352	6183	3887	3375	5323	3324	1999	2.24
江 苏	157902	125039	17457	7224	8182	15068	5520	9548	1.90
浙 江	129973	101142	16696	7354	4781	12251	3828	8423	2.24
安 徽	92061	75201	9970	2837	4053	3191	1298	1893	0.53
福 建	66740	49324	10710	3643	3063	2594	745	1849	0.69
江 西	67077	52388	9353	1831	3505	2081	697	1384	0.46
山 东	200465	159484	22980	8418	9583	6775	1242	5533	0.70
河 南	167608	134252	22876	5154	5326	4722	1564	3158	0.50
湖 北	109149	87771	13050	4196	4132	3752	1190	2562	0.65
湖 南	116440	93313	16255	2579	4293	2582	970	1612	0.39
广 东	198966	152754	27868	10413	7931	7940	2776	5164	0.75
广 西	78043	61154	9986	3434	3469	3087	611	2476	0.66
海 南	15525	12612	1410	781	722	421	181	240	0.47
重 庆	51990	37465	10866	1973	1686	1632	413	1219	0.55
四 川	162877	115318	36487	5482	5590	4665	1452	3213	0.58
贵 州	49179	39112	6118	1543	2406	1032	420	612	0.30
云 南	68466	53445	8404	2742	3875	3212	642	2570	0.69
西 藏	4043	2597	999	105	342	34	18	16	0.11
陕 西	69471	54531	10019	2840	2081	1824	332	1492	0.49
甘 肃	42956	29934	9983	1533	1506	1389	374	1015	0.54
青 海	11918	9092	2036	350	440	462	125	337	0.81
宁 夏	13011	9803	1717	815	676	260	66	194	0.40
新 疆	50540	39399	5860	2366	2915	1925	604	1321	0.86

2-3-6 分科执业(助理)医师构成(%)

分科	2010			2012		
	合计	执业医师	执业助理医师	合计	执业医师	执业助理医师
总　　计	**100.0**	**100.0**	**100.0**	**100.0**	**100.0**	**100.0**
预防保健科	2.8	2.1	6.0	3.0	2.2	6.3
全科医疗科	5.4	4.3	10.1	5.6	4.5	10.5
内科	21.2	20.7	23.5	22.7	22.4	24.4
外科	12.1	12.9	8.8	12.9	13.7	9.1
儿科	4.8	5.3	2.9	3.9	4.3	2.1
妇产科	10.1	9.7	11.8	9.4	9.1	10.7
眼科	1.2	1.4	0.5	1.2	1.4	0.5
耳鼻咽喉科	1.4	1.5	0.8	1.4	1.5	0.8
口腔科	4.3	4.1	5.4	4.5	4.2	5.6
皮肤科	0.9	1.0	0.5	0.8	0.9	0.5
医疗美容科	0.2	0.2	0.1	0.1	0.2	0.1
精神科	1.3	1.4	0.9	0.9	1.0	0.7
传染科	1.1	1.2	0.4	0.7	0.8	0.2
结核病科	0.4	0.4	0.2	0.2	0.3	0.2
地方病科	0.0	0.0	0.0	0.0	0.0	0.0
肿瘤科	1.1	1.3	0.2	0.8	1.0	0.1
急诊医学科	1.6	1.8	0.7	1.8	2.1	0.8
康复医学科	0.8	0.8	0.7	0.8	0.8	0.8
运动医学科	0.0	0.0	0.0	0.0	0.0	0.0
职业病科	0.2	0.2	0.1	0.1	0.1	0.0
麻醉科	2.0	2.1	1.3	2.3	2.5	1.4
医学检验科	0.3	0.2	0.7	0.4	0.3	0.8
病理科	0.4	0.4	0.2	0.5	0.5	0.2
医学影像科	5.6	5.4	6.1	6.5	6.5	6.9
中医科	15.4	16.2	11.6	11.4	12.2	7.9
民族医学科	0.2	0.2	0.3	0.1	0.1	0.2
中西医结合科	1.7	1.7	1.7	0.9	0.8	1.4
其他	3.7	3.5	4.6	6.9	6.7	7.7

注：本表不包括村卫生室数字。

2-4-1　2012年医院人员数

	合计	卫生技术人员							其他技术人员	管理人员	工勤技能人员
		小计	执业（助理）医师	执业医师	注册护士	药师（士）	技师（士）	其他			
2010	4227374	3438394	1260892	1155534	1468754	210693	206469	291586	166528	243421	379031
2012	4937468	4057640	1403797	1297078	1830202	231249	227352	365040	196395	258554	424879
按城乡分											
城市	3079045	2507265	863731	822644	1176267	135918	135094	196255	126892	176989	267899
农村	1858423	1550375	540066	474434	653935	95331	92258	168785	69503	81565	156980
按登记注册类型分											
公立医院	4282055	3555279	1225831	1148959	1626030	202410	195039	305969	163309	208278	355189
民营医院	655413	502361	177966	148119	204172	28839	32313	59071	33086	50276	69690
按主办单位分											
政府办	3856330	3207275	1099595	1035140	1474747	181655	174728	276550	149663	179867	319525
社会办	663707	531397	189155	168981	230807	30640	30912	49883	24093	46294	61923
个人办	417431	318968	115047	92957	124648	18954	21712	38607	22639	32393	43431
按管理类别分											
非营利性	4556061	3772792	1301400	1212079	1715913	214815	208156	332508	175155	226778	381336
营利性	381407	284848	102397	84999	114289	16434	19196	32532	21240	31776	43543
按医院等级分											
其中：三级医院	1917433	1590060	529762	522294	783535	78101	79472	119190	76870	96621	153882
二级医院	2119506	1764846	613100	561860	776460	107695	101936	165655	76136	97395	181129
一级医院	332563	264657	101952	82017	98874	18136	17633	28062	15328	22439	30139

2-4-2 各地区医院人员数

地区	合计	卫生技术人员							其他技术人员	管理人员	工勤技能人员
		小计	执业(助理)医师	执业医师	注册护士	药师(士)	技师(士)	其他			
2010	4227374	3438394	1260892	1155534	1468754	210693	206469	291586	166528	243421	379031
2012	4937468	4057640	1403797	1297078	1830202	231249	227352	365040	196395	258554	424879
东　部	2258689	1862721	654341	612585	837407	107377	99666	163930	92702	109477	193789
中　部	1438771	1183294	410521	374463	541673	68264	69722	93114	58880	79375	117222
西　部	1240008	1011625	338935	310030	451122	55608	57964	107996	44813	69702	113868
北　京	177886	139325	48539	47094	63707	7649	7112	12318	9721	10968	17872
天　津	70413	56188	20469	19679	23005	3460	2998	6256	2048	6701	5476
河　北	236540	194683	78329	69700	80129	9367	11212	15646	11901	10348	19608
山　西	150821	124230	48660	44542	53276	6711	6988	8595	7514	7950	11127
内蒙古	97504	80467	29853	27584	34363	4942	4741	6568	4464	4968	7605
辽　宁	204271	164880	60337	56884	75581	9510	9665	9787	8488	11276	19627
吉　林	111967	89793	35225	32992	37587	5208	5241	6532	4298	7828	10048
黑龙江	164689	133239	47542	43698	55270	7642	8259	14526	5821	10818	14811
上　海	122417	100061	32901	32541	48591	5490	5542	7537	5594	6941	9821
江　苏	295380	246449	84684	80736	115201	13849	12343	20372	9600	14623	24708
浙　江	243053	202610	68943	65698	92071	12469	10361	18766	9642	9380	21421
安　徽	177992	147301	49374	45532	71798	7557	8550	10022	7952	8582	14157
福　建	125918	104709	34409	32791	49886	6473	5448	8493	5199	4517	11493
江　西	121663	102951	34088	31988	49276	7015	6431	6141	4332	5427	8953
山　东	361745	311203	110541	101365	136332	17310	16854	30166	16844	12911	20787
河　南	312149	255930	86914	74874	114986	14121	15579	24330	12595	15904	27720
湖　北	196262	162847	54609	51644	77860	9766	8967	11645	8433	10977	14005
湖　南	203228	167003	54109	49193	81620	10244	9707	11323	7935	11889	16401
广　东	386367	314875	106442	98555	139697	20315	16586	31835	12707	19718	39067
广　西	146440	117635	36362	34454	55298	6672	5898	13405	3619	7993	17193
海　南	34699	27738	8747	7542	13207	1485	1545	2754	958	2094	3909
重　庆	95087	76017	24088	21721	36452	4165	4107	7205	3482	6035	9553
四　川	277344	222446	75622	70556	102612	11841	11696	20675	10356	16720	27822
贵　州	99862	82113	27512	25213	36633	3944	4913	9111	4977	5643	7129
云　南	125779	103950	36906	33311	44329	5626	6015	11074	5824	5634	10371
西　藏	6258	4994	2341	1737	1261	325	365	702	338	367	559
陕　西	164288	136553	40121	36299	60460	7468	8852	19652	2122	12677	12936
甘　肃	68556	56967	21896	19786	23654	3334	3614	4469	2354	2935	6300
青　海	21685	18082	6483	5857	7608	1057	1256	1678	1017	694	1892
宁　夏	27668	22891	7565	7003	9777	1429	1282	2838	1309	1354	2114
新　疆	109537	89510	30186	26509	38675	4805	5225	10619	4951	4682	10394

2-4-3　2010年医院人员性别、年龄、学历及职称构成(%)

分类	卫生技术人员							其他技术人员	管理人员
	合计	执业(助理)医师	执业医师	注册护士	药师(士)	技师(士)	其他		
总　计	**100.0**	**100.0**	**100.0**	**100.0**	**100.0**	**100.0**	**100.0**	**100.0**	**100.0**
按性别分									
男	30.0	57.5	58.1	1.8	36.6	45.6	37.2	41.0	45.4
女	70.0	42.5	41.9	98.2	63.4	54.4	62.8	59.0	54.6
按年龄分									
25岁以下	9.3	0.2	0.1	14.7	5.1	5.0	29.0	7.0	3.2
25～34岁	36.5	35.1	32.6	39.0	26.2	34.4	39.5	30.8	20.6
35～44岁	28.9	34.0	34.6	26.6	31.4	29.6	15.3	31.8	31.1
45～54岁	19.1	20.3	21.6	17.6	28.9	22.9	11.5	24.1	33.8
55～59岁	4.3	6.4	6.9	2.0	7.1	6.3	3.3	5.1	9.1
60岁及以上	1.9	4.0	4.4	0.2	1.4	1.9	1.3	1.3	2.2
按工作年限分									
5年以下	22.1	15.3	14.8	24.3	12.2	15.8	53.9	18.4	10.7
5～9年	15.1	15.7	14.6	16.5	9.4	13.4	10.5	12.0	7.7
10～19年	28.0	31.8	31.5	27.2	28.3	29.0	14.6	26.2	22.8
20～29年	21.5	21.2	22.1	22.8	26.7	23.1	11.4	25.1	31.8
30年及以上	13.3	16.0	17.1	9.3	23.6	18.8	9.6	18.3	27.0
按学历分									
研究生	4.8	11.4	12.5	0.1	1.3	1.8	4.2	1.7	3.0
大学本科	27.8	50.2	54.3	10.5	17.7	21.3	29.8	21.2	28.7
大专	36.7	26.4	23.2	45.5	35.4	40.7	35.0	38.7	39.2
中专	28.0	11.0	9.0	41.5	35.0	31.4	26.6	23.9	18.0
高中及以下	2.8	1.1	1.0	2.5	10.6	4.7	4.5	14.4	11.2
按专业技术资格分									
正高	2.3	5.9	6.4	0.1	0.8	0.6	0.6	0.3	2.6
副高	8.0	17.2	18.9	2.2	4.1	4.9	2.3	2.9	9.7
中级	27.9	32.6	35.5	26.8	28.6	29.7	10.4	17.4	24.9
师级/助理	31.2	33.2	32.3	29.2	39.0	36.1	22.9	28.1	20.9
士级	22.6	5.9	2.2	35.8	22.1	21.3	30.7	28.6	15.6
不详	7.9	5.2	4.7	5.9	5.4	7.3	33.2	22.7	26.2
按聘任技术职务分									
正高	2.3	5.7	6.2	0.1	0.8	0.5	0.7	0.4	3.4
副高	8.0	17.3	19.0	2.1	4.0	4.9	2.5	2.9	11.0
中级	28.2	33.2	36.1	26.6	29.0	30.4	11.0	18.6	30.1
师级/助理	32.5	34.6	33.3	30.7	39.9	37.6	23.2	32.8	27.3
士级	23.0	5.6	2.2	36.8	23.0	22.4	29.8	30.9	18.7
待聘	6.1	3.6	3.2	3.8	3.3	4.1	32.9	14.5	9.4

2-4-4 2012年医院人员性别、年龄、学历及职称构成(%)

分类	卫生技术人员							其他技术人员	管理人员
	合计	执业(助理)医师	执业医师	注册护士	药师(士)	技师(士)	其他		
总　计	**100.0**	**100.0**	**100.0**	**100.0**	**100.0**	**100.0**	**100.0**	**100.0**	**100.0**
按性别分									
男	29.0	57.1	57.6	1.9	36.0	45.1	35.3	40.6	45.2
女	71.0	42.9	42.4	98.1	64.0	54.9	64.7	59.4	54.8
按年龄分									
25岁以下	10.3	0.2	0.1	16.7	5.0	5.6	28.5	7.2	3.2
25～34岁	38.5	35.3	33.1	42.0	28.1	35.6	42.9	33.0	22.3
35～44岁	27.2	33.0	33.2	24.2	30.8	28.8	14.1	30.4	29.7
45～54岁	17.1	19.7	20.9	14.7	26.1	20.5	9.5	22.2	31.7
55～59岁	4.3	6.4	6.9	2.1	7.9	6.7	3.2	5.5	9.8
60岁及以上	2.5	5.4	5.9	0.3	2.2	2.8	1.7	1.7	3.2
按工作年限分									
5年以下	25.8	16.8	16.3	30.1	15.6	18.9	55.7	21.7	13.6
5～9年	17.2	17.3	16.3	18.7	11.3	15.0	13.6	14.3	9.4
10～19年	23.4	27.6	27.1	21.7	23.7	25.1	11.9	21.9	19.0
20～29年	20.4	22.2	23.1	19.9	25.9	22.3	10.0	23.7	29.6
30年及以上	13.2	16.1	17.2	9.5	23.5	18.7	8.9	18.4	28.3
按学历分									
研究生	5.4	13.2	14.4	0.1	2.0	2.4	4.3	2.2	3.6
大学本科	28.8	50.6	54.8	12.4	21.2	24.5	29.5	24.1	31.0
大专	37.9	25.2	21.7	48.4	35.9	41.2	36.0	39.3	38.7
中专	25.8	10.1	8.2	37.3	32.1	28.1	26.4	22.2	16.6
高中及以下	2.1	0.9	0.8	1.7	8.8	3.8	3.8	12.3	10.1
按专业技术资格分									
正高	2.3	5.8	6.4	0.1	0.9	0.7	0.5	0.4	2.7
副高	7.5	16.2	17.8	2.2	4.2	5.1	1.9	2.8	9.2
中级	24.7	30.3	33.1	22.6	26.6	27.1	8.3	16.4	22.5
师级/助理	29.6	34.3	33.8	25.7	37.4	34.6	20.8	26.1	19.1
士级	26.1	6.5	2.7	41.6	24.0	23.4	32.4	29.4	14.6
不详	9.7	6.8	6.2	7.8	7.0	9.0	36.0	24.9	31.9
按聘任技术职务分									
正高	2.2	5.6	6.2	0.1	0.8	0.6	0.5	0.5	3.8
副高	7.5	16.3	17.9	2.1	4.1	5.1	2.0	2.8	11.2
中级	25.0	31.0	33.8	22.4	27.1	27.8	8.9	17.2	29.2
师级/助理	30.6	35.6	34.5	26.9	37.9	35.6	19.9	30.0	26.9
士级	26.0	6.0	2.7	42.2	24.5	24.3	28.2	29.7	18.3
待聘	8.7	5.5	5.0	6.3	5.6	6.6	40.5	20.0	10.6

2-5-1 基层医疗卫生机构人员数

机构分类	合计	卫生技术人员							乡村医生和卫生员	其他技术人员	管理人员	工勤技能人员
		小计	执业(助理)医师	执业医师	注册护士	药师(士)	技师(士)	其他				
2010	3282091	1913948	949054	645480	466503	125467	79485	293439	1091863	73848	71825	130607
2012	3437172	2051751	1009567	668665	528178	127262	81346	305398	1094419	70621	62846	157535
按城乡分												
城市	684900	607115	308179	263658	196606	39410	22166	40754		13362	16147	48276
农村	2752272	1444636	701388	405007	331572	87852	59180	264644	1094419	57259	46699	109259
按登记注册类型分												
公立	2482925	1542836	704622	434683	392606	104914	72238	268456	685923	67698	58360	128108
非公立	954247	508915	304945	233982	135572	22348	9108	36942	408496	2923	4486	29427
按主办单位分												
政府办	1663016	1302263	547402	340357	336032	95946	66848	256035	123535	65193	54720	117305
社会办	1086430	310643	203064	124208	73760	11766	7237	14816	751585	2974	4280	16948
个人办	687726	438845	259101	204100	118386	19550	7261	34547	219299	2454	3846	23282
按管理类别分												
非营利性	2915264	1657608	777376	478271	421440	109366	74883	274543	992067	70263	62288	133038
营利性	521908	394143	232191	190394	106738	17896	6463	30855	102352	358	558	24497

2-5-2　各地区基层医疗卫生机构人员数

地区	合计	卫生技术人员							乡村医生和卫生员	其他技术人员	管理人员	工勤技能人员
		小计	执业(助理)医师	执业医师	注册护士	药师(士)	技师(士)	其他				
2010	3374993	1962497	959965	644858	492554	125698	79747	304533	1126443	74595	71663	139795
2012	3437172	2051751	1009567	668665	528178	127262	81346	305398	1094419	70621	62846	157535
东　部	1389115	887652	437875	305849	233963	59784	35694	120336	373457	30329	23891	73786
中　部	1105839	610348	305283	187524	156020	37795	26813	84437	402577	25193	20276	47445
西　部	942218	553751	266409	175292	138195	29683	18839	100625	318385	15099	18679	36304
北　京	57084	44329	22020	19087	12968	3614	1988	3739	3659	1387	1285	6424
天　津	22438	14887	8087	6593	3366	1218	673	1543	4811	344	992	1404
河　北	190636	93327	55053	31397	16129	3867	3088	15190	84779	4457	2323	5750
山　西	106332	57829	32451	23711	13958	2861	1775	6784	41626	1939	1321	3617
内蒙古	67255	43594	23106	16891	9990	4100	1366	5032	19318	1329	1205	1809
辽　宁	100016	62951	32909	26446	19301	3252	2246	5243	27147	1969	2569	5380
吉　林	66326	40381	20596	16097	10692	2297	1345	5451	19128	1426	1903	3488
黑龙江	81287	48973	24539	17678	11175	2949	2014	8296	25398	1508	2013	3395
上　海	47289	38629	19373	15803	12561	2649	1926	2120	771	1362	1417	5110
江　苏	192076	126027	64576	46083	35087	8771	5721	11872	44906	4222	4345	12576
浙　江	127410	104365	53261	36519	23316	8367	4126	15295	9778	3466	1902	7899
安　徽	135525	72665	36830	20674	19668	3725	3681	8761	53180	2689	2365	4626
福　建	93236	57549	27267	20505	17384	4770	2147	5981	28183	1717	856	4931
江　西	114113	57582	26300	18487	16665	5033	3309	6275	48773	1728	1150	4880
山　东	325600	177414	74458	53391	45088	11361	7375	39132	131914	5980	3422	6870
河　南	280477	130979	66831	31016	30275	5959	5914	22000	123888	7240	4848	13522
湖　北	156935	99685	45576	30723	30076	6623	4454	12956	42990	4292	3515	6453
湖　南	164844	102254	52160	29138	23511	8348	4321	13914	47594	4371	3161	7464
广　东	214410	155067	75486	46473	43959	11218	6006	18398	34656	4870	4147	15670
广　西	125210	77774	33529	19618	21216	4097	2787	16145	37432	2335	1378	6291
海　南	18920	13107	5385	3552	4804	697	398	1823	2853	555	633	1772
重　庆	78560	47719	25252	14719	11243	2485	1282	7457	23320	1598	1789	4134
四　川	235351	139070	76709	49735	29789	7823	4633	20116	74418	3521	7031	11311
贵　州	78283	37452	17127	10565	10169	1300	1413	7443	36749	1474	1297	1311
云　南	86135	45999	23793	16724	13252	1349	1373	6232	35308	1267	947	2614
西　藏	13832	3204	1185	812	356	87	15	1561	10223	232	40	133
陕　西	105034	61015	24175	16416	14517	3932	2776	15615	37113	662	2999	3245
甘　肃	69915	44660	16828	11553	11771	1954	1246	12861	21398	982	633	2242
青　海	16162	8742	4489	3482	2005	434	225	1589	6568	239	295	318
宁　夏	12405	8086	4171	3326	2083	596	239	997	3682	136	83	418
新　疆	54076	36436	16045	11451	11804	1526	1484	5577	12856	1324	982	2478

2-6-1 各地区社区卫生服务中心(站)人员数

地区	合计	卫生技术人员							其他技术人员	管理人员	工勤技能人员
		小计	执业(助理)医师	执业医师	注册护士	药师(士)	技师(士)	其他			
2010	389516	331322	144225	115773	106528	26727	17629	36213	14879	18652	24663
2012	454160	386952	167414	133333	128652	31215	18971	40700	17589	19802	29817
东　部	261024	221949	96708	76791	70075	19559	10725	24882	10664	10246	18165
中　部	110594	94619	40843	32658	34231	6487	4849	8209	4339	5189	6447
西　部	82542	70384	29863	23884	24346	5169	3397	7609	2586	4367	5205
北　京	29041	24003	10678	8804	6840	2542	1137	2806	1387	1285	2366
天　津	6635	5359	2177	1898	1550	598	333	701	272	622	382
河　北	14872	12871	6299	4896	4365	696	651	860	591	669	741
山　西	11777	10313	4847	4048	3765	593	446	662	388	557	519
内蒙古	12417	10843	5115	4152	3493	946	448	841	569	514	491
辽　宁	15026	12569	5458	4734	5002	942	686	481	637	966	854
吉　林	7087	5882	2478	2106	1987	440	293	684	261	414	530
黑龙江	15413	13078	5411	4629	4731	969	759	1208	554	795	986
上　海	31886	26065	11616	10022	8991	2235	1449	1774	1362	1417	3042
江　苏	38979	32761	13890	11692	10301	2906	1708	3956	1481	1675	3062
浙　江	37906	33018	14725	10338	8105	3116	1599	5473	1711	925	2252
安　徽	18501	16176	7284	5417	5840	899	769	1384	725	793	807
福　建	10247	8900	3802	3090	2935	849	344	970	432	247	668
江　西	8857	7667	3104	2735	2993	669	520	381	297	390	503
山　东	31769	28174	11167	8871	8845	2183	1252	4727	1394	947	1254
河　南	17314	14450	6352	4954	5210	737	687	1464	759	863	1242
湖　北	19479	16593	6816	5548	6336	1233	834	1374	864	867	1155
湖　南	12166	10460	4551	3221	3369	947	541	1052	491	510	705
广　东	42357	36335	16162	11888	12334	3378	1495	2966	1321	1359	3342
广　西	5648	4978	2133	1822	1868	345	201	431	148	189	333
海　南	2306	1894	734	558	807	114	71	168	76	134	202
重　庆	8487	6987	2884	1910	2309	541	310	943	235	450	815
四　川	17955	14851	6425	5140	4859	1231	772	1564	491	1145	1468
贵　州	5429	4606	1873	1468	1763	207	210	553	277	295	251
云　南	5313	4568	1997	1612	1708	259	221	383	185	256	304
西　藏	41	26	17	10	3	4	2		3	1	11
陕　西	9635	8108	2906	2234	2617	599	472	1514	56	809	662
甘　肃	7311	6531	2825	2364	2390	406	305	605	228	215	337
青　海	1703	1475	608	526	517	148	46	156	65	81	82
宁　夏	908	853	347	294	343	70	30	63	23	18	14
新　疆	7695	6558	2733	2352	2476	413	380	556	306	394	437

2-6-2 2010年社区卫生服务中心人员性别、年龄、学历及职称构成(%)

分类	卫生技术人员							其他技术人员	管理人员
	合计	执业(助理)医师	执业医师	注册护士	药师(士)	技师(士)	其他		
总　计	**100.0**	**100.0**	**100.0**	**100.0**	**100.0**	**100.0**	**100.0**	**100.0**	**100.0**
按性别分									
男	28.8	46.8	47.1	0.7	31.5	36.0	36.3	31.9	41.5
女	71.2	53.2	52.9	99.3	68.5	64.0	63.7	68.1	58.5
按年龄分									
25岁以下	7.8	0.4	0.1	12.3	8.8	6.5	26.6	10.5	3.7
25～34岁	33.8	31.6	26.3	36.3	31.1	35.9	36.9	33.4	23.6
35～44岁	28.8	32.3	33.3	29.7	22.9	25.1	17.1	26.5	31.5
45～54岁	19.5	19.9	22.1	18.7	27.1	21.1	12.1	21.5	31.2
55～59岁	6.9	10.1	11.5	2.7	8.4	8.7	4.7	6.0	8.2
60岁及以上	3.1	5.6	6.8	0.3	1.7	2.7	2.7	2.1	1.9
按工作年限分									
5年以下	18.8	12.3	10.7	19.9	17.9	16.7	47.5	23.9	11.6
5～9年	12.7	11.9	9.5	14.5	11.9	12.7	11.0	12.3	7.9
10～19年	29.7	33.1	32.1	30.0	24.5	29.6	18.4	26.5	27.0
20～29年	19.6	18.7	20.5	23.9	19.0	18.0	10.6	19.7	28.7
30年及以上	19.1	24.0	27.3	11.7	26.8	23.0	12.6	17.7	24.9
按学历分									
研究生	0.6	1.3	1.6	0.0	0.3	0.1	0.3	0.2	1.1
大学本科	18.4	30.8	37.1	5.0	10.2	12.4	18.8	13.3	25.1
大专	39.9	41.3	39.0	40.0	36.3	42.3	35.2	38.7	43.0
中专	35.9	23.1	19.5	51.7	39.1	38.4	36.3	29.3	20.1
高中及以下	5.2	3.5	2.9	3.4	14.2	6.8	9.3	18.5	10.6
按专业技术资格分									
正高	0.5	1.1	1.4	0.1	0.1	0.1	0.1	0.0	0.8
副高	3.8	7.5	9.5	0.8	0.8	1.5	0.6	0.4	5.8
中级	25.1	33.2	41.3	23.0	16.5	20.7	5.3	8.3	23.4
师级/助理	34.5	38.5	39.5	32.5	37.9	38.6	16.6	19.4	21.2
士级	25.1	12.4	2.0	35.3	34.3	28.5	38.2	38.2	21.5
不详	11.1	7.3	6.4	8.4	10.4	10.6	39.1	33.6	27.3
按聘任技术职务分									
正高	0.4	1.0	1.2	0.0	0.1	0.1	0.1	0.0	1.4
副高	3.8	7.7	9.6	0.8	0.9	1.6	0.6	0.4	6.9
中级	25.7	34.0	42.2	23.3	17.3	21.9	6.1	9.2	28.4
师级/助理	37.9	43.0	42.5	35.5	40.1	41.1	18.2	24.1	28.2
士级	26.4	11.6	2.4	38.4	36.9	31.5	40.5	45.6	25.3
待聘	5.7	2.8	2.1	2.1	4.8	3.9	34.5	20.6	9.7

2-6-3 2012年社区卫生服务中心人员性别、年龄、学历及职称构成(%)

分类	卫生技术人员							其他技术人员	管理人员
	合计	执业(助理)医师	执业医师	注册护士	药师(士)	技师(士)	其他		
总　计	**100.0**	**100.0**	**100.0**	**100.0**	**100.0**	**100.0**	**100.0**	**100.0**	**100.0**
按性别分									
男	29.6	47.6	48.1	0.7	31.3	36.2	38.8	30.7	42.9
女	70.4	52.4	51.9	99.3	68.7	63.8	61.2	69.3	57.1
按年龄分									
25岁以下	6.6	0.2	0.0	11.5	6.3	5.2	19.0	8.1	2.8
25～34岁	33.6	29.3	24.4	37.6	34.3	36.7	37.3	36.7	23.3
35～44岁	32.1	37.3	37.5	30.9	25.5	29.1	21.4	29.6	34.4
45～54岁	17.3	17.8	19.8	16.9	22.8	18.1	11.6	18.9	28.4
55～59岁	6.5	9.0	10.5	2.6	9.0	7.7	5.8	5.1	8.6
60岁及以上	3.8	6.5	7.8	0.4	2.1	3.2	5.0	1.7	2.4
按工作年限分									
5年以下	19.2	13.1	11.9	21.7	16.5	17.0	40.1	24.7	12.0
5～9年	14.8	13.5	11.1	15.9	16.2	14.5	15.9	16.7	10.2
10～19年	27.8	30.4	29.0	27.4	24.4	29.4	19.6	24.8	24.2
20～29年	20.9	21.8	23.6	23.6	18.5	19.1	11.9	19.0	29.0
30年及以上	17.3	21.1	24.4	11.4	24.4	20.1	12.5	14.8	24.6
按学历分									
研究生	0.7	1.5	1.9	0.0	0.3	0.2	0.3	0.3	1.2
大学本科	19.3	31.7	39.3	6.8	13.2	14.4	14.2	16.5	25.4
大专	40.9	41.0	37.7	42.7	37.5	44.2	35.6	41.5	43.3
中专	34.1	22.2	18.1	47.6	36.1	35.1	39.2	27.5	20.1
高中及以下	5.0	3.6	3.0	2.9	12.8	6.0	10.7	14.2	10.0
按专业技术资格分									
正高	0.6	1.1	1.5	0.1	0.2	0.1	0.1	0.1	1.0
副高	3.5	6.7	8.8	1.1	1.0	1.6	0.6	0.6	5.4
中级	23.1	30.5	39.5	21.8	15.7	19.3	4.3	8.9	20.7
师级/助理	32.8	38.0	40.0	30.2	36.1	36.3	14.7	19.6	18.9
士级	27.1	14.5	2.4	37.4	35.1	30.5	38.8	35.4	18.8
不详	12.9	9.1	7.9	9.3	11.9	12.2	41.5	35.5	35.3
按聘任技术职务分									
正高	0.5	1.0	1.3	0.0	0.1	0.1	0.1	0.1	1.5
副高	3.6	6.9	9.0	1.1	1.1	1.6	0.6	0.6	7.2
中级	24.1	31.9	41.1	22.3	16.6	20.8	5.2	9.4	28.1
师级/助理	36.3	42.8	42.8	33.0	38.1	38.6	17.0	23.9	27.8
士级	27.9	13.3	2.6	40.4	38.3	33.5	38.2	38.3	24.4
待聘	7.7	4.2	3.2	3.1	5.9	5.4	38.9	27.9	11.1

2-7-1 各地区乡镇卫生院人员数

地区	合计	卫生技术人员							其他技术人员	管理人员	工勤技能人员	每千农业人口乡镇卫生院人员数
		小计	执业(助理)医师	执业医师	注册护士	药剂人员	技师(士)	其他				
2010	1151349	973059	422648	250459	217693	73188	51428	208102	53508	43983	80799	1.30
2012	1204996	1017096	423350	243801	247355	72266	52407	221718	52520	42669	92711	1.37
东　部	437586	371464	155506	95701	89615	28441	18748	79154	19536	13499	33087	1.62
中　部	413244	343459	149146	81284	84467	27012	20215	62619	20494	14899	34392	1.27
西　部	354166	302173	118698	66816	73273	16813	13444	79945	12490	14271	25232	1.26
北　京												
天　津	5112	4392	2489	1825	874	306	213	510	72	367	281	1.36
河　北	55225	45686	23454	11620	6014	2542	2212	11464	3866	1654	4019	1.10
山　西	24910	21376	10641	6487	4394	1435	941	3965	1299	652	1583	1.07
内蒙古	20075	17681	9238	5623	2960	1207	769	3507	754	685	955	1.39
辽　宁	25118	19024	8907	5808	4809	1436	1176	2696	1305	1572	3217	1.22
吉　林	24760	19535	8566	5934	4825	1345	937	3862	1165	1489	2571	1.73
黑龙江	23221	19371	8158	5046	3616	1404	997	5196	947	1217	1686	1.19
上　海												
江　苏	69497	57131	25405	19341	16759	4841	3289	6837	2740	2669	6957	2.09
浙　江	44723	39185	16961	10734	8527	3672	1800	8225	1719	967	2852	1.36
安　徽	48297	41343	18915	10141	10694	2622	2766	6346	1964	1568	3422	0.91
福　建	30464	25726	9591	6954	8257	2459	1315	4104	1285	609	2844	1.29
江　西	44381	38234	14822	10152	11519	4108	2704	5081	1429	759	3959	1.26
山　东	119531	108033	38062	25155	24256	7919	5758	32038	4586	2475	4437	2.15
河　南	100952	79409	34837	14721	17178	4790	5003	17601	6481	3985	11077	1.19
湖　北	70143	59719	24084	14934	17658	4665	3317	9995	3347	2586	4491	1.74
湖　南	76580	64472	29123	13869	14583	6643	3550	10573	3862	2643	5603	1.38
广　东	78467	65187	28310	13016	17649	4771	2693	11764	3484	2687	7109	1.90
广　西	58445	49628	16328	8217	14238	3167	2415	13480	2187	1189	5441	1.34
海　南	9449	7100	2327	1248	2470	495	292	1516	479	499	1371	1.69
重　庆	31426	25842	11377	6094	6183	1455	884	5943	1351	1317	2916	1.55
四　川	93266	76170	34683	20247	17029	4485	3097	16876	3030	5885	8181	1.42
贵　州	26113	23156	9463	4645	5357	771	1090	6475	1197	995	765	0.76
云　南	27200	23820	10485	6071	6734	724	1014	4863	1082	691	1607	0.77
西　藏	2594	2270	559	278	160	61	6	1484	229	39	56	1.01
陕　西	37551	32770	9468	5612	6663	2361	2035	12243	606	2187	1988	1.52
甘　肃	27436	24841	7506	4509	6682	1271	853	8529	754	417	1424	1.39
青　海	4983	4435	1883	1278	960	200	156	1236	174	214	160	1.38
宁　夏	4275	3932	1877	1375	799	334	183	739	113	65	165	1.07
新　疆	20802	17628	5831	2867	5508	777	942	4570	1013	587	1574	1.63

2-7-2 2010年乡镇卫生院人员性别、年龄、学历及职称构成(%)

分类	卫生技术人员							其他技术人员	管理人员
	合计	执业(助理)医师	执业医师	注册护士	药师(士)	技师(士)	其他		
总　计	**100.0**	**100.0**	**100.0**	**100.0**	**100.0**	**100.0**	**100.0**	**100.0**	**100.0**
按性别分									
男	44.3	63.3	68.1	1.8	49.3	50.4	49.2	48.0	63.4
女	55.7	36.7	31.9	98.2	50.7	49.6	50.8	52.0	36.6
按年龄分									
25岁以下	7.4	0.5	0.1	12.2	5.1	7.1	16.5	9.3	3.4
25～34岁	36.9	33.5	22.3	44.7	28.5	40.9	37.2	34.4	25.0
35～44岁	33.5	39.6	41.2	30.3	29.2	31.6	27.0	32.5	38.1
45～54岁	15.3	16.8	22.0	11.6	26.4	15.5	12.4	16.9	24.1
55～59岁	5.0	7.1	10.7	1.0	8.7	3.8	4.3	4.9	7.2
60岁及以上	1.9	2.6	3.8	0.2	2.2	1.0	2.7	2.1	2.2
按工作年限分									
5年以下	18.2	11.0	6.4	21.6	10.9	15.6	31.8	21.1	10.0
5～9年	11.5	10.5	5.9	13.5	7.9	12.6	12.5	12.2	8.1
10～19年	39.7	43.5	41.6	42.1	34.5	41.3	31.4	35.6	36.8
20～29年	17.8	18.9	22.5	17.1	23.4	18.4	14.3	19.2	26.5
30年及以上	12.8	16.1	23.5	5.7	23.3	12.1	10.1	11.9	18.7
按学历分									
研究生	0.1	0.1	0.2	0.0	0.0	0.0	0.0	0.0	0.1
大学本科	5.6	9.1	14.9	1.8	3.0	3.0	4.4	3.7	7.3
大专	33.9	41.4	42.6	30.4	23.3	30.5	27.9	24.7	38.0
中专	52.2	43.9	36.3	63.4	51.9	57.5	55.2	49.3	37.1
高中及以下	8.3	5.5	6.1	4.5	21.8	9.0	12.5	22.2	17.6
按专业技术资格分									
正高	0.1	0.2	0.3	0.0	0.0	0.0	0.0	0.1	0.2
副高	0.8	1.8	3.2	0.2	0.2	0.2	0.1	0.1	1.3
中级	14.0	20.8	36.3	14.4	10.6	10.4	2.7	3.8	13.4
师级/助理	35.8	46.6	54.5	34.0	39.8	35.1	15.7	16.1	26.5
士级	38.5	25.8	2.9	44.9	42.8	45.3	52.8	47.4	33.2
不详	10.8	4.9	2.9	6.5	6.6	9.0	28.7	32.5	25.4
按聘任技术职务分									
正高	0.0	0.1	0.1		0.0	0.0	0.0	0.0	0.1
副高	0.8	1.8	3.2	0.2	0.2	0.2	0.1	0.1	1.6
中级	14.5	21.3	37.2	14.5	11.1	10.9	3.2	5.0	16.7
师级/助理	37.9	50.0	55.1	35.2	40.7	36.2	17.0	18.4	33.1
士级	38.6	23.8	3.0	46.5	44.4	47.3	54.7	52.3	38.8
待聘	8.2	3.1	1.4	3.6	3.6	5.4	25.0	24.2	9.6

2-7-3 2012年乡镇卫生院人员性别、年龄、学历及职称构成(%)

分类	卫生技术人员							其他技术人员	管理人员
	合计	执业(助理)医师	执业医师	注册护士	药师(士)	技师(士)	其他		
总　计	**100.0**	**100.0**	**100.0**	**100.0**	**100.0**	**100.0**	**100.0**	**100.0**	**100.0**
按性别分									
男	43.3	62.9	67.7	1.7	47.7	49.4	48.7	45.9	63.1
女	56.7	37.1	32.3	98.3	52.3	50.6	51.3	54.1	36.9
按年龄分									
25岁以下	7.3	0.3	0.0	13.4	4.9	8.2	14.5	9.7	3.5
25～34岁	34.2	29.8	18.5	41.8	26.8	37.6	35.9	34.2	22.8
35～44岁	36.0	42.7	43.8	32.8	31.8	34.0	28.7	33.3	40.0
45～54岁	14.8	16.5	21.4	10.8	24.4	14.8	12.5	15.7	23.7
55～59岁	5.1	7.0	10.7	1.1	9.2	4.1	4.6	4.6	7.4
60岁及以上	2.7	3.6	5.6	0.2	2.9	1.3	3.8	2.5	2.7
按工作年限分									
5年以下	20.9	12.8	7.7	26.8	14.4	19.9	32.2	25.8	12.0
5～9年	12.5	11.8	7.1	13.9	8.1	11.9	14.0	13.1	8.6
10～19年	33.8	37.1	34.9	34.2	30.5	36.3	27.8	30.1	31.5
20～29年	19.8	22.0	25.9	19.2	23.0	19.7	15.3	19.6	28.1
30年及以上	13.0	16.3	24.4	5.8	24.0	12.3	10.7	11.4	19.7
按学历分									
研究生	0.0	0.1	0.1	0.0	0.0	0.0	0.0	0.0	0.1
大学本科	6.1	9.9	16.7	2.4	4.1	3.7	4.2	4.6	8.6
大专	35.7	42.3	42.7	33.3	25.8	34.2	29.5	27.9	39.6
中专	51.3	43.0	35.2	60.9	51.5	54.8	55.7	48.7	36.4
高中及以下	6.8	4.7	5.4	3.3	18.6	7.3	10.5	18.7	15.3
按专业技术资格分									
正高	0.1	0.2	0.3	0.0	0.0	0.0	0.0	0.1	0.2
副高	0.8	1.7	3.3	0.2	0.2	0.2	0.1	0.1	1.3
中级	13.1	19.1	35.0	14.0	10.7	10.1	2.3	3.7	12.3
师级/助理	33.1	44.6	53.7	29.4	36.9	31.6	14.4	14.7	23.9
士级	40.2	27.8	3.9	48.0	44.1	46.5	52.6	48.4	30.9
不详	12.6	6.6	3.8	8.3	8.1	11.6	30.5	33.1	31.5
按聘任技术职务分									
正高	0.0	0.1	0.1	0.0	0.0	0.0	0.0	0.0	0.2
副高	0.8	1.7	3.2	0.2	0.2	0.2	0.1	0.1	1.6
中级	13.5	19.6	35.9	13.9	11.0	10.5	2.8	4.6	16.7
师级/助理	35.5	48.5	54.6	30.8	37.7	32.8	15.5	16.7	32.6
士级	39.5	25.2	4.1	49.0	45.2	48.2	52.3	50.5	38.7
待聘	10.7	4.9	2.1	6.0	5.8	8.3	29.2	28.1	10.2

2-8-1 乡村医生和卫生员数

年份	乡村医生和卫生员			平均每村乡村医生和卫生员	每千农业人口乡村医生和卫生员
	合计	乡村医生	卫生员		
1980	1463406	607879	2357370	2.10	1.79
1985	1293094	643022	650072	1.80	1.55
1990	1231510	776859	454651	1.64	1.38
1991	1253324	794507	458817	1.69	1.39
1992	1269061	816557	452504	1.73	1.41
1993	1325106	910664	414442	1.81	1.47
1994	1323701	933386	390351	1.81	1.47
1995	1331017	955933	375084	1.81	1.48
1996	1316095	954630	361465	1.79	1.46
1997	1317786	972288	345498	1.80	1.45
1998	1327633	990217	337416	1.81	1.46
1999	1324937	1009665	315272	1.82	1.45
2000	1319357	1019845	299512	1.81	1.44
2001	1290595	1021542	269053	1.82	1.41
2003	867778	791956	75822	1.31	0.98
2004	883075	825672	57403	1.37	1.00
2005	916532	864168	52364	1.46	1.05
2006	957459	906320	51139	1.53	1.10
2007	931761	882218	49543	1.52	1.06
2008	938313	893535	44778	1.55	1.06
2009	1050991	995449	55542	1.75	1.19
2010	1091863	1031828	60035	1.68	1.23
2011	1126443	1060548	65895	1.91	1.27
2012	1094419	1022869	71550	1.86	1.25

注：1985年以前的乡村医生系赤脚医生。

2-8-2 村卫生室人员数

按主办单位分	人员总数	执业(助理)医师	注册护士	乡村医生数	卫生员
2005	1020395	103863	-	864168	52364
2008	1102737	119646	24794	938313	44778
2009	1253705	178555	24159	995449	55542
2010	1292410	173275	27272	1031828	60035
2011	1350222	193277	30502	1060548	65895
2012	1371592	232826	44347	1022869	71550
村办	739355	87614	10770	601248	39723
乡卫生院设点	252267	101320	27412	115344	8191
联合办	81380	9737	1314	66174	4155
私人办	252052	28861	3892	203525	15774
其他	46538	5294	959	36578	3707

注：本表包括卫生院在村卫生室工作的执业(助理)医师和注册护士。

2-8-3 各地区村卫生室人员数

地区	人员总数	执业(助理)医师	注册护士	乡村医生和卫生员			平均每村村卫生室人员	每千农业人口村卫生室人员数
				合计	乡村医生	卫生员		
2010	1292410	173275	27272	1091863	1031828	60035	2.17	1.46
2012	1371592	232826	44347	1094419	1022869	71550	2.33	1.56
东　部	475521	85392	16672	373457	357970	15487	2.15	1.76
中　部	508089	88606	16906	402577	379631	22946	2.63	1.56
西　部	387982	58828	10769	318385	285268	33117	2.23	1.38
北　京	4225	481	85	3659	3614	45	1.07	1.64
天　津	5930	1022	97	4811	4702	109	1.57	1.57
河　北	107314	20887	1648	84779	81455	3324	2.20	2.13
山　西	49852	7287	939	41626	38998	2628	1.77	2.14
内蒙古	23681	3704	659	19318	18065	1253	2.10	1.64
辽　宁	33948	5274	1527	27147	26105	1042	2.97	1.65
吉　林	23161	3367	666	19128	18310	818	2.54	1.61
黑龙江	31778	5936	444	25398	24349	1049	3.54	1.63
上　海	3950	3098	81	771	717	54	2.45	2.70
江　苏	62121	15241	1974	44906	43292	1614	4.09	1.87
浙　江	20125	8845	1502	9778	9127	651	0.70	0.61
安　徽	69885	14289	2416	53180	50194	2986	4.64	1.31
福　建	34503	5383	937	28183	27536	647	2.39	1.46
江　西	58027	7410	1844	48773	47720	1053	3.42	1.65
山　东	150769	13984	4871	131914	128205	3709	2.11	2.71
河　南	158406	27831	6687	123888	114475	9413	3.36	1.86
湖　北	55400	9789	2621	42990	41661	1329	2.17	1.37
湖　南	61580	12697	1289	47594	43924	3670	1.47	1.11
广　东	48578	10387	3535	34656	30750	3906	2.53	1.18
广　西	45400	6716	1252	37432	33874	3558	3.16	1.04
海　南	4058	790	415	2853	2467	386	1.58	0.73
重　庆	30010	5979	711	23320	22182	1138	3.54	1.48
四　川	95420	20104	898	74418	68936	5482	2.05	1.45
贵　州	42519	4218	1552	36749	27302	9447	2.35	1.23
云　南	39751	3238	1205	35308	32783	2525	3.23	1.12
西　藏	10326	83	20	10223	7819	2404	1.96	4.01
陕　西	45023	6424	1486	37113	34307	2806	1.67	1.82
甘　肃	26371	3537	1436	21398	19471	1927	1.64	1.34
青　海	8832	2010	254	6568	5806	762	2.12	2.44
宁　夏	4299	520	97	3682	3175	507	1.93	1.08
新　疆	16350	2295	1199	12856	11548	1308	1.90	1.28

注：本表包括乡镇卫生院在村卫生室工作的执业(助理)医师和注册护士。

2-9-1 专业公共卫生机构人员数

机构分类	合计	卫生技术人员							其他技术人员	管理人员	工勤技能人员
		小计	执业（助理）医师	执业医师	注册护士	药师（士）	技师（士）	其他			
2010	624515	486801	188590	159847	104247	15628	49753	128583	34655	45059	58000
2012	667299	528825	188960	161772	129360	16792	51753	141960	37385	40850	60239
按城乡分											
城市	329268	256994	89261	82190	71342	7843	28626	59922	20214	22179	29881
农村	331031	264831	99699	79582	58018	8949	23127	75038	17171	18671	30358
按登记注册类型分											
公立	657149	519436	188211	161112	128260	16726	51451	134788	37088	40649	59976
非公立	3150	2389	749	660	1100	66	302	172	297	201	263
按主办单位分											
政府办	642643	509171	183896	157371	125426	16374	50286	133189	35743	39359	58370
社会办	16960	12069	4854	4232	3672	387	1426	1730	1612	1465	1814
个人办	696	585	210	169	262	31	41	41	30	26	55

注：2012年人员总计中包括公务员中卫生监督员7000名。

2-9-2 各地区专业公共卫生机构人员数

地区	合计	卫生技术人员							其他技术人员	管理人员	工勤技能人员
		小计	执业(助理)医师	执业医师	注册护士	药师(士)	技师(士)	其他			
2010	630889	488213	185542	158570	115233	16281	50671	120486	36072	45701	60903
2012	667299	528825	188960	161772	129360	16792	51753	141960	37385	40850	60239
东　部	264424	209665	75647	66261	53101	7297	20820	52800	16061	15297	23401
中　部	218183	169589	59522	49567	42837	5472	16799	44959	13509	14039	21046
西　部	177692	142571	53791	45944	33422	4023	14134	37201	7815	11514	15792
北　京	13648	10737	3467	3280	2658	273	1138	3201	957	807	1147
天　津	6893	5254	1866	1672	1107	130	542	1609	325	699	615
河　北	34199	26047	9188	7359	5590	777	2119	8373	2992	1739	3421
山　西	20021	16284	5688	4827	2815	361	1368	6052	1149	1145	1443
内蒙古	17295	14584	5994	5132	2118	346	1254	4872	852	915	944
辽　宁	22516	17154	6895	5893	2586	396	2063	5214	1347	2236	1779
吉　林	15948	12565	5067	4437	2296	389	1221	3592	729	1545	1109
黑龙江	23162	18122	6266	5268	3411	518	1913	6014	1326	1674	2040
上　海	11446	7984	3226	3089	1822	117	953	1866	967	777	1718
江　苏	26271	20495	7546	7089	4325	573	2179	5872	1475	1645	2656
浙　江	24943	20872	7170	6714	5548	685	2245	5224	1414	1047	1610
安　徽	18499	14846	5426	4630	3347	335	1883	3855	1102	990	1561
福　建	16018	13127	4839	4410	3621	474	1399	2794	657	675	1559
江　西	22300	18251	6364	5710	5800	917	1865	3305	920	958	2171
山　东	45948	37936	13849	11950	9274	1459	3368	9986	3061	2168	2783
河　南	53497	37757	12428	9358	9935	1039	3205	11150	4201	3890	7649
湖　北	30686	24947	8504	7414	7568	917	2565	5393	2073	1604	2062
湖　南	34070	26817	9779	7923	7665	996	2779	5598	2009	2233	3011
广　东	57331	46122	16285	13723	15277	2263	4376	7921	2625	3124	5460
广　西	30894	24680	7940	7078	8777	1073	2332	4558	1460	1369	3385
海　南	5211	3937	1316	1082	1293	150	438	740	241	380	653
重　庆	9708	7654	2553	2264	2040	197	889	1975	372	763	919
四　川	33369	26374	10025	8843	7045	689	2769	5846	1610	2128	3257
贵　州	12280	9739	4335	3563	1650	186	913	2655	525	1265	751
云　南	19104	15669	7323	6216	2968	259	1495	3624	891	931	1613
西　藏	1417	1125	515	346	104	16	75	415	95	79	118
陕　西	21693	17170	4729	3869	4135	656	1624	6026	622	1966	1935
甘　肃	12100	9389	3986	3344	1666	246	917	2574	394	919	1398
青　海	2962	2473	937	816	410	57	279	790	156	115	218
宁　夏	3695	3123	1206	1126	601	81	322	913	164	145	263
新　疆	13175	10591	4248	3347	1908	217	1265	2953	674	919	991

2-10-1 各地区妇幼保健院(所、站)人员数

地区	合计	卫生技术人员							其他技术人员	管理人员	工勤技能人员
		小计	执业(助理)医师	执业医师	注册护士	药师(士)	技师(士)	其他			
2010	245102	202365	85932	74072	73195	9519	14132	19587	10334	13622	18781
2012	285180	235741	91335	79826	94065	10761	16391	23189	12598	14251	22590
东 部	115842	96454	36981	32915	38505	4697	6600	9671	5494	5170	8724
中 部	91027	74861	29473	25122	30266	3322	5299	6501	4124	4846	7196
西 部	78311	64426	24881	21789	25294	2742	4492	7017	2980	4235	6670
北 京	5341	4336	1694	1614	1796	220	323	303	201	343	461
天 津	1988	1575	681	610	555	65	138	136	68	205	140
河 北	16907	13591	6128	4886	4391	614	915	1543	1216	632	1468
山 西	6999	5802	2838	2452	1970	243	329	422	292	344	561
内蒙古	6038	5171	2584	2294	1523	215	342	507	260	296	311
辽 宁	4856	3796	2041	1804	948	160	368	279	223	511	326
吉 林	5422	4442	2102	1897	1337	198	296	509	171	510	299
黑龙江	6947	5706	2654	2270	1704	286	463	599	317	478	446
上 海	2844	2443	962	949	1159	80	175	67	102	142	157
江 苏	8834	7308	2930	2797	2893	318	506	661	427	469	630
浙 江	13258	11352	4192	3977	4774	555	725	1106	708	360	838
安 徽	6488	5372	2138	1879	2152	192	449	441	294	405	417
福 建	7640	6358	2297	2114	2821	319	502	419	300	279	703
江 西	11127	9461	3392	3109	4286	554	681	548	351	352	963
山 东	20168	17319	6767	5960	6708	811	1188	1845	1048	677	1124
河 南	23839	18866	6875	5307	7969	738	1199	2085	1239	1240	2494
湖 北	14111	11997	4384	3902	5291	492	809	1021	806	560	748
湖 南	16094	13215	5090	4306	5557	619	1073	876	654	957	1268
广 东	31786	26606	8790	7741	11624	1464	1631	3097	1117	1396	2667
广 西	19008	15448	4656	4221	7180	773	1107	1732	854	649	2057
海 南	2220	1770	499	463	836	91	129	215	84	156	210
重 庆	4637	3718	1322	1189	1629	146	244	377	152	327	440
四 川	15656	12738	4609	4179	5587	524	876	1142	686	843	1389
贵 州	4216	3601	1808	1546	1102	107	234	350	114	306	195
云 南	6836	5698	2812	2456	1907	155	379	445	288	298	552
西 藏	425	347	171	118	85	8	20	63	20	29	29
陕 西	10956	8986	2865	2349	3378	460	647	1636	173	895	902
甘 肃	4188	3468	1748	1509	1030	125	241	324	107	235	378
青 海	624	520	267	227	156	24	40	33	31	34	39
宁 夏	1686	1413	625	580	475	70	91	152	89	62	122
新 疆	4041	3318	1414	1121	1242	135	271	256	206	261	256

2-10-2 2010年妇幼保健院(所、站)人员性别、年龄、学历及职称构成(%)

分类	卫生技术人员							其他技术人员	管理人员
	合计	执业(助理)医师	执业医师	注册护士	药师(士)	技师(士)	其他		
总　计	**100.0**	**100.0**	**100.0**	**100.0**	**100.0**	**100.0**	**100.0**	**100.0**	**100.0**
按性别分									
男	16.8	25.5	25.8	0.8	26.9	34.1	21.8	31.3	40.6
女	83.2	74.5	74.2	99.2	73.1	65.9	78.2	68.7	59.4
按年龄分									
25岁以下	7.8	0.2	0.1	13.3	5.6	5.6	23.2	7.3	2.5
25～34岁	37.4	31.5	27.4	43.2	32.1	39.2	42.3	34.6	21.2
35～44岁	30.6	36.1	36.3	26.6	31.4	31.9	20.2	32.3	33.3
45～54岁	19.9	25.0	28.0	15.4	26.3	19.5	11.4	21.8	34.7
55～59岁	3.6	5.8	6.6	1.4	4.1	3.2	2.3	3.5	7.5
60岁及以上	0.8	1.4	1.6	0.1	0.6	0.5	0.7	0.6	0.9
按工作年限分									
5年以下	18.1	10.6	10.3	21.4	12.7	16.0	42.5	17.9	8.0
5～9年	14.2	11.7	10.1	18.1	11.3	14.1	12.3	13.1	7.3
10～19年	32.3	34.7	32.4	31.6	31.9	33.9	23.3	30.0	25.8
20～29年	23.7	27.5	29.7	21.7	26.0	23.0	13.8	24.0	34.6
30年及以上	11.7	15.6	17.5	7.2	18.2	13.1	8.2	15.0	24.4
按学历分									
研究生	1.7	3.4	3.9	0.0	0.7	1.3	1.2	0.6	1.7
大学本科	22.3	35.9	40.7	7.7	15.3	19.9	23.0	17.4	25.5
大专	41.2	38.3	34.9	45.6	37.6	44.2	36.9	41.2	43.6
中专	32.8	21.5	19.7	44.9	38.0	31.0	35.1	27.1	19.2
高中及以下	2.0	0.8	0.8	1.7	8.3	3.6	3.9	13.8	10.0
按专业技术资格分									
正高	1.1	2.3	2.7	0.1	0.3	0.2	0.2	0.2	2.1
副高	5.8	11.1	12.9	1.7	2.4	3.1	1.4	1.8	9.2
中级	29.0	39.1	45.0	23.9	23.6	25.2	9.5	14.3	24.3
师级/助理	32.7	35.2	33.7	30.4	39.3	39.3	22.4	27.2	20.9
士级	24.3	8.4	2.3	38.6	28.3	25.2	36.7	33.1	16.5
不详	7.2	3.9	3.4	5.3	6.2	7.0	29.9	23.3	27.1
按聘任技术职务分									
正高	0.9	2.1	2.4	0.0	0.2	0.2	0.2	0.3	2.6
副高	5.7	11.1	12.9	1.7	2.3	3.1	1.4	1.6	10.8
中级	29.1	39.3	45.2	23.7	24.1	25.8	9.9	15.4	30.3
师级/助理	34.0	36.7	34.5	31.7	40.2	40.5	23.0	31.4	27.2
士级	24.4	7.8	2.3	39.4	29.3	26.3	36.4	35.5	19.6
待聘	5.9	3.1	2.6	3.5	3.9	4.3	29.1	15.8	9.6

2-10-3 2012年妇幼保健院(所、站)人员性别、年龄、学历及职称构成(%)

分类	卫生技术人员							其他技术人员	管理人员
	合计	执业(助理)医师	执业医师	注册护士	药师(士)	技师(士)	其他		
总　计	**100.0**	**100.0**	**100.0**	**100.0**	**100.0**	**100.0**	**100.0**	**100.0**	**100.0**
按性别分									
男	16.4	26.2	26.6	0.8	27.0	33.6	20.8	31.5	41.7
女	83.6	73.8	73.4	99.2	73.0	66.4	79.2	68.5	58.3
按年龄分									
25岁以下	8.6	0.1	0.1	14.4	4.7	5.9	25.0	6.9	2.5
25～34岁	37.7	30.3	27.0	44.5	33.0	39.3	42.8	36.2	21.5
35～44岁	30.7	37.5	37.0	25.9	32.7	32.2	19.6	32.0	32.8
45～54岁	18.0	23.6	26.2	13.6	23.8	17.9	9.2	20.2	32.8
55～59岁	3.8	6.2	7.0	1.4	4.8	3.9	2.5	3.9	8.9
60岁及以上	1.2	2.3	2.7	0.1	0.9	0.9	0.8	0.9	1.5
按工作年限分									
5年以下	20.8	11.2	11.0	25.6	14.9	18.9	46.6	20.5	10.2
5～9年	16.1	13.6	12.4	19.8	12.9	14.8	14.3	14.7	8.2
10～19年	28.1	30.8	28.4	27.1	28.3	29.9	19.4	26.4	22.2
20～29年	22.9	28.1	29.8	19.8	25.3	22.7	12.2	23.1	33.1
30年及以上	12.1	16.3	18.4	7.7	18.5	13.6	7.6	15.3	26.3
按学历分									
研究生	1.9	4.1	4.8	0.0	1.0	1.6	1.2	0.8	2.0
大学本科	24.0	39.2	44.7	9.4	18.8	22.9	22.9	20.7	28.6
大专	42.1	36.9	33.0	48.1	38.4	44.8	39.2	41.9	42.2
中专	30.4	19.0	16.9	41.2	35.0	27.8	33.8	24.9	17.6
高中及以下	1.6	0.7	0.7	1.2	6.8	2.9	2.9	11.7	9.6
按专业技术资格分									
正高	1.1	2.5	3.0	0.1	0.4	0.2	0.2	0.2	2.2
副高	5.6	11.1	13.0	1.8	2.5	3.3	1.1	1.8	8.6
中级	25.9	36.1	41.8	20.8	21.9	23.1	7.3	13.7	22.0
师级/助理	30.8	35.6	34.6	26.9	37.9	36.9	18.8	24.9	19.2
士级	27.6	9.2	2.9	43.5	29.2	27.2	39.9	33.5	15.7
不详	9.0	5.5	4.7	7.0	8.1	9.2	32.7	25.9	32.2
按聘任技术职务分									
正高	1.0	2.3	2.7	0.1	0.3	0.2	0.2	0.3	3.1
副高	5.6	11.1	13.0	1.7	2.5	3.3	1.1	1.6	10.8
中级	26.0	36.3	42.0	20.5	22.5	23.8	7.5	14.5	29.4
师级/助理	32.2	37.5	35.7	28.2	38.6	38.0	18.9	28.6	26.9
士级	27.1	8.4	2.9	43.7	30.2	28.0	35.8	33.6	20.0
待聘	8.2	4.4	3.8	5.9	6.0	6.8	36.5	21.5	9.8

2-11-1 各地区疾病预防控制中心人员数

地区	合计	卫生技术人员							其他技术人员	管理人员	工勤技能人员
		小计	执业(助理)医师	执业医师	注册护士	药师(士)	技师(士)	其他			
2010	195467	147347	78608	65667	11616	2821	26824	27478	13243	14594	20283
2012	193196	141261	72342	60783	12199	2697	25865	28158	15316	15532	21087
东　部	68716	51000	26284	22894	3445	769	10009	10493	5796	5353	6567
中　部	64371	44544	21377	17266	4565	1071	8175	9356	6099	5513	8215
西　部	60109	45717	24681	20623	4189	857	7681	8309	3421	4666	6305
北　京	3979	2965	1251	1204	136	12	655	911	471	284	259
天　津	1815	1283	685	608	84	8	266	240	123	262	147
河　北	9121	6099	2469	1939	272	88	938	2332	1096	669	1257
山　西	5688	4035	2233	1826	307	86	813	596	538	548	567
内蒙古	5878	4787	2672	2213	273	64	607	1171	336	347	408
辽　宁	7992	5942	3298	2768	431	68	1240	905	485	949	616
吉　林	5620	4181	2112	1816	323	93	634	1019	374	618	447
黑龙江	6796	4849	2190	1762	295	84	958	1322	698	634	615
上　海	3093	2173	1300	1239	46	4	574	249	343	258	319
江　苏	8117	6208	3620	3399	383	113	1183	909	596	572	741
浙　江	5411	4182	2263	2110	176	55	1157	531	443	388	398
安　徽	5138	3943	2170	1822	265	66	922	520	389	305	501
福　建	4453	3550	2017	1844	220	51	695	567	231	212	460
江　西	5204	3825	1814	1595	598	110	792	511	318	373	688
山　东	12633	9742	4739	4004	669	164	1373	2797	1118	883	890
河　南	17931	10699	4708	3392	1096	226	1585	3084	2072	1647	3513
湖　北	8399	6348	2845	2424	977	204	1248	1074	815	511	725
湖　南	9595	6664	3305	2629	704	202	1223	1230	895	877	1159
广　东	10646	7789	4113	3389	880	181	1707	908	770	794	1293
广　西	6949	5254	2687	2345	727	167	960	713	402	473	820
海　南	1456	1067	529	390	148	25	221	144	120	82	187
重　庆	2534	1811	921	809	93	20	473	304	117	312	294
四　川	11035	7969	4619	3974	543	88	1564	1155	739	943	1384
贵　州	4737	3627	2150	1733	236	56	552	633	331	448	331
云　南	8013	6433	3882	3257	622	80	906	943	437	388	755
西　藏	928	724	344	228	19	8	50	303	75	43	86
陕　西	6042	4508	1560	1245	474	146	766	1562	267	655	612
甘　肃	5038	3620	2009	1669	455	116	569	471	185	476	757
青　海	1493	1175	632	557	201	28	193	121	111	60	147
宁　夏	1111	915	533	502	60	11	198	113	36	56	104
新　疆	6351	4894	2672	2091	486	73	843	820	385	465	607

2-11-2 2010年疾病预防控制中心人员性别、年龄、学历及职称构成(%)

分类	卫生技术人员						其他技术人员	管理人员
	小计	执业(助理)医师	执业医师	药师(士)	技师(士)	其他		
总　计	**100.0**	**100.0**	**100.0**	**100.0**	**100.0**	**100.0**	**100.0**	**100.0**
按性别分								
男	48.2	58.3	59.8	36.7	42.8	50.34	45.0	58.4
女	51.8	41.7	40.2	63.3	57.2	49.66	55.1	41.6
按年龄分								
25岁以下	1.8	0.1	0.1	1.6	1.7	3.59	3.2	2.0
25～34岁	25.5	20.5	18.4	28.4	27.3	29.17	29.7	18.2
35～44岁	33.6	34.3	32.5	33.0	33.6	31.80	32.3	31.2
45～54岁	29.4	31.9	34.2	30.5	30.4	26.73	27.0	36.8
55～59岁	8.4	11.4	12.9	5.3	6.3	7.48	6.7	10.3
60岁及以上	1.3	1.8	2.0	1.2	0.7	1.23	1.1	1.6
按工作年限分								
5年以下	8.6	6.2	6.5	5.2	8.4	12.43	10.2	6.4
5～9年	9.3	7.9	7.3	8.5	10.2	9.91	11.4	6.3
10～19年	29.7	28.3	25.2	34.0	30.3	29.05	29.0	23.5
20～29年	29.6	30.6	31.5	29.6	29.8	27.68	27.8	34.4
30年及以上	22.9	27.0	29.5	22.8	21.3	20.93	21.7	29.5
按学历分								
研究生	3.0	3.3	4.0	0.5	3.2	3.4	1.7	2.3
大学本科	23.6	27.4	31.3	12.5	25.3	22.5	21.3	27.1
大专	38.1	37.0	34.7	39.7	39.6	37.1	40.2	43.2
中专	30.6	28.9	27.4	37.2	27.7	30.5	23.2	18.7
高中及以下	4.6	3.3	2.7	10.2	4.2	6.5	13.6	8.7
按专业技术资格分								
正高	1.9	2.5	3.0	0.4	1.8	1.7	0.8	2.3
副高	7.5	10.3	12.1	2.0	8.1	5.6	3.6	8.5
中级	33.7	39.8	46.1	21.3	38.0	24.6	20.0	24.8
师级/助理	33.7	35.8	33.7	42.6	34.2	30.2	28.6	19.2
士级	14.2	7.5	1.4	26.4	12.1	20.4	23.4	11.6
不详	9.0	4.2	3.8	7.2	5.8	17.6	23.6	33.5
按聘任技术职务分								
正高	1.6	2.2	2.5	0.3	1.5	1.5	0.6	2.8
副高	7.4	10.0	11.8	1.8	7.9	5.7	3.6	11.1
中级	34.9	40.5	46.9	22.8	39.1	26.6	22.2	33.4
师级/助理	35.9	37.7	35.1	44.5	35.7	33.0	33.2	26.8
士级	15.1	7.3	1.5	28.7	12.9	22.5	26.3	14.7
待聘	5.1	2.4	2.2	1.9	2.9	10.7	14.2	11.2

2-11-3　2012年疾病预防控制中心人员性别、年龄、学历及职称构成(%)

分类	卫生技术人员						其他技术人员	管理人员
	小计	执业(助理)医师	执业医师	药师(士)	技师(士)	其他		
总　计	**100.0**	**100.0**	**100.0**	**100.0**	**100.0**	**100.0**	**100.0**	**100.0**
按性别分								
男	47.8	57.6	59.2	36.2	43.3	49.3	44.3	57.4
女	52.2	42.4	40.8	63.8	56.7	50.7	55.7	42.6
按年龄分								
25岁以下	1.3	0.1	0.1	1.2	1.5	2.7	2.3	1.5
25～34岁	23.8	19.5	17.9	24.0	25.4	28.3	28.2	18.5
35～44岁	33.8	33.3	30.7	36.5	33.8	32.5	33.8	29.9
45～54岁	29.3	31.5	33.6	30.1	30.6	26.2	26.3	35.5
55～59岁	9.5	12.4	14.1	6.9	7.5	8.3	7.8	12.0
60岁及以上	2.2	3.2	3.5	1.3	1.3	1.9	1.6	2.6
按工作年限分								
5年以下	8.3	6.6	6.8	4.8	8.1	11.8	10.0	6.8
5～9年	9.9	8.9	8.7	8.8	10.8	10.8	11.8	7.1
10～19年	25.8	23.6	20.5	31.0	27.2	26.0	26.0	19.8
20～29年	30.5	31.1	31.6	30.0	30.8	28.4	28.9	33.4
30年及以上	25.5	29.8	32.4	25.4	23.0	23.0	23.4	32.9
按学历分								
研究生	3.6	4.1	4.8	0.6	4.3	3.5	2.6	2.7
大学本科	25.8	30.1	34.1	14.4	27.6	23.5	24.0	29.9
大专	37.7	35.9	33.5	41.1	39.1	36.9	40.4	42.1
中专	28.7	26.8	25.1	35.4	25.4	29.3	21.3	17.2
高中及以下	4.3	3.2	2.5	8.4	3.6	6.7	11.6	8.1
按专业技术资格分								
正高	2.0	2.8	3.3	0.5	2.1	1.5	0.9	2.5
副高	7.7	10.3	12.2	2.3	8.5	5.2	4.1	8.0
中级	32.9	38.2	44.5	22.6	37.1	22.5	19.8	22.1
师级/助理	33.0	34.9	32.8	39.5	32.9	29.5	27.6	17.7
士级	14.6	8.1	1.9	27.4	12.6	22.2	23.1	10.6
不详	9.8	5.8	5.4	7.7	6.9	19.0	24.6	39.2
按聘任技术职务分								
正高	1.8	2.4	2.9	0.4	1.7	1.3	0.7	3.3
副高	7.6	10.1	12.0	2.3	8.4	5.3	4.0	11.3
中级	34.2	39.2	45.7	23.8	38.0	24.5	21.8	32.4
师级/助理	35.2	36.9	34.2	41.7	34.5	32.3	32.2	27.0
士级	15.2	7.8	2.0	29.4	13.4	24.0	25.7	14.5
待聘	6.0	3.5	3.3	2.6	3.9	12.7	15.7	11.5

2-12-1 各地区卫生监督所(中心)人员数

地区	合计	卫生技术人员			其他技术人员	管理人员	工勤技能人员
		小计	卫生监督员	其他			
2010	93612	73559	67496	6063	3917	9618	6518
2012	90330	82476	73417	9059	1845	3431	2578
东　部	31242	28556	24418	4138	730	1189	767
中　部	29534	26332	23172	3160	807	1149	1246
西　部	22554	20588	18827	1761	308	1093	565
北　京	1785	1757	1632	125	12	5	11
天　津	1047	1047	990	57	0	0	0
河　北	4881	4185	3399	786	216	235	245
山　西	5072	4840	3957	883	78	78	76
内蒙古	3225	2995	2754	241	82	110	38
辽　宁	4251	3745	2992	753	121	246	139
吉　林	1848	1825	1583	242	3	9	11
黑龙江	3527	3375	3064	311	35	63	54
上　海	1293	1104	1001	103	17	149	23
江　苏	4091	3855	3432	423	90	91	55
浙　江	3552	3410	2953	457	35	92	15
安　徽	2657	2587	2263	324	25	31	14
福　建	1877	1685	1354	331	36	88	68
江　西	2156	2053	1906	147	26	45	32
山　东	4892	4438	3815	623	153	192	109
河　南	7780	5606	4842	764	544	669	961
湖　北	3227	2935	2688	247	53	174	65
湖　南	3267	3111	2869	242	43	80	33
广　东	3263	3037	2631	406	50	79	97
广　西	2113	1946	1755	191	25	91	51
海　南	310	293	219	74	0	12	5
重　庆	1249	1228	1123	105	2	4	15
四　川	3402	3398	3011	387	0	3	1
贵　州	2141	1589	1523	66	25	416	111
云　南	2216	2022	1923	99	4	138	52
西　藏	41	41	41	0	0	0	0
陕　西	3011	2590	2372	218	102	134	185
甘　肃	1911	1679	1551	128	46	107	79
青　海	631	631	547	84	0	0	0
宁　夏	638	638	527	111	0	0	0
新　疆	1976	1831	1700	131	22	90	33

注：①2012年疾病预防控制中心(防疫站)卫生监督员5468人；②2012年人员总计中包括7000名公务员中取得卫生监督员证书的人员。

2-12-2 卫生监督所(中心)人员性别、年龄、学历及职称构成(%)

分类	2010			2012		
	卫生技术人员	其他技术人员	管理人员	卫生技术人员	其他技术人员	管理人员
总　计	**100.0**	**100.0**	**100.0**	**100.0**	**100.0**	**100.0**
按性别分						
男	61.2	50.9	64.5	60.9	50.6	64.1
女	38.8	49.1	35.6	39.1	49.4	35.9
按年龄分						
25岁以下	1.7	5.9	2.5	1.2	3.2	1.9
25～34岁	25.2	35.8	22.1	22.4	32.2	20.7
35～44岁	37.7	32.3	34.4	37.0	34.1	33.4
45～54岁	29.1	21.0	33.2	30.5	23.6	34.0
55～59岁	5.8	4.0	7.0	7.5	5.7	8.4
60岁及以上	0.6	0.9	0.9	1.3	1.2	1.6
按工作年限分						
5年以下	6.5	14.2	8.0	6.0	11.3	7.9
5～9年	8.7	13.3	7.5	8.8	12.0	7.8
10～19年	32.1	31.1	26.7	27.0	29.2	22.5
20～29年	33.9	25.9	35.7	34.7	28.6	35.6
30年及以上	18.8	15.6	22.1	23.5	19.0	26.2
按学历分						
研究生	1.4	0.7	2.2	1.5	1.0	2.6
大学本科	30.0	25.3	36.7	30.9	25.0	39.6
大专	42.4	39.9	42.9	42.0	41.9	41.4
中专	20.9	21.8	13.6	20.2	20.4	12.4
高中及以下	5.2	12.3	4.6	5.4	11.7	4.0
按专业技术资格分						
正高	1.0	0.2	1.5	0.9	0.3	1.5
副高	4.6	1.4	7.5	4.6	1.4	6.8
中级	26.6	15.1	24.8	25.1	15.8	22.6
助理/师级	27.9	25.4	19.0	26.0	25.4	17.2
员/士	12.8	24.1	12.0	12.2	23.0	11.0
不详	27.1	33.8	35.1	31.1	34.1	40.9
按聘任技术职务分						
正高	0.9	0.2	2.0	0.9	0.2	2.0
副高	5.2	1.7	10.0	5.5	1.6	9.9
中级	33.4	17.4	34.4	33.3	18.0	34.4
助理/师级	35.8	31.8	26.9	35.3	30.7	27.0
员/士	16.3	29.0	16.4	16.6	27.3	16.5
待聘	8.4	19.9	10.4	8.5	22.2	10.2

2-13-1 医学专业招生及在校学生数

年份	普通高等学校				中等职业学校			
	招生总数（人）	医学专业	在校生总数（人）	医学专业	招生总数（人）	医学专业	在校生总数（人）	医学专业
1952	79000	6547	191000	24752	351000	28518	636000	59407
1955	98000	9927	288000	36472	190000	22647	537000	57284
1960	323000	31392	962000	116925	54000	120878	2216000	255825
1965	164000	20044	674000	82861	208000	36604	547000	88972
1970	42000	8620	48000	13235	54000	8092	64000	10688
1975	191000	33785	501000	86336	344000	66890	707000	139113
1978	402000	47320	856000	112990	447000	75377	889000	158673
1980	281000	31277	1144000	139569	468000	65719	1243000	244695
1981	279000	29241	1279000	158986	433000	54128	1069000	183230
1982	315000	29486	1154000	164038	419000	50728	1039000	163253
1983	391000	31831	1207000	140051	478000	61684	1143000	163280
1984	475000	35863	1396000	143855	546000	69680	1322000	182283
1985	619000	42919	1703000	157388	668000	87925	1571000	221441
1986	572000	40647	1880000	170317	677000	88259	1757000	250679
1987	617000	43699	1959000	182154	715000	96818	1874000	274575
1988	670000	48135	2066000	191527	776000	109504	2052000	300061
1989	597000	46245	2082000	199305	735000	93142	2177000	306506
1990	608850	46772	2062695	201789	730000	93261	2244000	308394
1991	619874	48943	2043662	202344	780000	95700	2277000	298540
1992	754192	58915	2184376	214285	879000	106215	2408000	311040
1993	923952	66877	2535517	231375	1149000	138168	2820000	355410
1994	899846	66105	2798639	247485	1225000	127874	3198000	364700
1995	925940	65695	2906429	256003	1381000	133357	3722000	402319
1996	965812	68576	3021079	262665	1523000	141868	4228000	432216
1997	1000393	70425	3174362	271137	1621000	152717	4654000	462396
1998	1083627	75188	3408764	283320	1668000	168744	4981000	499117
1999	1548554	108384	4085874	329200	1634000	175854	5155000	534161
2000	2206072	149928	5560900	422869	1325870	179210	4895000	567599
2001	2847987	190956	7190658	529410	1276754	197565	4580000	647800
2002	3407587	227724	9033631	656560	1553062	252455	4563511	678833
2003	4090626	284182	11085642	814741	2268595	359361	6078219	1081853
2004	4799708	332326	13334969	976261	2438462	388142	6578221	1108831
2005	5409412	386905	15617767	1132165	2890805	468960	7423128	1226777
2006	5858455	422283	18493094	1384488	3250420	491784	8334340	1328663
2007	6077806	410229	20044001	1514760	3492925	477527	8946105	1371676
2008	6656404	449365	21867111	1673448	3596158	538974	9379253	1442658
2009	7021870	499582	23245843	1788175	3986035	628765	10014233	1597102
2010	7280599	533618	24276639	1864655	4327210	582799	10901115	1683865
2011	7509238	593030	25192616	2001756	4035364	530467	10939346	1650724
2012	7618638	591683	26122830	2120880	3831753	513420	10668355	1539531

注：①普通高等学校招生和在校生数包括博士和硕士研究生、本科生及大专生，含研究机构研究生和在职研究生，不含成人本专科生；中等职业学校包括普通中专和成人中专，不含职业高中和技工学校学生。下表同；②2012年医学专业成人本专科招生399742人。

2-13-2 医学专业毕业人数

年份	普通高等学校		中等职业学校	
	毕业人数	医学专业	毕业人数	医学专业
1950～1952	69000	6393	200000	31263
1953～1957	269000	25918	842000	96042
1958～1962	606000	60135	1393000	169545
1963～1965	589000	72882	452000	69513
1966～1970	669000	78246	617000	100956
1971～1975	215000	44167	720000	126437
1976～1980	740000	116612	1502000	256473
1978	165000	27459	232000	43884
1979	85000	13483	181000	25220
1980	147000	17656	410000	53523
1981～1985	1535000	152054	2231000	329218
1981	140000	9512	605000	93548
1982	457000	25963	446000	70244
1983	335000	55490	375000	62652
1984	287000	31899	376000	51324
1985	316000	29190	429000	51450
1986～1990	2668000	179431	2922000	392637
1986	393000	27907	496000	61952
1987	532000	32124	578000	70362
1988	553000	38153	596000	83365
1989	576000	38366	591000	82783
1990	614000	42881	661000	94175
1991～1995	3230715	243052	3787000	464913
1991	614000	46028	740000	103515
1992	604000	45664	743000	93883
1993	570715	48559	736000	93813
1994	637000	47090	729000	81718
1995	805000	55711	839000	92369
1996～2000	4295217	305437	6378000	625354
1996	839000	61417	1019000	112608
1997	829000	61239	1157000	121885
1998	829833	61379	1293000	127608
1999	847617	61545	1402000	137255
2000	949767	59857	1507000	129893
2001～2005	10310478	673667	8591583	1277051
2001	1104132	69630	1502867	141989
2002	1418150	88177	1441539	161151
2003	1988583	123563	1884786	302174
2004	2541929	170315	1801330	340554
2005	3257684	221982	1961061	331183
2006～2011	26105920	1933525	13160994	1977097
2006	4030610	279667	2223174	350700
2007	4789746	332842	2403596	360584
2008	5464323	408983	2594601	409167
2009	5683396	428422	2805128	420776
2010	6137845	483611	3134495	435870
2011～2012				
2011	6511559	498184	3233244	504644
2012	6733793	513376	3369442	534092

补充资料：①2012年医学专业成人本专科毕业286113人；②1928～1947年高校医药专业毕业生9499人，解放前中等医药学校毕业生41437人。

2-13-3　医学专业研究生

年份	研究生总数(人)			其中：医学专业		
	招生数	在校生数	毕业生数	招生数	在校生数	毕业生数
1978	10708	10934	9	1417	1474	
1979	8110	18830	140	1462	3113	57
1980	3616	21604	476	640	3651	32
1981	9363	18848	11669	591	2442	1512
1982	11080	25847	4058	610	2558	558
1983	15642	37166	4497	1869	3781	966
1984	23181	57566	2756	2243	5608	424
1985	46871	87331	17004	4373	9196	777
1986	41310	110371	16950			
1987	39017	120191	27603	4583	13331	2359
1988	35645	112776	40838			
1989	28569	101339	37232			
1990	29649	93018	35440			
1991	29679	88128	23537			
1992	33439	94164	25692			
1993	42145	106771	28214			
1994	50864	127935	28047			
1995	51053	145443	31877			
1996	59398	163322	39652			
1997	63749	176353	46539	6452	17652	4886
1998	72508	198885	47077	7280	19375	4681
1999	92225	233513	54670	9056	22706	5370
2000	128484	301239	58767	12832	30070	6166
2001	165197	393256	67809	16274	37571	6722
2002	203000	501000	81000	16800	38837	6992
2003	268925	651260	111091	26501	63939	12207
2004	326286	819896	150777	33012	81859	16128
2005	364831	978610	189728	31602	80107	21923
2006	397925	1104653	255902	42200	115901	26415
2007	418612	1195047	311839	44161	128471	32453
2008	446422	1283046	344825	47412	140030	37402
2009	510953	1404942	371273	44713	128205	34629
2010	538177	1538416	383600	40067	128916	35582
2011	560168	1645845	429994	60831	181129	49039
2012	589673	1719818	486455	64868	188666	56001

注：研究生包括博士和硕士研究生。

三、卫生设施

简要说明

一、本章主要介绍全国及31个省、自治区、直辖市医疗卫生机构床位、医用设备和房屋面积情况。主要包括各级各类医疗卫生机构床位数，医院、社区卫生服务中心、乡镇卫生院主要医用设备台数，各类医疗卫生机构房屋建筑面积等。

二、本章数据来源于卫生资源统计年报。

三、分科床位数中所列科室主要依据医疗机构《诊疗科目》。中医医院和专科医院床位的科室归类原则如下：中医医院全部计入中医科，中西医结合医院全部计入中西医结合科，民族医院全部计入民族医学科，妇幼保健院分别计入妇产科、儿科，儿童医院全部计入儿科，传染病院、麻风病院全部计入传染科，疗养院、康复医院全部计入康复医学科，肿瘤医院全部计入肿瘤科，其他专科医院计入相关科室。

四、房屋面积统计口径和指标解释与《综合医院建设标准》、《妇幼保健院建设标准》、《乡镇卫生院建设标准》、《防疫站建设标准》一致。

主要指标解释

床位数　指年底固定实有床位（非编制床位），包括正规床、简易床、监护床、正在消毒和修理床位、因扩建或大修而停用的床位，不包括产科新生儿床、接产室待产床、库存床、观察床、临时加床和病人家属陪侍床。

每千人口医疗卫生机构床位数　即医疗卫生机构床位数/人口数×1000。人口数系国家统计局常住人口。

设备台数　指实有设备数，即单位实际拥有的、可供调配的设备，包括安装的和未安装的设备，不包括已经批准报废的设备和已订购尚未运抵单位的设备。

房屋建筑面积　指单位购建且有产权证的房屋建筑面积，不包括租房面积。

租房面积　医疗卫生机构使用的、无产权证的房屋建筑面积，无论其是否缴纳租金，均计入租房面积。

业务用房面积　医院包括门急诊、住院、医技科室、保障系统、行政管理和院内生活用房面积；社区卫生服务中心和卫生院包括医疗、预防保健、行政后勤保障用房面积；妇幼保健院（所、站）包括医疗保健、医技、行政后勤保障等用房面积；专科疾病防治院（所、站）包括医疗、医技、疾控、行政后勤保障等用房面积；疾病预防控制中心（防疫站）包括检验、疾病控制、行政后勤保障等用房面积。

每床占用业务用房面积　即业务用房面积/床位数。床位数系实有床位（非编制床位）数。

3-1-1 医疗卫生机构床位数(万张)

年份	合计	医院				基层医疗卫生机构			专业公共卫生机构			其他医疗卫生机构
			综合医院	中医医院	专科医院		社区卫生服务中心(站)	乡镇卫生院		妇幼保健院(所、站)	专科疾病防治院(所、站)	
1949	8.46	8.00										
1950	11.91	9.71	8.46	0.01	0.74					0.27		
1955	36.28	21.53	17.08	0.14	2.80					0.57		
1960	97.68	59.14	44.74	1.42	7.95			4.63		0.88	1.74	
1965	103.33	61.20	48.04	1.04	7.49			13.25		0.92		
1970	126.15	70.50	57.21	1.01	7.79			36.80		0.70		
1975	176.43	94.02	76.33	1.37	11.11			62.03		0.97	2.88	
1978	204.17	110.00	87.33	3.40	12.10			74.73		1.16	2.63	
1980	218.44	119.58	94.11	5.00	12.87			77.54		1.64	2.73	
1981	223.38	124.09	96.80	5.79	13.49			76.31		1.97	2.71	
1982	228.03	128.52	99.83	6.40	13.90			75.32		2.33	2.73	
1983	234.16	134.53	103.99	7.24	14.58			74.62		2.75	2.85	
1984	241.24	141.24	108.00	8.65	15.29			73.14		3.18	2.96	
1985	248.71	150.86	112.77	11.23	16.56			72.06		3.46	2.95	
1986	256.25	155.98	117.52	12.52	17.71			71.12		3.67	3.06	
1987	268.50	165.34	123.71	14.21	19.03			72.30		4.00	3.07	
1988	279.49	174.70	129.06	15.55	20.23			72.61		4.35	3.00	
1989	286.70	181.46	133.60	16.60	20.93			72.30		4.50	3.10	
1990	292.54	186.89	136.90	17.57	21.95			72.29		4.66	3.10	
1991	299.19	192.61	140.55	18.82	22.26			72.92		4.80	3.17	
1992	304.94	197.66	144.10	20.04	22.71			73.28		5.00	3.22	
1993	309.90	203.64	156.63	21.35	24.37			73.08		4.50	3.03	
1994	313.40	207.04	158.70	22.18	24.85			73.24		4.80	2.98	
1995	314.06	206.33	158.72	22.72	24.51			73.31		5.13	3.07	
1996	309.96	209.65	159.73	23.75	24.86			73.47		5.60	2.83	
1997	313.45	211.92	161.21	24.46	24.97			74.24		6.02	3.06	
1998	314.30	213.41	162.00	24.95	25.01			73.77		6.30	2.90	
1999	315.90	215.07	163.25	25.33	25.03			73.40		6.63	2.93	
2000	317.70	216.67	164.09	25.93	25.08	76.65		73.48	11.86	7.12	2.84	12.52
2001	320.12	215.56	150.50	24.60	25.65	77.14		74.00	12.02	7.40	2.70	15.40
2002	313.61	222.18	168.38	24.67	26.21	71.05	1.20	67.13	12.37	7.98	3.18	8.01
2003	316.40	226.95	171.34	26.02	26.72	71.05	1.21	67.27	12.61	8.09	3.38	5.79
2004	326.84	236.35	177.68	27.55	28.26	71.44	1.81	66.89	12.73	8.70	3.12	6.32
2005	336.75	244.50	183.47	28.77	29.21	72.58	2.50	67.82	13.58	9.41	3.34	6.09
2006	351.18	256.04	190.29	30.32	32.05	76.19	4.12	69.62	13.50	9.93	2.80	5.45
2007	370.11	267.51	197.16	32.16	34.37	85.03	7.66	74.72	13.29	10.62	2.59	4.28
2008	403.87	288.29	211.28	35.03	37.77	97.10	9.80	84.69	14.66	11.73	2.64	3.82
2009	441.66	312.08	227.11	38.56	41.67	109.98	13.13	93.34	15.40	12.61	2.71	4.21
2010	478.68	338.74	244.95	42.42	45.95	119.22	16.88	99.43	16.45	13.44	2.93	4.26
2011	515.99	370.51	267.07	47.71	49.65	123.37	18.71	102.63	17.81	14.59	3.14	4.29
2012	572.48	416.15	297.99	54.80	55.74	132.43	20.32	109.93	19.82	16.16	3.57	4.08

3-1-2 2012年各类医疗卫生机构床位数

机构分类	合计	按城乡分		按登记注册类型分		
		城市	农村	公立		
					国有	集体
总　计	**5724775**	**2733403**	**2991372**	**5089456**	**4661644**	**427812**
医院	4161486	2453411	1708075	3579309	3489945	89364
综合医院	2979855	1708258	1271597	2592474	2542376	50098
中医医院	547967	244694	303273	515326	502510	12816
中西医结合医院	49844	39903	9941	38510	34322	4188
民族医院	14966	2216	12750	14242	14187	55
专科医院	557383	447953	109430	415061	393417	21644
护理院	11471	10387	1084	3696	3133	563
基层医疗卫生机构	1324270	158712	1165558	1273491	938370	335121
社区卫生服务中心(站)	203210	149072	54138	166299	109008	57291
社区卫生服务中心	163556	118265	45291	151836	101450	50386
社区卫生服务站	39654	30807	8847	14463	7558	6905
卫生院	1109814	3220	1106594	1102256	826038	276218
街道卫生院	10552	3220	7332	10153	4047	6106
乡镇卫生院	1099262		1099262	1092103	821991	270112
门诊部	11116	6302	4814	4830	3218	1612
护理站	130	118	12	106	106	
专业公共卫生机构	198198	93060	105138	196838	194115	2723
专科疾病防治院(所、站)	35715	21520	14195	34815	32934	1881
专科疾病防治院	18930	14573	4357	18280	16906	1374
专科疾病防治所(中心)	16785	6947	9838	16535	16028	507
妇幼保健院(所、站)	161560	71276	90284	161110	160270	840
其中：妇幼保健院	148406	69588	78818	147956	147228	728
妇幼保健所(站)	13040	1594	11446	13040	12948	92
急救中心(站)	923	264	659	913	911	2
其他医疗卫生机构	40821	28220	12601	39818	39214	604
疗养院	40821	28220	12601	39818	39214	604

注：①城市包括直辖市区和地级市辖区，农村包括县和县级市；②社会办包括企业、事业单位、社会团体和其他社会组织办的医疗卫生机构。

3-1-2 续表

非公立			按主办单位分				按管理类别分	
非公立	联营	私营	政府办	卫生计生部门	社会办	个人办	非营利	营利
635319	**13332**	**414406**	**4657768**	**4482988**	**630072**	**436935**	**5393571**	**331204**
582177	12838	373668	3207163	3057683	561391	392932	3844947	316539
387381	8235	242313	2262946	2166146	466660	250249	2775592	204263
32641	1008	20488	510997	507998	12416	24554	531601	16366
11334		8976	34950	33891	5157	9737	42582	7262
724	31	483	14060	14052	400	506	14457	509
142322	3384	95626	382181	334351	73628	101574	470057	87326
7775	180	5782	2029	1245	3130	6312	10658	813
50779	494	40208	1235337	1223890	45471	43462	1310063	14207
36911	422	28490	136615	131052	35773	30822	194938	8272
11720	107	6544	130291	125638	26171	7094	162200	1356
25191	315	21946	6324	5414	9602	23728	32738	6916
7558	29	6225	1096637	1091405	6158	7019	1109479	335
399		119	9351	9066	995	206	10552	
7159	29	6106	1087286	1082339	5163	6813	1098927	335
6286	43	5481	2085	1433	3422	5609	5528	5588
24		12			118	12	118	12
1360		290	191345	186745	6480	373	198198	
900		100	30858	27612	4757	100	35715	
650		50	14809	13864	4071	50	18930	
250		50	16049	13748	686	50	16785	
450		180	159636	158286	1651	273	161560	
450		180	146641	145478	1492	273	148406	
			12931	12792	109		13040	
10		10	851	847	72		923	
1003		240	23923	14670	16730	168	40363	458
1003		240	23923	14670	16730	168	40363	458

3-1-3 2012年各地区医疗卫生机构床位数

地区	合计	医院						
		小计	综合医院	中医医院	中西医结合医院	民族医院	专科医院	护理院
总　计	**5724775**	**4161486**	**2979855**	**547967**	**49844**	**14966**	**557383**	**11471**
东　部	2323857	1772865	1242727	219028	24223	555	275342	10990
中　部	1791308	1258740	908820	180319	10366	723	158126	386
西　部	1609610	1129881	828308	148620	15255	13688	123915	95
北　京	100167	92610	56632	11814	3585	120	20389	70
天　津	53509	44798	25210	5196	1162		13230	
河　北	284359	203324	151207	25543	4731		21843	
山　西	165309	119856	83993	13378	1236		21249	
内蒙古	110788	82244	61774	7798	935	2951	8786	
辽　宁	230962	185573	128664	18965	660	300	36934	50
吉　林	127756	100183	71090	11611	1419	82	15801	180
黑龙江	178210	141239	104469	15544	519	267	20340	100
上　海	109784	90151	55009	5222	2657		23228	4035
江　苏	333118	255853	171030	31864	3117		43774	6068
浙　江	213286	180722	124294	26207	2652		27382	187
安　徽	222315	157827	117851	19460	1418		18992	106
福　建	139341	102011	73188	13329	2598	70	12826	
江　西	163721	103184	73517	18082	902		10683	
山　东	473768	322007	236509	44407	1793	65	38893	340
河　南	393993	274540	202819	41806	1003		28912	
湖　北	252991	173784	128787	24937	2636	316	17108	
湖　南	287013	188127	126294	35501	1233	58	25041	
广　东	355274	272873	203005	33564	1138		34926	240
广　西	168691	107350	75015	16977	2858	243	12257	
海　南	30289	22943	17979	2917	130		1917	
重　庆	130813	86140	59950	11734	902		13554	
四　川	390147	257333	175479	36288	5750	485	39331	
贵　州	139211	96903	76328	12205	743	346	7221	60
云　南	194707	143528	107995	17792	1491	175	16075	
西　藏	8352	5385	4416			869	100	
陕　西	169230	126889	96257	19380	1288		9929	35
甘　肃	112296	76444	56418	14500	630	546	4350	
青　海	26018	20654	15673	1912	30	1479	1560	
宁　夏	27765	23937	19095	3124	86	51	1581	
新　疆	131592	103074	79908	6910	542	6543	9171	

3-1-3　续表

基层医疗卫生机构							专业公共卫生机构				其他医疗卫生机构
小计	社区卫生服务中心	社区卫生服务站	街道卫生院	乡镇卫生院	门诊部	护理站	小计	专科疾病防治院(所、站)	妇幼保健院(所、站)	急救中心(站)	
1324270	**163556**	**39654**	**10552**	**1099262**	**11116**	**130**	**198198**	**35715**	**161560**	**923**	**40821**
449258	83467	10848	1909	349062	3866	106	77835	15989	61161	685	23899
452631	47505	11876	7891	381098	4252	9	69956	16035	53814	107	9981
422381	32584	16930	752	369102	2998	15	50407	3691	46585	131	6941
4745	4745						2335	565	1770		477
7023	2915			4098	10		1287	669	618		401
69143	5114	3912		59469	648		10487	795	9593	99	1405
39956	4213	964	5696	28378	705		3692	199	3478	15	1805
24543	3805	2875	15	17502	343	3	3361	286	3075		640
36464	5232	1925	496	28057	754		2919	1586	1233	100	6006
21577	2885	220		18241	222	9	3248	1033	2215		2748
28422	5929	1322	11	20500	660		6939	3390	3545	4	1610
17389	17286				103		1482	160	1322		762
69513	16739	632	35	51760	241	106	4957	1303	3636	18	2795
23852	8356	107	112	14781	496		7221	634	6568	19	1491
57826	7281	1661	30	48289	565		5594	2188	3403	3	1068
29910	2587	3		27282	38		5047	1008	4008	31	2373
49312	2872	5339	31	40902	168		9441	2241	7200		1784
125877	13011	4169		107580	1117		19794	4311	15065	418	6090
101176	8039	1022		91155	960		17432	1098	16249	85	845
68293	10360	749	1327	55753	104		10914	2392	8522		
86069	5926	599	796	77880	868		12696	3494	9202		121
59457	7135	21	1266	50605	430		21075	4882	16193		1869
50264	770	75		49331	88		10004	454	9550		1073
5885	347	79		5430	29		1231	76	1155		230
41107	5432	78	619	34560	418		2751	101	2650		815
122678	8636	1849	36	111514	643		9786	1002	8759	25	350
37815	2379	1883	20	33148	385		4225	440	3785		268
44427	3278	1074		39833	242		5625	442	5139	44	1127
2583	4	6		2573			344		344		40
33677	3028	1229	15	29162	243		7262	830	6432		1402
31891	2200	6658	47	22819	155	12	3211	12	3187	12	750
5103	381	596		4072	54		261	35	226		
2832	34	160		2598	40		896		896		100
25461	2637	447		21990	387		2681	89	2542	50	376

3-1-4 每千人口医疗卫生机构床位数

年份 地区	医疗卫生机构床位数(张)			每千人口医疗卫生机构床位数(张)			每千农业人口乡镇卫生院床位数(张)
	合计	城市	农村	合计	城市	农村	
2008	4038707	1963581	2075126	3.05	5.17	2.20	0.96
2009	4416612	2126302	2290310	3.32	5.54	2.41	1.05
2010	4786831	2302297	2484534	3.58	5.94	2.60	1.12
2011	5159889	2475222	2684667	3.84	6.24	2.80	1.16
2012	5724775	2733403	2991372	4.24	6.88	3.11	1.24
东 部	2323857	1280600	1043257	4.16	7.07	3.23	1.28
中 部	1791308	812726	978582	4.21	7.12	2.83	1.17
西 部	1609610	640077	969533	4.42	6.28	3.32	1.29
北 京	100167	97601	2566	4.84	7.94	3.61	
天 津	53509	46686	6823	3.79	5.72	3.77	1.06
河 北	284359	109032	175327	3.90	8.26	2.88	1.19
山 西	165309	79475	85834	4.58	8.13	3.40	1.21
内蒙古	110788	53105	57683	4.45	8.65	3.13	1.20
辽 宁	230962	152052	78910	5.26	7.97	3.38	1.35
吉 林	127756	62771	64985	4.64	7.25	3.54	1.28
黑龙江	178210	106867	71343	4.65	7.85	2.91	1.04
上 海	109784	106712	3072	4.61	7.86	4.48	
江 苏	333118	168014	165104	4.21	6.54	3.31	1.50
浙 江	213286	109189	104097	3.89	7.16	3.18	0.45
安 徽	222315	104377	117938	3.71	5.03	2.44	0.91
福 建	139341	61107	78234	3.72	6.53	2.96	1.16
江 西	163721	62632	101089	3.64	6.80	2.60	1.18
山 东	473768	181941	291827	4.89	6.47	4.31	1.91
河 南	393993	160261	233732	4.19	7.96	2.62	1.07
湖 北	252991	129435	123556	4.38	7.03	2.86	1.38
湖 南	287013	106908	180105	4.32	7.90	3.12	1.41
广 东	355274	235489	119785	3.35	6.89	2.30	1.22
广 西	168691	65927	102764	3.60	4.74	2.58	1.14
海 南	30289	12777	17512	3.42	5.84	2.56	0.97
重 庆	130813	72699	58114	4.44	4.09	3.71	1.68
四 川	390147	150177	239970	4.83	6.17	3.60	1.69
贵 州	139211	42816	96395	4.00	6.96	2.74	0.93
云 南	194707	53273	141434	4.18	8.69	3.57	1.05
西 藏	8352	1248	7104	2.72	6.39	2.45	1.03
陕 西	169230	83789	85441	4.51	6.37	3.27	1.16
甘 肃	112296	52529	59767	4.36	6.47	3.14	1.13
青 海	26018	11002	15016	4.54	27.42	2.86	1.10
宁 夏	27765	18518	9247	4.29	6.79	2.39	0.65
新 疆	131592	34994	96598	5.89	12.48	4.96	1.75

3-1-5　2012年医疗卫生机构分科床位数及构成

分科	医疗卫生机构		其中：医院	
	床位数（张）	构成（%）	床位数（张）	构成（%）
总计	**5724775**	**100.00**	**4161486**	**100.00**
预防保健科	19847	0.35	3674	0.09
全科医疗科	372846	6.51	59296	1.42
内科	1478990	25.83	1032538	24.81
外科	1121391	19.59	909275	21.85
儿科	381824	6.67	232116	5.58
妇产科	599761	10.48	349148	8.39
眼科	79641	1.39	72718	1.75
耳鼻咽喉科	65283	1.14	61175	1.47
口腔科	25819	0.45	22060	0.53
皮肤科	19002	0.33	14621	0.35
医疗美容科	6511	0.11	6215	0.15
精神科	246392	4.30	234979	5.65
传染科	120361	2.10	107170	2.58
结核病科	28332	0.49	20713	0.50
肿瘤科	152850	2.67	152570	3.67
急诊医学科	31235	0.55	25038	0.60
康复医学科	98992	1.73	72626	1.75
职业病科	13679	0.24	7742	0.19
中医科	621331	10.85	591269	14.21
民族医学科	14597	0.25	14578	0.35
中西医结合科	64904	1.13	64533	1.55
重症医学科	22397	0.39	22397	0.54
其他	138790	2.42	85035	2.04

注：儿科包括小儿外科和儿童保健科，妇产科包括妇女保健科。下表同。

3-1-6 2012年各地区医院分科床位数

地区	总计	预防保健科	全科医疗科	内科	外科	儿科	妇产科	眼科	耳鼻咽喉科	口腔科	皮肤科
总计	**4161486**	**3674**	**59296**	**1032538**	**909275**	**232116**	**349148**	**72718**	**61175**	**22060**	**14621**
北京	92610	25	789	23936	18704	2959	5699	1747	983	399	400
天津	44798	24	434	11219	8700	1793	3299	639	717	266	92
河北	203324	180	2660	55741	46072	13236	20172	4024	2207	1217	455
山西	119856	143	1630	31164	29086	6101	10225	2347	1677	902	692
内蒙古	82244	476	624	22351	18458	4149	6545	1598	959	498	362
辽宁	185573	10	1206	53811	40671	7105	13574	3216	2171	956	714
吉林	100183	61	2022	28000	23259	4030	7924	2063	1433	402	185
黑龙江	141239	315	1881	43273	32189	6269	9951	2482	2133	935	359
上海	90151	20	371	20778	17788	3165	5690	1130	1173	270	363
江苏	255853	44	2518	60824	54286	13239	20853	3883	3676	1518	476
浙江	180722	55	2311	40698	42544	8123	14725	2251	2133	835	711
安徽	157827	90	1867	37543	35446	8588	13865	2874	2670	1126	428
福建	102011	68	361	21480	21174	7758	10937	2126	1604	430	138
江西	103184	17	1822	22715	22694	6632	7790	1815	1376	299	282
山东	322007	873	6226	81742	68413	20407	27274	6432	4374	2266	1485
河南	274540	256	2711	75743	59287	17663	20388	5200	3940	2338	478
湖北	173784	27	2325	38486	38012	8995	13411	3503	3498	1055	945
湖南	188127	168	3432	41928	37453	11636	13141	2518	3429	702	407
广东	272873	55	2349	56874	64686	18351	30200	4021	4110	1069	1403
广西	107350	17	1661	22480	21711	6779	9669	1894	2085	425	189
海南	22943	2	1425	5101	4423	1133	2141	425	317	88	25
重庆	86140	23	1237	20775	18807	4440	6334	1247	1540	338	259
四川	257333	65	3271	67626	53879	12242	18209	4208	4374	968	1399
贵州	96903	186	3721	21380	23578	5829	10421	1146	1504	629	320
云南	143528	75	3137	36493	31703	8039	14665	3138	2212	451	645
西藏	5385	122	742	1173	923	348	663	46	37	16	6
陕西	126889	122	1421	33715	28226	9372	10973	2978	1495	472	297
甘肃	76444	63	477	16801	16888	4971	6783	1276	1035	478	273
青海	20654	24	547	5063	4309	1151	2203	340	263	112	102
宁夏	23937	21	305	6424	5198	1546	1845	569	351	166	135
新疆	103074	47	3813	27201	20708	6067	9579	1582	1699	434	596

3-1-6 续表1

医疗美容科	精神科	传染科	结核病科	肿瘤科	急诊医学科	康复医学科	中医科	民族医学科	中西医结合科	其他
6215	**234979**	**107170**	**20713**	**152570**	**25038**	**72626**	**591269**	**14578**	**64533**	**115174**
352	7924	1604	359	3888	85	1953	13197	98	3631	3878
77	4350	781	216	2659	5	270	5708		1295	2254
328	5391	4705	658	5493	1862	2505	26620	97	5355	4346
119	4930	3424	1046	4247	390	2402	14752		1608	2971
12	2987	2051	968	2708	834	1239	7938	3971	1217	2299
219	13817	6714	2885	7984	321	3896	19769	270	1082	5182
163	5041	3218	881	4203	231	1532	12263	32	1581	1659
108	7431	4285	939	5212	866	2126	16613	264	970	2638
210	13056	1985	1222	3589	525	936	6372		2964	8544
624	16792	9085	683	13600	1129	7378	33412		3633	8200
322	12161	4639	377	7103	1273	4524	26909	49	3626	5353
370	7402	5581	989	6888	1692	2976	20924		1859	4649
199	5943	2566	722	3612	830	1746	14675	70	2866	2706
176	5005	3582	825	4709	576	635	18971		1139	2124
476	14930	6907	1473	12331	2885	3928	47217	116	2129	10123
302	9616	5955	785	12666	2077	3732	44309		1755	5339
365	7907	4556	707	7528	125	4211	27245	316	3587	6980
211	13006	4238	829	6441	540	4586	37259	220	2217	3766
502	18497	5855	754	10841	606	6764	36471		1958	7507
54	7052	3439	734	4281	169	1328	18314	308	3144	1617
13	2239	628	40	553	215	415	3173		260	327
133	8306	1696	64	2530	554	1300	12501		1291	2765
332	19574	4563	78	6570	690	5303	40537	469	7577	5399
146	2768	2021	506	1689	1199	1181	13968	388	1322	3001
144	7564	4353	30	2698	1545	1705	20294	176	1993	2468
	25	231	53		35		27	790	7	141
151	4318	2456	884	3002	850	1515	20525		1618	2499
32	1815	1898	284	2222	832	570	16513	376	1317	1540
	159	518	2	415	808	235	2211	836	32	1324
10	400	858		519	241	770	3688	20	434	437
65	4573	2778	720	2389	1048	965	8894	5712	1066	3138

3-2 医院床位数

医院分类	2005	2008	2009	2010	2011	2012
总　计	**2445012**	**2882862**	**3120773**	**3387437**	**3705118**	**4161486**
按登记注册类型分						
公立医院	2300910	2609636	2792544	3013768	3243658	3579309
民营医院	144102	273226	328229	373669	461460	582177
按主办单位分						
政府办	1863843	2234880	2415546	2635912	2879234	3207163
社会办	491311	484153	501137	501049	516744	561391
个人办	89858	163829	204090	250476	309140	392932
按管理类别分						
非营利性	2313833	2709948	2924597	3163796	3445263	3844947
营利性	126456	170957	195339	223641	259855	316539
不详	4723	1957	837			
按医院等级分						
其中：三级医院	597051	857304	946336	1065047	1223584	1469737
二级医院	986851	1425406	1507918	1601407	1710135	1827240
一级医院	147522	233018	243233	256573	277233	312866
按机构类别分						
综合医院	1834747	2112792	2271102	2449509	2670729	2979855
中医医院	287732	350257	385612	424244	477078	547967
中西医结合医院	20232	27990	31015	35234	38787	49844
民族医院	6885	8694	10303	11811	13484	14966
专科医院	292079	377694	416707	459461	496475	557383
护理院	3337	5435	6034	7178	8565	11471

3-3 基层医疗卫生机构床位数

机构分类	2005	2008	2009	2010	2011	2012
总　计	**725827**	**971002**	**1099791**	**1192242**	**1233721**	**1324270**
按登记注册类型分						
公立	705996	935079	1055300	1154463	1195304	1273491
非公立	19831	35923	44491	37779	38417	50779
按主办单位分						
政府办	695892	910223	1020581	1125197	1163502	1235337
社会办	20640	40744	54324	37741	39136	45471
个人办	9295	20035	24886	29304	31083	43462
按管理类别分						
非营利性	716441	962260	1090046	1183831	1225326	1310063
营利性	6184	6959	8129	8411	8395	14207
不详	3202	1783	1616			
按机构类别分						
社区卫生服务中心(站)	25018	76588	131259	168814	187132	203210
社区卫生服务中心	25018	76317	101448	137628	157322	163556
社区卫生服务站		21719	29811	31186	29810	39654
卫生院	689918	865383	959889	1014075	1037212	1109814
街道卫生院	11678	18527	26465	19746	10961	10552
乡镇卫生院	678240	846856	933424	994329	1026251	1099262
门诊部	10796	7490	8514	9233	9258	11116
护理站	95	93	129	120	119	130

3-4 2012年医疗卫生机构万元以上设备台数

机构分类	万元以上设备总价值(万元)	万元以上设备台数			
		合计	50万元以下	50～99万元	100万元及以上
总 计	**52415999**	**3586935**	**3416555**	**96464**	**73916**
一、医院	44005792	2726508	2579858	80079	66571
综合医院	34161152	2057108	1943902	61082	52124
中医医院	4677379	328327	312068	9015	7244
中西医结合医院	515998	33745	32067	988	690
民族医院	87738	5327	5036	187	104
专科医院	4555819	301090	285898	8790	6402
口腔医院	229529	30020	29475	356	189
眼科医院	325056	20221	18821	981	419
耳鼻喉科医院	48562	3276	3086	126	64
肿瘤医院	1091377	39925	37117	1257	1551
心血管病医院	188260	12639	11986	329	324
胸科医院	131911	7669	7170	248	251
血液病医院	5872	663	637	14	12
妇产(科)医院	335758	28453	27127	805	521
儿童医院	524841	39192	37453	993	746
精神病医院	382059	28440	27180	816	444
传染病医院	455362	29256	27524	919	813
皮肤病医院	25343	2290	2140	115	35
结核病医院	101004	4606	4266	182	158
麻风病医院	1878	163	157	6	
职业病医院	17460	1317	1253	39	25
骨科医院	190932	14358	13568	492	298
康复医院	120292	6686	6407	184	95
整形外科医院	11449	1030	967	49	14
美容医院	32543	3039	2855	154	30
其他专科医院	336331	27847	26709	725	413
护理院	7706	911	887	17	7
二、基层医疗卫生机构	3343176	439640	431354	6530	1756
社区卫生服务中心(站)	993493	126440	123716	2181	543
社区卫生服务中心	908869	111295	108697	2084	514
社区卫生服务站	84624	15145	15019	97	29
卫生院	2349679	313198	307636	4349	1213
街道卫生院	28092	2903	2822	53	28
乡镇卫生院	2321587	310295	304814	4296	1185
中心卫生院	1176668	140292	136955	2569	768
乡卫生院	1144919	170003	167859	1727	417
护理站	4	2	2		
三、专业公共卫生机构	4500974	376426	362811	8740	4875
疾病预防控制中心	1297823	111340	108026	2603	711
省属	206673	16956	16135	571	250
地级市(地区)属	496254	36564	35105	1164	295
县级市(区)属	300697	25315	24724	512	79
县属	190671	21464	21306	138	20
其他	103528	11041	10756	218	67

注：本表不包括门诊部、诊所、卫生所、医务室和村卫生室数字。

3-4 续表

机构分类	万元以上设备总价值(万元)	万元以上设备台数			
		合计	50万元以下	50～99万元	100万元及以上
专科疾病防治院(所、站)	203001	18147	17426	488	233
专科疾病防治院	118148	9392	8953	286	153
传染病防治院	7727	667	641	15	11
结核病防治院	20816	1192	1125	45	22
职业病防治院	45695	4053	3877	124	52
其他	43910	3480	3310	102	68
专科疾病防治所(站、中心)	84853	8755	8473	202	80
口腔病防治所(站、中心)	10394	2074	2065	7	2
精神病防治所(站、中心)	4352	157	153	3	1
皮肤病与性病防治所(中心)	17264	1594	1530	39	25
结核病防治所(站、中心)	20028	2059	1989	48	22
职业病防治所(站、中心)	16844	1120	1022	77	21
地方病防治所(站、中心)	2845	358	352	4	2
血吸虫病防治所(站、中心)	6483	664	650	11	3
药物戒毒所(中心)	160	19	19		
其他	6483	710	693	13	4
健康教育所(站、中心)	6192	917	908	4	5
妇幼保健院(所、站)	2040954	162074	155335	3833	2906
省属	278643	11175	10618	310	247
地级市(地区)属	726555	55723	53100	1419	1204
县级市(区)属	504593	45333	43642	1009	682
县属	456649	44191	42615	931	645
其他	74514	5652	5360	164	128
妇幼保健院	1809674	143377	137224	3441	2712
妇幼保健所	148994	11835	11462	250	123
妇幼保健站	81720	6746	6534	141	71
生殖保健中心	566	116	115	1	
急救中心(站)	125203	12753	12318	375	60
采供血机构	697355	46747	44385	1411	951
卫生监督所(中心)	114007	22175	22175		
省属	15642	2657	2657		
地级市(地区)属	49571	8220	8220		
县级市(区)属	27028	5569	5569		
县属	21352	5621	5621		
其他	414	108	108		
计划生育技术服务机构	16439	2273	2238	26	9
四、其他机构	566057	44361	42532	1115	714
疗养院	119550	5467	5047	232	188
卫生监督检验(监测)机构	4952	361	337	15	9
医学科学研究机构	225784	17440	16645	491	304
医学在职培训机构	81936	12840	12658	122	60
临床检验中心(所、站)	44568	2635	2490	78	67
卫生统计信息中心	13285	1578	1540	31	7
其他	75982	4040	3815	146	79

3-5-1 2012年医疗卫生机构房屋建筑面积(平方米)

机构分类	合计	房屋建筑面积	业务用房面积	危房面积	危房%	租房面积
总 计	585417433	553865555	370392119	7782018	2.10	31551878
一、医院	339875852	317456649	249367460	3626310	1.45	22419203
综合医院	252970463	239929885	188367612	2574487	1.37	13040578
中医医院	39840069	38151977	30583191	640016	2.09	1688092
中西医结合医院	3799590	3382109	2871019	27445	0.96	417481
民族医院	1163726	1089714	809560	20206	2.50	74012
专科医院	41396656	34418935	26468781	361311	1.37	6977721
口腔医院	1582641	1348690	1108938	1700	0.15	233951
眼科医院	1713129	1163452	969794	4320	0.45	549677
耳鼻喉科医院	401906	255103	185138			146803
肿瘤医院	4336179	4044812	3219903	27104	0.84	291367
心血管病医院	965749	879715	739914	4918	0.66	86034
胸科医院	623456	620656	450701	10701	2.37	2800
血液病医院	92030	77609	73655			14421
妇产(科)医院	4415214	2383407	1976713	4552	0.23	2031807
儿童医院	2466235	2304918	1832666	51805	2.83	161317
精神病医院	8962740	8680982	6283637	144298	2.30	281758
传染病医院	3704992	3662730	2876353	49654	1.73	42262
皮肤病医院	539163	403666	298935	11240	3.76	135497
结核病医院	746076	734180	524782	17416	3.32	11896
麻风病医院	104962	103794	67028	5491	8.19	1168
职业病医院	235712	228047	116672			7665
骨科医院	2623265	2132176	1684843	8271	0.49	491089
康复医院	2220111	1859447	1346314	10536	0.78	360664
整形外科医院	202269	120244	83760	403	0.48	82025
美容医院	510316	192282	145547	200	0.14	318034
其他专科医院	4950511	3223025	2483488	8702	0.35	1727486
护理院	705348	484029	267297	2845	1.06	221319
二、基层医疗卫生机构	190716388	184428445	84144501	3367317	4.00	6287943
社区卫生服务中心(站)	26030008	20859586	17361613	270402	1.56	5170422
社区卫生服务中心	20116253	17031173	14093584	246476	1.75	3085080
社区卫生服务站	5913755	3828413	3268029	23926	0.73	2085342
卫生院	93489537	92374857	66770318	3096852	4.64	1114680
街道卫生院	735317	679223	545609	49955	9.16	56094
乡镇卫生院	92754220	91695634	66224709	3046897	4.60	1058586
中心卫生院	41483244	41106337	29010933	1243675	4.29	376907
乡卫生院	51270976	50589297	37213776	1803222	4.85	681679
村卫生室	50248931	50248931				
门诊部	5151961	5151961				
综合门诊部	3389142	3389142				
中医门诊部	440011	440011				
中西医结合门诊部	102309	102309				
民族医门诊部	4000	4000				
专科门诊部	1216499	1216499				
诊所、卫生所、医务室、护理站	15795951	15793110	12570	63	0.50	2841
诊所	12099949	12099949				
卫生所、医务室	3660363	3660363				
护理站	35639	32798	12570	63	0.50	2841

3-5-1 续表

机构分类	合计	房屋建筑面积	业务用房面积	危房面积	危房%	租房面积
三、专业公共卫生机构	44381047	42066763	29805632	700622	2.35	2314284
疾病预防控制中心	19048261	18742565	11041290	229466	2.08	305696
省属	903023	902023	506393	17448	3.45	1000
地级市(地区)属	7328853	7225814	3514106	57096	1.62	103039
县级市(区)属	5048071	4927035	2615210	54123	2.07	121036
县属	5251403	5184789	4015711	96384	2.40	66614
其他	516911	502904	389870	4415	1.13	14007
专科疾病防治院(所、站)	3535344	3338812	2404915	86931	3.61	196532
专科疾病防治院	1420241	1359123	1046699	23193	2.22	61118
传染病防治院	95495	95375	68997	3300	4.78	120
结核病防治院	174050	169574	112409	4820	4.29	4476
职业病防治院	440706	418539	331453	2758	0.83	22167
其他	709990	675635	533840	12315	2.31	34355
专科疾病防治所(站、中心)	2115103	1979689	1358216	63738	4.69	135414
口腔病防治所(站、中心)	65980	46613	39502	363	0.92	19367
精神病防治所(站、中心)	59328	47917	38455	85	0.22	11411
皮肤病与性病防治所(中心)	598183	574954	374999	16115	4.30	23229
结核病防治所(站、中心)	414142	366217	291608	4709	1.61	47925
职业病防治所(站、中心)	162642	160942	109206	2810	2.57	1700
地方病防治所(站、中心)	60364	57494	50346	910	1.81	2870
血吸虫病防治所(站、中心)	499737	494613	306211	29647	9.68	5124
药物戒毒所(中心)	82530	81030	53265			1500
其他	172197	149909	94624	9099	9.62	22288
健康教育所(站、中心)	73894	65136	58671	1340	2.28	8758
妇幼保健院(所、站)	14750509	14112999	11762127	295200	2.51	637510
省属	846070	834677	699281	11516	1.65	11393
地级市(地区)属	4375686	4159062	3355248	44753	1.33	216624
县级市(区)属	4228468	3982875	3385982	58345	1.72	245593
县属	4797298	4709896	3986182	174076	4.37	87402
其他	502987	426489	335434	6510	1.94	76498
妇幼保健院	12725083	12193265	10103545	247140	2.45	531818
妇幼保健所	1227146	1163578	1007352	17402	1.73	63568
妇幼保健站	785777	747203	643830	30658	4.76	38574
生殖保健中心	12503	8953	7400			3550
急救中心(站)	516834	482666	427380	1201	0.28	34168
采供血机构	2243494	2179076	1547454	2573	0.17	64418
卫生监督所(中心)	3865066	2805819	2302451	82681	3.59	1059247
省属	188705	146902	114465	9519	8.32	41803
地级市(地区)属	1111216	802503	675032	17450	2.59	308713
县级市(区)属	1305125	983438	798711	19706	2.47	321687
县属	1246898	864650	707887	36006	5.09	382248
其他	13122	8326	6356			4796
计划生育技术服务机构	347645	339690	261344	1230	0.47	7955
四、其他医疗卫生机构	10444146	9913698	7074526	87769	1.24	530448
疗养院	3887622	3786146	2291472	43339	1.89	101476
卫生监督检验(监测)机构	22397	14078	12658			8319
医学科学研究机构	1137328	1092225	846282	4228	0.50	45103
医学在职培训机构	3783217	3711428	2786723	23904	0.86	71789
临床检验中心(所、站)	145605	54938	44714			90667
卫生统计信息中心	18776	10777	10008			7999
其他	1449201	1244106	1082669	16298	1.51	205095

3-5-2 2012年政府办医疗卫生机构房屋建筑面积(平方米)

机构分类	合计	房屋建筑面积	业务用房	危房%	租房面积	每床占用业务用房面积
总　计	**421412915**	**409666099**	**308331710**	**2.37**	**11746816**	
医院	253633692	248022119	194843701	1.67	5611573	77.49
综合医院	187867332	184202737	144580364	1.55	3664595	81.54
中医医院	36928380	35832395	28755906	2.21	1095985	70.25
中西医结合医院	2542202	2470538	2147072	1.26	71664	70.28
民族医院	1085336	1022221	751178	2.64	63115	74.46
专科医院	25074793	24367311	18523087	1.75	707482	63.97
护理院	135649	126917	86094	3.30	8732	64.95
基层医疗卫生机构	116711660	113079731	78795526	4.19	3631929	
其中：社区卫生服务中心(站)	17836214	15289858	12671482	1.77	2546356	88.41
社区卫生服务中心	16291785	14136311	11690333	1.82	2155474	89.55
社区卫生服务站	1544429	1153547	981149	1.13	390882	62.02
卫生院	92636335	91550762	66124044	4.65	1085573	82.77
街道卫生院	668023	627548	501357	8.43	40475	66.42
乡镇卫生院	91968312	90923214	65622687	4.62	1045098	82.91
门诊部	377947	377947				
专业公共卫生机构	43103777	40932341	28988412	2.39	2171436	
其中：专科疾病防治院(所、站)	3143760	2989121	2149970	3.99	154639	73.46
专科疾病防治院	1158133	1109115	858472	2.56	49018	70.19
专科疾病防治所(中心)	1985627	1880006	1291498	4.93	105621	76.50
妇幼保健院(所、站)	14516550	13934419	11643032	2.48	582131	82.64
内：妇幼保健院	12521956	12038258	10003941	2.41	483698	81.73
妇幼保健所(站)	1989191	1890758	1634741	2.94	98433	93.15
急救中心(站)	478437	449809	399632	0.30	28628	68.30
其他医疗卫生机构	7963786	7631908	5704071	1.33	331878	
其中：疗养院	1920259	1863956	1207026	3.34	56303	
临床检验中心(所、站)	19813	19513	14623		300	

四、卫生经费

简要说明

一、本章主要介绍全国及31个省、自治区、直辖市卫生经费情况，包括卫生总费用、医疗卫生机构资产与负债、年收入与支出、门诊和住院病人人均医药费用等。

二、卫生总费用系核算数。其他卫生经费数据主要来源于卫生资源统计年报，城乡居民医疗保障支出摘自《中国统计年鉴》。

三、非营利性医院各项指标的统计口径和解释与2010年印发的《医院会计制度》一致；营利性医院与《企业会计制度》一致；基层医疗卫生机构与2010年印发的《基层医疗卫生机构会计制度》一致；其他医疗卫生机构与《事业单位会计制度》一致。

四、统计口径调整

1. 2007年起，卫生总费用按新的统计口径核算。

2. 本章涉及医疗卫生机构的口径变动和指标解释与“医疗卫生机构”章一致。

主要指标解释

卫生总费用　指一个国家或地区在一定时期内，为开展卫生服务活动从全社会筹集的卫生资源的货币总额，按来源法核算。它反映一定经济条件下，政府、社会和居民个人对卫生保健的重视程度和费用负担水平，以及卫生筹资模式的主要特征和卫生筹资的公平性合理性。

政府卫生支出　指各级政府用于医疗卫生服务、医疗保障补助、卫生和医疗保障行政管理、人口与计划生育事务性支出等各项事业的经费。

社会卫生支出　指政府支出外的社会各界对卫生事业的资金投入。包括社会医疗保障支出、商业健康保险费、社会办医支出、社会捐赠援助、行政事业性收费收入等。

个人现金卫生支出　指城乡居民在接受各类医疗卫生服务时的现金支付，包括享受各种医疗保险制度的居民就医时自付的费用。可分为城镇居民、农村居民个人现金卫生支出，反映城乡居民医疗卫生费用的负担程度。

当年价格　即报告期当年的实际价格，是指用“当年价格”计算的一些以货币表现的物量指标，如国内生产总值、卫生总费用等。在计算增长速度时，一般都使用“可比价格”，来消除价格变动的因素真实地反映经济发展动态。“不变价格”（也叫固定价格）是用某一时期同类产品的平均价格作为固定价格来计算各个时期的产品价值，目的是为了消除各时期价格变动的影响，保证前后时期之间指标的可比性。

人均卫生费用　即某年卫生总费用与同期平均人口数之比。

卫生总费用占GDP%　指某年卫生总费用与同期国内生产总值（GDP）之比。是用来反映一定时期国家对卫生事业的资金投入力度，以及政府和全社会对卫生对居民健康的重视程度。

总资产　包括流动资产、非流动资产。

负债　包括流动负债、非流动负债。

平均每床固定资产　即固定资产/床位数。

总收入　指单位为开展业务及其他活动依法取得的非偿还性资金。总收入包括医疗收入、财政补助收入、科教项目收入/上级补助收入、其他收入。

财政补助收入　指单位从主管部门或主办单位取得的财政性事业经费（包括定额和定项补助）。

业务收入　包括医疗收入和其他收入。

医疗收入 指医疗卫生机构在开展医疗服务活动中取得的收入。包括挂号收入、床位收入、诊察收入、检查收入、化验收入、治疗收入、手术收入、卫生材料收入、药品收入、药事服务费收入、护理收入和其他收入。

总费用/支出 指单位在开展业务及其他活动中发生的资金耗费和损失。包括医疗业务成本/医疗卫生支出、财政项目补助支出/财政基建设备补助支出、科教项目支出、管理费用和其他支出。

业务支出 医疗卫生机构"业务支出"包括医疗支出和其他支出。其他卫生机构系"事业支出"。

医疗业务成本/医疗卫生支出 指医疗卫生机构开展医疗服务及其辅助活动发生的各项费用，包括人员经费、耗用的药品及卫生材料费、固定资产折旧费、无形资产摊销费、提取医疗风险基金和其他费用。

人员经费支出 包括人员的基本工资、绩效工资、津贴、社会保险缴费等，但不包括对个人家庭的补助支出。基本工资指事业单位工作人员的岗位工资和薪级工资。

门诊病人次均医药费用 又称每诊疗人次医药费用、次均门诊费用。即医疗门诊收入/总诊疗人次数。

住院病人人均医药费用 又称出院者人均医药费用、人均住院费用。即医疗住院收入/出院人数。

住院病人日均医药费 即医疗住院收入/出院者占用总床日数。

每一职工年业务收入 即年业务收入/年平均职工数。

每一医师年业务收入 即年业务收入/年平均医师数。

4-1-1 卫生总费用

年份	卫生总费用（亿元）				卫生总费用构成（%）			城乡卫生费用（亿元）		人均卫生费用（元）			卫生总费用占GDP%
	合计	政府卫生支出	社会卫生支出	个人卫生支出	政府卫生支出	社会卫生支出	个人卫生支出	城市	农村	合计	城市	农村	
1978	110.21	35.44	52.25	22.52	32.2	47.4	20.4			11.5			3.02
1979	126.19	40.64	59.88	25.67	32.2	47.5	20.3			12.9			3.11
1980	143.23	51.91	60.97	30.35	36.2	42.6	21.2			14.5			3.15
1981	160.12	59.67	62.43	38.02	37.3	39.0	23.7			16.0			3.27
1982	177.53	68.99	70.11	38.43	38.9	39.5	21.6			17.5			3.33
1983	207.42	77.63	64.55	65.24	37.4	31.1	31.5			20.1			3.48
1984	242.07	89.46	73.61	79.00	37.0	30.4	32.6			23.2			3.36
1985	279.00	107.65	91.96	79.39	38.6	33.0	28.5			26.4			3.09
1986	315.90	122.23	110.35	83.32	38.7	34.9	26.4			29.4			3.07
1987	379.58	127.28	137.25	115.05	33.5	36.2	30.3			34.7			3.15
1988	488.04	145.39	189.99	152.66	29.8	38.9	31.3			44.0			3.24
1989	615.50	167.83	237.84	209.83	27.3	38.6	34.1			54.6			3.62
1990	747.39	187.28	293.10	267.01	25.1	39.2	35.7	396.00	351.39	65.4	158.8	38.8	4.00
1991	893.49	204.05	354.41	335.03	22.8	39.7	37.5	482.60	410.89	77.1	187.6	45.1	4.10
1992	1096.86	228.61	431.55	436.70	20.8	39.3	39.8	597.30	499.56	93.6	222.0	54.7	4.07
1993	1377.78	272.06	524.75	580.97	19.7	38.1	42.2	760.30	617.48	116.3	268.6	67.6	3.90
1994	1761.24	342.28	644.91	774.05	19.4	36.6	43.9	991.50	769.74	146.9	332.6	86.3	3.65
1995	2155.13	387.34	767.81	999.98	18.0	35.6	46.4	1239.50	915.63	177.9	401.3	112.9	3.54
1996	2709.42	461.61	875.66	1372.15	17.0	32.3	50.6	1494.90	1214.52	221.4	467.4	150.7	3.81
1997	3196.71	523.56	984.06	1689.09	16.4	30.8	52.8	1771.40	1425.31	258.6	537.8	177.9	4.05
1998	3678.72	590.06	1071.03	2017.63	16.0	29.1	54.8	1906.92	1771.80	294.9	625.9	194.6	4.36
1999	4047.50	640.96	1145.99	2260.55	15.8	28.3	55.9	2193.12	1854.38	321.8	702.0	203.2	4.51
2000	4586.63	709.52	1171.94	2705.17	15.5	25.6	59.0	2624.24	1962.39	361.9	813.7	214.7	4.62
2001	5025.93	800.61	1211.43	3013.89	15.9	24.1	60.0	2792.95	2232.98	393.8	841.2	244.8	4.58
2002	5790.03	908.51	1539.38	3342.14	15.7	26.6	57.7	3448.24	2341.79	450.7	987.1	259.3	4.81
2003	6584.10	1116.94	1788.50	3678.66	17.0	27.2	55.9	4150.32	2433.78	509.5	1108.9	274.7	4.85
2004	7590.29	1293.58	2225.35	4071.35	17.0	29.3	53.6	4939.21	2651.08	583.9	1261.9	301.6	4.75
2005	8659.91	1552.53	2586.41	4520.98	17.9	29.9	52.2	6305.57	2354.34	662.3	1126.4	315.8	4.68
2006	9843.34	1778.86	3210.92	4853.56	18.1	32.6	49.3	7174.73	2668.61	748.8	1248.3	361.9	4.55
2007	11573.97	2581.58	3893.72	5098.66	22.3	33.6	44.1	8968.70	2605.27	876.0	1516.3	358.1	4.35
2008	14535.40	3593.94	5065.60	5875.86	24.7	34.9	40.4	11251.90	3283.50	1094.5	1861.8	455.2	4.63
2009	17541.92	4816.26	6154.49	6571.16	27.5	35.1	37.5	13535.61	4006.31	1314.3	2176.6	562.0	5.15
2010	19980.39	5732.49	7196.61	7051.29	28.7	36.0	35.3	15508.62	4471.77	1490.1	2315.5	666.3	4.98
2011	24345.91	7464.18	8416.45	8465.28	30.7	34.6	34.8	18571.87	5774.04	1807.0	2697.5	879.4	5.15
2012	27846.84	8365.98	9916.31	9564.55	30.0	35.6	34.4	21065.69	6781.15	2056.6	2969.0	1055.9	5.36

注：①本表系核算数，2012年为初步测算数；②按当年价格计算；③2001年起卫生总费用不含高等医学教育经费，2006年起包括城乡医疗救助经费。

4-1-2　2011年各地区卫生总费用

年份	卫生总费用(亿元)				卫生总费用构成(%)			卫生总费用占GDP%	人均卫生总费用(元)
	合计	政府卫生支出	社会卫生支出	个人卫生支出	政府卫生支出	社会卫生支出	个人卫生支出		
全　国	**24345.91**	**7464.18**	**8416.45**	**8465.28**	**30.7**	**34.6**	**34.8**	**5.15**	**1806.95**
北　京	977.26	275.48	453.16	248.62	28.2	46.4	25.4	6.01	4841.29
天　津	411.10	104.40	155.34	151.36	25.4	37.8	36.8	3.67	3034.87
河　北	1058.22	338.67	273.64	445.91	32.0	25.9	42.1	4.32	1461.53
山　西	559.01	183.00	176.99	199.02	32.7	31.7	35.6	4.97	1555.72
内　蒙	550.40	187.39	145.44	217.57	34.0	26.4	39.5	3.83	2217.84
辽　宁	885.62	210.16	322.60	352.86	23.7	36.4	39.8	3.98	2020.59
吉　林	515.33	156.72	128.76	229.85	30.4	25.0	44.6	4.88	1874.33
黑龙江	730.54	186.84	234.82	308.88	25.6	32.1	42.3	5.81	1905.43
上　海	930.24	215.70	520.86	193.68	23.2	56.0	20.8	4.85	3962.76
江　苏	1543.26	407.46	647.05	488.75	26.4	41.9	31.7	3.14	1953.79
浙　江	1419.41	328.43	550.27	540.71	23.1	38.8	38.1	4.39	2598.22
安　徽	891.65	302.18	232.06	357.41	33.9	26.0	40.1	5.83	1494.04
福　建	617.68	189.71	243.79	184.18	30.7	39.5	29.8	3.52	1660.43
江　西	587.48	234.16	155.81	197.52	39.9	26.5	33.6	5.02	1308.88
山　东	1648.65	425.10	616.02	607.53	25.8	37.4	36.9	3.63	1710.70
河　南	1259.40	418.75	305.92	534.73	33.2	24.3	42.5	4.68	1341.50
湖　北	926.27	278.04	280.85	367.37	30.0	30.3	39.7	4.72	1608.66
湖　南	881.64	282.55	247.71	351.38	32.0	28.1	39.9	4.48	1336.71
广　东	1851.75	501.73	712.15	637.87	27.1	38.5	34.4	3.48	1762.74
广　西	665.67	260.46	189.15	216.06	39.1	28.4	32.5	5.68	1433.08
海　南	163.30	55.71	64.83	42.76	34.1	39.7	26.2	6.47	1862.06
重　庆	512.03	165.95	151.07	195.02	32.4	29.5	38.1	5.11	1754.14
四　川	1221.03	414.61	391.38	415.04	34.0	32.1	34.0	5.81	1516.80
贵　州	423.53	205.66	96.27	121.60	48.6	22.7	28.7	7.43	1220.91
云　南	679.67	255.78	205.23	218.66	37.6	30.2	32.2	7.64	1467.66
陕　西	730.98	225.15	221.58	284.26	30.8	30.3	38.9	5.84	1952.93
甘　肃	393.60	161.59	99.26	132.75	41.1	25.2	33.7	7.84	1535.00
青　海	109.27	47.69	31.28	30.30	43.6	28.6	27.7	6.54	1923.12
宁　夏	116.31	45.53	28.13	42.65	39.1	24.2	36.7	5.53	1818.94
新　疆	510.00	181.22	193.87	134.91	35.5	38.0	26.5	7.72	2309.05

4-1-3 政府卫生支出

年份	政府卫生支出(亿元)				
	合计	医疗卫生服务支出	医疗保障支出	行政管理事务支出	人口与计划生育事务支出
1990	187.28	122.86	44.34	4.55	15.53
1991	204.05	132.38	50.41	5.15	16.11
1992	228.61	144.77	58.10	6.37	19.37
1993	272.06	164.81	76.33	8.04	22.89
1994	342.28	212.85	92.02	10.94	26.47
1995	387.34	230.05	112.29	13.09	31.91
1996	461.61	272.18	135.99	15.61	37.83
1997	523.56	302.51	159.77	17.06	44.23
1998	590.06	343.03	176.75	19.90	50.38
1999	640.96	368.44	191.27	22.89	58.36
2000	709.52	407.21	211.00	26.81	64.50
2001	800.61	450.11	235.75	32.96	81.79
2002	908.51	497.41	251.66	44.69	114.75
2003	1116.94	603.02	320.54	51.57	141.82
2004	1293.58	679.72	371.60	60.90	181.36
2005	1552.53	805.52	453.31	72.53	221.18
2006	1778.86	834.82	602.53	84.59	256.92
2007	2581.58	1153.30	957.02	123.95	347.32
2008	3593.94	1397.23	1577.10	194.32	425.29
2009	4816.26	2081.09	2001.51	217.88	515.78
2010	5732.49	2565.60	2331.12	247.83	587.94
2011	7464.18	3125.16	3360.78	283.86	694.38
2012	8365.98	3394.30	3872.51	284.53	814.64

注：①本表按当年价格计算；②2012年为初步测算数；③政府卫生支出是指各级政府用于医疗卫生服务、医疗保障补助、卫生和医疗保险行政管理事务、人口与计划生育事务支出等各项事业的经费。

4-1-4　政府卫生支出所占比重

年份	政府卫生支出（亿元）	占财政支出比重（%）	占卫生总费用比重（%）	占国内生产总值比重（%）
1990	187.28	6.07	25.06	1.00
1991	204.05	6.03	22.84	0.94
1992	228.61	6.11	20.84	0.85
1993	272.06	5.86	19.75	0.77
1994	342.28	5.91	19.43	0.71
1995	387.34	5.68	17.97	0.64
1996	461.61	5.82	17.04	0.65
1997	523.56	5.67	16.38	0.66
1998	590.06	5.46	16.04	0.70
1999	640.96	4.86	15.84	0.71
2000	709.52	4.47	15.47	0.72
2001	800.61	4.24	15.93	0.73
2002	908.51	4.12	15.69	0.75
2003	1116.94	4.53	16.96	0.82
2004	1293.58	4.54	17.04	0.81
2005	1552.53	4.58	17.93	0.84
2006	1778.86	4.40	18.07	0.82
2007	2581.58	5.19	22.31	0.97
2008	3593.94	5.74	24.73	1.14
2009	4816.26	6.31	27.46	1.41
2010	5732.49	6.38	28.69	1.43
2011	7464.18	6.83	30.66	1.58
2012	8365.98	6.65	30.04	1.61

注：①本表按当年价格计算；②2012年为初步测算数。

4-1-5 城乡居民医疗保健支出

年份 地区	城镇居民			农村居民		
	人均年消费支出(元)	人均医疗保健支出(元)	医疗保健支出占消费性支出%	人均年生活消费支出(元)	人均医疗保健支出(元)	医疗保健支出占消费性支出%
1990	1278.9	25.7	2.0	374.7	19.0	5.1
1995	3537.6	110.1	3.1	859.4	42.5	4.9
2000	4998.0	318.1	6.4	1670.1	87.6	5.2
2005	7942.9	600.9	7.6	2555.4	168.1	6.6
2008	11242.9	786.2	7.0	3660.7	246.0	6.7
2009	12264.6	856.4	7.0	3993.5	287.5	7.2
2010	13471.5	871.8	6.5	4381.8	326.0	7.4
2011	15160.9	969.0	6.4	5221.1	436.8	8.4
2012	16674.3	1063.7	6.4	5908.0	513.8	8.7
北京	21984.4	1523.3	6.9	11077.7	1035.2	9.3
天津	18424.1	1415.4	7.7	6725.4	571.7	8.5
河北	11609.3	956.0	8.2	4711.2	434.7	9.2
山西	11354.3	851.3	7.5	4587.0	349.3	7.6
内蒙古	15878.1	1239.4	7.8	5507.7	534.2	9.7
辽宁	14789.6	1208.3	8.2	5406.4	482.9	8.9
吉林	13010.6	1108.5	8.5	5305.8	673.6	12.7
黑龙江	12054.2	1083.0	9.0	5333.6	573.6	10.8
上海	25102.1	1140.8	4.5	11049.3	908.6	8.2
江苏	16781.7	962.5	5.7	8094.6	645.6	8.0
浙江	20437.5	1248.9	6.1	9965.1	921.3	9.2
安徽	13181.5	907.6	6.9	4957.3	440.5	8.9
福建	16661.1	773.3	4.6	6540.9	321.2	4.9
江西	11747.2	641.2	5.5	4659.9	346.7	7.4
山东	14560.7	938.9	6.4	5900.6	508.4	8.6
河南	12336.5	919.8	7.5	4320.0	399.7	9.3
湖北	13163.8	915.7	7.0	5010.7	438.2	8.7
湖南	13402.9	790.8	5.9	5179.4	396.5	7.7
广东	20251.8	948.2	4.7	6725.6	398.5	5.9
广西	12848.4	779.1	6.1	4210.9	301.3	7.2
海南	12642.8	783.3	6.2	4166.1	290.1	7.0
重庆	14974.5	1050.6	7.0	4502.1	375.3	8.3
四川	13696.3	735.3	5.4	4675.5	413.1	8.8
贵州	11352.9	578.3	5.1	3455.8	246.3	7.1
云南	12248.0	822.4	6.7	3999.9	309.3	7.7
西藏	10398.9	424.1	4.1	2741.6	65.8	2.4
陕西	13782.8	1100.5	8.0	4491.7	533.4	11.9
甘肃	11188.6	874.1	7.8	3664.9	339.3	9.3
青海	10955.5	854.3	7.8	4536.8	308.1	6.8
宁夏	12896.0	978.1	7.6	4726.6	444.7	9.4
新疆	11839.4	913.0	7.7	4397.8	376.9	8.6

注：①本表按当年价格计算；②分地区系2011年数字。

4-2-1　2012年各类医疗卫生机构资产与负债(万元)

机构分类	总资产(万元)			负债(万元)	净资产(万元)
	合计	流动资产	非流动资产		
总　计	**215490223**	**85005485**	**130484738**	**87342644**	**128147579**
一、医院	173065676	69202186	103863490	75825842	97239834
综合医院	131335754	51442735	79893019	59284102	72051652
中医医院	19457076	7907914	11549163	8970560	10486517
中西医结合医院	2081450	889632	1191818	898661	1182789
民族医院	376746	125312	251434	110294	266452
专科医院	19743261	8810264	10932998	6537198	13206063
口腔医院	1031630	473989	557641	192518	839112
眼科医院	1101370	575661	525709	323457	777913
耳鼻喉科医院	155203	84363	70839	35270	119932
肿瘤医院	3745838	1805976	1939862	1403446	2342392
心血管病医院	935648	390942	544706	416068	519580
胸科医院	441217	230800	210417	145382	295835
血液病医院	83641	39300	44341	27897	55744
妇产(科)医院	1596278	578403	1017875	531544	1064734
儿童医院	2203270	984086	1219184	594697	1608573
精神病医院	2881412	1309123	1572289	826841	2054571
传染病医院	1686233	690232	996000	608467	1077766
皮肤病医院	156798	62201	94597	31803	124995
结核病医院	380726	180773	199953	120977	259750
麻风病医院	20046	8485	11561	4783	15264
职业病医院	58787	25468	33319	12648	46139
骨科医院	961689	396391	565298	431472	530218
康复医院	505223	174121	331102	104731	400491
整形外科医院	79365	35911	43455	20659	58706
美容医院	161124	76637	84487	80898	80226
其他专科医院	1557765	687399	870365	623642	934123
护理院	71388	26330	45059	25026	46362
二、基层医疗卫生机构	22761188	8628202	14132986	6770135	15991053
社区卫生服务中心(站)	5985868	2503309	3482559	1756606	4229262
社区卫生服务中心	5238820	2234356	3004464	1606309	3632512
社区卫生服务站	747048	268953	478094	150297	596751
卫生院	16774053	6124557	10649496	5013512	11760541
街道卫生院	172549	63514	109035	59472	113077
乡镇卫生院	16601504	6061043	10540462	4954040	11647464
中心卫生院	7570319	2565184	5005134	2228033	5342286
乡卫生院	9031186	3495858	5535327	2726007	6305179
护理站	1267	335	932	18	1250
三、专业公共卫生机构	16394774	5778427	10616347	3770897	12623877
疾病预防控制中心	4991866	1756258	3235608	1134029	3857837
省属	934595	411416	523179	215222	719373
地级市(地区)属	1578550	488520	1090030	323094	1255456
县级市(区)属	1126949	372249	754700	255113	871836
县属	1036627	314289	722338	205485	831142
其他	315145	169784	145361	135115	180030

注：①本表不含门诊部、诊所(医务室)和村卫生室数字；②统计范围：医疗卫生机构9.1万个。

4-2-1 续表

机构分类	总资产(万元)			负债(万元)	净资产(万元)
	合计	流动资产	非流动资产		
专科疾病防治院(所、站)	1069105	428828	640278	283399	785706
专科疾病防治院	560765	231654	329111	170512	390253
传染病防治院	23215	9346	13869	13166	10049
结核病防治院	89135	43411	45724	35291	53845
职业病防治院	216800	87413	129386	60133	156667
其他	231615	91484	140131	61923	169692
专科疾病防治所(站、中心)	508340	197174	311166	112887	395454
口腔病防治所(站、中心)	49143	28147	20996	6842	42301
精神病防治所(站、中心)	17017	9338	7679	3704	13313
皮肤病与性病防治所(中心)	133452	48576	84876	36153	97299
结核病防治所(站、中心)	111151	40129	71022	22786	88365
职业病防治所(站、中心)	60376	21112	39264	14580	45796
地方病防治所(站、中心)	14465	2882	11583	1548	12916
血吸虫病防治所(站、中心)	73327	31701	41626	17026	56302
药物戒毒所(中心)	9221	1591	7630	493	8728
其他	40190	13698	26492	9755	30435
健康教育所(站、中心)	29219	9229	19990	3217	26002
妇幼保健院(所、站)	7322829	2838310	4484519	2041472	5281357
省属	872539	399095	473443	193800	678739
地级市(地区)属	2545411	979361	1566049	764103	1781307
县级市(区)属	1858873	691150	1167723	546478	1312395
县属	1780491	644898	1135594	455559	1324933
其他	265515	123805	141710	81532	183983
妇幼保健院	6656484	2592054	4064430	1907531	4748953
妇幼保健所	428452	162826	265626	81568	346884
妇幼保健站	235898	82641	153257	52049	183849
生殖保健中心	1995	789	1206	324	1671
急救中心(站)	387094	66873	320221	22736	364358
采供血机构	1886216	619965	1266251	237051	1649165
卫生监督所(中心)	645440	43693	601747	41053	604387
省属	48641	14618	34023	4686	43955
地级市(地区)属	123826	10511	113315	7494	116332
县级市(区)属	211575	8940	202636	12835	198741
县属	257810	9547	248263	15959	241851
其他	3587	78	3509	79	3508
计划生育技术服务机构	63005	15271	47734	7940	55065
四、其他医疗卫生机构	3268584	1396670	1871914	975771	2292814
疗养院	878008	301246	576762	264499	613509
卫生监督检验(监测)机构	13178	6019	7160	3120	10058
医学科学研究机构	1015037	489697	525340	287804	727233
医学在职培训机构	742416	261031	481385	158808	583608
临床检验中心(所、站)	37053	20148	16905	5187	31866
卫生统计信息中心	240578	144885	95694	169007	71571
其他	342314	173645	168669	87345	254970

4-2-2　2012年医疗卫生机构资产与负债(按登记注册类型/主办单位/地区分)

	总资产(万元)			负债(万元)	净资产(万元)
	合计	流动资产	非流动资产		
总　计	**215490223**	**85005485**	**130484738**	**87342644**	**128147579**
按登记注册类型分					
公立	199772009	79037188	120734821	79363879	120408130
其中：国有	190955665	75632987	115322678	76501157	114454508
非公立	15718213	5968296	9749917	7978765	7739448
其中：私营	8208563	2931824	5276739	3829215	4379349
按主办单位分					
政府办	188296351	74747086	113549265	74368122	113928229
其中：卫生计生部门	182322086	72493600	109828485	72258381	110063705
社会办	18522028	7153084	11368944	9094275	9427754
个人办	8671844	3105315	5566529	3880248	4791596
按地区分					
东　部	109936920	44197811	65739109	43027826	66909094
中　部	55892598	21477715	34414884	25290025	30602573
西　部	49660704	19329959	30330745	19024793	30635911
北　京	10536907	4981453	5555454	3166559	7370348
天　津	4286962	1876128	2410834	1991707	2295255
河　北	8540624	3179507	5361117	3536774	5003850
山　西	4462373	1552553	2909820	1797621	2664753
内蒙古	4001666	1578246	2423420	1648657	2353009
辽　宁	6750178	2527808	4222370	3318248	3431930
吉　林	4271029	1528031	2742999	1847715	2423314
黑龙江	5536674	1852613	3684061	2535417	3001257
上　海	8255677	3628184	4627493	2047753	6207925
江　苏	17092353	6772071	10320283	7405637	9686716
浙　江	13322717	5320949	8001768	4554747	8767970
安　徽	7802450	3134149	4668300	3713540	4088909
福　建	5675546	2324740	3350806	1957991	3717555
江　西	4843317	1975037	2868281	1900796	2942522
山　东	15155160	5923710	9231450	6984395	8170765
河　南	10624545	4128558	6495987	5413984	5210562
湖　北	9613840	4165150	5448689	3934912	5678928
湖　南	8738370	3141623	5596747	4146042	4592328
广　东	18921179	7202459	11718720	7458210	11462970
广　西	5608078	2028914	3579165	2245280	3362798
海　南	1399617	460804	938813	605804	793812
重　庆	4432889	1719107	2713782	1834391	2598498
四　川	11721346	5099426	6621920	4300127	7421219
贵　州	3394216	1427039	1967177	1304722	2089494
云　南	6025059	2198148	3826912	2149260	3875800
西　藏	226155	53542	172613	35107	191047
陕　西	4993236	1873151	3120085	2043192	2950044
甘　肃	3009515	1093496	1916019	1107582	1901933
青　海	790129	284431	505698	302876	487253
宁　夏	1145243	313294	831948	589853	555390
新　疆	4313173	1661166	2652007	1463746	2849427

注：本表不含门诊部、诊所（医务室）和村卫生室数字。

4-2-3 2012年政府办医疗卫生机构资产与负债

机构分类	总资产(万元)			负债(万元)	净资产(万元)	平均每床固定资产(万元)
	合计	流动资产	非流动资产			
总　计	**188296351**	**74747086**	**113549265**	**74368122**	**113928229**	
医院	148623898	60045311	88578587	63790371	84833527	19.2
综合医院	112606982	44661995	67944987	49796328	62810653	20.9
中医医院	18536816	7527283	11009533	8519474	10017342	14.8
中西医结合医院	1717711	764563	953147	779431	938280	17.6
民族医院	353727	115451	238276	101533	252194	13.1
专科医院	15377575	6968012	8409563	4590301	10787273	15.7
护理院	31088	8008	23080	3303	27785	10.6
基层医疗卫生机构	21467214	8189544	13277671	6427610	15039604	
其中：社区卫生服务中心(站)	4879340	2122626	2756714	1467773	3411566	14.3
社区卫生服务中心	4639593	2006811	2632782	1415783	3223810	14.7
社区卫生服务站	239747	115815	123932	51991	187756	5.3
卫生院	16587875	6066918	10520957	4959837	11628038	8.6
街道卫生院	153339	56110	97229	55125	98214	9.1
乡镇卫生院	16434536	6010808	10423728	4904712	11529823	8.6
专业公共卫生机构	15849971	5532731	10317240	3590668	12259304	
其中：专科疾病防治院(所、站)	918315	366713	551603	242986	675329	11.8
专科疾病防治院	432456	176080	256376	135387	297069	12.7
专科疾病防治所(中心)	485859	190632	295227	107599	378260	10.9
妇幼保健院(所、站)	7225194	2793723	4431470	2000451	5224743	20.7
内：妇幼保健院	6566680	2549601	4017080	1867643	4699037	21.0
妇幼保健所(站)	657165	243912	413253	132647	524518	17.0
急救中心(站)	366503	55804	310698	19596	346907	24.3
其他医疗卫生机构	2355267	979500	1375767	559473	1795794	
其中：疗养院	445718	156737	288981	108068	337650	
临床检验中心(所、站)	25873	8214	17659	5348	20525	

注：本表不含门诊部、诊所（医务室）和村卫生室数字。

4-3-1 2012年各类医疗卫生机构收入与支出

机构分类	总收入（万元）	财政补助收入	医疗收入/事业收入	总费用/总支出（万元）	医疗业务成本/医疗卫生支出/事业支出	财政项目补助支出	总支出中：人员经费（万元）
总　计	199857888	27140345	165395271	189812262	147158667	7206999	53835269
一、医院	152875017	11636210	137602138	145406699	115722613	4843822	38996897
综合医院	115676218	7960149	105084490	110146177	88523610	3160710	29118510
中医医院	17689272	1476223	15808502	16986993	13624245	642881	4660908
中西医结合医院	1907151	175741	1680664	1823305	1450746	65225	489014
民族医院	283889	105875	169487	270560	167851	34200	80363
专科医院	17256415	1910820	14807842	16120841	11923129	936209	4628504
口腔医院	806846	88711	688177	710656	486321	51456	318696
眼科医院	742716	21481	678930	619950	434315	12386	166517
耳鼻喉科医院	158170	18309	130941	175499	117780	2781	80743
肿瘤医院	3546682	133809	3320910	3273673	2806971	61588	739143
心血管病医院	698877	74562	586025	691229	518218	65005	111076
胸科医院	487919	68582	409035	489411	378911	45163	119485
血液病医院	94245	8377	77145	85221	61893	4615	13961
妇产(科)医院	1336123	111638	1195334	1207200	855106	50073	398233
儿童医院	2101846	220216	1821665	1984753	1563407	117717	607763
精神病医院	2436725	625642	1725605	2290614	1472804	267622	835049
传染病医院	1468185	276080	1152744	1472029	1089721	132269	397015
皮肤病医院	141334	17742	116604	133998	86554	9309	40513
结核病医院	363557	58846	294936	342162	235272	25504	103077
麻风病医院	15952	6489	8333	16924	9682	2922	5291
职业病医院	54124	10535	40200	50849	28325	2804	17741
骨科医院	788160	30357	745711	740543	564754	19462	181222
康复医院	348245	74672	256949	325792	188964	35804	105065
整形外科医院	78636	2860	73151	71366	45671	1400	29004
美容医院	180143	13	178195	149739	75137	26	37392
其他专科医院	1407929	61899	1307252	1289234	903326	28306	321519
护理院	62074	7402	51153	58823	33033	4598	19598
二、基层医疗卫生机构	31384949	9015444	19790708	29659146	22589726	7	9884046
社区卫生服务中心(站)	8146301	2606401	5185341	7844930	7484777		2415973
社区卫生服务中心	7310570	2488587	4499236	7045777	6763026		2213429
社区卫生服务站	835731	117814	686105	799153	721751		202545
卫生院	16416257	6408967	9335063	15750127	15104743		5021057
街道卫生院	167832	48294	114589	160572	148754		49201
乡镇卫生院	16248425	6360674	9220474	15589555	14955989		4971856
中心卫生院	7296199	2670247	4349115	7015391	6755560		2264038
乡卫生院	8952226	3690427	4871359	8574165	8200429		2707819
村卫生室	3693722		2727703	3330658			1298417
门诊部	1320965		1121019	1163778			424467
综合门诊部	693931		562494	633827			242105
中医门诊部	289456		270931	258208			58754
中西医结合门诊部	20207		16171	18367			7335
民族医门诊部	822		814	731			253
专科门诊部	316549		270608	252646			116021
诊所、卫生所、医务室、护理站	1807704	76	1421583	1569652	207	7	724132
诊所	1483598		1199073	1245926			578466
卫生所、医务室	322548		221138	322506			145339
护理站	1559	76	1372	1221	207	7	328

统计范围：医疗卫生机构92.0万个，其中：社区卫生服务站1.4万个，诊所(医务室)17.0万个，村卫生室64.6万个。

4-3-1 续表

机构分类	总收入（万元）	财政补助收入	医疗收入/事业收入	总费用/总支出（万元）	医疗业务成本/医疗卫生支出/事业支出	财政项目补助支出	总支出中：人员经费（万元）
三、专业公共卫生机构	13560406	5371997	7369482	12770366	7828269	1881847	4318722
疾病预防控制中心	3977697	2464765	1076402	3902019	2249855	981263	1172874
省属	611329	383749	122498	606575	204225	265672	94507
地级市（地区）属	1095528.3	761081.4	269558.8	1073280.1	656986	281497.6	327121.4
县级市（区）属	1070131	685244	279573	1075233	676812	210443	374851
县属	988943	565144	336740	950660	620837	174063	330773
其他	211766	69547	68032	196270	90996	49588	45622
专科疾病防治院（所、站）	966584	357911	555009	914729	474698	120348	336907
专科疾病防治院	419727	101549	288807	402182	240658	37653	143946
传染病防治院	28346.1	4227.3	23930.8	28023.7	21185.7	846	9262.5
结核病防治院	80446	13799	64908	77063	55014	9423	24411
职业病防治院	123142	31052	71347	125374	59843	5895	51746
其他	187793	52471	128622	171722	104615	21489	58527
专科疾病防治所（站、中心）	546857	256363	266201	512546	234040	82695	192961
口腔病防治所（站、中心）	52468	8223	43092	47583	36497	2262	24845
精神病防治所（站、中心）	14970.4	6441.1	8310.9	11833.6	7668.4	2182.1	4461.5
皮肤病与性病防治所（中心）	124044	39381	80062	115176	57369	13764	33246
结核病防治所（站、中心）	162957	97892	61895	164841	66722	27518	74946
职业病防治所（站、中心）	40768	13841	21022	40220	18332	3316	14362
地方病防治所（站、中心）	13625	10169	1923	10289	1797	2375	4496
血吸虫病防治所（站、中心）	91937	63033	23425	80842	25073	23199	24611
药物戒毒所（中心）	3837.7	2967.3	833.8	2490.1	458.1	1541.5	367.2
其他	42250	14416	25638	39271	20123	6538	11627
健康教育所（站、中心）	44054	41777	732	42073	15705	5868	27046
妇幼保健院（所、站）	6579286	1332201	5097811	5976695	4134266	570115	2033683
省属	670052	95105	561108	570504	421151	64179	194464
地级市（地区）属	2380033	334798	2005211	2152405	1602560	104340	747544
县级市（区）属	1697377.6	370696.9	1283764.6	1564541.3	1053125.8	144213.8	537063.5
县属	1598630	495432	1055415	1475734	892989	245265	468858
其他	233194	36169	192313	213509	164440	12117	85753
妇幼保健院	5956556	984220	4856188	5417173	3902173	435934	1846783
妇幼保健所	394607	216426	158683	359286	153223	76673	119846
妇幼保健站	224923	130379	80916	197947	78102	56951	66063
生殖保健中心	3199.7	1175.2	2024.5	2288.9	768.1	556.5	990.7
急救中心（站）	208392	146585	49349	205129	127404	47156	90611
采供血机构	962275	341181	521761	942034	691206	122960	220026
卫生监督所（中心）	772411	661812	53675	741158	109819	28414	418579
省属	56109	54437	287	53788	18260	11137	19511
地级市（地区）属	219764	205141	5851	215762	36383	7244	122080
县级市（区）属	274147	224919	20572	256431	28315	3710	152088
县属	217818	173311	26672	210859	26555	6233	121695
其他	4573	4004	294	4318	306	91	3205
计划生育技术服务机构	49707	25765	14744	46530	25315	5721	18997
四、其他医疗卫生机构	2037517	1116694	632943	1976051	1018059	481324	635604
疗养院	321232	96334	163672	315440	123723	42525	103796
卫生监督检验（监测）机构	10216	3679	128	9324	3173	1193	3185
医学科学研究机构	446196	263135	149485	420924	247994	125974	166451
医学在职培训机构	387846	221343	131512	371227	234259	65632	149876
临床检验中心（所、站）	192914	3872	107896	184537	59129	3290	61116
卫生统计信息中心	25156	19006	1547	23731	6076	12609	4107
其他	653956	509327	78703	650867	343705	230101	147073

4-3-2 2012年医疗卫生机构收入与支出(按登记注册类型/主办单位/地区分)

	总收入(万元)	财政补助收入	医疗收入/事业收入	总费用/总支出(万元)	医疗业务成本/医疗卫生支出/事业支出	财政项目补助支出	总支出中:人员经费(万元)
总计	199857888	27140345	165395271	189812262	147158667	7206999	53835269
按登记注册类型分							
公立	184468077	27029518	151284453	175842296	139900711	7177572	49824537
其中:国有	172905890	24271463	143464298	164795786	131871886	7140084	46188450
非公立	15389811	110827	14110818	13969966	7195776	29427	4012797
其中:私营	8514807	62221	7730854	7663066	3482540	20124	2361482
按主办单位分							
政府办	171770801	26355330	140601730	163325802	132859131	6953530	46232212
内:卫生计生部门	166659523	25389895	136649299	158643179	129360995	6695649	44917697
社会办	19395805	709773	16845989	18653578	10573828	234578	5202348
个人办	8691282	75242	7947552	7832882	3663289	18891	2400709
按地区分							
东部	107111007	13100145	90052693	102796270	80908551	4122143	29118185
中部	48348039	6297729	40291393	45511600	34918882	1294914	12259036
西部	44398842	7742470	35051185	41504392	31331234	1789942	12458048
北京	11843187	1905293	9433326	11422848	8661153	853507	2773111
天津	4017761	586929	3311493	3861279	3018237	213453	1006471
河北	7648010	739408	6653606	7149103	5455116	213528	1786634
山西	3983304	787369	3026310	3838638	2792733	161943	1081233
内蒙古	3414504	821888	2474825	3165308	2307011	157349	997307
辽宁	6573828	696707	5690774	6342359	5026678	161169	1749253
吉林	3788607	716872	2929333	3554958	2684764	126954	990414
黑龙江	4812527	693792	3938927	4694354	3475579	118477	1233441
上海	10065417	1452146	8078074	9728499	7819648	534302	2954088
江苏	15103535	1681160	12836804	14508417	11537464	374344	4175532
浙江	13597920	1639603	11483743	13219760	10846333	475733	3968193
安徽	6166792	793783	5171049	5787234	4460000	165794	1492974
福建	5178808	742087	4293179	4837003	3874229	242421	1396381
江西	4445967	664880	3648162	4173399	3225073	100585	1142699
山东	13256137	1401747	11461072	12658947	9833107	325154	3347745
河南	9449635	970209	8168753	8933487	7055679	231036	2272952
湖北	7962194	887669	6786465	7361137	5605659	216012	2038822
湖南	7739013	783155	6622394	7168394	5619397	174113	2006500
广东	18593187	2004892	15873128	17894733	13958177	637246	5633210
广西	5380365	819419	4376447	5018830	3906849	227009	1501519
海南	1233216	250173	937494	1173321	878408	91287	327567
重庆	4061451	599618	3337494	3810491	2937898	146811	1117392
四川	10506239	1396283	8730915	9828808	7715718	308272	3026231
贵州	3281366	561542	2569558	3025844	2203078	95424	938513
云南	5040769	880144	3997518	4647590	3428557	287602	1294135
西藏	242541	130456	99973	202779	124730	28796	80886
陕西	4615318	777366	3663105	4373708	3291876	152062	1316801
甘肃	2383039	516280	1770788	2251589	1640559	114541	651255
青海	760388	173501	549377	702539	514563	23217	190330
宁夏	922239	216833	676277	901693	631427	59297	267571
新疆	3790621	849140	2804909	3575215	2628969	189562	1076107

4-4-1　公立医院收入与支出

指标名称	2008	2009	2010	2011	2012
机构数（个）	13920	13766	13510	13180	12979
平均每所医院总收入(万元)	4766.1	5890.2	7179.3	8832.1	10950.5
其中：医疗收入	4273.5	5267.4	6440.1	7878.8	9795.7
门诊收入	1638.6	1958.9	2318.7	2805.0	3410.5
内：药品收入	853.6	1027.5	1212.1	1445.4	1750.4
住院收入	2635.0	3308.5	4121.4	5073.9	6385.2
内：药品收入	1154.1	1453.6	1788.6	2132.2	2638.4
财政补助收入	372.3	479.5	586.9	766.7	892.8
平均每所医院总费用(万元)	4627.0	5639.3	6872.0	8521.1	10438.5
其中：医疗业务成本	4417.3	5370.1	6536.5	8072.3	8408.2
内：药品费	1662.8	2045.5	2488.1	2999.0	3715.1
平均每所医院人员经费(万元)	1160.1	1371.8	1650.0	2077.2	2815.3
职工人均年业务收入(万元)	18.0	20.8	23.5	26.6	30.3
医师人均年业务收入(万元)	59.0	68.4	78.3	91.4	106.0
门诊病人次均医药费(元)	138.8	152.5	167.3	180.2	193.4
其中：药费	72.3	80.0	87.4	92.8	99.3
检查费	25.3	27.8	30.8	33.4	36.2
住院病人人均医药费(元)	5363.3	5856.2	6415.9	6909.9	7325.1
其中：药费	2349.1	2573.0	2784.3	2903.7	3026.7
检查费	358.5	407.7	460.8	518.5	565.4
住院病人日均医药费(元)	499.0	548.3	600.6	658.0	716.8

注：①本表系卫生计生部门综合医院数字；②本表按当年价格计算；③2008～2011年医疗业务成本为医疗支出和药品支出之和。

4-4-2　2012年三级公立医院收入与支出

指标名称	公立医院	三级医院	二级医院	一级医院	公立医院中：政府办医院
机构数(个)	12979	1545	5941	2702	9419
平均每所医院总收入(万元)	10950	55320	8363	1013	14151
医疗收入	9796	50161	7412	821	12654
门诊收入	3411	16719	2675	427	4380
内：挂号收入	34	188	22	4	44
检查收入	638	2951	565	56	829
治疗收入	345	1649	266	57	434
手术收入	62	310	44	12	78
卫生材料收入	73	395	49	8	95
药品收入	1750	8751	1324	229	2245
西药收入	1264	6280	958	169	1616
中药收入	487	2470	366	60	629
住院收入	6385	33443	4737	394	8275
内：床位收入	262	1236	219	24	338
检查收入	493	2634	353	28	636
治疗收入	874	4339	693	61	1121
手术收入	416	2080	331	31	544
护理收入	123	518	116	13	160
卫生材料收入	767	5046	339	16	1024
药品收入	2638	13515	2037	169	3407
西药收入	2445	12588	1877	151	3161
中药收入	194	928	159	19	246
财政补助收入	893	3772	785	147	1191
科教项目收入	50	390	7	1	69
其他收入	212	997	159	44	237
平均每所医院总费用(万元)	10439	52603	8003	977	13445
医疗业务成本	8408	43272	6329	675	10946
内：药品费	3715	19132	2796	308	4803
财政项目补助支出	371	1835	262	46	499
科教项目支出	40	286	12	1	54
管理费用	1317	6241	1120	106	1726
其他支出	302	969	279	150	220
平均每所医院人员经费(万元)	2815	13447	2299	323	3634
离退休费	216	1014	182	20	284
职工人均年业务收入(元)	303455	422091	224611	131741	314968
医师人均年业务收入(元)	1060171	1524102	773256	410705	1104735
门诊病人次均医药费(元)	193.4	242.1	157.4	112.0	194.9
内：挂号费	1.9	2.7	1.3	0.9	2.0
检查费	36.2	42.7	33.3	14.7	36.9
治疗费	19.6	23.9	15.7	14.8	19.3
药　费	99.3	126.7	77.9	59.9	99.9
住院病人人均医药费(元)	7325.1	11186.8	4729.4	3285.0	7369.8
内：床位费	300.2	413.4	218.3	197.8	300.9
检查费	565.4	881.1	352.4	236.1	566.6
治疗费	1002.3	1451.4	692.1	509.3	998.0
手术费	477.2	695.8	330.2	257.5	484.5
护理费	141.0	173.1	115.9	107.9	142.6
卫生材料费	879.5	1687.8	338.3	130.6	911.7
药费	3026.7	4521.0	2033.3	1411.3	3034.5
住院病人日均医药费(元)	716.8	979.1	519.5	322.1	732.3

4-4-3 综合医院收入与支出

指标名称	2005	2008	2009	2010	2011	2012
机构数（个）	4884	4873	4806	4748	4712	4678
平均每所医院总收入(万元)	5575.6	9283.1	11494.9	13906.1	16916.5	20566.3
其中：医疗收入	5069.3	8469.9	10437.1	12693.0	15336.3	18633.1
门诊收入	1946.9	3080.6	3669.5	4309.7	5149.9	6117.3
内：药品收入	1013.4	1556.9	1867.9	2183.6	2556.3	3011.7
住院收入	3122.4	5389.4	6767.6	8383.3	10186.5	12515.8
内：药品收入	1370.2	2367.7	2978.9	3641.3	4261.0	5127.6
财政补助收入	333.3	646.9	850.2	997.8	1313.2	1527.7
平均每所医院总费用(万元)	5345.7	8987.7	10974.7	13317.3	16316.5	19556.0
其中：医疗业务成本	5116.2	8730.5	10605.4	12831.9	15673.9	16106.7
内：药品费	1831.7	3289.9	4041.9	4878.5	5770.8	6952.6
平均每所医院人员经费(万元)		2184.8	2575.7	3082.4	3879.3	5185.7
职工人均年业务收入(万元)	9.2	20.3	23.4	26.2	29.3	33.1
医师人均年业务收入(万元)	44.7	66.9	77.4	88.1	101.8	117.3
门诊病人次均医药费(元)	126.9	146.5	159.5	173.8	186.1	198.4
其中：药费	66.0	74.0	81.2	88.1	92.4	97.7
检查费	23.5	29.9	32.5	35.9	38.6	41.5
住院病人人均医药费(元)	4661.5	5463.8	5951.8	6525.6	7027.7	7403.5
其中：药费	2045.6	2400.4	2619.8	2834.4	2939.7	3033.1
检查费	294.4	367.7	418.7	473.1	536.5	578.0
住院病人日均医药费(元)	469.7	550.9	612.3	674.8	733.4	793.5

注：①本表系卫生计生部门综合医院数字；②本表按当年价格计算；③2005～2011年医疗业务成本为医疗支出和药品支出之和。

4-4-4 2012年各级综合医院收入与支出

指标名称	合计	中央属	省属	地级市属	县级市属	县属
机构数（个）	4678	25	222	941	1536	1954
平均每所医院总收入(万元)	20566.3	264260.6	97925.7	34735.4	12180.6	8427.6
医疗收入	18633.1	235597.9	88425.4	31670.9	11080.2	7586.3
门诊收入	6117.3	84145.2	28348.2	10188.0	3941.2	2343.4
内：挂号费	52.4	957.3	286.4	75.6	31.1	19.9
检查收入	1279.7	13131.6	5052.6	2082.0	866.3	638.1
治疗收入	564.1	7107.3	2553.6	960.0	381.3	207.4
手术收入	110.9	1398.5	673.0	166.8	66.5	38.6
卫生材料收入	141.0	2299.7	724.9	230.3	89.5	44.6
药品收入	3011.7	45936.0	14701.9	5126.5	1855.5	1024.8
西药收入	2380.1	36961.5	11587.3	3949.3	1514.9	816.0
中药收入	631.6	8974.5	3114.6	1177.2	340.6	208.8
住院收入	12515.8	151452.7	60077.3	21482.8	7139.1	5242.9
内：床位收入	481.2	4890.8	1923.6	805.6	322.0	229.9
检查收入	977.1	9990.3	4514.1	1818.6	554.8	386.7
治疗收入	1603.4	14920.6	6488.3	2913.9	943.7	765.4
手术收入	839.0	10804.1	3795.4	1349.2	520.3	380.5
护理收入	237.1	1707.0	796.6	392.9	149.7	148.3
卫生材料收入	1670.3	36281.9	11673.2	2835.0	631.3	346.8
药品收入	5127.6	58349.3	23899.0	8653.9	3032.6	2262.6
西药收入	4881.2	55874.6	22829.2	8167.7	2896.9	2166.8
中药收入	246.3	2474.7	1069.8	486.2	135.7	95.7
财政补助收入	1527.7	16583.9	7181.1	2558.7	866.8	715.9
科教项目收入	83.2	6263.6	664.3	65.2	9.5	4.7
其他收入	322.2	5815.2	1654.8	440.6	224.0	120.7
平均每所医院总费用(万元)	19556.0	249353.9	93433.7	32995.4	11678.6	7942.5
医疗业务成本	16106.7	209121.1	77869.3	27299.0	9576.0	6364.0
内：药品费(万元)	6952.6	91815.8	33102.9	11841.3	4164.2	2733.5
财政项目补助支出	626.2	9789.7	3905.2	964.8	275.5	249.1
科教项目支出	72.8	4749.7	481.0	73.4	23.6	5.0
管理费用	2487.6	23700.3	10337.8	4343.7	1584.6	1140.4
其他支出	262.5	1993.1	840.4	314.4	218.8	184.1
平均每所医院人员支出(万元)	5185.7	56878.3	23250.5	8823.2	3324.0	2183.6
离退休费	397.8	3473.8	1955.2	689.5	229.9	173.1
职工人均年业务收入(元)	331193.3	753982.3	525249.2	349618.7	262645.1	217867.1
医师人均年业务收入(元)	1172781.4	2719595.8	1949959.9	1244267.8	901655.6	768643.0
门诊病人次均医药费(元)	198.4	360.1	287.7	204.3	161.4	142.6
内：挂号费	1.7	4.1	2.9	1.5	1.3	1.2
检查费	41.5	56.2	51.3	41.7	35.5	38.8
治疗费	18.3	30.4	25.9	19.3	15.6	12.6
药　费	97.7	196.6	149.2	102.8	76.0	62.3
住院病人人均医药费(元)	7403.5	18818.7	14369.8	9251.1	5618.4	3877.5
内：床位费	284.7	607.7	460.1	346.9	253.4	170.0
检查费	578.0	1241.3	1079.7	783.1	436.6	286.0
治疗费	948.4	1854.0	1551.9	1254.8	742.7	566.1
手术费	496.3	1342.5	907.8	581.0	409.5	281.4
护理费	140.2	212.1	190.5	169.2	117.8	109.7
卫生材料费	988.0	4508.2	2792.1	1220.8	496.8	256.5
药费	3033.1	7250.2	5716.4	3726.6	2386.6	1673.4
住院病人日均医药费(元)	793.5	1871.2	1327.4	848.5	640.5	493.1

注：①本表系卫生计生部门综合医院数字；②地级市属含地区和省辖市区属，县级市属包括地级市辖区属。

4-5-1 医院门诊病人次均医药费用

	门诊病人次均医药费(元)			占门诊医药费%	
		药费	检查费	药费	检查费
医院合计					
2008	138.3	71.0	24.7	51.3	17.9
2009	152.0	78.3	27.1	51.5	17.8
2010	166.8	85.6	30.0	51.3	18.0
2011	179.8	90.9	32.4	50.5	18.0
2012	192.5	96.9	35.0	50.3	18.2
其中：公立医院					
2008	138.8	72.3	25.4	52.1	18.3
2009	152.5	80.0	27.8	52.5	18.2
2010	167.3	87.4	30.8	52.3	18.4
2011	180.2	92.8	33.4	51.5	18.5
2012	193.4	99.3	36.2	51.3	18.7
内：三级医院					
2008	187.9	100.3	32.3	53.4	17.2
2009	203.7	109.3	34.9	53.6	17.1
2010	220.2	117.6	37.9	53.4	17.2
2011	231.8	122.0	40.2	52.6	17.3
2012	242.1	126.7	42.7	52.3	17.6
二级医院					
2008	116.7	58.9	24.0	50.5	20.5
2009	128.0	65.1	26.2	50.8	20.4
2010	139.3	70.5	28.9	50.6	20.8
2011	147.6	73.6	31.0	49.9	21.0
2012	157.4	77.9	33.3	49.5	21.1
一级医院					
2008	77.3	41.8	10.0	54.1	12.9
2009	83.9	46.3	10.5	55.1	12.5
2010	93.1	51.6	11.5	55.4	12.4
2011	103.9	56.1	13.4	54.0	12.9
2012	112.0	59.9	14.7	53.5	13.1

注：本表按当年价格计算。

4-5-2 医院住院病人人均医药费用

级别 年份	住院病人人均医药费(元)			占住院医药费%	
		药费	检查费	药费	检查费
医院合计					
2008	5234.1	2276.3	348.1	43.5	6.7
2009	5684.0	2480.6	393.7	43.6	6.9
2010	6193.9	2670.2	441.6	43.1	7.1
2011	6632.2	2770.5	492.7	41.8	7.4
2012	6980.4	2867.4	533.9	41.1	7.6
其中：公立医院					
2008	5363.3	2349.1	358.5	43.8	6.7
2009	5856.2	2573.0	407.7	43.9	7.0
2010	6415.9	2784.3	460.8	43.4	7.2
2011	6909.9	2903.7	518.5	42.0	7.5
2012	7325.1	3026.7	565.4	41.3	7.7
内：三级医院					
2008	8969.1	3906.8	615.1	43.6	6.9
2009	9753.0	4231.9	694.8	43.4	7.1
2010	10442.4	4440.9	765.5	42.5	7.3
2011	10935.9	4480.4	838.7	41.0	7.7
2012	11186.8	4521.0	881.1	40.4	7.9
二级医院					
2008	3647.2	1618.3	237.7	44.4	6.5
2009	3973.8	1784.0	270.1	44.9	6.8
2010	4338.6	1944.8	303.4	44.8	7.0
2011	4564.2	1999.2	332.3	43.8	7.3
2012	4729.4	2033.3	352.4	43.0	7.5
一级医院					
2008	2550.4	1111.7	146.8	43.6	5.8
2009	2609.6	1128.2	164.8	43.2	6.3
2010	2844.3	1243.7	185.9	43.7	6.5
2011	3121.3	1364.4	207.0	43.7	6.6
2012	3285.0	1411.3	236.1	43.0	7.2

注：本表按当年价格计算。

4-5-3　综合医院门诊病人次均医药费用

级别 年份		门诊病人 次均医药费(元)			占门诊医药费%	
			药费	检查费	药费	检查费
医院合计	2008	146.5	74.0	29.9	50.5	20.4
	2009	159.5	81.2	32.5	50.9	20.4
	2010	173.8	88.1	35.9	50.7	20.7
	2011	186.1	92.4	38.6	49.6	20.7
	2012	198.4	97.7	41.5	49.2	20.9
中央属	2008	281.5	157.6	41.8	56.0	14.8
	2009	305.2	172.5	45.3	56.5	14.8
	2010	324.1	181.9	49.5	56.1	15.3
	2011	341.6	186.0	53.6	54.4	15.7
	2012	360.1	196.6	56.2	54.6	15.6
省属	2008	219.8	116.9	39.8	53.2	18.1
	2009	238.4	127.5	42.1	53.5	17.7
	2010	254.4	135.6	45.3	53.3	17.8
	2011	272.6	143.3	48.1	52.6	17.6
	2012	287.7	149.2	51.3	51.9	17.8
地级市属	2008	152.6	78.2	30.3	51.2	19.9
	2009	164.5	85.0	32.8	51.7	19.9
	2010	179.7	93.1	36.0	51.8	20.0
	2011	192.9	97.2	39.1	50.4	20.3
	2012	204.3	102.8	41.7	50.3	20.4
县级市属	2008	117.8	57.4	25.0	48.7	21.2
	2009	126.8	62.3	26.7	49.2	21.1
	2010	139.8	67.4	30.7	48.2	22.0
	2011	149.0	70.8	32.8	47.5	22.0
	2012	161.4	76.0	35.5	47.1	22.0
县属	2008	98.9	44.3	26.5	44.8	26.8
	2009	109.8	49.3	29.7	44.8	27.0
	2010	121.4	54.5	32.9	44.9	27.1
	2011	131.8	58.5	35.4	44.4	26.9
	2012	142.6	62.3	38.8	43.7	27.2

注：①本表系卫生计生部门综合医院数字；②按当年价格计算。

4-5-4 综合医院住院病人人均医药费用

级别 年份		住院病人人均 医药费(元)			占住院医药费%	
			药费	检查费	药费	检查费
医院合计	2008	5463.8	2400.4	367.7	43.9	6.7
	2009	5951.8	2619.8	418.7	44.0	7.0
	2010	6525.6	2834.4	473.1	43.4	7.2
	2011	7027.7	2939.7	536.5	41.8	7.6
	2012	7403.5	3033.1	578.0	41.0	7.8
中央属	2008	13980.7	5677.5	798.5	40.6	5.7
	2009	15197.3	6226.8	917.9	41.0	6.0
	2010	16383.6	6620.1	1032.0	40.4	6.3
	2011	17473.7	6698.8	1083.0	38.3	6.2
	2012	18818.7	7250.2	1241.3	38.5	6.6
省属	2008	11084.1	4849.0	753.8	43.7	6.8
	2009	12121.6	5303.3	841.3	43.8	6.9
	2010	12938.7	5549.5	940.1	42.9	7.3
	2011	13783.0	5674.2	1014.7	41.2	7.4
	2012	14369.8	5716.4	1079.7	39.8	7.5
地级市属	2008	6557.1	2844.6	479.1	43.4	7.3
	2009	7214.9	3108.3	545.0	43.1	7.6
	2010	8100.0	3433.0	646.1	42.4	8.0
	2011	8732.5	3568.6	721.7	40.9	8.3
	2012	9251.1	3726.6	783.1	40.3	8.5
县级市属	2008	4115.3	1852.0	258.4	45.0	6.3
	2009	4381.1	1996.1	293.3	45.6	6.7
	2010	4891.5	2190.7	346.5	44.8	7.1
	2011	5328.5	2299.0	404.1	43.1	7.6
	2012	5618.4	2386.6	436.6	42.5	7.8
县属	2008	2712.0	1236.5	169.2	45.6	6.2
	2009	2978.6	1373.5	194.8	46.1	6.5
	2010	3261.8	1506.0	216.4	46.2	6.6
	2011	3549.3	1584.6	248.9	44.6	7.0
	2012	3877.5	1673.4	286.0	43.2	7.4

注：①本表系卫生计生部门综合医院数字；②按当年价格计算。

4-5-5 2012年各地区医院门诊和住院病人人均医药费用

地区	门诊病人次均医药费(元)	药费	检查费	住院病人人均医药费(元)	药费	检查费	手术费
总　计	**192.5**	**96.9**	**35.0**	**6980.4**	**2867.4**	**533.9**	**488.7**
北　京	372.9	234.7	37.3	17401.6	6050.3	1207.6	838.8
天　津	243.3	154.9	15.9	12679.4	4973.7	589.4	447.6
河　北	180.3	82.9	44.6	6121.9	2838.4	495.0	345.1
山　西	190.0	82.8	43.0	6858.2	2906.8	557.9	397.7
内蒙古	191.0	81.2	47.2	7082.7	3214.5	552.0	345.4
辽　宁	216.7	100.3	47.5	7409.3	3136.5	656.1	536.1
吉　林	184.7	78.1	43.2	7237.1	3307.1	553.7	429.5
黑龙江	203.7	85.4	51.5	7170.9	3599.4	488.5	294.6
上　海	271.4	148.1	30.2	13642.8	4893.9	816.8	1421.3
江　苏	199.9	102.2	32.7	8810.2	4017.3	593.5	519.6
浙　江	198.3	113.2	24.0	9422.7	4054.3	481.9	733.9
安　徽	168.5	79.8	39.5	5971.5	2547.5	434.3	390.6
福　建	154.3	76.7	31.5	6334.2	2621.9	576.5	475.3
江　西	161.8	83.5	36.6	5560.1	2524.0	392.2	434.4
山　东	186.5	90.8	43.2	6698.2	2994.3	439.5	523.5
河　南	133.8	57.3	33.3	5676.8	2265.4	432.4	421.2
湖　北	178.0	89.3	33.0	6699.0	2535.3	530.3	564.2
湖　南	208.6	98.9	45.8	6009.9	2529.4	434.5	386.1
广　东	174.0	82.3	31.2	8066.2	2784.5	709.3	720.8
广　西	142.2	66.7	29.5	6013.6	2242.5	514.6	334.3
海　南	176.7	83.5	40.0	7924.1	3259.8	587.3	451.7
重　庆	207.0	98.0	37.9	6681.9	2812.0	554.1	467.5
四　川	165.7	73.1	37.1	5981.1	2239.2	523.7	404.0
贵　州	183.4	73.9	43.7	4639.4	1683.5	456.8	353.0
云　南	140.1	64.7	29.2	5007.8	1958.7	457.1	333.6
西　藏	78.8	40.1	6.6	3906.3	1669.3	240.6	315.6
陕　西	171.3	76.7	38.3	5505.3	2249.0	471.2	475.8
甘　肃	128.8	62.8	28.4	4852.3	2016.1	448.3	392.7
青　海	142.5	66.7	28.7	6657.4	3125.8	485.8	326.9
宁　夏	143.0	70.9	27.5	5610.7	2329.6	417.6	379.1
新　疆	161.6	81.5	37.1	5283.4	2078.5	608.1	332.6

4-5-6　2012年各地区公立医院门诊和住院病人人均医药费用

地区	门诊病人次均医药费(元)	药费	检查费	住院病人人均医药费(元)	药费	检查费	手术费
总　计	**193.4**	**99.3**	**36.2**	**7325.1**	**3026.7**	**565.4**	**477.2**
北　京	369.9	237.6	37.8	17782.6	6234.4	1237.3	668.9
天　津	248.8	156.4	17.2	13439.7	5181.6	622.1	475.3
河　北	185.3	85.9	46.9	6419.3	2983.2	521.9	349.0
山　西	194.2	86.9	45.9	7322.7	3144.2	598.0	395.7
内蒙古	190.7	80.7	49.4	7302.3	3321.5	576.9	344.0
辽　宁	218.7	102.9	48.3	7712.0	3290.0	685.9	521.4
吉　林	187.8	80.9	44.3	7558.4	3491.0	584.2	412.7
黑龙江	206.2	87.7	52.9	7451.4	3780.5	508.9	292.2
上　海	265.9	150.2	30.0	13498.2	4928.8	803.6	1285.6
江　苏	208.8	109.5	34.2	9844.4	4467.0	673.4	525.9
浙　江	194.9	112.9	24.2	9564.6	4134.6	495.8	687.7
安　徽	173.1	83.3	42.8	6300.1	2712.1	452.3	379.5
福　建	154.3	79.0	32.0	6602.0	2798.3	606.8	426.0
江　西	164.6	86.3	37.6	5902.9	2711.8	416.5	433.2
山　东	191.3	94.3	45.7	6942.5	3114.4	463.8	524.5
河　南	136.1	58.7	34.8	5832.0	2336.8	450.3	420.1
湖　北	176.5	89.9	33.5	6782.6	2612.8	547.2	543.2
湖　南	204.7	99.6	46.8	6197.1	2623.2	447.6	372.8
广　东	171.2	84.0	31.3	8282.0	2897.8	735.8	688.6
广　西	144.3	68.1	30.5	6107.7	2275.4	526.2	330.1
海　南	179.2	86.6	41.2	8095.7	3355.5	597.7	433.1
重　庆	202.1	100.5	38.5	7169.4	3049.8	601.6	421.9
四　川	167.3	75.9	39.0	6628.1	2464.9	581.8	408.8
贵　州	199.3	81.7	49.8	5596.9	2021.1	575.2	376.9
云　南	142.9	66.9	31.9	5546.0	2173.5	517.8	333.1
西　藏	70.6	39.0	7.1	3781.3	1618.3	245.9	156.2
陕　西	172.3	78.9	39.0	5707.4	2336.7	490.2	483.4
甘　肃	127.8	63.2	28.7	4935.1	2066.1	460.4	388.9
青　海	141.4	67.4	28.8	6808.2	3196.4	499.8	325.6
宁　夏	148.5	74.6	29.7	5819.1	2448.2	437.8	375.6
新　疆	165.4	84.4	39.4	5707.0	2246.5	660.9	353.8

4-6-1　2012年30种疾病平均住院医药费用

疾病名称(ICD-10)	出院人数(人)	平　均住院日	人均医药费(元)	床位费	药费	手术费	检查治疗费
内科							
病毒性肝炎	151822	17.7	7418.2	499.7	4690.1		831.3
浸润性肺结核	143644	14.7	6644.0	434.2	3304.0		1260.4
急性心肌梗塞	84145	9.9	16802.4	487.1	4799.6		4597.4
充血性心力衰竭	6406	10.8	7147.9	344.4	3587.5		1506.5
细菌性肺炎	62580	10.0	5080.8	346.7	2537.4		962.8
慢性肺源性心脏病	71872	11.9	6550.0	313.1	3485.5		1412.0
急性上消化道出血	31738	8.5	7379.7	358.8	3558.0		1448.0
原发性肾病综合征	57641	13.2	6561.6	409.2	3389.1		981.1
甲状腺功能亢进	58406	9.9	5005.1	314.7	1908.2		1096.6
脑出血	281414	15.3	12207.4	550.9	6078.2		2791.0
脑梗塞	1179635	12.5	7241.3	378.5	4144.6		1434.2
再生障碍性贫血	34500	9.2	6984.3	287.5	3176.4		979.8
急性白血病	38353	15.2	12980.6	615.5	7147.3		1637.8
外科							
结节性甲状腺肿	95279	8.3	8574.8	329.9	2154.4	2456.9	1525.5
急性阑尾炎	397346	7.3	5080.4	207.0	2087.0	1051.6	829.5
急性胆囊炎	59648	8.9	6581.8	274.2	3331.8	2029.0	1104.9
腹股沟疝	290999	7.3	5016.6	212.1	1181.6	1265.5	879.0
胃恶性肿瘤	139852	14.3	14714.0	597.7	6919.1	3297.6	2594.9
肺恶性肿瘤	201518	14.4	11193.9	475.1	5628.9	1358.2	2415.6
食管恶性肿瘤	84685	16.3	13231.9	554.5	5795.4	2554.0	3277.1
心肌梗塞冠状动脉搭桥	2863	15.0	34835.7	744.9	7361.4	8319.0	8208.8
膀胱恶性肿瘤	28552	14.6	13154.5	553.5	5639.9	2513.2	2565.4
前列腺增生	133203	12.4	9043.8	402.0	3493.3	2069.6	1715.5
颅内损伤	426929	12.6	8900.7	405.4	4516.3	1425.3	1870.6
腰椎间盘突出症	173744	11.8	6896.6	307.2	2131.5	2284.2	1781.9
儿科							
支气管肺炎	904294	7.2	2219.0	185.3	1079.3	198.2	404.0
感染性腹泻	18648	5.2	1893.2	128.5	847.6	470.8	347.2
妇产科							
子宫平滑肌瘤	182517	9.7	7835.1	349.5	2160.4	1922.0	1460.1
剖宫产	1302968	6.9	4940.5	386.0	1320.5	1112.2	906.4
眼科							
老年性白内障	248361	4.8	4983.2	136.9	491.6	1850.9	1043.2

注：本表系卫生计生部门综合医院数字。

4-6-2 2012年各级医院30种疾病平均住院医药费用

疾病名称(ICD-10)	住院病人人均医药费(元)					平均住院日(日)				
	中央属	省属	地级市属	县级市属	县属	中央属	省属	地级市属	县级市属	县属
内科										
病毒性肝炎	11801.9	8908.4	8696.0	7315.8	5587.9	11.0	14.7	19.2	18.9	17.6
浸润性肺结核	13538.4	10528.9	8482.9	6095.9	4781.5	10.6	19.4	15.7	14.7	13.0
急性心肌梗塞	29826.4	27457.2	20714.0	12032.2	7215.6	8.7	9.6	11.0	10.1	10.1
充血性心力衰竭	15792.2	9177.4	9011.0	5766.0	4993.9	13.2	10.8	12.3	9.6	9.9
细菌性肺炎	8056.0	9069.0	6572.0	3667.9	2624.3	10.4	11.5	11.5	8.8	8.3
慢性肺源性心脏病	14003.4	12580.1	9634.7	6807.6	5055.9	9.2	13.2	13.9	11.6	11.4
急性上消化道出血	14136.2	11531.4	9519.5	6774.3	4882.8	7.8	9.1	9.7	8.1	7.9
原发性肾病综合征	8732.9	8071.7	6973.9	5838.3	4021.1	11.7	12.3	14.7	13.4	12.4
甲状腺功能亢进	7966.3	5947.9	5193.1	4767.5	3957.5	9.2	9.9	10.1	9.5	10.2
脑出血	19634.6	18365.7	15933.3	12714.3	9485.6	13.2	16.1	16.9	15.4	14.8
脑梗塞	14164.5	12080.0	9436.0	6638.1	5016.0	12.2	13.4	13.9	11.9	11.5
再生障碍性贫血	13639.5	10832.0	8049.0	5862.3	3965.7	9.9	10.1	10.1	9.3	7.7
急性白血病	18285.4	15478.8	13622.0	11759.9	6789.2	14.1	15.8	15.9	15.7	11.5
外科										
结节性甲状腺肿	13129.8	10508.3	8609.9	7405.0	5383.1	8.0	8.0	8.4	8.2	8.5
急性阑尾炎	9430.1	8017.8	6429.9	5126.4	4097.9	6.5	7.3	7.4	7.0	7.6
急性胆囊炎	15696.8	12166.8	9125.1	5894.7	4153.9	9.6	9.7	10.2	8.4	8.2
腹股沟疝	8334.9	7898.7	6356.4	4910.9	3872.7	5.7	6.8	7.4	7.3	7.4
胃恶性肿瘤	24778.0	21362.6	17030.4	12448.6	8161.4	11.4	14.3	15.3	13.8	13.8
肺恶性肿瘤	18842.0	16066.0	12768.5	9047.8	6442.2	11.6	14.1	15.5	14.1	13.7
食管恶性肿瘤	22419.0	19225.7	16141.4	12069.2	7846.7	11.5	16.7	17.9	16.0	14.7
心肌梗塞冠状动脉搭桥	49695.9	42293.1	34605.0	37796.0	35030.5	9.5	14.7	14.6	13.1	10.3
膀胱恶性肿瘤	16894.7	16368.4	14428.1	11308.4	8182.0	10.4	13.7	16.3	14.5	14.2
前列腺增生	14663.8	12618.0	10786.5	8395.8	6552.7	11.4	12.6	13.6	11.9	11.3
颅内损伤	21389.5	16080.1	11811.6	9241.7	6657.9	13.4	14.0	14.4	12.3	11.6
腰椎间盘突出症	20433.8	12708.8	8720.0	5578.5	4016.4	11.4	12.6	13.0	11.5	10.6
儿科										
支气管肺炎	4737.1	4110.7	2957.4	2129.8	1728.4	7.5	8.0	7.9	6.9	6.9
感染性腹泻	6345.6	3273.6	2651.6	1816.8	1577.6	6.8	5.6	5.9	5.0	5.1
妇产科										
子宫平滑肌瘤	12420.4	10967.4	8955.1	7406.6	5553.1	8.2	9.6	9.9	9.7	9.7
剖宫产	8842.4	7889.8	6254.8	4992.0	3758.8	6.8	7.0	7.3	6.6	6.9
眼科										
老年性白内障	7328.1	7176.3	6120.0	4826.5	3165.3	3.5	4.6	5.0	4.6	4.9

注：本表系卫生计生部门综合医院数字。

五、医疗服务

简要说明

一、本章主要介绍全国及31个省、自治区、直辖市医疗卫生机构门诊、住院和床位利用情况，包括诊疗人次、住院人数、病床使用率、平均住院日、医师担负工作量、住院病人疾病构成、居民两周就诊率、居民住院率等。

二、诊疗人次、住院人数、病床使用率、平均住院日、医生人均工作量、住院病人疾病转归情况数据来源于医疗服务统计年报。居民就诊率、住院率、经常就诊单位和医疗保障方式等数据来源于1993、1998、2003、2008年国家卫生服务调查。

三、本章涉及的口径变动和指标解释与“医疗卫生机构”章一致。

四、统计口径调整：村卫生室诊疗人次计入总诊疗人次数中，按此口径调整了各年数据。

五、住院病人疾病转归情况系各级卫生计生部门所属医院汇总数，采用ICD－10国际疾病分类标准。

六、1993、1998、2003、2008年国家卫生服务调查采取多阶段分层整群随机抽样法。1993年抽取了92个样本县/市（27个城市、65个县）的5.4万户共21.5万人；1998年抽取了95个样本县/市（28个城市、67个县）的56994户共21.6万人；2003年抽取了95个样本县/市（28个城市、67个县）的5.7万户共21万人；2008年抽取了94个样本县/市（28个城市、66个县）的5.6万户共18万人。四次调查均按城市、农村分类。城市按人口规模分为三类地区：大城市（100万人口以上）、中城市和小城市（30万人口以下）；农村根据社会经济多个指标分为四类地区：一类农村（富裕县）、二类农村（小康县）、三类农村（温饱县）和四类农村（贫困县）。

主要指标解释

总诊疗人次数　指所有诊疗工作的总人次数，统计界定原则为：①按挂号数统计，包括门诊、急诊、出诊、预约诊疗、单项健康检查、健康咨询指导（不含健康讲座）人次。患者1次就诊多次挂号，按实际诊疗次数统计，不包括根据医嘱进行的各项检查、治疗、处置工作量以及免疫接种、健康管理服务人次数；②未挂号就诊、本单位职工就诊及外出诊（不含外出会诊）不收取挂号费的，按实际诊疗人次统计。

急诊病死率　即急诊室死亡人数/急诊人次数×100%。

观察室病死率　即观察室死亡人数/观察室留观人次数×100%。

出院人数　指报告期内所有住院后出院的人数。包括医嘱离院、医嘱转其他医疗机构、非医嘱离院、死亡及其他人数，不含家庭病床撤床人数。统计界定原则为：①“死亡”：包括已办住院手续后死亡、未办理住院手续而实际上已收容入院的死亡者。②“其他”：指正常分娩和未产出院、未治和住院经检查无病出院、无并发症的人工流产或绝育手术出院者。

每百门急诊入院人数　即入院人数/门急诊人次×100%。

住院病死率　即出院人数中的死亡人数/出院人数×100%。其死亡人数包括：①已办住院手续后死亡人数，②虽未办理住院手续但实际已收容入院后的死亡者。不包括门、急诊室及观察室内的死亡人数。

住院病人手术人次数　指有正规手术单和麻醉单施行手术的住院病人总数（包括产科手术病人数）。同一病人本次在院就诊期间患有同一疾病或不同疾病施行多次手术者，按实际施行的手术次数统计。

实际开放总床日数　指年内医院各科每日夜晚12点开放病床数总和，不论该床是否被病人占用，都应计算在内。包括消毒和小修理等暂停使用的病床，超过半年的加床。不包括因病房扩建或大修而停用的病床及临时增设病床。

实际占用总床日数　指医院各科每日夜晚12点实际占用病床数（即每日夜晚12点住院人数）总和。包括实际占用的临时加床在内。病人入院后于当晚12点前死亡或因故出院的病人，作为实际占用床位1天进行统计，同时亦应统计“出院者占用总床日数”1天，入院及出院人数各1人。

出院者占用总床日数　指所有出院人数的住院床日之总和。包括正常分娩、未产出院、住院经检查无病出院、未治出院及健康人进行人工流产或绝育手术后正常出院者的住院床日数。

平均开放病床数　即实际开放总床日数/本年日历日数（365）。

出院者占用总床日数　指出院者（包括正常分娩、未产出院、住院经检查无病出院、未治出院及健康人进行人工流产或绝育手术后正常出院者）住院日数的总和。

平均就诊次数　即总诊疗人次数/人口数。人口数系国家统计局常住人口。

年住院率　即入院人数/人口数。人口数系国家统计局常住人口。

病床使用率　即实际占用总床日数/实际开放总床日数×100%。

病床周转次数　即出院人数/平均开放床位数。

病床工作日　即实际占用总床日数/平均开放病床数。

出院者平均住院日　即出院者占用总床日数/出院人数。

医生人均每日担负诊疗人次　即诊疗人次数/平均医师人数/251。

医生人均每日担负住院床日　即实际占用总床日数/平均医师人数/365。

居民两周就诊率　是指调查前两周内居民因病或身体不适到医疗机构就诊的人次数与调查人口数之比。

居民两周未就诊率　是指调查前两周内居民患病而未就诊的人次数与两周患病人次数之比。

居民住院率　是指调查前一年内居民因病住院人次数与调查人口数之比。

公费医疗　公费医疗制度。公费医疗制度实施人群主要是党政机关公务员及其离退休人员，财政全额拨款事业单位工作人员及其离退休人员，二等乙级以上革命残疾军人，国家核准的高等院校在校学生，经费来源于各级财政。

劳保和半劳保　劳保医疗制度是指企业职工其因病或非因工负伤，按规定享受的医药费用补助的社会保障制度，其经费主要来源于企业。实施人群主要是国有企业职工及其离退休人员，区、县、乡的集体企业也可参照劳动保险条例执行。企业职工本人患病时享受免费医疗（即劳保）；企业职工供养的直系亲属可享受部分医疗待遇（即半劳保）。

医疗保险　指为公民提供因疾病所需医疗服务费用补偿的一种保险制度。包括社会医疗保险（为主）和商业医疗保险。社会医疗保险可分为基本医疗保险和补充医疗保险。基本医疗是指基本用药、基本医疗技术、基本医疗服务，即医疗保险允许报销的范围。基本医疗保险由政府承办，带有强制性。补充医疗保险自愿参保，其基金主要用于支付由参保人个人自理的医疗费用。商业医疗保险一般由商业保险公司承办，自愿参加，以赢利为目的。

5-1-1　医疗卫生机构诊疗人次数

机构分类	2005	2008	2009	2010	2011	2012
总诊疗人次数(万人次)	**409725.9**	**490089.7**	**548767.1**	**583761.6**	**627122.6**	**688832.9**
医院	138653.3	178167.0	192193.9	203963.3	225883.7	254161.6
综合医院	105774.9	134102.4	143561.2	151058.2	167408.1	187353.0
中医医院	21429.5	27540.9	30145.8	32770.2	36120.6	40705.2
中西医结合医院	1513.4	2120.1	2449.9	2702.6	2958.8	3769.1
民族医院	427.2	496.6	537.0	553.8	589.1	645.9
专科医院	9478.8	13858.2	15446.8	16821.5	18756.0	21633.7
护理院	29.6	48.7	53.1	57.1	51.2	54.7
基层医疗卫生机构	259357.6	296276.6	339236.5	361155.6	380559.8	410920.6
社区卫生服务中心(站)	12220.0	25672.4	37697.5	48451.6	54653.7	59868.7
内：社区卫生服务中心	5938.5	17247.3	26080.2	34740.4	40950.0	45475.1
卫生院	69941.2	86170.1	91945.9	90118.7	87753.7	97766.9
街道卫生院	2017.8	3490.0	4285.1	2698.7	1103.8	1009.1
乡镇卫生院	67923.3	82680.1	87660.8	87420.1	86649.8	96757.8
村卫生室	123411.6	136891.2	155170.1	165702.3	179206.5	192707.6
门诊部	4238.5	5140.1	6086.5	6561.3	7084.2	7539.5
诊所(医务室)	49546.4	42402.8	48336.5	50321.7	51861.6	53037.8
专业公共卫生机构	11496.3	15433.3	17046.8	18244.7	19934.9	22736.4
专科疾病防治院(所、站)	1821.8	1811.0	1882.6	1896.6	1961.9	2124.8
内：专科疾病防治院	610.0	636.0	660.4	649.6	681.0	762.5
妇幼保健院(所、站)	9674.6	13622.3	14847.0	15967.3	17568.9	20148.1
内：妇幼保健院	8136.9	11976.4	13132.2	14224.8	15673.9	18150.7
急救中心(站)			317.3	380.9	404.0	463.6
其他医疗卫生机构	218.6	3.7	289.9	397.9	744.3	1014.4
疗养院	218.6	190.7	211.4	234.8	247.9	244.6
临床检验中心		22.1	78.5	163.1	496.3	769.7
居民平均就诊次数(次)	3.1	3.7	4.1	4.4	4.7	5.1

5-1-2 2012年各类医疗卫生机构门诊服务情况

机构分类	诊疗人次数	门急诊	观察室留观病例数	健康检查人数	急诊病死率(%)	观察室病死率(%)	医师日均担负诊疗人次
总　计	**6888329138**	**6529935754**	**64980116**	**367026769**	**0.07**	**0.05**	**8.3**
一、医院	2541616095	2483091057	35160076	141210555	0.09	0.09	7.2
综合医院	1873529930	1833396490	27259594	110955687	0.10	0.11	7.3
中医医院	407051930	396012649	4391413	17927126	0.06	0.07	7.9
中西医结合医院	37690970	36796272	449972	2637164	0.07	0.05	8.2
民族医院	6459320	6193867	32698	132024	0.03	0.03	4.8
专科医院	216336668	210180943	3026133	9530927	0.04	0.04	6.2
口腔医院	21970995	21739355	3208	950562	0.03		7.4
眼科医院	14471678	14209454	27245	399835	0.01		9.6
耳鼻喉科医院	3320135	2921234	8510	33326	0.00	0.01	9.9
肿瘤医院	11608012	11226892	48442	565182	0.27	0.59	3.0
心血管病医院	3508155	3385943	37382	216198	0.12	0.28	4.1
胸科医院	2034449	2027238	19749	130037	0.38	1.15	3.2
血液病医院	228422	220031	5	17130	0.08	20.00	3.0
妇产(科)医院	26284448	25601298	208703	949358	0.02	0.01	7.6
儿童医院	43617980	42826966	2241713	593777	0.02	0.01	15.1
精神病医院	26027100	25431434	108625	1002932	0.03	0.07	4.6
传染病医院	11519245	11070489	64908	890418	0.05	0.04	4.5
皮肤病医院	5834598	5798928	21606	35215			13.7
结核病医院	2134357	2107555	1140	340797	0.13	2.63	3.5
麻风病医院	601763	600928	13				10.9
职业病医院	874529	293287	9097	680770			5.3
骨科医院	11535543	11091659	42882	597587	0.02	0.02	4.7
康复医院	6677317	6498852	44796	634689	0.08	0.00	5.2
整形外科医院	396570	341097	931	2510			2.1
美容医院	1098875	1079399	7754	34835			2.7
其他专科医院	22592497	21708904	129424	1455769	0.04	0.06	5.1
护理院	547277	510836	266	27627	0.74		3.5
二、基层医疗卫生机构	4109205577	3819964079	26837058	198486140	0.02	0.01	10.0
社区卫生服务中心(站)	598687030	566180276	12429355	51339555	0.01	0.00	14.6
社区卫生服务中心	454751077	431933159	8101988	37203659	0.01	0.01	14.8
社区卫生服务站	143935953	134247117	4327367	14135896	0.02	0.00	14.0
卫生院	977668921	943424187	14407493	147144660	0.02	0.01	9.2
街道卫生院	10091082	9785818	150673	1019050	0.01		9.8
乡镇卫生院	967577839	933638369	14256820	146125610	0.02	0.01	9.1
中心卫生院	400499198	386982113	5437276	54242842	0.03	0.01	8.8
乡卫生院	567078641	546656256	8819544	91882768	0.01	0.01	9.4
村卫生室	1927075808	1722555855					
门诊部	75395486	69000245					
诊所、医务室、护理站	530378332	518803516	210	1925			
三、专业公共卫生机构	227363870	216937192	2980917	26054183	0.00	0.00	8.23
专科疾病防治院(所、站)	21247610	19821841	111669	2329918	0.01		5.18
妇幼保健院(所、站)	201480649	192479740	2869248	23724265	0.01	0.00	8.85
内：妇幼保健院	181506655	174116620	2765457	17725738	0.01	0.00	9.54
急救中心	4635611	4635611					
四、其他医疗卫生机构	10143596	9943426	2065	1275891	0.09	0.73	10.0
疗养院	2446479	2246309	2065	832011	0.09	0.73	2.6
临床检验中心	7697117	7697117		443880			

5-1-3 2012年各地区医疗卫生机构门诊服务情况

地区	诊疗人次数	门急诊	观察室留观病例数	健康检查人数	急诊病死率(%)	观察室病死率(%)	居民平均就诊次数
总计	**6888329138**	**6529935754**	**64980116**	**367026769**	**0.07**	**0.05**	**5.10**
东部	3476499796	3319324771	27400946	157526053	0.07	0.08	6.22
中部	1787703199	1664153087	16527157	106150072	0.08	0.04	4.21
西部	1624126143	1546457896	21052013	103350644	0.07	0.03	4.46
北京	185297479	182762557	2965518	5423137	0.08	0.06	8.95
天津	96077236	92047094	1739020	2858481	0.08	0.04	6.80
河北	367916165	325626366	2183823	15056518	0.18	0.08	5.05
山西	119006665	107419489	741393	8743317	0.18	0.08	3.30
内蒙古	93340871	85558559	438240	5623260	0.13	0.21	3.75
辽宁	175255041	158642538	3008438	8044780	0.14	0.06	3.99
吉林	97428078	86030281	536465	4384017	0.11	0.11	3.54
黑龙江	115285849	103624553	543977	6867418	0.12	0.20	3.01
上海	220859433	217245821	332631	6302523	0.13	1.54	9.28
江苏	450546481	434904224	2087359	23093255	0.04	0.05	5.69
浙江	451911194	443416710	1149435	20725763	0.04	0.15	8.25
安徽	234915352	222773005	1909437	13783655	0.08	0.02	3.92
福建	192031190	184630437	1019947	9112276	0.03	0.02	5.12
江西	189724177	178535528	2350725	11815093	0.03	0.01	4.21
山东	582646870	547637680	4769083	28845809	0.18	0.10	6.02
河南	496552408	460532478	1958205	26646053	0.09	0.06	5.28
湖北	305791226	291299061	3980181	17323177	0.06	0.04	5.29
湖南	228999444	213938692	4506774	16587342	0.03	0.03	3.45
广东	714918028	693940191	8032388	36579613	0.03	0.03	6.75
广西	231892032	223887741	2250477	14175698	0.03	0.02	4.95
海南	39040679	38471153	113304	1483898	0.05	0.01	4.40
重庆	133049766	125412083	3610375	7588179	0.08	0.01	4.52
四川	424388851	405816917	3608965	29465690	0.07	0.04	5.25
贵州	115151333	109021754	2241890	9330080	0.05	0.02	3.31
云南	200092496	193594354	4373583	9444740	0.04	0.03	4.29
西藏	10123668	9596798	22106	724601	0.05	0.11	3.29
陕西	160523540	153344475	411407	7989278	0.09	0.11	4.28
甘肃	119205625	109710396	1978755	9294995	0.11	0.03	4.62
青海	21340691	19969119	554329	1540806	0.17	0.03	3.72
宁夏	31151686	30000680	650137	2443400	0.14	0.02	4.81
新疆	83865584	80545020	911749	5729917	0.17	0.10	3.76

5-1-4　2012年医疗卫生机构分科门急诊人次及构成

科室分类	门急诊人次数（人次）		构成（%）	
		医院		医院
总　计	**4220263287**	**2483091057**	**100.00**	**100.00**
预防保健科	69115500	16739050	1.64	0.67
全科医疗科	550568098	49018925	13.05	1.97
内科	1015605337	524177931	24.06	21.11
外科	356856223	236655274	8.46	9.53
儿科	403761025	224379682	9.57	9.04
妇产科	419699856	228686302	9.94	9.21
眼科	81258334	73572747	1.93	2.96
耳鼻咽喉科	76554730	69130788	1.81	2.78
口腔科	97558025	72840640	2.31	2.93
皮肤科	82419723	74143006	1.95	2.99
医疗美容科	3520300	3178375	0.08	0.13
精神科	32182377	31475228	0.76	1.27
传染科	31173482	29223747	0.74	1.18
结核病科	7261737	3872238	0.17	0.16
肿瘤科	20409917	20393005	0.48	0.82
急诊医学科	119784270	107805396	2.84	4.34
康复医学科	30543446	21416864	0.72	0.86
职业病科	2410690	1053784	0.06	0.04
中医科	568473027	477933544	13.47	19.25
民族医学科	6393178	6360553	0.15	0.26
中西医结合科	46621901	44605808	1.10	2.77
其他	198092111	166428170	4.69	5.73

注：本表不包括门诊部、诊所(医务室)、村卫生室数字。

5-2-1　医院诊疗人次数

年份	诊疗人次（亿次）	卫生计生部门			诊疗人次中：门急诊（亿次）	卫生计生部门		
			综合医院	中医医院			综合医院	中医医院
1980	10.53	6.33	4.91	0.47	9.54	6.19	4.79	0.46
1985	12.55	7.21	5.08	0.87	11.37	7.00	4.93	0.83
1986	13.02	7.76	5.36	1.04	12.18	7.54	5.22	0.99
1987	14.80	8.50	5.61	1.38	14.00	8.30	5.49	1.33
1988	14.63	8.38	5.48	1.44	13.76	8.18	5.36	1.41
1989	14.43	8.16	5.25	1.46	13.52	7.96	5.13	1.43
1990	14.94	8.58	5.47	1.60	14.05	8.32	5.30	1.55
1991	15.33	8.88	5.54	1.78	14.40	8.64	5.42	1.70
1992	15.35	8.84	5.50	1.78	14.31	8.60	5.35	1.74
1993	13.07	7.98	4.95	1.61	12.19	7.70	4.77	1.55
1994	12.69	7.75	4.81	1.58	11.86	7.47	4.62	1.53
1995	12.52	7.76	4.78	1.58	11.65	7.49	4.59	1.53
1996	12.81	8.08	4.78	1.70	11.61	7.55	4.54	1.58
1997	12.27	7.95	4.76	1.65	11.38	7.61	4.57	1.56
1998	12.39	8.17	4.88	1.62	11.51	7.84	4.69	1.57
1999	12.31	8.19	4.93	1.56	11.51	7.90	4.73	1.51
2000	12.86	8.76	5.27	1.64	11.83	8.32	5.00	1.54
2001	12.50	8.74	5.18	1.64	11.74	8.39	4.96	1.57
2002	12.43	9.27	6.69	1.79	11.58	8.78	6.35	1.70
2003	12.13	9.05	6.69	1.85	11.50	8.72	6.44	1.78
2004	13.05	9.73	7.44	1.97	12.45	9.44	7.18	1.90
2005	13.87	10.34	8.12	2.06	13.36	10.13	7.86	1.99
2006	14.71	10.97	8.60	2.19	14.24	10.80	8.35	2.14
2007	16.38	13.00	9.55	2.29	15.82	12.63	9.30	2.21
2008	17.82	14.45	10.54	2.64	17.37	14.12	10.30	2.57
2009	19.22	15.53	11.27	2.87	18.75	15.19	11.02	2.81
2010	20.40	16.60	11.98	3.12	19.92	16.23	11.73	3.03
2011	22.59	18.34	13.28	3.43	22.11	17.99	13.03	3.36
2012	25.42	20.49	14.74	3.85	24.83	20.07	14.45	3.76

注：①1993年以前诊疗人次系推算数字；②2002年之前医院数字包括妇幼保健院、专科疾病防治院数字；③2002年以前综合医院不含高等院校附属医院。

5-2-2 各类医院诊疗人次数(按登记注册类型/主办单位/管理类别/等级/机构类别分)

单位：万人次

医院分类	2005	2008	2009	2010	2011	2012
总　计	**138653.3**	**178167.0**	**192193.9**	**203963.3**	**225883.7**	**254161.6**
按登记注册类型分						
公立医院	132003.0	164911.4	176890.1	187381.1	205254.4	228866.3
民营医院	6650.4	13255.5	15303.8	16582.2	20629.3	25295.3
按主办单位分						
政府办	113425.5	147510.3	158970.2	170421.9	188899.2	211670.3
社会办	21422.7	23339.2	24551.0	23613.1	24984.7	27439.4
个人办	3805.2	7317.5	8672.7	9928.3	11999.8	15051.9
按管理类别分						
非营利性	132875.6	170196.3	183571.7	194544.1	214928.5	241335.0
营利性	5559.5	7866.6	8592.9	9419.2	10955.3	12826.6
不详	218.2	104.1	29.3			
按医院等级分						
三级医院	39714.5	62127.8	68939.3	76046.3	89807.8	108670.6
二级医院	54197.5	83020.7	88840.1	93120.4	99198.5	105476.7
一级医院	10501.8	15565.6	14995.2	14573.6	15336.5	16766.5
未定级医院	34239.5	17452.9	19419.3	20223.0	21541.0	23247.9
按机构类别分						
综合医院	105774.9	134102.4	143561.2	151058.2	167408.1	187353.0
中医医院	21429.5	27540.9	30145.8	32770.2	36120.6	40705.2
中西医结合医院	1513.4	2120.1	2449.9	2702.6	2958.8	3769.1
民族医院	427.2	496.6	537.0	553.8	589.1	645.9
专科医院	9478.8	13858.2	15446.8	16821.5	18756.0	21633.7
护理院	29.6	48.7	53.1	57.1	51.2	54.7

5-2-3 2012年各地区医院门诊服务情况

地区	诊疗人次数			健康检查人数		
	合计	公立	民营	合计	公立	民营
总 计	**2541616095**	**2288663051**	**252953044**	**141210555**	**124320825**	**16889730**
东 部	1437570701	1292785523	144785178	74803212	64557918	10245294
中 部	557872026	508577815	49294211	33093274	30240394	2852880
西 部	546173368	487299713	58873655	33314069	29522513	3791556
北 京	120552359	109070457	11481902	3020390	2653115	367275
天 津	57457523	48317740	9139783	1598703	1519881	78822
河 北	92357191	83539336	8817855	6030148	5027844	1002304
山 西	41917976	37417143	4500833	3040908	2644189	396719
内蒙古	34944390	32454358	2490032	1804642	1644610	160032
辽 宁	78210954	72241935	5969019	4075325	3658698	416627
吉 林	42251478	38572947	3678531	2071410	1861052	210358
黑龙江	53447453	49565441	3882012	3518879	3418366	100513
上 海	123120190	115718795	7401395	4605091	4216706	388385
江 苏	193682316	157634105	36048211	11140912	8400715	2740197
浙 江	206407088	190996155	15410933	8555225	7873483	681742
安 徽	72528236	60121706	12406530	4570507	3850589	719918
福 建	81756765	74773631	6983134	3867381	3202397	664984
江 西	50820530	47250122	3570408	3030556	2747174	283382
山 东	152237400	135893026	16344374	10708041	9669104	1038937
河 南	131078265	119588420	11489845	6923270	6393555	529715
湖 北	94703772	89216869	5486903	5671474	5420462	251012
湖 南	71124316	66845167	4279149	4266270	3905007	361263
广 东	317770542	291399333	26371209	20630956	17793692	2837264
广 西	72165432	68454012	3711420	4097142	3952060	145082
海 南	14018373	13201010	817363	571040	542283	28757
重 庆	45097443	40789984	4307459	2836026	2438912	397114
四 川	128177968	110904341	17273627	8586467	7048765	1537702
贵 州	34640043	28170434	6469609	2415380	2115890	299490
云 南	70068876	59887218	10181658	3438379	2910025	528354
西 藏	3172647	2901304	271343	448583	438033	10550
陕 西	59727717	53224312	6503405	3461149	3124770	336379
甘 肃	32916986	31047359	1869627	2149334	2038227	111107
青 海	9080987	8598073	482914	427628	395252	32376
宁 夏	14105079	12589518	1515561	670664	636157	34507
新 疆	42075800	38278800	3797000	2978675	2779812	198863

5-2-4　2012年各地区医院分科门急诊人次数(万人次)

地区	合计	预防保健科	全科医疗科	内科	外科	儿科	妇产科	眼科	耳鼻咽喉科	口腔科
总　计	**248309.1**	**1673.9**	**4901.9**	**52417.8**	**23665.5**	**22438.0**	**22868.6**	**7357.3**	**6913.1**	**7284.1**
东　部	141386.9	940.3	2453.3	30226.2	13090.0	13105.3	13286.2	4059.7	3862.8	4313.3
中　部	54014.2	407.5	1146.0	11430.7	5627.7	4668.9	4568.1	1759.2	1595.6	1470.5
西　部	52908.0	326.2	1302.6	10760.9	4947.8	4663.8	5014.3	1538.3	1454.7	1500.3
北　京	12010.4	9.0	144.1	2742.9	1212.7	950.2	815.1	353.9	249.3	487.5
天　津	5723.7	16.7	102.1	1746.4	425.2	321.1	323.1	205.3	94.0	217.1
河　北	8865.4	64.4	207.1	1845.1	983.2	798.1	969.9	368.0	240.1	253.7
山　西	3976.4	49.5	93.0	917.7	456.9	277.1	382.4	152.8	101.0	120.3
内蒙古	3393.7	11.1	28.1	715.6	338.6	226.6	291.5	116.2	82.7	84.6
辽　宁	7690.5	7.2	39.5	1754.8	890.9	641.4	776.1	319.1	217.6	274.7
吉　林	4137.7	11.5	69.8	969.6	481.6	347.4	336.9	139.2	117.7	107.8
黑龙江	5238.3	21.2	76.4	1229.6	578.4	407.9	393.1	205.4	162.0	156.4
上　海	12251.9	13.2	36.1	3639.3	1243.7	1071.0	904.6	303.4	428.1	377.1
江　苏	18982.2	56.1	154.5	4116.9	1948.7	1746.1	1780.3	495.4	492.3	549.6
浙　江	20495.5	129.2	417.1	3967.8	1935.7	1851.6	1688.9	590.1	641.4	660.8
安　徽	7077.6	41.4	149.9	1496.5	828.9	577.4	673.5	247.9	212.6	203.3
福　建	8114.2	24.0	28.1	1777.9	619.4	817.6	814.2	231.6	231.9	188.5
江　西	4908.1	34.6	155.6	1066.9	458.1	446.7	387.9	141.3	126.3	90.8
山　东	14806.7	132.1	417.4	2841.1	1563.0	1467.0	1455.0	484.1	348.9	436.3
河　南	12504.8	133.1	238.5	2820.5	1295.1	1115.0	955.9	418.5	362.6	356.0
湖　北	9236.7	83.2	196.2	1647.2	833.9	834.2	774.5	282.0	298.4	292.9
湖　南	6934.6	32.9	166.7	1282.8	694.8	663.2	664.0	172.3	214.9	143.0
广　东	31068.5	483.8	851.0	5503.9	2155.2	3291.0	3587.4	671.0	878.0	834.6
广　西	7050.8	66.2	150.1	1256.6	523.4	612.6	761.8	193.5	227.8	173.5
海　南	1377.9	4.7	56.3	290.1	112.3	150.2	171.6	38.0	41.2	33.5
重　庆	4352.1	28.3	42.3	872.6	409.0	466.1	386.7	102.1	124.3	156.2
四　川	12446.5	33.6	187.6	2661.3	1086.0	1089.2	1032.6	338.4	395.8	383.4
贵　州	3334.8	10.6	126.0	708.6	426.8	290.8	344.4	74.6	92.9	82.3
云　南	6779.1	44.8	271.5	1442.9	626.7	587.8	625.2	199.9	140.4	166.7
西　藏	304.2	2.5	47.9	66.0	32.1	14.3	29.3	5.4	5.0	4.1
陕　西	5831.0	22.4	110.9	1097.3	571.1	663.8	662.1	219.0	138.4	167.6
甘　肃	3107.2	29.8	86.5	568.2	328.3	250.4	293.9	106.9	76.8	77.9
青　海	879.0	7.6	30.5	121.6	75.7	71.2	75.1	26.0	12.4	28.8
宁　夏	1350.2	11.6	11.0	258.1	125.9	103.2	136.6	57.5	34.4	61.0
新　疆	4079.5	57.7	210.2	992.2	404.3	287.8	375.1	98.8	123.7	114.3

5-2-4 续表

皮肤科	医疗美容科	精神科	传染科	结核病科	肿瘤科	急诊医学科	康复医学科	职业病科	中医科	民族医学科	中西医结合科	其他
7414.3	**317.8**	**3147.5**	**2922.4**	**387.2**	**2039.3**	**10780.5**	**2141.7**	**105.4**	**47793.4**	**636.1**	**4460.6**	**16642.8**
4503.1	175.0	1855.6	1683.4	261.7	1255.9	5865.2	1172.8	50.5	27522.6	47.3	2586.1	9070.7
1593.2	87.1	592.5	664.5	68.0	472.1	2069.5	508.9	24.5	10312.1	30.5	807.0	4110.1
1318.0	55.8	699.5	574.5	57.5	311.4	2845.9	460.0	30.4	9958.6	558.2	1067.5	3462.1
345.4	16.6	114.2	153.9	17.1	135.9	204.4	59.5	2.1	3132.1	7.3	289.4	568.0
109.4	3.3	50.6	52.3	5.9	81.0	46.0	20.9	0.0	1281.4	7.8	245.8	368.4
264.3	4.7	63.0	82.1	5.9	59.7	309.8	83.7	4.7	1497.7	2.5	190.0	567.8
120.3	3.2	33.5	32.8	4.6	42.6	149.9	40.4	4.9	629.5	0.1	58.6	305.3
98.2	0.4	27.2	26.9	7.9	28.1	175.2	39.8	0.9	477.8	226.4	78.4	311.7
337.3	21.8	79.4	90.3	14.8	81.9	351.3	89.9	3.6	999.6	11.0	31.3	657.1
130.0	5.8	49.2	45.6	4.8	44.9	217.8	25.0	2.5	743.8	2.6	85.8	198.7
155.1	10.6	43.6	50.7	8.5	53.7	239.4	32.1	2.6	989.9	7.6	42.3	372.1
528.7	8.5	148.7	154.2	74.2	144.5	99.3	45.4	2.7	1958.5	0.0	546.1	524.7
629.6	25.4	370.5	309.3	14.7	264.6	703.8	192.2	8.5	3635.0	0.0	313.7	1175.1
748.0	21.3	390.6	280.0	35.0	174.6	568.7	133.7	1.8	4735.2	4.6	446.6	1072.7
247.9	6.6	81.1	141.4	9.2	55.5	217.8	69.4	3.2	1150.9	0.0	64.4	598.9
187.1	9.7	128.3	101.7	43.4	61.2	387.8	80.7	0.1	1709.9	4.3	202.8	464.1
119.0	7.4	44.9	70.8	17.4	48.4	168.0	20.5	0.7	1196.7	0.5	70.5	235.2
382.5	18.8	179.8	137.3	19.8	95.1	603.3	65.4	11.9	2537.9	9.2	92.1	1508.7
384.3	22.8	120.6	115.2	2.3	123.1	405.4	128.5	8.3	2661.6	2.5	117.3	717.8
262.3	19.2	115.2	116.9	9.1	59.7	360.6	135.6	1.5	1495.3	12.5	300.5	1105.7
174.2	11.6	104.4	91.3	12.1	44.2	310.6	57.4	0.8	1444.5	4.8	67.6	576.6
942.6	44.2	317.8	314.6	30.9	154.0	2510.6	382.5	15.3	5820.1	0.7	220.1	2059.3
145.8	6.3	88.2	104.5	12.0	45.7	587.1	50.2	3.7	1436.0	25.6	226.9	353.2
28.2	0.6	12.8	7.8	0.0	3.4	80.2	18.9	0.0	215.2	0.0	8.3	104.6
103.6	2.6	150.2	41.9	3.1	33.2	182.3	59.6	4.6	849.5	4.4	69.9	259.6
390.8	21.8	244.0	123.7	3.9	68.2	505.7	129.7	7.5	2641.5	34.5	371.9	695.3
65.3	4.8	12.3	38.8	11.6	12.2	187.1	16.6	4.6	521.7	15.9	38.5	248.4
114.1	9.2	76.4	53.8	0.1	25.4	480.4	20.7	1.5	1316.9	16.4	76.6	481.5
2.8	0.0	0.0	1.9	0.5	0.0	3.9	1.1	0.0	2.7	59.5	0.1	25.2
186.9	7.0	41.5	59.7	8.8	22.0	279.1	57.2	1.5	1032.7	1.0	82.2	398.6
55.8	1.0	19.7	28.2	3.4	27.0	126.9	24.7	2.5	789.2	15.6	62.8	131.7
11.5	0.4	6.1	10.9	0.0	1.3	39.2	6.3	1.1	106.5	31.2	11.4	204.3
41.7	0.2	5.1	15.1	0.0	10.7	55.1	20.6	0.4	292.3	1.5	17.4	91.1
101.5	2.0	28.7	68.9	6.3	37.6	223.9	33.7	2.1	491.8	126.3	31.3	261.4

5-2-5　综合医院分科门诊人次及构成

年份	合计	内科	外科	妇产科	儿科	中医科
门诊人次						
2000	795444979	245465160	97643483	66494487	54757525	66031516
2001	774877451	240592117	95385439	65891762	55614171	63235612
2002	825879596	263962695	108603504	75538537	62399190	60653298
2003	807949417	258666144	106652995	75292111	60125266	56358813
2004	870322048	267389093	116756273	88612843	65568398	57643032
2005	932489297	286084300	125826467	96554891	75529578	58507467
2006	983738120	300413939	136123648	106273664	81911129	59213476
2007	1192272952	335312344	146613045	122942000	97977346	48859602
2008	1306772597	360758148	153560985	134845052	115895407	52471300
2009	1400124976	389103145	159776728	143202913	130094784	57695356
2010	1477303756	406608858	167539636	154562050	138119267	61853969
2011	1639833174	447725578	183943048	174222450	152350482	68220756
2012	1833396490	513448838	226914075	201969361	176074114	80316175
构成(%)						
2000	100.00	31.05	12.31	8.50	7.18	8.16
2001	100.00	31.96	13.15	9.15	7.56	7.34
2002	100.00	31.96	13.15	9.15	7.56	7.34
2003	100.00	32.02	13.20	9.32	7.44	6.98
2004	100.00	30.72	13.42	10.18	7.53	6.62
2005	100.00	30.68	13.49	10.35	8.1	6.27
2006	100.00	30.54	13.84	10.80	8.33	6.02
2007	100.00	28.12	12.30	10.31	8.22	4.10
2008	100.00	27.61	11.75	10.32	8.87	4.02
2009	100.00	27.79	11.41	10.23	9.29	4.12
2010	100.00	27.52	11.34	10.46	9.35	4.19
2011	100.00	27.30	11.22	10.62	9.29	4.16
2012	100.00	28.01	12.38	11.02	9.60	4.38

注：本表2007年起系分科门急诊人次及构成。

5-3-1 医疗卫生机构入院人数

机构分类	2005	2008	2009	2010	2011	2012
入院人数(万人)	**7184**	**11483**	**13256**	**14174**	**15298**	**17857**
医院	5108	7392	8488	9524	10755	12727
综合医院	4153	5872	6713	7505	8431	9915
中医医院	567	889	1034	1168	1349	1642
中西医结合医院	38	63	77	91	98	130
民族医院	10	17	21	24	29	34
专科医院	339	550	641	733	844	1004
护理院	1	1	2	2	2	3
基层医疗卫生机构	1675	3508	4111	3950	3775	4254
社区卫生服务中心(站)	27	141	225	262	290	309
内：社区卫生服务中心	27	103	164	218	247	269
卫生院	1641	3355	3870	3677	3472	3931
街道卫生院	19	42	62	47	23	24
乡镇卫生院	1622	3313	3808	3630	3449	3908
门诊部	7	12	16	11	13	14
专业公共卫生机构	372	548	602	655	721	825
妇幼保健院(所、站)	349	520	572	622	682	782
内：妇幼保健院	312	486	535	585	645	740
专科疾病防治院(所、站)	23	28	30	33	38	43
内：专科疾病防治院	14	15	15	16	19	21
其他医疗卫生机构	28	36	55	45	48	51
疗养院	28	36	55	45	48	51
居民年住院率(%)	5.50	8.66	9.95	10.59	11.37	13.21

注：①诊所、卫生所、医务室和村卫生室无住院数字；②2007年以前社区卫生服务站无住院数字。

5-3-2 2012年医疗卫生机构住院服务情况

机构分类	入院人数	出院人数	住院病人手术人次	病死率(%)	每床出院人数	每百门急诊入院人数	医师日均担负住院床日
总　计	**178570984**	**178403343**	**36902542**	**0.31**	**31.2**	**4.2**	**1.9**
一、医院	127274360	127059628	34414851	0.42	30.6	5.1	2.6
综合医院	99148623	99027265	27036642	0.44	33.3	5.4	2.5
中医医院	16416838	16362172	3735771	0.33	29.9	4.1	2.3
中西医结合医院	1297442	1290360	360784	0.68	25.9	3.5	2.2
民族医院	340941	336957	27280	0.11	22.5	5.5	1.9
专科医院	10040568	10015439	3254374	0.30	18.0	4.8	3.3
口腔医院	84336	87589	58672	0.01	13.6	0.4	0.2
眼科医院	673483	680809	591945	0.01	36.8	4.7	1.8
耳鼻喉科医院	104566	109629	74140	0.05	29.8	3.6	1.5
肿瘤医院	1634066	1630150	404185	0.59	28.7	14.6	3.9
心血管病医院	277005	275181	85603	0.32	28.2	8.2	2.4
胸科医院	185290	185603	43433	0.91	22.6	9.1	3.1
血液病医院	23112	22987	1069	0.37	18.8	10.5	3.1
妇产(科)医院	1132555	1133849	557376	0.02	34.5	4.4	1.5
儿童医院	1344144	1340628	398978	0.16	47.4	3.1	2.5
精神病医院	1204681	1187842	66930	0.32	5.9	4.7	8.3
传染病医院	762834	761964	61317	0.83	18.1	6.9	3.8
皮肤病医院	45451	46258	2977	0.01	11.1	0.8	1.2
结核病医院	222112	221368	36008	0.63	18.4	10.5	4.5
麻风病医院	1682	1608		0.37	1.8	0.3	1.1
职业病医院	23001	22061	3990	1.75	8.7	7.8	3.3
骨科医院	772075	766322	364668	0.07	21.5	7.0	2.5
康复医院	289841	281406	44761	0.14	9.4	4.5	3.8
整形外科医院	32899	32223	27612		21.0	9.6	0.9
美容医院	48508	48245	35504		15.5	4.5	0.3
其他专科医院	1178927	1179717	395206	0.20	20.6	5.4	1.9
护理院	29948	27435		6.72	2.4	5.9	13.2
二、基层医疗卫生机构	42539096	42578112		0.06	32.2	2.8	0.9
社区卫生服务中心(站)	3084555	3106552		0.36	15.3	0.5	0.6
社区卫生服务中心	2686554	2689183		0.41	16.5	0.6	0.7
社区卫生服务站	398001	417369		0.04	10.6	0.3	0.3
卫生院	39312116	39329169		0.04	35.4	4.1	1.5
街道卫生院	237005	239031		0.14	22.8	2.4	1.4
乡镇卫生院	39075111	39090138		0.04	35.6	4.2	1.5
中心卫生院	17996645	18031496		0.05	37.7	4.7	1.6
乡卫生院	21078466	21058642		0.03	33.9	3.9	1.5
门诊部	142200	142200					
护理站	225	191					
三、专业公共卫生机构	8249695	8238736	2481544	0.04	42.0	3.9	1.3
专科疾病防治院(所、站)	432630	430624	36412	0.34	12.3	2.2	1.4
妇幼保健院(所、站)	7817065	7808112	2445132	0.03	48.4	4.1	1.3
内：妇幼保健院	7398475	7394128	2332103	0.03	49.9	4.2	1.5
四、其他医疗卫生机构	507833	526867	6147	0.06	13.2	5.1	4.7
疗养院	507833	526867	6147	0.06	13.2	22.6	5.0
临床检验中心							

5-3-3　2012年各地区医疗卫生机构住院服务情况

地区	入院人数	出院人数	住院病人手术人次	病死率(%)	每床出院人数	每百门急诊入院人数	居民年住院率(%)
总　计	**178570984**	**178403343**	**36902542**	**0.31**	**31.2**	**4.2**	**13.2**
东　部	68407598	68547341	17501289	0.38	29.5	2.9	12.2
中　部	56297525	56215617	10261531	0.24	31.4	5.9	13.2
西　部	53865861	53640385	9139722	0.30	33.3	5.8	14.8
北　京	2250095	2249234	901347	1.28	22.5	1.4	10.9
天　津	1321499	1323836	424979	0.63	24.8	1.6	9.4
河　北	8696025	8707819	1611444	0.20	30.7	5.8	11.9
山　西	3490607	3484724	746796	0.18	21.1	5.3	9.7
内蒙古	2586255	2568910	516830	0.36	23.2	4.6	10.4
辽　宁	5504358	5494359	1083420	0.72	23.8	5.1	12.5
吉　林	3024452	3014302	630798	0.66	23.7	5.4	11.0
黑龙江	4200879	4211114	1037849	0.71	23.6	5.8	11.0
上　海	2767289	2767137	1155223	1.70	25.2	1.4	11.6
江　苏	9528969	9504513	2447204	0.17	28.5	2.9	12.0
浙　江	6263527	6290992	2042874	0.23	29.5	1.7	11.4
安　徽	7116535	7089016	1386039	0.23	32.0	5.3	11.9
福　建	5101566	5098100	1039836	0.12	36.6	4.2	13.6
江　西	6578688	6616088	956128	0.13	40.4	7.5	14.6
山　东	13974795	13992300	2529761	0.25	29.7	5.2	14.4
河　南	12731364	12650627	2274421	0.16	32.1	5.5	13.5
湖　北	8620798	8673986	1641154	0.29	34.3	4.9	14.9
湖　南	10534202	10475760	1588346	0.12	36.5	8.4	15.9
广　东	12157959	12280074	4132514	0.40	34.7	2.4	11.5
广　西	6995176	6963238	1044700	0.34	41.3	5.2	14.9
海　南	841516	838977	132687	0.15	27.7	3.0	9.5
重　庆	4497381	4481741	755543	0.32	34.3	5.8	15.3
四　川	13831118	13762220	2319915	0.43	35.3	5.8	17.1
贵　州	5633205	5620611	817577	0.12	40.5	9.6	16.2
云　南	6211754	6196508	1125783	0.26	31.8	5.3	13.3
西　藏	145468	144039	23312	0.07	17.3	2.4	4.7
陕　西	4979226	4966517	1060647	0.27	29.4	5.7	13.3
甘　肃	2928980	2909178	462392	0.13	25.9	4.9	11.4
青　海	759556	744164	116554	0.26	28.6	5.5	13.3
宁　夏	819980	818688	178303	0.18	29.5	3.9	12.7
新　疆	4477762	4464571	718166	0.23	33.9	7.3	20.1

5-3-4 2012年医疗卫生机构分科出院人数及构成

科室分类	出院人数(人)	医院	构成(%)	医院
总 计	**178403343**	**127059628**	**100.00**	**100.00**
预防保健科	307864	102125	0.17	0.08
全科医疗科	11138670	1169621	6.24	0.92
内科	50346154	33011993	28.22	25.98
外科	30973078	25196737	17.36	19.83
儿科	18565523	12404012	10.41	9.76
妇产科	25442973	16187305	14.26	12.74
眼科	3098667	2901331	1.74	2.28
耳鼻咽喉科	2381258	2285596	1.33	1.80
口腔科	534827	479645	0.30	0.38
皮肤科	361112	313592	0.20	0.25
医疗美容科	117583	111072	0.07	0.09
精神科	1500063	1474860	0.84	1.16
传染科	2715531	2556494	1.52	2.01
结核病科	477937	375239	0.27	0.30
肿瘤科	4593441	4590182	2.57	3.61
急诊医学科	1068454	977188	0.60	0.77
康复医学科	1293230	937456	0.72	0.74
职业病科	137116	81604	0.08	0.06
中医科	18111783	17363322	10.15	13.67
民族医学科	342316	342036	0.19	0.27
中西医结合科	1681402	1677764	0.94	1.32
其他	3214361	2520454	1.80	1.98

5-4-1 医院入院人数

年份	入院人数（万人）	卫生计生部门			每百门急诊入院人数（人）
			综合医院	中医医院	
1980	2247	1667	1383	41	2.4
1985	2560	1862	1485	79	2.3
1986	2685	1960	1547	96	2.2
1987	2926	2155	1670	133	2.1
1988	3128	2292	1752	157	2.3
1989	3157	2304	1750	174	2.3
1990	3182	2341	1769	195	2.3
1991	3276	2433	1825	223	2.3
1992	3262	2428	1799	232	2.3
1993	3066	2325	1723	231	2.5
1994	3079	2344	1728	241	2.6
1995	3073	2358	1710	251	2.6
1996	3100	2379	1704	267	2.7
1997	3121	2425	1725	274	2.7
1998	3238	2538	1794	287	2.8
1999	3379	2676	1884	298	2.9
2000	3584	2862	1996	321	3.0
2001	3759	3030	2100	349	3.2
2002	3997	3209	2577	394	3.5
2003	4159	3339	2727	438	3.6
2004	4673	3752	3108	498	3.8
2005	5108	4101	3394	544	3.8
2006	5562	4465	3656	610	3.9
2007	6487	5336	4257	693	4.1
2008	7392	6193	4874	847	4.3
2009	8488	7048	5525	986	4.5
2010	9524	7890	6172	1113	4.8
2011	10755	8849	6896	1285	4.9
2012	12727	10324	7978	1564	5.1

注：①1993年以前入院人数系推算数；②2002年之前医院数字包括妇幼保健院、专科疾病防治院数；③2002年以前综合医院不含高校附属医院。

5-4-2 各类医院入院人数（按登记注册类型/主办单位/管理类别/等级/机构类别分）

医院分类	2005	2008	2009	2010	2011	2012
总入院人数(万人)	**5108.1**	**7392.0**	**8488.0**	**9523.8**	**10754.7**	**12727.4**
按登记注册类型分						
公立医院	4900.2	6872.6	7809.7	8724.2	9707.5	11331.2
民营医院	207.8	519.4	678.4	799.5	1047.3	1396.3
按主办单位分						
政府办	4327.0	6303.9	7185.9	8065.1	9047.3	10590.4
社会办	660.8	787.2	899.4	939.8	1032.1	1220.4
个人办	120.2	300.9	402.7	518.9	675.3	916.7
按管理类别分						
非营利性	4930.6	7094.1	8125.0	9082.4	10206.2	11997.1
营利性	170.4	293.7	361.3	441.4	548.5	730.3
不详	7.1	4.2	1.7			
按医院等级分						
三级医院	1417.6	2326.8	2668.3	3096.8	3717.3	4726.4
二级医院	2297.7	4061.3	4636.0	5115.7	5567.4	6241.6
一级医院	207.1	392.2	432.0	463.7	535.8	648.9
未评级医院	1185.7	611.7	751.6	847.5	934.2	1110.6
按机构类别分						
综合医院	4152.7	5871.7	6713.0	7505.5	8431.3	9914.9
中医医院	567.4	888.7	1034.3	1167.7	1349.3	1641.7
中西医结合医院	38.0	63.1	76.5	91.3	98.4	129.7
民族医院	9.9	16.7	21.5	24.3	29.2	34.1
专科医院	339.0	550.4	641.1	732.8	844.1	1004.1
护理院	0.9	1.5	1.6	2.1	2.4	3.0

5-4-3 2012年各地区医院住院服务情况

地区	入院人数			出院人数			住院病人手术人次数		
	合计	公立	民营	合计	公立	民营	合计	公立	民营
总　计	**127274360**	**113311513**	**13962847**	**127059628**	**113139734**	**13919894**	**34414851**	**30338209**	**4076642**
东　部	53499140	47802834	5696306	53542753	47871678	5671075	16362214	14452044	1910170
中　部	38326980	34904252	3422728	38271771	34809405	3462366	9437871	8455272	982599
西　部	35448240	30604427	4843813	35245104	30458651	4786453	8614766	7430893	1183873
北　京	2115760	1907854	207906	2110439	1904700	205739	859652	792869	66783
天　津	1171552	1059664	111888	1170594	1058979	111615	407526	400576	6950
河　北	6543986	5957140	586846	6533259	5945609	587650	1489864	1354623	135241
山　西	2756638	2461343	295295	2751265	2457269	293996	720377	639846	80531
内蒙古	2091631	1957293	134338	2079361	1943058	136303	484695	451887	32808
辽　宁	4683481	4281100	402381	4669066	4270806	398260	1057986	956446	101540
吉　林	2582271	2363672	218599	2572385	2350391	221994	602407	530213	72194
黑龙江	3442380	3216438	225942	3443176	3218014	225162	983695	915028	68667
上　海	2500599	2392111	108488	2499875	2391752	108123	1113081	1062678	50403
江　苏	7599097	5999958	1599139	7571657	5985227	1586430	2363519	1818535	544984
浙　江	5615808	5128787	487021	5617344	5134477	482867	1922783	1707752	215031
安　徽	5164032	4321785	842247	5151777	4307351	844426	1342295	1082497	259798
福　建	3646908	3294581	352327	3644144	3292382	351762	969770	846780	122990
江　西	3629702	3221739	407963	3669095	3234075	435020	845095	732906	112189
山　东	9794073	8851124	942949	9786925	8840567	946358	2358095	2097062	261033
河　南	8572868	7906915	665953	8513693	7855356	658337	2026859	1858423	168436
湖　北	5762551	5420117	342434	5788245	5425874	362371	1506415	1387650	118765
湖　南	6416538	5992243	424295	6382135	5961075	421060	1410728	1308709	102019
广　东	9145660	8273609	872051	9257830	8390712	867118	3698260	3308190	390070
广　西	3878673	3732037	146636	3865366	3720055	145311	949513	908710	40803
海　南	682216	656906	25310	681620	656467	25153	121678	106533	15145
重　庆	2567966	2203462	364504	2558968	2189650	369318	702200	552170	150030
四　川	8177090	6670154	1506936	8133268	6646028	1487240	2165454	1809976	355478
贵　州	3243006	2335430	907576	3204926	2320109	884817	772568	571122	201446
云　南	4519208	3713933	805275	4504588	3705278	799310	1086558	897887	188671
西　藏	110522	99985	10537	111872	101510	10362	22487	19288	3199
陕　西	3918998	3537674	381324	3897180	3519573	377607	1005829	899678	106151
甘　肃	2142074	2014456	127618	2121149	1997687	123462	440082	402875	37207
青　海	564761	528761	36000	550551	516046	34505	114987	107756	7231
宁　夏	719958	661180	58778	718795	660916	57879	168944	157763	11181
新　疆	3514353	3150062	364291	3499080	3138741	360339	701449	651781	49668

5-4-4　2012年各地区医院分科出院人数

地区	合计	预防保健科	全科医疗科	内科	外科	儿科	妇产科	眼科	耳鼻咽喉科	口腔科	皮肤科
总　计	127059628	102125	1169621	33011993	25196737	12404012	16187305	2901331	2285596	479645	313592
东　部	53542753	35903	285561	13389938	10948721	5083614	7641707	1306565	885236	214478	106409
中　部	38271771	45031	335427	10283624	7381113	3875334	4151147	830145	742137	162025	97449
西　部	35245104	21191	548633	9338431	6866903	3445064	4394451	764621	658223	103142	109734
北　京	2110439		1847	538369	462438	135353	310641	66460	33139	9802	6897
天　津	1170594		2809	343946	204235	82540	130950	34103	17823	4707	1362
河　北	6533259	7840	56752	1798592	1229036	710174	1012233	140566	77576	23740	6459
山　西	2751265	13110	15577	794871	558706	268414	417249	63913	42207	9713	9735
内蒙古	2079361	4813	12096	647533	407216	160582	247181	43881	29822	9818	3326
辽　宁	4669066	3	21749	1649942	923001	285003	460908	110255	69918	18690	21111
吉　林	2572385	1235	8315	860217	542182	180849	244704	66532	50263	7747	4289
黑龙江	3443176	83	20660	1256865	651023	255535	271221	71919	64558	15558	8054
上　海	2499875	1780	4559	565668	609333	162077	328268	73363	62977	10295	8404
江　苏	7571657	9808	26560	1844367	1617000	635554	950667	155264	133884	34865	8625
浙　江	5617344	976	33160	1215849	1351423	447105	800874	119943	97371	21092	11999
安　徽	5151777	921	27849	1281338	1078143	481379	565275	102105	101088	22404	6323
福　建	3644144	821	13659	743420	697683	459960	597486	94612	65754	9729	2323
江　西	3669095	730	95880	845986	673834	438188	420015	77487	53330	9248	11605
山　东	9786925	12417	53119	2493876	1900712	1066923	1204253	290604	156139	52730	18521
河　南	8513693	25751	39060	2254785	1566955	957944	1022438	185821	150110	56165	14155
湖　北	5788245		51213	1424666	1145707	576642	564679	146450	144539	25662	33375
湖　南	6382135	3201	76873	1564896	1164563	716383	645566	115918	136042	15528	9913
广　东	9257830	2258	52167	2026286	1832864	1043633	1716356	200471	161184	27223	20007
广　西	3865366	20	25997	847917	696854	452162	588347	86224	91587	10067	5868
海　南	681620		19180	169623	120996	55292	129071	20924	9471	1605	701
重　庆	2558968	1017	27956	701679	521639	245412	253544	56732	60179	9210	6001
四　川	8133268	1895	117150	2283067	1591896	746500	750622	176516	178055	18367	37470
贵　州	3204926	5922	123573	774080	686157	319676	441625	48151	57270	12414	9378
云　南	4504588	650	72168	1181235	949010	423752	637011	121994	84728	10331	12414
西　藏	111872	1881	17399	23788	18025	7090	20467	680	651	150	54
陕　西	3897180	844	15005	1088841	720841	453694	509700	102599	51660	8727	5616
甘　肃	2121149	833	5419	465942	413782	200610	286254	39003	27275	6659	3510
青　海	550551	2213	12288	125692	105244	47368	79762	8797	6309	2760	2670
宁　夏	718795	256	5896	196351	136454	71666	102910	18558	10477	3967	2568
新　疆	3499080	847	113686	1002306	619785	316552	477028	61486	60210	10672	20859

5-4-4 续表

医疗美容科	精神科	传染科	结核病科	肿瘤科	急诊医学科	康复医学科	职业病科	中医科	民族医学科	中西医结合科	其他
111072	1474860	2556494	375239	4590182	977188	937456	81604	17363322	342036	1677764	2520454
53609	611972	1003759	175558	2305498	399537	371606	29671	6705200	13791	719974	1254446
30818	457626	899278	124010	1508925	266070	297595	11544	5646612	18328	382630	724903
26645	405262	653457	75671	775759	311581	268255	40389	5011510	309917	575160	541105
5396	15463	42773	3757	125252	1150	11864	3173	225457	664	33151	77393
231	14137	17623	3454	95300		3183	5	130054		31727	52405
2492	33101	91059	7793	158665	85776	20663	2167	813190	2885	169378	83122
852	22469	46925	10580	99628	12178	22157	3832	260846		39150	39153
121	12397	26669	14658	64493	23620	13173	1680	196033	80919	34371	44959
1925	72764	106992	31933	292448	10418	35816	9498	428964	5423	17809	94496
1997	41729	62849	8975	136885	9785	11407	951	273696	447	30732	26599
1228	42200	73481	13661	175944	33062	19382	1660	394597	3853	16749	51883
1351	12196	31573	50678	137301	22045	12743	137	189236		82278	133613
9227	143037	180705	10893	437199	32856	78264	2882	1043608		106624	109768
9351	76829	120453	8086	240968	43243	45979	2488	757114	2334	92080	118627
3925	74478	166815	16530	235304	73713	52650	1773	698431		46949	114384
6898	31762	58712	19923	121353	44864	21837	709	490342	1177	88266	72854
777	30237	88323	21389	145865	27435	14052	1	648002		28270	38441
8246	115984	185133	26584	341791	133239	40990	8258	1446711	1308	38556	190831
8596	91450	160282	17666	333757	82071	55759	1263	1263149	713	44567	181236
7272	61454	146328	14514	199609	7646	73808	303	855704	9150	108696	190828
6171	93609	154275	20695	181933	20180	48380	1761	1252187	4165	67517	82379
8379	85435	152840	12453	334866	18518	92196	354	1104300		52471	313569
1835	50109	100773	14326	108949	5401	23203	3487	626325	7186	79195	39534
113	11264	15896	4	20355	7428	8071		76224		7634	7768
5059	59245	39417	1244	60920	16068	23598	4432	380215		38793	46608
5399	136916	114702	1353	186542	27694	98983	9219	1302630	6507	213760	128025
6515	14722	61284	11337	34023	44982	26949	1027	416266	15112	39633	54830
2983	47458	99821	5	75831	54790	25866	3961	608091	3971	49145	39373
	402	2223	401		124			115	16523		1899
2230	34349	60951	12598	83615	32038	22717	6042	575540		55453	54120
816	16583	35053	4000	63938	18969	5065	3168	441427	7555	32370	42918
	929	9259	5	7128	29806	1567	1466	63731	21104	380	22073
143	1793	15081		14651	6881	8462	2975	102250	34	8920	8502
1544	30359	88224	15744	75669	51208	18672	2932	298887	151006	23140	58264

5-5　2012年医疗卫生机构床位利用情况

机构分类	实际开放总床日数（日）	平均开放病床（张）	实际占用总床日数（日）	出院者占用总床日数（日）	病床周转次数	病床工作日（日）	病床使用率（%）	平均住院日
总　计	**1986683159**	**5428096**	**1644897260**	**1578275116**	**32.9**	**303.0**	**82.8**	**8.8**
一、医院	1456856660	3980483	1312380404	1271513356	31.9	329.7	90.1	10.0
综合医院	1044807614	2854666	950861108	930209706	34.7	333.1	91.0	9.4
中医医院	192032007	524678	170069560	166291341	31.2	324.1	88.6	10.2
中西医结合医院	17205708	47010	14780050	13955514	27.4	314.4	85.9	10.8
民族医院	5045096	13784	3765886	3776904	24.4	273.2	74.6	11.2
专科医院	193921233	529839	169872619	155287090	18.9	320.6	87.6	15.5
口腔医院	1907057	5211	932330	903994	16.8	178.9	48.9	10.3
眼科医院	6325616	17283	3936968	3727089	39.4	227.8	62.2	5.5
耳鼻喉科医院	1216627	3324	742695	699697	33.0	223.4	61.0	6.4
肿瘤医院	20164126	55093	21541449	22414245	29.6	391.0	106.8	13.7
心血管病医院	3468954	9478	2984314	2861094	29.0	314.9	86.0	10.4
胸科医院	2861031	7817	2906714	3000122	23.7	371.8	101.6	16.2
血液病医院	390245	1066	346415	345022	21.6	324.9	88.8	15.0
妇产(科)医院	11070961	30249	7370283	6946999	37.5	243.7	66.6	6.1
儿童医院	9965785	27229	10345211	10170119	49.2	379.9	103.8	7.6
精神病医院	71556113	195509	69721903	57971188	6.1	356.6	97.4	48.8
传染病医院	15044643	41106	14366697	14102452	18.5	349.5	95.5	18.5
皮肤病医院	1352767	3696	759208	573919	12.5	205.4	56.1	12.4
结核病医院	4204994	11489	3987192	3925020	19.3	347.0	94.8	17.7
麻风病医院	435807	1191	87838	23712	1.4	73.8	20.2	14.7
职业病医院	907438	2479	791611	831235	8.9	319.3	87.2	37.7
骨科医院	12317778	33655	9200757	9037601	22.8	273.4	74.7	11.8
康复医院	10073090	27522	7194932	5855326	10.2	261.4	71.4	20.8
整形外科医院	517122	1413	256242	605218	22.8	181.4	49.6	18.8
美容医院	929738	2540	194515	160961	19.0	76.6	20.9	3.3
其他专科医院	19211341	52490	12205345	11132077	22.5	232.5	63.5	9.4
护理院	3845002	10505	3031181	1992801	2.6	288.5	78.8	72.6
二、基层医疗卫生机构	448272393	1224788	273548294	252425321	34.8	223.3	61.0	5.9
社区卫生服务中心(站)	62322668	170281	34026609	28627782	18.2	199.8	54.6	9.2
社区卫生服务中心	54390087	148607	30171160	27038258	18.1	203.0	55.5	10.1
社区卫生服务站	7932581	21674	3855449	1589524	19.3	177.9	48.6	3.8
卫生院	385905915	1054388	239492035	223792189	37.3	227.1	62.1	5.7
街道卫生院	3463777	9464	2097311	1859790	25.3	221.6	60.5	7.8
乡镇卫生院	382442138	1044924	237394724	221932399	37.4	227.2	62.1	5.7
中心卫生院	167842617	458586	108966182	102569438	39.3	237.6	64.9	5.7
乡卫生院	214599521	586337	128428542	119362961	35.9	219.0	59.8	5.7
门诊部								
护理站	43810	120	29650	5350	1.6	247.7	67.7	28.0
三、专业公共卫生机构	68384126	186842	51983901	49712750	44.1	278.2	76.0	6.0
专科疾病防治院(所、站)	11909924	32541	8564244	7260007	13.2	263.2	71.9	16.9
妇幼保健院(所、站)	56474202	154301	43419657	42452743	50.6	281.4	76.9	5.4
内：妇幼保健院	51993540	142059	41303332	40517246	52.0	290.7	79.4	5.5
四、其他医疗卫生机构	13169980	35984	6984661	4623689	14.6	194.1	53.0	8.8
疗养院	13169980	35984	6984661	4623689	14.6	194.1	53.0	8.8
临床检验中心								

5-6-1 医院病床使用情况

年份	病床使用率(%)	卫生计生部门	综合医院	中医医院	平均住院日(日)	卫生计生部门	综合医院	中医医院
1980	82.5	85.7	84.2	86.9	14.0	13.7	11.7	23.7
1985	82.7	87.9	87.0	83.9	15.8	15.4	13.3	23.3
1986	82.7	87.8	87.3	82.3	15.9	15.6	13.4	23.3
1987	84.3	89.8	89.5	81.9	16.0	15.6	13.4	21.9
1988	84.4	89.9	89.7	79.6	15.8	15.6	13.5	20.2
1989	81.5	86.2	86.1	73.7	15.8	15.4	13.4	19.0
1990	80.7	85.6	85.7	73.6	15.9	15.5	13.5	18.0
1991	81.2	85.8	86.2	74.0	16.0	15.5	13.4	17.4
1992	78.4	83.1	83.7	69.2	16.2	15.8	13.7	17.5
1993	70.9	75.7	76.3	62.5	15.6	15.2	13.3	15.4
1994	68.8	72.1	72.6	58.9	15.0	14.5	12.9	14.4
1995	66.9	70.2	70.8	57.4	14.8	14.2	12.6	13.9
1996	64.4	67.9	69.1	54.5	14.3	13.7	12.3	13.4
1997	61.5	65.0	65.4	52.1	13.8	13.3	11.9	13.1
1998	60.0	63.1	63.3	49.8	13.1	12.6	11.3	12.4
1999	59.6	63.1	63.2	50.5	12.7	12.1	11.0	12.0
2000	60.6	64.5	65.0	50.7	12.2	11.6	10.5	11.4
2001	61.1	65.3	65.6	51.5	11.8	11.3	10.3	10.9
2002	64.6	68.6	70.5	57.7	10.9	10.6	9.6	10.8
2003	65.3	69.3	70.6	59.4	11.0	10.8	10.0	10.9
2004	68.4	73.2	74.4	63.0	10.8	10.5	9.8	10.4
2005	70.3	75.3	76.6	65.7	10.9	10.6	9.8	10.8
2006	72.4	77.9	79.2	67.7	10.9	10.5	9.8	10.4
2007	78.2	84.3	85.6	73.2	10.8	10.5	9.8	10.4
2008	81.5	88.1	89.6	78.6	10.7	10.6	9.9	10.5
2009	84.7	91.5	93.0	83.1	10.5	10.4	9.7	10.4
2010	86.7	93.4	94.9	85.7	10.5	10.4	9.7	10.7
2011	88.5	95.2	96.6	88.1	10.3	10.2	9.6	10.5
2012	90.1	96.9	98.2	90.4	10.0	10.0	9.3	10.1

注：2002年以前医院数字包括含妇幼保健院、专科疾病防治院数字，综合医院不含高校附属医院。

5-6-2 医院病床使用率

医院分类	2005	2008	2009	2010	2011	2012
总　计	**70.3**	**81.5**	**84.7**	**86.7**	**88.5**	**90.1**
按登记注册类型分						
公立医院	71.5	84.0	87.7	90.0	92.0	94.2
民营医院	49.8	55.3	58.2	59.0	62.3	63.2
按主办单位分						
政府办	74.9	87.5	90.9	92.8	94.6	96.4
社会办	55.6	63.0	67.0	69.1	71.4	73.7
个人办	47.4	50.2	52.8	55.2	58.2	59.9
按管理类别分						
其中：非营利性	71.4	83.4	86.9	88.9	90.8	92.6
营利性	48.3	48.1	50.8	52.9	56.0	57.9
按医院等级分						
其中：三级医院	90.5	100.5	102.5	102.9	104.2	104.5
二级医院	68.1	80.1	84.8	87.3	88.7	90.7
一级医院	49.6	53.6	54.5	56.6	58.9	60.4
按机构类别分						
综合医院	70.4	82.1	85.6	87.5	89.3	91.0
中医医院	65.0	77.3	81.8	84.1	86.3	88.6
中西医结合医院	68.0	80.2	82.1	82.8	83.4	85.9
民族医院	57.4	61.5	73.3	70.6	74.3	74.6
专科医院	75.7	82.2	83.5	85.7	87.0	87.6
护理院	89.6	85.0	84.8	85.3	80.6	78.8

5-6-3　医院平均住院日

医院分类	2005	2008	2009	2010	2011	2012
总　　计	**10.9**	**10.7**	**10.5**	**10.5**	**10.3**	**10.0**
按登记注册类型分						
公立医院	10.9	10.9	10.7	10.7	10.5	10.2
民营医院	9.6	8.7	8.7	8.4	8.5	8.3
按主办单位分						
政府办	10.7	10.7	10.5	10.5	10.3	10.1
社会办	12.4	12.3	12.0	11.7	11.4	11.1
个人办	9.3	8.0	8.0	8.0	8.1	7.9
按管理类别分						10.0
其中：非营利性	10.9	10.8	10.6	10.6	10.4	10.1
营利性	9.5	8.1	8.1	8.0	8.0	7.7
按医院等级分						
其中：三级医院	13.1	13.2	12.7	12.5	12.0	11.4
二级医院	9.7	9.5	9.4	9.4	9.3	9.1
一级医院	9.8	9.4	9.3	9.1	9.1	8.9
按机构类别分						
综合医院	10.2	10.1	9.9	9.8	9.7	9.4
中医医院	10.8	10.5	10.4	10.6	10.5	10.2
中西医结合医院	11.6	11.3	10.9	10.8	10.9	10.8
民族医院	9.4	10.5	11.9	11.6	11.9	11.2
专科医院	18.9	17.6	17.0	17.3	16.1	15.5
护理院	95.0	89.5	96.2	59.6	70.0	72.6

5-6-4 2012年各地区医院床位利用情况

地区	病床工作日			病床使用率(%)			平均住院日		
	合计	公立	民营	合计	公立	民营	合计	公立	民营
总　计	**329.7**	**344.9**	**231.3**	**90.1**	**94.2**	**63.2**	**10.0**	**10.2**	**8.3**
东　部	326.6	342.4	228.6	89.2	93.5	62.5	10.0	10.2	8.7
中　部	329.5	341.8	229.0	90.0	93.4	62.6	10.0	10.2	8.2
西　部	334.9	352.7	237.1	91.5	96.4	64.8	10.0	10.3	7.8
北　京	308.5	328.2	195.2	84.3	89.7	53.3	12.8	13.1	10.8
天　津	320.6	338.5	200.3	87.6	92.5	54.7	11.0	11.5	6.5
河　北	323.5	338.0	218.7	88.4	92.3	59.7	9.1	9.2	7.8
山　西	293.0	304.1	212.7	80.0	83.1	58.1	11.2	11.6	8.4
内蒙古	303.2	312.5	200.7	82.8	85.4	54.8	10.6	10.8	8.3
辽　宁	319.1	328.6	232.2	87.2	89.8	63.5	11.7	11.8	10.6
吉　林	290.6	309.9	164.1	79.4	84.7	44.8	10.1	10.3	8.2
黑龙江	300.3	313.2	173.8	82.0	85.6	47.5	11.3	11.4	10.4
上　海	360.0	370.4	248.4	98.4	101.2	67.9	11.5	11.4	13.9
江　苏	336.3	357.8	265.6	91.9	97.8	72.6	10.5	11.0	8.8
浙　江	349.2	364.9	247.7	95.4	99.7	67.7	11.2	11.2	11.1
安　徽	322.6	341.6	248.1	88.1	93.3	67.8	9.3	9.4	8.7
福　建	337.0	356.2	197.0	92.1	97.3	53.8	8.7	9.0	6.1
江　西	346.1	356.1	265.3	94.6	97.3	72.5	9.1	9.5	6.0
山　东	313.2	331.8	199.9	85.6	90.6	54.6	9.5	9.6	8.4
河　南	335.1	342.8	258.9	91.5	93.7	70.7	10.2	10.3	9.1
湖　北	363.4	376.0	223.5	99.3	102.7	61.1	10.1	10.3	7.9
湖　南	351.5	360.7	235.8	96.0	98.6	64.4	9.6	9.8	6.8
广　东	318.8	332.9	219.8	87.1	91.0	60.1	8.7	8.8	7.6
广　西	350.0	357.3	229.6	95.6	97.6	62.7	9.3	9.3	8.8
海　南	309.3	315.6	166.6	84.5	86.2	45.5	9.9	10.0	5.0
重　庆	336.2	352.9	243.5	91.9	96.4	66.5	10.5	11.0	7.7
四　川	356.6	381.5	258.4	97.4	104.2	70.6	10.3	10.9	8.1
贵　州	326.2	352.4	251.3	89.1	96.3	68.7	8.9	9.8	6.6
云　南	326.2	354.9	223.6	89.1	97.0	61.1	9.7	10.0	8.1
西　藏	263.7	263.7	262.8	72.0	72.1	71.8	11.1	11.2	9.8
陕　西	328.8	345.8	216.4	89.8	94.5	59.1	10.1	10.3	8.9
甘　肃	313.2	316.6	267.8	85.6	86.5	73.2	10.1	10.2	8.8
青　海	322.1	331.2	219.5	88.0	90.5	60.0	10.8	11.0	8.1
宁　夏	337.3	352.8	210.1	92.2	96.4	57.4	10.4	10.5	8.5
新　疆	337.1	357.7	195.9	92.1	97.7	53.5	9.8	10.1	6.9

5-7-1　2012年各地区医院医师担负工作量

[illegible]	医师日均担负诊疗人次			医师日均担负住院床日		
	合计	公立	民营	合计	公立	民营
[illegible]	**7.3**	**7.4**	**6.1**	**2.5**	**2.6**	**1.9**
[illegible]	8.8	9.0	7.4	2.2	2.3	1.6
[illegible]	5.5	5.6	4.9	2.6	2.7	2.0
[illegible]	6.4	6.7	5.0	2.9	3.0	2.3
[illegible]	9.7	10.1	7.3	1.4	1.4	0.9
[illegible]	11.1	10.6	13.4	1.6	1.8	0.7
[illegible]	4.7	4.8	4.3	2.2	2.3	1.5
山　西	3.5	3.5	3.4	1.8	1.9	1.3
内蒙古	4.6	4.7	4.1	2.2	2.2	1.6
辽　宁	5.2	5.3	4.5	2.4	2.5	1.8
吉　林	4.8	5.0	3.4	2.2	2.3	1.3
黑龙江	4.4	4.5	4.0	2.3	2.3	1.7
上　海	14.7	14.9	12.1	2.2	2.3	1.0
江　苏	9.3	9.5	8.5	2.6	2.7	2.1
浙　江	12.0	12.3	8.9	2.4	2.4	2.1
安　徽	6.1	6.2	5.7	2.7	2.8	2.2
福　建	9.4	10.2	5.1	2.5	2.8	1.1
江　西	5.9	6.2	4.0	2.7	2.8	2.1
山　东	5.6	5.8	4.7	2.3	2.4	1.6
河　南	6.0	6.0	6.8	2.8	2.9	2.4
湖　北	7.1	7.3	5.1	3.1	3.2	2.0
湖　南	5.5	5.6	3.7	3.1	3.2	2.1
广　东	12.1	12.4	9.6	2.1	2.1	1.6
广　西	8.2	8.4	6.2	2.7	2.8	1.3
海　南	6.2	6.2	7.8	2.1	2.1	0.8
重　庆	7.5	8.1	4.3	3.0	3.2	2.2
四　川	6.8	7.2	4.8	3.1	3.2	2.4
贵　州	5.1	5.2	4.6	3.0	3.0	2.7
云　南	7.6	7.9	6.0	3.3	3.5	2.6
西　藏	5.3	5.0	10.8	1.5	1.4	2.5
陕　西	5.9	6.0	5.3	2.7	2.9	1.9
甘　肃	5.9	6.0	4.6	2.7	2.8	2.4
青　海	5.6	5.9	2.8	2.7	2.9	1.5
宁　夏	7.1	7.0	7.8	2.9	2.9	2.2
新　疆	5.7	5.8	4.6	2.9	3.0	2.2

5-7-2 2012年各地区综合医院医师担负工作量

地区	医师日均担负诊疗人次						医师日均担负住院床日					
	合计	中央属	省属	地级市属	县级市属	县属	合计	中央属	省属	地级市属	县级市属	县属
总　计	**7.6**	**10.5**	**8.5**	**7.7**	**7.8**	**6.6**	**2.7**	**2.5**	**2.7**	**2.7**	**2.5**	**2.9**
东　部	9.2	12.0	10.3	9.3	9.6	6.9	2.4	1.9	2.4	2.5	2.3	2.5
中　部	5.7	9.6	6.4	5.7	5.2	5.5	2.9	3.6	3.2	3.0	2.6	2.8
西　部	7.0	7.9	7.4	6.9	6.0	7.4	3.1	2.6	2.8	3.0	3.0	3.4
北　京	10.6	10.9	9.9	10.9		11.1	1.4	1.5	1.5	1.3		1.4
天　津	10.6		10.8	11.6		6.6	1.9		2.4	1.5		1.8
河　北	4.9		5.0	5.0	4.8	5.0	2.4		2.5	2.6	2.0	2.4
山　西	3.5		4.9	3.9	2.7	3.0	1.9		2.0	2.2	1.8	1.7
内蒙古	4.9		4.4	5.4	4.1	5.4	2.2		2.2	2.4	2.2	2.1
辽　宁	5.4		6.9	5.4	4.9	4.2	2.5		2.7	2.8	2.2	2.2
吉　林	5.1	6.9	6.2	5.0	4.6	3.5	2.3	3.3	2.7	2.6	1.8	1.8
黑龙江	4.5		5.5	5.5	3.8	3.3	2.5		3.6	2.7	1.9	1.8
上　海	15.2	15.0	15.4	15.3		10.5	2.2	1.9	2.2	2.3		3.0
江　苏	9.6		13.3	9.6	9.4	8.1	2.9		3.2	2.8	2.7	3.4
浙　江	12.5		11.4	11.5	13.8	11.7	2.4		2.4	2.6	2.3	2.4
安　徽	6.2		7.6	5.8	5.5	6.1	2.9		3.0	2.7	2.9	3.0
福　建	10.3		10.0	10.2	10.1	10.9	2.8		2.6	2.9	2.6	3.1
江　西	6.2		6.3	5.4	5.4	7.2	2.9		3.2	2.9	2.7	2.9
山　东	5.8	7.6	7.5	6.3	5.5	4.9	2.5	2.5	2.7	2.5	2.4	2.7
河　南	6.0		7.0	5.8	5.7	6.0	3.1		4.0	3.3	2.7	2.9
湖　北	7.3	13.8	7.7	7.2	6.4	6.8	3.3	4.3	3.4	3.5	2.9	3.4
湖　南	5.8	9.6	5.6	5.5	5.3	5.5	3.3	3.3	3.0	3.1	3.1	3.5
广　东	11.7	14.8	9.8	10.6	13.5	8.1	2.2	2.3	2.6	2.4	2.0	2.1
广　西	8.4		7.7	8.3	8.5	8.9	2.9		2.5	2.6	2.7	3.5
海　南	7.0		7.8	5.0	6.6	8.7	2.2		2.1	2.0	2.1	2.4
重　庆	8.5		8.2	8.6		8.6	3.3		3.0	3.2		3.9
四　川	7.6	7.3	8.5	7.3	6.8	8.2	3.3	2.2	3.3	3.5	3.2	3.4
贵　州	5.5		5.8	4.6	5.2	6.3	3.1		2.9	2.9	2.7	3.6
云　南	8.2		11.3	7.2	6.3	8.8	3.6		2.8	3.2	3.6	4.2
西　藏	5.0		2.1	5.0	7.3	5.3	1.4		2.0	2.2	1.8	0.9
陕　西	6.2	8.8	6.0	5.5	5.5	6.5	3.1	3.2	2.7	2.8	3.1	3.3
甘　肃	6.3		4.0	5.3	6.7	7.3	3.0		2.1	3.0	2.9	3.2
青　海	6.7		9.2	5.5	2.5	6.4	2.9		3.3	3.0	1.0	3.0
宁　夏	6.9		6.2	7.3	6.3	8.1	3.0		2.7	3.0	3.1	3.6
新　疆	6.0		6.8	6.9	5.0	5.3	3.3		2.8	2.9	3.3	4.1

注：本表系卫生计生部门医院数字。

5-7-3 综合医院工作效率

医院级别	年份	医师日均担负		医师人均年业务收入(万元)	病床使用率(%)	平均住院日(日)
		诊疗人次	住院床日			
医院合计	2000	4.8	1.4	27.1	67.3	11.0
	2005	5.3	1.6	44.7	76.9	9.9
	2010	6.8	2.4	88.1	95.0	9.7
	2011	7.2	2.5	101.8	96.7	9.6
	2012	7.6	2.7	117.3	98.4	9.3
中央属	2000	8.5	1.8	72.8	95.5	14.6
	2005	7.8	2.3	129.7	100.2	13.1
	2010	9.8	2.5	219.7	105.5	10.9
	2011	10.0	2.5	240.0	106.7	10.5
	2012	10.5	2.5	272.0	106.1	10.1
省属	2000	6.2	1.8	54.0	84.9	15.8
	2005	6.6	2.1	90.1	91.3	12.8
	2010	7.4	2.5	148.0	103.5	11.9
	2011	7.9	2.6	169.4	105.2	11.5
	2012	8.5	2.7	195.0	104.5	10.8
地级市(地区)属	2000	5.0	1.5	30.4	74.0	13.1
	2005	5.7	1.9	49.7	84.1	11.9
	2010	7.0	2.5	95.2	99.3	11.6
	2011	7.3	2.6	109.0	100.6	11.4
	2012	7.7	2.7	124.4	103.2	10.9
县级市(区)属	2000	4.7	1.2	20.6	61.3	9.6
	2005	5.0	1.4	32.6	70.3	8.8
	2010	6.9	2.1	66.7	89.9	8.9
	2011	7.5	2.3	77.7	91.7	9.0
	2012	7.8	2.5	90.2	93.0	8.8
县属	2000	3.9	1.2	15.2	56.3	8.4
	2005	4.3	1.4	23.9	65.3	7.5
	2010	5.6	2.4	54.3	89.4	7.6
	2011	6.1	2.6	64.5	91.7	7.7
	2012	6.6	2.9	76.9	94.4	7.9

注：本表系卫生计生部门医院数字。

5-8-1　2012年医院出院病人疾病转归情况

疾病名称（ICD-10）	出院人数（人）	疾病构成（%）	病死率（%）	平均住院日（日）	人均医药费用（元）
总　　计	**33570044**	**100.00**	**0.67**	**9.5**	**6139.7**
1.传染病和寄生虫病小计	1240531	3.70	0.35	9.8	4166.4
其中：肠道传染病	89308	0.27	0.13	7.8	2183.4
内：霍乱					
伤寒和副伤寒	6985	0.02	0.01	8.6	3907.9
细菌性痢疾	11061	0.03	0.16	5.6	1935.4
结核病	218944	0.65	0.48	14.8	7086.3
内：肺结核	147905	0.44	0.55	14.6	6603.1
白喉					
百日咳	494	0.00	0.00	8.5	3165.0
猩红热	3523	0.01	0.06	6.3	1654.4
性传播模式疾病	8712	0.03	0.05	9.5	4418.8
内：梅毒	4059	0.01	0.07	10.7	5261.6
淋球菌感染	475	0.00	0.00	8.4	2733.2
乙型脑炎	761	0.00	3.02	11.6	8818.6
斑疹伤寒	9695	0.03	0.27	7.3	3871.5
病毒性肝炎	151822	0.45	0.40	17.7	7418.2
人类免疫缺陷病毒病（HIV）	13066	0.04	3.84	17.5	7612.4
血吸虫病	5174	0.02	0.10	14.6	3208.2
丝虫病	45	0.00	0.00	8.5	4067.0
钩虫病	709	0.00	0.14	8.0	4885.1
2.肿瘤小计	2123835	6.33	2.40	12.9	11307.1
恶性肿瘤计	1428618	4.26	3.47	14.7	12868.2
其中：鼻咽恶性肿瘤	23430	0.07	2.62	19.6	13217.5
食管恶性肿瘤	84685	0.25	2.60	16.3	13231.9
胃恶性肿瘤	139852	0.42	3.24	14.3	14714.0
小肠恶性肿瘤	5204	0.02	4.23	16.2	18163.8
结肠恶性肿瘤	66030	0.20	3.78	15.7	18047.0
直肠乙状结肠连接处、直肠、肛门和肛管恶性肿瘤	71694	0.21	2.38	15.8	16892.8
肝和肝内胆管恶性肿瘤	116577	0.35	6.21	13.2	12419.8
喉恶性肿瘤	9328	0.03	2.26	18.7	14490.4
气管、支气管、肺恶性肿瘤	265386	0.79	5.17	14.4	11097.8
骨、关节软骨恶性肿瘤	7762	0.02	2.74	14.9	11918.7
乳房恶性肿瘤	114942	0.34	1.19	14.6	11445.8
女性生殖器官恶性肿瘤	87882	0.26	1.49	15.2	11862.5
男性生殖器官恶性肿瘤	27784	0.08	2.40	14.2	11726.1
泌尿道恶性肿瘤	49670	0.15	2.21	15.3	14762.5
脑恶性肿瘤	12932	0.04	4.62	17.5	19488.3
白血病	66633	0.20	3.28	14.9	11888.6
原位癌计	24376	0.07	1.11	12.1	8313.4
其中：子宫颈原位癌	7961	0.02	0.13	9.5	8362.1
良性肿瘤计	614214	1.83	0.06	9.0	7964.2
其中：皮肤良性肿瘤	20710	0.06	0.03	6.9	3958.9

注：本表系卫生计生部门综合医院数字。

5-8-1 续表1

疾病名称 (ICD-10)	出院 人数 (人)	疾病 构成 (%)	病死率 (%)	平　均 住院日 (日)	人均 医药费用 (元)
乳房良性肿瘤	75796	0.23	0.01	5.2	4700.2
子宫平滑肌瘤	182517	0.54	0.02	9.7	7835.1
卵巢良性肿瘤	46710	0.14	0.01	8.9	8608.1
前列腺良性肿瘤	223	0.00	0.00	12.0	7744.8
甲状腺良性肿瘤	42803	0.13	0.02	8.1	6932.0
交界恶性和动态未知的肿瘤	55641	0.17	1.21	11.6	9514.8
3.血液、造血器官及免疫疾病小计	259187	0.77	0.46	8.9	5408.6
其中：贫血	139814	0.42	0.54	7.9	5122.3
4.内分泌、营养和代谢疾病小计	991599	2.95	0.40	11.2	6728.7
其中：甲状腺功能亢进	58406	0.17	0.24	9.9	5005.1
糖尿病	684454	2.04	0.38	12.2	6900.2
5.精神和行为障碍小计	196090	0.58	0.24	16.9	4906.5
其中：依赖性物质引起的精神和行为障碍	28122	0.08	0.47	4.2	1879.9
酒精引起的精神和行为障碍	27011	0.08	0.46	4.0	1771.5
精神分裂症、分裂型和妄想性障碍	28264	0.08	0.10	50.2	6772.7
情感障碍	16128	0.05	0.05	23.2	6514.2
6.神经系统疾病小计	832461	2.48	0.51	9.9	5931.0
其中：中枢神经系统炎性疾病	41917	0.12	1.47	10.7	6927.5
帕金森病	21923	0.07	0.35	12.8	7834.1
癫痫	73121	0.22	0.65	7.4	4713.4
7.眼和附器疾病小计	728741	2.17	0.02	6.6	4632.3
其中：晶状体疾患	367828	1.10	0.01	5.0	5010.2
内：老年性白内障	248361	0.74	0.01	4.8	4983.2
视网膜脱离和断裂	22591	0.07	0.04	8.8	9066.1
青光眼	62400	0.19	0.02	9.2	4541.5
8.耳和乳突疾病小计	213507	0.64	0.02	9.1	4685.0
其中：中耳和乳突疾病	56055	0.17	0.01	9.1	5538.9
9.循环系统疾病小计	5011260	14.93	1.28	11.2	7626.3
其中：急性风湿热	10643	0.03	0.41	10.6	5323.5
慢性风湿性心脏病	68178	0.20	1.47	10.6	6853.7
高血压	640936	1.91	0.26	10.7	5746.0
内：高血压性心脏、肾脏病	50982	0.15	0.83	11.4	7030.9
缺血性心脏病	1444580	4.30	1.29	10.5	8272.7
内：心绞痛	192072	0.57	0.35	10.0	9572.2
急性心肌梗死	84494	0.25	7.41	10.0	16776.2
肺栓塞	8322	0.02	7.98	14.8	12985.9
心律失常	167918	0.50	0.44	8.0	8846.1
心力衰竭	77699	0.23	4.43	10.7	6732.7
脑血管病	1954221	5.82	1.50	12.8	7952.4
内：颅内出血	344765	1.03	4.85	14.7	12060.5
脑梗死	1179635	3.51	0.82	12.5	7241.3
大脑动脉闭塞和狭窄	58002	0.17	1.50	11.9	6712.9

5-8-1　续表2

疾病名称 (ICD-10)	出院 人数 （人）	疾病 构成 (%)	病死率 (%)	平　均 住院日 （日）	人均 医药费用 （元）
静脉炎和血栓形成	37602	0.11	0.22	12.7	10999.0
下肢静脉曲张	64194	0.19	0.04	10.1	6501.8
10.呼吸系统疾病小计	5071523	15.11	0.64	8.3	4109.6
其中：急性上呼吸道感染	920484	2.74	0.03	5.2	1599.0
流行性感冒	2316	0.01	0.09	5.2	2159.1
内：人禽流感	7	0.00	0.00	17.1	4963.0
肺炎	1476740	4.40	0.57	8.2	3384.4
慢性鼻窦炎	102757	0.31	0.02	8.4	5807.5
慢性扁桃体和腺样体疾病	82616	0.25	0.01	6.9	4690.3
慢性下呼吸道疾病	1188594	3.54	0.82	10.5	6166.2
内：哮喘	109475	0.33	0.27	8.7	4736.3
外部物质引起的肺病	25995	0.08	2.63	20.9	7609.5
11.消化系统疾病小计	3614942	10.77	0.38	8.5	5907.0
其中：口腔疾病	104585	0.31	0.04	7.3	4001.0
胃及十二指肠溃疡	203974	0.61	0.35	9.3	6721.0
阑尾疾病	446803	1.33	0.04	7.3	5015.1
疝	311096	0.93	0.07	7.5	5255.6
内：腹股沟疝	290999	0.87	0.05	7.3	5016.6
肠梗阻	168548	0.50	0.52	7.6	5745.3
酒精性肝病	23212	0.07	1.44	12.4	7178.4
肝硬化	140140	0.42	1.75	13.6	8829.8
胆石病和胆囊炎	534320	1.59	0.12	9.6	8620.4
急性胰腺炎	112342	0.33	0.57	10.4	10154.0
12.皮肤和皮下组织疾病小计	257708	0.77	0.15	10.4	4721.9
其中：皮炎及湿疹	43381	0.13	0.04	9.2	3845.0
牛皮癣	10250	0.03	0.04	16.1	6817.1
荨麻疹	22887	0.07	0.01	6.1	2154.4
13.肌肉骨骼系统和结缔组织疾病小计	927295	2.76	0.11	11.6	7672.6
其中：炎性多关节炎	113184	0.34	0.10	11.9	6948.4
内：类风湿性关节炎	51680	0.15	0.14	12.4	6703.1
痛风	31963	0.10	0.09	10.7	5337.0
其他关节病	47402	0.14	0.04	12.9	10656.3
系统性结缔组织病	71346	0.21	0.57	11.6	7534.0
内：系统性红斑狼疮	39899	0.12	0.62	11.2	7189.2
脊椎关节强硬	103673	0.31	0.03	10.5	6298.3
椎间盘疾病	278910	0.83	0.03	11.8	6606.7
骨密度和骨结构疾病	56032	0.17	0.20	13.0	9904.6
内：骨质疏松	36476	0.11	0.24	13.1	9342.2
骨髓炎	9011	0.03	0.11	19.1	9381.9
14.泌尿生殖系统疾病小计	1843910	5.49	0.25	10.1	6383.2
其中：肾小球疾病	135314	0.40	0.31	12.8	6706.8
肾盂肾炎	28745	0.09	0.14	11.1	5112.0
肾衰竭	202958	0.60	1.69	18.9	9620.7
尿石病	352100	1.05	0.03	8.2	6047.4
膀胱炎	20581	0.06	0.03	9.8	5475.6
尿道狭窄	8899	0.03	0.03	11.5	7520.1

5-8-1 续表3

疾病名称 (ICD-10)	出院 人数 (人)	疾病 构成 (%)	病死率 (%)	平 均 住院日 (日)	人均 医药费用 (元)
男性生殖器官疾病	281540	0.84	0.05	9.6	6007.7
内：前列腺增生	133203	0.40	0.07	12.4	9043.8
乳房疾患	81040	0.24	0.03	6.9	4484.4
女性盆腔器官炎性疾病	152634	0.45	0.01	7.7	4092.0
子宫内膜异位	67385	0.20	0.01	9.0	8332.2
女性生殖器脱垂	25870	0.08	0.02	10.6	7895.5
15.妊娠、分娩和产褥期小计	3827027	11.40	0.02	5.3	3150.7
其中：异位妊娠	170509	0.51	0.02	7.5	5682.4
医疗性流产	147282	0.44	0.01	4.3	1498.1
妊娠高血压	43892	0.13	0.05	7.2	5755.8
前置胎盘、胎盘早剥和产前出血	30171	0.09	0.04	8.6	5532.0
梗阻性分娩	171977	0.51	0.01	6.7	4626.6
分娩时会阴、阴道裂伤	64291	0.19	0.00	3.4	2422.4
产后出血	25163	0.07	0.23	5.7	5254.4
顺产	1263532	3.76	0.01	3.9	1837.8
16.起源于围生期疾病小计	666470	1.99	0.47	6.8	4181.5
其中：产伤	4819	0.01	0.37	7.4	4084.2
出生窒息	92813	0.28	0.81	7.8	4485.1
新生儿吸入综合征	42219	0.13	0.30	6.4	4304.1
围生期的感染	27206	0.08	0.51	7.0	4318.9
胎儿和新生儿的溶血性疾病	9302	0.03	0.08	6.7	4115.5
新生儿硬化病	1120	0.00	1.07	6.7	3738.1
17.先天性畸形、变形和染色体异常小计	190858	0.57	0.45	9.6	9983.6
神经系统其他先天性畸形	5901	0.02	0.17	11.1	7090.8
循环系统先天性畸形	57800	0.17	1.15	10.4	17363.4
内：先天性心脏病	46769	0.14	1.28	10.8	17795.6
唇裂和腭裂	11970	0.04	0.03	10.4	4390.1
消化系统先天性畸形	11059	0.03	0.42	10.2	9303.1
生殖泌尿系统先天性畸形	40346	0.12	0.08	9.4	6460.5
肌肉骨骼系统先天性畸形	19493	0.06	0.17	9.0	9195.9
18.症状、体征和检验异常小计	492674	1.47	2.09	7.2	4404.8
19.损伤、中毒小计	3270052	9.74	0.71	12.0	7772.3
其中：骨折	471507	1.40	0.66	12.9	9267.1
内：颅骨和面骨骨折	96516	0.29	0.21	11.4	7147.5
股骨骨折	163428	0.49	0.31	17.4	18004.2
多部位骨折	7810	0.02	1.42	19.9	16276.5
颅内损伤	426929	1.27	3.13	12.6	8900.7
烧伤和腐蚀伤	92593	0.28	0.35	11.8	6112.0
药物、药剂和生物制品中毒	47520	0.14	1.23	3.6	2937.3
非药用物质的毒性效应	131186	0.39	1.60	5.9	4066.0
医疗并发症计	56579	0.17	0.21	12.1	6762.2
内：手术和操作并发症	27703	0.08	0.20	15.1	6902.2
假体装置、植入物和移植物并发症	18070	0.05	0.10	9.5	7249.1
20.其他接受医疗服务小计	1810374	5.39	0.20	9.1	7582.3

5-8-2 2012年城市和县级医院出院病人疾病转归情况

疾病名称 (ICD-10)	城市医院			县级医院		
	出院人数(人)	疾病构成(%)	平均住院日(日)	出院人数(人)	疾病构成(%)	平均住院日(日)
总 计	**14785401**	**100.00**	**10.5**	**18784643**	**100.00**	**8.7**
1.传染病和寄生虫病小计	479107	3.24	11.2	761424	4.05	8.9
其中：肠道传染病	25852	0.17	7.7	63456	0.34	7.9
内：霍乱						
伤寒和副伤寒	1744	0.01	10.3	5241	0.03	8.1
细菌性痢疾	2275	0.02	6.6	8786	0.05	5.4
结核病	101098	0.68	16.2	117846	0.63	13.6
内：肺结核	60097	0.41	16.3	87808	0.47	13.4
白喉						
百日咳	196	0.00	9.5	298	0.00	7.8
猩红热	1041	0.01	6.5	2482	0.01	6.2
性传播模式疾病	4762	0.03	9.4	3950	0.02	9.8
内：梅毒	2482	0.02	10.7	1577	0.01	10.7
淋球菌感染	119	0.00	10.5	356	0.00	7.8
乙型脑炎	557	0.00	11.7	204	0.00	11.3
斑疹伤寒	2896	0.02	7.8	6799	0.04	7.0
病毒性肝炎	73983	0.50	17.1	77839	0.41	18.2
人类免疫缺陷病毒病（HIV）	5093	0.03	16.0	7973	0.04	18.5
血吸虫病	3155	0.02	13.0	2019	0.01	17.2
丝虫病	17	0.00	9.2	28	0.00	8.0
钩虫病	215	0.00	8.1	494	0.00	8.0
2.肿瘤小计	1320222	8.93	13.3	803613	4.28	12.3
恶性肿瘤计	911060	6.16	15.0	517558	2.76	14.1
其中：鼻咽恶性肿瘤	16492	0.11	21.2	6938	0.04	15.7
食管恶性肿瘤	43998	0.30	17.2	40687	0.22	15.3
胃恶性肿瘤	78459	0.53	14.7	61393	0.33	13.8
小肠恶性肿瘤	3566	0.02	16.4	1638	0.01	15.8
结肠恶性肿瘤	43092	0.29	16.2	22938	0.12	14.8
直肠乙状结肠连接处、直肠、肛门和肛管恶性肿瘤	43521	0.29	16.5	28173	0.15	14.9
肝和肝内胆管恶性肿瘤	69675	0.47	13.1	46902	0.25	13.5
喉恶性肿瘤	7072	0.05	19.7	2256	0.01	15.8
气管、支气管、肺恶性肿瘤	154467	1.04	14.8	110919	0.59	13.9
骨、关节软骨恶性肿瘤	5523	0.04	15.0	2239	0.01	14.6
乳房恶性肿瘤	78666	0.53	15.1	36276	0.19	13.4
女性生殖器官恶性肿瘤	58073	0.39	15.9	29809	0.16	13.7
男性生殖器官恶性肿瘤	19792	0.13	14.1	7992	0.04	14.3
泌尿道恶性肿瘤	34668	0.23	15.5	15002	0.08	14.9
脑恶性肿瘤	9503	0.06	17.8	3429	0.02	16.9
白血病	47481	0.32	15.2	19152	0.10	14.1
原位癌计	12995	0.09	11.7	11381	0.06	12.6
其中：子宫颈原位癌	6055	0.04	9.1	1906	0.01	11.0
良性肿瘤计	360110	2.44	9.1	254104	1.35	8.7
其中：皮肤良性肿瘤	12019	0.08	7.0	8691	0.05	6.7

注：①本表系卫生计生部门综合医院数字；②县级医院包括县和县级市医院。

5-8-2 续表1

疾病名称 (ICD-10)	城市医院			县级医院		
	出院人数（人）	疾病构成（%）	平均住院日（日）	出院人数（人）	疾病构成（%）	平均住院日（日）
乳房良性肿瘤	55558	0.38	5.2	20238	0.11	5.5
子宫平滑肌瘤	88869	0.60	9.7	93648	0.50	9.7
卵巢良性肿瘤	27476	0.19	9.0	19234	0.10	8.7
前列腺良性肿瘤	92	0.00	12.0	131	0.00	12.0
甲状腺良性肿瘤	20705	0.14	7.8	22098	0.12	8.4
交界恶性和动态未知的肿瘤	35500	0.24	12.2	20141	0.11	10.5
3.血液、造血器官及免疫疾病小计	142208	0.96	9.8	116979	0.62	7.8
其中：贫血	67416	0.46	9.0	72398	0.39	6.9
4.内分泌、营养和代谢疾病小计	570387	3.86	11.7	421212	2.24	10.4
其中：甲状腺功能亢进	37312	0.25	9.9	21094	0.11	9.7
糖尿病	386830	2.62	13.0	297624	1.58	11.2
5.精神和行为障碍小计	94696	0.64	18.9	101394	0.54	15.0
其中:依赖性物质引起的精神和行为障碍	6597	0.04	6.9	21525	0.11	3.3
酒精引起的精神和行为障碍	6141	0.04	6.7	20870	0.11	3.2
精神分裂症、分裂型和妄想性障碍	16548	0.11	44.0	11716	0.06	59.1
情感障碍	10209	0.07	21.6	5919	0.03	26.1
6.神经系统疾病小计	431543	2.92	10.9	400918	2.13	8.8
其中：中枢神经系统炎性疾病	20339	0.14	13.0	21578	0.11	8.6
帕金森病	13709	0.09	13.6	8214	0.04	11.4
癫痫	36648	0.25	8.3	36473	0.19	6.5
7.眼和附器疾病小计	383507	2.59	6.9	345234	1.84	6.2
其中：晶状体疾患	181901	1.23	5.2	185927	0.99	4.8
内：老年性白内障	116771	0.79	4.8	131590	0.70	4.7
视网膜脱离和断裂	20860	0.14	8.8	1731	0.01	8.6
青光眼	36848	0.25	9.5	25552[illegible]	0.14	8.7
8.耳和乳突疾病小计	106554	0.72	10.2	106953	0.57	8.0
其中：中耳和乳突疾病	31571	0.21	9.9	24484	0.13	8.2
9.循环系统疾病小计	2259379	15.28	12.0	2751881	14.65	10.6
其中：急性风湿热	5091	0.03	10.5	5552	0.03	10.8
慢性风湿性心脏病	27766	0.19	11.7	40412	0.22	10.0
高血压	308936	2.09	11.6	332000	1.77	9.9
内：高血压性心脏、肾脏病	25697	0.17	12.2	25285	0.13	10.7
缺血性心脏病	681883	4.61	11.1	762697	4.06	9.9
内：心绞痛	133653	0.90	10.3	58419	0.31	9.5
急性心肌梗死	49593	0.34	10.3	34901	0.19	9.5
肺栓塞	5556	0.04	14.3	2766	0.01	15.9
心律失常	95769	0.65	8.5	72149	0.38	7.4
心力衰竭	31205	0.21	11.7	46494	0.25	10.1
脑血管病	801882	5.42	14.0	1152339	6.13	11.9
内：颅内出血	132754	0.90	15.6	212011	1.13	14.1
脑梗死	469257	3.17	13.7	710378	3.78	11.7
大脑动脉闭塞和狭窄	23658	0.16	12.0	34344	0.18	11.8

5-8-2 续表2

疾病名称 (ICD-10)	城市医院 出院人数(人)	城市医院 疾病构成(%)	城市医院 平均住院日(日)	县级医院 出院人数(人)	县级医院 疾病构成(%)	县级医院 平均住院日(日)
静脉炎和血栓形成	24645	0.17	12.9	12957	0.07	12.1
下肢静脉曲张	29390	0.20	9.9	34804	0.19	10.2
10.呼吸系统疾病小计	1774544	12.00	9.4	3296979	17.55	7.6
其中：急性上呼吸道感染	243011	1.64	5.5	677473	3.61	5.1
流行性感冒	938	0.01	5.0	1378	0.01	5.3
内：人禽流感						
肺炎	521467	3.53	9.3	955273	5.09	7.5
慢性鼻窦炎	48636	0.33	8.6	54121	0.29	8.2
慢性扁桃体和腺样体疾病	47251	0.32	7.2	35365	0.19	6.6
慢性下呼吸道疾病	429976	2.91	11.8	758618	4.04	9.7
内：哮喘	49566	0.34	9.4	59909	0.32	8.2
外部物质引起的肺病	13245	0.09	26.8	12750	0.07	14.7
11.消化系统疾病小计	1496693	10.12	9.4	2118249	11.28	7.9
其中：口腔疾病	44703	0.30	8.2	59882	0.32	6.6
胃及十二指肠溃疡	88567	0.60	9.6	115407	0.61	9.1
阑尾疾病	145718	0.99	7.3	301085	1.60	7.4
疝	113473	0.77	7.5	197623	1.05	7.4
内：腹股沟疝	104484	0.71	7.2	186515	0.99	7.3
肠梗阻	71753	0.49	8.8	96795	0.52	6.8
酒精性肝病	10932	0.07	13.0	12280	0.07	11.8
肝硬化	72164	0.49	14.1	67976	0.36	13.2
胆石病和胆囊炎	246109	1.66	10.1	288211	1.53	9.1
急性胰腺炎	54044	0.37	11.2	58298	0.31	9.7
12.皮肤和皮下组织疾病小计	140129	0.95	11.5	117579	0.63	9.1
其中：皮炎及湿疹	26322	0.18	10.4	17059	0.09	7.3
牛皮癣	8694	0.06	16.4	1556	0.01	14.7
荨麻疹	12276	0.08	6.8	10611	0.06	5.3
13.肌肉骨骼系统和结缔组织疾病小计	487016	3.29	12.3	440279	2.34	10.8
其中：炎性多关节炎	65815	0.45	12.5	47369	0.25	11.0
内：类风湿性关节炎	33326	0.23	12.9	18354	0.10	11.4
痛风	16894	0.11	11.4	15069	0.08	9.8
其他关节病	28261	0.19	13.3	19141	0.10	12.2
系统性结缔组织病	57391	0.39	11.8	13955	0.07	10.4
内：系统性红斑狼疮	32111	0.22	11.5	7788	0.04	10.1
脊椎关节强硬	46022	0.31	11.8	57651	0.31	9.5
椎间盘疾病	115388	0.78	12.9	163522	0.87	10.9
骨密度和骨结构疾病	32063	0.22	13.4	23969	0.13	12.4
内：骨质疏松	21258	0.14	13.4	15218	0.08	12.6
骨髓炎	4698	0.03	20.9	4313	0.02	17.2
14.泌尿生殖系统疾病小计	931719	6.30	10.6	912191	4.86	9.6
其中：肾小球疾病	91474	0.62	12.7	43840	0.23	12.9
肾盂肾炎	15827	0.11	11.5	12918	0.07	10.4
肾衰竭	117475	0.79	17.2	85483	0.46	21.4
尿石病	142693	0.97	9.3	209407	1.11	7.5
膀胱炎	10856	0.07	10.5	9725	0.05	9.1
尿道狭窄	6073	0.04	11.7	2826	0.02	11.0

5-8-2 续表3

疾病名称 (ICD-10)	城市医院			县级医院		
	出院人数(人)	疾病构成(%)	平均住院日(日)	出院人数(人)	疾病构成(%)	平均住院日(日)
男性生殖器官疾病	125135	0.85	10.1	156405	0.83	9.2
内：前列腺增生	63628	0.43	13.3	69575	0.37	11.5
乳房疾患	50349	0.34	6.8	30691	0.16	7.0
女性盆腔器官炎性疾病	63474	0.43	7.9	89160	0.47	7.5
子宫内膜异位	37297	0.25	9.0	30088	0.16	9.1
女性生殖器脱垂	12080	0.08	11.2	13790	0.07	10.1
15.妊娠、分娩和产褥期小计	1207255	8.17	5.9	2619772	13.95	5.1
其中：异位妊娠	78545	0.53	7.7	91964	0.49	7.4
医疗性流产	51493	0.35	4.4	95789	0.51	4.2
妊娠高血压	22023	0.15	7.9	21869	0.12	6.5
前置胎盘、胎盘早剥和产前出血	15959	0.11	9.2	14212	0.08	7.9
梗阻性分娩	52843	0.36	6.9	119134	0.63	6.6
分娩时会阴、阴道裂伤	23167	0.16	3.4	41124	0.22	3.4
产后出血	10661	0.07	6.3	14502	0.08	5.3
顺产	252947	1.71	4.5	1010585	5.38	3.8
16.起源于围生期疾病小计	258599	1.75	8.2	407871	2.17	5.9
其中：产伤	1628	0.01	8.4	3191	0.02	7.0
出生窒息	26961	0.18	9.9	65852	0.35	6.9
新生儿吸入综合征	13712	0.09	8.1	28507	0.15	5.7
围生期的感染	11163	0.08	8.8	16043	0.09	5.7
胎儿和新生儿的溶血性疾病	6312	0.04	7.2	2990	0.02	5.6
新生儿硬化病	298	0.00	8.8	822	0.00	6.0
17.先天性畸形、变形和染色体异常小计	138979	0.94	9.9	51879	0.28	8.8
神经系统其他先天性畸形	3242	0.02	12.6	2659	0.01	9.3
循环系统先天性畸形	47124	0.32	10.6	10676	0.06	9.9
内：先天性心脏病	37216	0.25	11.1	9553	0.05	9.9
唇裂和腭裂	10978	0.07	10.5	992	0.01	8.9
消化系统先天性畸形	8568	0.06	11.0	2491	0.01	7.5
生殖泌尿系统先天性畸形	27325	0.18	9.5	13021	0.07	9.3
肌肉骨骼系统先天性畸形	13800	0.09	9.2	5693	0.03	8.7
18.症状、体征和检验异常小计	216152	1.46	8.0	276522	1.47	6.5
19.损伤、中毒小计	1108280	7.50	13.4	2161772	11.51	11.2
其中：骨折	170516	1.15	14.1	300991	1.60	12.2
内：颅骨和面骨骨折	37000	0.25	12.0	59516	0.32	11.0
股骨骨折	64354	0.44	18.3	99074	0.53	16.8
多部位骨折	3676	0.02	19.4	4134	0.02	20.3
颅内损伤	134758	0.91	14.4	292171	1.56	11.7
烧伤和腐蚀伤	43278	0.29	13.6	49315	0.26	10.2
药物、药剂和生物制品中毒	13198	0.09	4.0	34322	0.18	3.5
非药用物质的毒性效应	37340	0.25	8.3	93846	0.50	4.9
医疗并发症计	32023	0.22	13.5	24556	0.13	10.2
内：手术和操作并发症	16029	0.11	16.4	11674	0.06	13.3
假体装置、植入物和移植物并发症	11180	0.08	9.5	6890	0.04	9.5
20.其他接受医疗服务小计	1238432	8.38	9.3	571942	3.04	8.9

5-9-1 2012年医院出院病人年龄别疾病构成(%)(合计)

疾病名称 (ICD-10)	5岁以下	5～14岁	15～44岁	45～59岁	60岁及以上
总　　计	**12.8**	**4.1**	**31.0**	**20.1**	**32.1**
1.传染病和寄生虫病小计	42.0	10.5	20.9	12.3	14.3
其中：肠道传染病	58.7	7.3	13.5	8.5	12.1
内：霍乱					
伤寒和副伤寒	8.6	10.6	42.4	19.9	18.4
细菌性痢疾	38.7	11.3	17.3	12.1	20.7
结核病	1.3	1.3	39.3	23.4	34.7
内：肺结核	0.9	0.8	33.4	24.5	40.5
白喉					
百日咳	81.6	15.6	1.0	0.2	1.6
猩红热	24.3	69.5	5.4	0.5	0.2
性传播模式疾病	17.1	1.2	46.8	20.2	14.7
内：梅毒	33.8	1.0	32.2	19.0	13.9
淋球菌感染	13.7	4.6	45.7	17.7	18.3
乙型脑炎	35.2	44.4	13.4	4.6	2.4
斑疹伤寒	8.7	8.1	22.8	30.0	30.5
病毒性肝炎	1.3	1.4	53.8	29.5	14.0
人类免疫缺陷病毒病（HIV）	2.5	1.4	54.4	24.6	17.0
血吸虫病	0.3	0.4	22.8	39.9	36.6
丝虫病	2.2	2.2	22.2	11.1	62.2
钩虫病	0.3	1.3	9.2	21.7	67.6
2.肿瘤小计	1.6	1.1	24.0	34.2	39.2
恶性肿瘤计	1.2	0.7	14.1	33.3	50.7
其中：鼻咽恶性肿瘤	0.4	0.3	27.5	45.7	26.0
食管恶性肿瘤	1.1	0.0	2.1	28.0	68.7
胃恶性肿瘤	1.0	0.0	7.3	30.0	61.7
小肠恶性肿瘤	0.6	0.1	11.4	32.9	55.0
结肠恶性肿瘤	0.7	0.0	11.4	29.7	58.2
直肠乙状结肠连接处、直肠、肛门和肛管恶性肿瘤	0.8	0.0	9.8	31.5	57.8
肝和肝内胆管恶性肿瘤	0.9	0.1	15.1	38.4	45.5
喉恶性肿瘤	0.8	0.1	3.3	34.2	61.6
气管、支气管、肺恶性肿瘤	1.3	0.0	5.5	30.2	63.1
骨、关节软骨恶性肿瘤	1.5	7.0	33.5	23.4	34.6
乳房恶性肿瘤	0.7	0.0	26.5	50.0	22.8
女性生殖器官恶性肿瘤	0.7	0.1	23.8	48.3	27.1
男性生殖器官恶性肿瘤	0.9	0.2	5.3	9.1	84.6
泌尿道恶性肿瘤	1.5	0.4	7.9	26.2	64.1
脑恶性肿瘤	2.1	5.6	31.1	32.1	29.1
白血病	4.9	8.7	35.2	24.6	26.8
原位癌计	3.9	0.6	29.8	34.1	31.7
其中：子宫颈原位癌			60.9	33.6	5.6
良性肿瘤计	2.2	1.9	46.5	37.1	12.4
其中：皮肤良性肿瘤	7.2	9.1	38.7	23.9	21.1

注：本表系卫生计生部门综合医院数字。

5-9-1　续表1

疾病名称 (ICD-10)	5岁以下	5～14岁	15～44岁	45～59岁	60岁及以上
乳房良性肿瘤	0.4	0.7	76.4	19.7	2.8
子宫平滑肌瘤	0.6	0.0	46.4	51.0	1.9
卵巢良性肿瘤	0.6	1.0	69.8	19.7	8.9
前列腺良性肿瘤			3.1	6.7	90.1
甲状腺良性肿瘤	1.0	0.5	37.1	41.5	19.9
交界恶性和动态未知的肿瘤	2.4	2.5	26.6	26.6	42.0
3.血液、造血器官及免疫疾病小计	12.0	20.7	25.3	16.4	25.5
其中：贫血	12.1	10.8	25.4	17.8	33.9
4.内分泌、营养和代谢疾病小计	2.3	0.9	18.7	34.4	43.6
其中：甲状腺功能亢进	1.0	0.8	46.8	32.9	18.5
糖尿病	1.1	0.4	13.0	34.9	50.7
5.精神和行为障碍小计	5.1	2.6	43.5	27.7	21.1
其中：依赖性物质引起的精神和行为障碍	3.6	2.0	59.5	25.9	9.0
酒精引起的精神和行为障碍	3.5	2.0	59.3	26.3	9.0
精神分裂症、分裂型和妄想性障碍	0.8	1.1	64.9	24.4	8.8
情感障碍	1.4	0.9	43.2	29.4	25.2
6.神经系统疾病小计	6.5	3.6	17.1	26.0	46.8
其中：中枢神经系统炎性疾病	30.2	28.4	20.3	11.4	9.7
帕金森病	0.8	0.0	1.7	14.5	83.0
癫痫	12.9	10.1	29.8	19.5	27.6
7.眼和附器疾病小计	2.2	2.3	12.6	21.3	61.7
其中：晶状体疾患	1.3	0.4	3.4	13.2	81.8
内：老年性白内障			1.0	9.6	89.4
视网膜脱离和断裂	0.5	1.7	30.6	36.1	31.1
青光眼	1.3	0.8	9.1	22.8	66.0
8.耳和乳突疾病小计	3.6	5.4	32.4	29.8	28.9
其中：中耳和乳突疾病	9.1	13.9	44.2	21.7	11.1
9.循环系统疾病小计	1.6	0.6	8.3	23.0	66.5
其中：急性风湿热	1.0	3.7	16.6	25.4	53.3
慢性风湿性心脏病	0.8	0.1	11.3	35.6	52.1
高血压	0.8	0.0	7.3	25.5	66.4
内：高血压性心脏、肾脏病	0.6	0.0	5.3	17.7	76.5
缺血性心脏病	1.2	0.0	3.3	19.8	75.7
内：心绞痛	0.5	0.0	3.7	25.3	70.5
急性心肌梗死	0.9	0.0	6.2	24.8	68.0
肺栓塞	0.9	0.2	13.4	25.0	60.4
心律失常	1.4	1.4	18.2	27.6	51.4
心力衰竭	1.8	0.2	4.3	13.7	80.0
脑血管病	1.8	0.1	5.2	23.4	69.5
内：颅内出血	2.4	0.5	9.7	31.0	56.4
脑梗死	1.3	0.0	3.3	20.9	74.4
大脑动脉闭塞和狭窄	0.5	0.1	5.0	23.6	70.7

5-9-1 续表2

疾病名称 （ICD-10）	5岁以下	5～14岁	15～44岁	45～59岁	60岁及以上
静脉炎和血栓形成	0.8	0.2	19.5	30.1	49.4
下肢静脉曲张	1.4	0.1	18.8	45.3	34.5
10.呼吸系统疾病小计	40.2	10.2	10.6	9.6	29.4
其中：急性上呼吸道感染	59.0	20.7	9.4	4.8	6.0
流行性感冒	47.6	19.3	13.0	9.3	10.8
内：人禽流感					
肺炎	65.3	10.2	4.7	4.9	14.8
慢性鼻窦炎	3.2	11.2	48.3	24.9	12.4
慢性扁桃体和腺样体疾病	10.6	47.8	33.4	6.5	1.7
慢性下呼吸道疾病	10.9	2.7	4.7	12.6	69.1
内：哮喘	19.4	7.1	17.6	25.6	30.3
外部物质引起的肺病	21.3	1.0	7.4	14.2	56.2
11.消化系统疾病小计	10.6	4.5	26.2	25.3	33.4
其中：口腔疾病	28.1	12.9	26.8	16.1	16.1
胃及十二指肠溃疡	1.0	0.6	26.2	30.4	41.8
阑尾疾病	2.0	11.4	51.5	20.0	15.2
疝	23.2	12.2	13.6	16.9	34.0
内：腹股沟疝	24.3	12.9	13.6	16.4	32.8
肠梗阻	9.9	3.5	20.1	22.7	43.8
酒精性肝病	0.5	0.0	24.4	48.8	26.3
肝硬化	1.1	0.1	19.1	40.4	39.3
胆石病和胆囊炎	1.0	0.3	25.3	32.5	40.9
急性胰腺炎	1.1	1.2	36.0	29.6	32.1
12.皮肤和皮下组织疾病小计	11.9	8.7	33.2	20.7	25.5
其中：皮炎及湿疹	13.6	6.5	25.3	21.7	32.9
牛皮癣	1.7	5.9	43.5	28.5	20.4
荨麻疹	20.4	25.8	32.6	13.0	8.3
13.肌肉骨骼系统和结缔组织疾病小计	2.0	1.9	25.3	31.6	39.2
其中：炎性多关节炎	1.7	1.4	17.4	32.2	47.3
内：类风湿性关节炎	2.0	0.5	17.8	37.1	42.5
痛风	0.8	0.1	18.0	27.5	53.6
其他关节病	1.8	0.7	9.7	29.1	58.7
系统性结缔组织病	6.6	4.6	49.7	25.2	13.9
内：系统性红斑狼疮	1.0	4.9	66.8	20.9	6.4
脊椎关节强硬	0.6	0.1	18.0	36.0	45.4
椎间盘疾病	0.8	0.1	25.4	35.7	38.0
骨密度和骨结构疾病	1.0	1.8	11.3	15.5	70.4
内：骨质疏松	0.9	0.2	2.8	11.1	85.0
骨髓炎	2.7	6.9	35.5	29.5	25.4
14.泌尿生殖系统疾病小计	2.6	3.3	40.4	26.6	27.1
其中：肾小球疾病	3.8	8.5	41.1	24.4	22.3
肾盂肾炎	1.9	1.1	39.7	25.9	31.4
肾衰竭	1.0	0.3	25.1	30.1	43.6
尿石病	1.0	0.5	38.8	35.4	24.3
膀胱炎	1.3	1.0	26.4	30.0	41.3
尿道狭窄	1.6	2.8	26.7	25.6	43.3

5-9-1 续表3

疾病名称 (ICD-10)	5岁以下	5～14岁	15～44岁	45～59岁	60岁及以上
男性生殖器官疾病	8.5	13.6	17.0	10.3	50.6
内：前列腺增生			0.6	7.2	92.1
乳房疾患	0.7	0.5	65.8	27.5	5.6
女性盆腔器官炎性疾病	0.6	0.2	72.7	21.7	4.7
子宫内膜异位			67.7	31.7	0.6
女性生殖器脱垂			11.5	30.6	57.9
15.妊娠、分娩和产褥期小计			99.5	0.3	0.1
其中：异位妊娠			99.0	0.9	0.1
医疗性流产			98.7	0.9	0.5
妊娠高血压			99.4	0.5	0.1
前置胎盘、胎盘早剥和产前出血			99.6	0.3	0.1
梗阻性分娩			99.8	0.2	0.1
分娩时会阴、阴道裂伤			99.8	0.2	0.0
产后出血			99.5	0.4	0.2
顺产			99.7	0.2	0.1
16.起源于围生期疾病小计	100.0				
其中：产伤	100.0				
出生窒息	100.0				
新生儿吸入综合征	100.0				
围生期的感染	100.0				
胎儿和新生儿的溶血性疾病	100.0				
新生儿硬化病	100.0				
17.先天性畸形、变形和染色体异常小计	31.9	19.1	29.4	11.9	7.7
神经系统其他先天性畸形	66.4	8.0	14.1	7.8	3.7
循环系统先天性畸形	24.2	14.4	30.5	17.2	13.7
内：先天性心脏病	25.8	14.4	27.6	17.5	14.7
唇裂和腭裂	72.7	14.4	12.1	0.6	0.2
消化系统先天性畸形	64.8	10.1	11.6	6.9	6.6
生殖泌尿系统先天性畸形	28.0	27.8	28.6	9.8	5.8
肌肉骨骼系统先天性畸形	48.4	21.9	19.3	6.1	4.2
18.症状、体征和检验异常小计	10.1	4.7	24.4	23.8	37.2
19.损伤、中毒小计	5.1	5.7	45.2	25.1	18.9
其中：骨折	4.3	7.2	43.9	23.9	20.7
内：颅骨和面骨骨折	7.2	8.2	55.4	20.6	8.7
股骨骨折	3.4	3.6	19.4	15.5	58.1
多部位骨折	4.0	2.6	43.0	30.0	20.4
颅内损伤	4.6	5.7	43.4	26.0	20.3
烧伤和腐蚀伤	34.5	8.4	33.2	15.2	8.6
药物、药剂和生物制品中毒	13.1	3.6	49.8	16.4	17.1
非药用物质的毒性效应	7.2	6.9	42.9	22.6	20.5
医疗并发症计	2.4	3.7	40.3	28.1	25.6
内：手术和操作并发症	2.4	4.4	41.1	26.1	26.0
假体装置、植入物和移植物并发症	0.9	2.3	39.2	31.6	26.0
20.其他接受医疗服务小计	2.8	1.7	31.6	34.1	29.8

5-9-2 2012年医院出院病人年龄别疾病构成(%)(男)

疾病名称 (ICD-10)	5岁以下	5～14岁	15～44岁	45～59岁	60岁及以上
总　　计	**16.4**	**5.5**	**21.5**	**21.1**	**35.6**
1.传染病和寄生虫病小计	41.6	10.7	21.4	12.3	14.0
其中：肠道传染病	64.4	7.8	11.4	6.8	9.7
内：霍乱					
伤寒和副伤寒	9.9	12.0	41.0	19.4	17.6
细菌性痢疾	45.6	13.3	15.3	9.2	16.5
结核病	1.2	1.1	36.6	24.3	36.8
内：肺结核	0.9	0.6	31.0	25.5	42.1
白喉					
百日咳	82.5	15.9	0.8	0.4	0.4
猩红热	24.2	69.7	5.4	0.5	0.3
性传播模式疾病	19.1	1.3	39.5	21.5	18.5
内：梅毒	35.4	1.3	23.3	22.8	17.2
淋球菌感染	14.6	6.1	48.8	16.3	14.2
乙型脑炎	34.2	47.3	13.2	3.6	1.8
斑疹伤寒	10.4	11.3	24.8	26.9	26.6
病毒性肝炎	1.2	1.3	57.0	28.1	12.4
人类免疫缺陷病毒病（HIV）	2.0	1.3	54.3	24.3	18.1
血吸虫病	0.3	0.4	23.9	38.8	36.5
丝虫病		5.0	30.0	5.0	60.0
钩虫病		2.5	8.7	14.1	74.6
2.肿瘤小计	1.7	1.3	13.7	30.5	52.7
恶性肿瘤计	1.3	0.7	10.5	30.5	57.0
其中：鼻咽恶性肿瘤	0.5	0.3	26.2	46.3	26.8
食管恶性肿瘤	1.1	0.0	2.3	30.4	66.3
胃恶性肿瘤	1.0	0.0	5.3	29.8	63.9
小肠恶性肿瘤	0.5	0.2	11.6	31.7	56.0
结肠恶性肿瘤	0.7	0.0	11.3	29.5	58.5
直肠乙状结肠连接处、直肠、肛门和肛管恶性肿瘤	0.8	0.0	8.7	30.7	59.8
肝和肝内胆管恶性肿瘤	0.9	0.1	16.1	40.3	42.6
喉恶性肿瘤	0.8	0.1	2.8	34.7	61.6
气管、支气管、肺恶性肿瘤	1.3	0.0	4.4	29.7	64.6
骨、关节软骨恶性肿瘤	1.3	6.7	35.0	23.0	34.0
乳房恶性肿瘤	1.7	0.4	16.9	38.6	42.3
女性生殖器官恶性肿瘤					
男性生殖器官恶性肿瘤	0.9	0.2	5.2	9.0	84.8
泌尿道恶性肿瘤	1.4	0.3	7.3	26.1	64.9
脑恶性肿瘤	2.1	5.8	30.5	32.2	29.4
白血病	5.0	9.2	35.0	23.2	27.5
原位癌计	6.7	1.1	8.2	28.0	56.0
其中：子宫颈原位癌					
良性肿瘤计	4.3	4.9	33.5	32.1	25.1
其中：皮肤良性肿瘤	7.2	9.5	35.8	23.8	23.7

注：本表系卫生计生部门综合医院数字。

5-9-2 续表1

疾病名称 (ICD-10)	5岁以下	5～14岁	15～44岁	45～59岁	60岁及以上
乳房良性肿瘤	1.8	1.6	53.8	25.9	17.0
子宫平滑肌瘤					
卵巢良性肿瘤					
前列腺良性肿瘤			2.3	6.8	91.0
甲状腺良性肿瘤	0.9	1.0	29.9	42.4	25.9
交界恶性和动态未知的肿瘤	2.5	2.9	20.1	25.2	49.3
3.血液、造血器官及免疫疾病小计	15.6	24.8	21.5	13.1	24.9
其中：贫血	17.1	13.8	19.8	14.4	34.8
4.内分泌、营养和代谢疾病小计	2.8	1.0	20.0	35.0	41.3
其中：甲状腺功能亢进	1.0	0.8	49.6	30.6	17.9
糖尿病	1.0	0.3	16.9	37.1	44.7
5.精神和行为障碍小计	6.3	3.2	46.7	24.3	19.5
其中：依赖性物质引起的精神和行为障碍	3.5	1.9	57.4	27.8	9.4
酒精引起的精神和行为障碍	3.4	1.9	56.9	28.3	9.5
精神分裂症、分裂型和妄想性障碍	0.8	0.9	68.6	21.8	7.9
情感障碍	1.0	1.1	49.5	26.2	22.3
6.神经系统疾病小计	7.8	4.6	18.5	23.7	45.4
其中：中枢神经系统炎性疾病	30.3	30.0	19.7	10.8	9.2
帕金森病	0.8	0.0	1.6	12.9	84.6
癫痫	11.7	9.8	29.3	21.0	28.2
7.眼和附器疾病小计	2.5	3.1	15.4	21.3	57.7
其中：晶状体疾患	1.3	0.6	4.6	14.8	78.6
内：老年性白内障			1.1	10.6	88.2
视网膜脱离和断裂	0.5	2.3	36.0	33.4	27.8
青光眼	1.4	1.2	14.3	23.7	59.4
8.耳和乳突疾病小计	4.7	7.6	33.8	27.0	27.0
其中：中耳和乳突疾病	10.4	17.1	43.5	18.9	10.0
9.循环系统疾病小计	1.7	0.7	9.4	23.7	64.5
其中：急性风湿热	1.3	5.6	16.2	22.5	54.4
慢性风湿性心脏病	1.0	0.2	12.4	34.7	51.7
高血压	0.8	0.0	9.8	25.3	64.1
内：高血压性心脏、肾脏病	0.5	0.0	7.1	18.5	73.8
缺血性心脏病	1.2	0.0	4.4	21.9	72.5
内：心绞痛	0.5	0.0	5.1	27.7	66.6
急性心肌梗死	0.8	0.0	8.3	30.5	60.4
肺栓塞	1.2	0.3	15.1	25.2	58.2
心律失常	1.5	1.7	18.7	26.5	51.6
心力衰竭	1.9	0.2	4.7	15.4	77.8
脑血管病	1.8	0.2	5.7	24.1	68.2
内：颅内出血	2.4	0.5	11.0	31.2	55.0
脑梗死	1.3	0.0	3.9	22.5	72.3
大脑动脉闭塞和狭窄	0.5	0.2	5.4	26.0	68.0

5-9-2　续表2

疾病名称 (ICD-10)	5岁以下	5～14岁	15～44岁	45～59岁	60岁及以上
静脉炎和血栓形成	0.7	0.2	18.7	30.6	49.7
下肢静脉曲张	1.4	0.1	18.8	42.5	37.2
10.呼吸系统疾病小计	42.1	10.5	9.8	8.4	29.1
其中：急性上呼吸道感染	61.6	22.2	7.5	3.8	5.0
流行性感冒	51.2	21.3	10.7	7.5	9.1
内：人禽流感					
肺炎	68.4	9.8	4.1	4.3	13.4
慢性鼻窦炎	3.4	12.5	51.7	21.7	10.7
慢性扁桃体和腺样体疾病	11.8	54.1	29.1	3.9	1.1
慢性下呼吸道疾病	11.4	2.8	3.6	10.9	71.2
内：哮喘	27.8	9.8	14.3	21.0	27.2
外部物质引起的肺病	17.0	0.7	7.3	15.4	59.7
11.消化系统疾病小计	12.6	5.2	26.6	24.2	31.4
其中：口腔疾病	30.0	14.4	25.5	15.0	15.0
胃及十二指肠溃疡	1.0	0.6	29.1	30.4	38.9
阑尾疾病	2.2	13.2	51.4	19.1	14.0
疝	24.3	11.1	13.4	16.9	34.4
内：腹股沟疝	24.6	11.3	13.3	16.7	34.1
肠梗阻	10.6	3.9	19.6	22.4	43.6
酒精性肝病	0.5	0.0	24.5	48.9	26.1
肝硬化	1.1	0.1	23.2	43.0	32.6
胆石病和胆囊炎	1.0	0.4	25.3	31.7	41.6
急性胰腺炎	1.1	1.2	42.8	29.6	25.3
12.皮肤和皮下组织疾病小计	12.4	9.2	31.5	20.3	26.6
其中：皮炎及湿疹	15.1	7.0	19.9	19.4	38.6
牛皮癣	1.7	4.5	43.0	29.1	21.7
荨麻疹	26.3	33.1	24.4	9.2	7.0
13.肌肉骨骼系统和结缔组织疾病小计	2.4	2.7	27.5	29.5	37.9
其中：炎性多关节炎	1.4	1.9	18.2	28.6	49.9
内：类风湿性关节炎	1.8	0.9	14.1	31.4	51.7
痛风	0.8	0.1	19.2	28.7	51.3
其他关节病	1.7	1.4	13.8	24.7	58.3
系统性结缔组织病	19.9	8.1	33.6	20.0	18.4
内：系统性红斑狼疮	0.9	8.6	61.3	18.8	10.3
脊椎关节强硬	0.6	0.1	17.5	33.3	48.5
椎间盘疾病	0.9	0.1	28.9	33.7	36.4
骨密度和骨结构疾病	1.2	3.5	20.8	18.8	55.7
内：骨质疏松	0.8	0.5	4.6	13.4	80.6
骨髓炎	2.5	6.8	36.6	30.3	23.7
14.泌尿生殖系统疾病小计	4.2	6.2	29.2	23.0	37.4
其中：肾小球疾病	4.7	10.6	41.1	21.5	22.1
肾盂肾炎	2.7	2.6	28.1	28.2	38.4
肾衰竭	1.0	0.3	27.3	29.4	42.0
尿石病	1.0	0.6	41.1	33.8	23.6
膀胱炎	1.4	1.8	25.6	25.7	45.5
尿道狭窄	1.7	2.8	27.0	25.3	43.3

5-9-2 续表3

疾病名称 (ICD-10)	5岁以下	5～14岁	15～44岁	45～59岁	60岁及以上
男性生殖器官疾病	8.5	13.6	17.0	10.2	50.7
内：前列腺增生			0.6	7.2	92.2
乳房疾患	1.6	2.1	51.6	22.7	22.0
15.妊娠、分娩和产褥期小计					
16.起源于围生期疾病小计	100.0				
其中：产伤	100.0				
出生窒息	100.0				
新生儿吸入综合征	100.0				
围生期的感染	100.0				
胎儿和新生儿的溶血性疾病	100.0				
新生儿硬化病	100.0				
17.先天性畸形、变形和染色体异常小计	38.3	23.6	23.2	8.6	6.3
神经系统其他先天性畸形	72.6	8.2	11.1	4.9	3.2
循环系统先天性畸形	27.9	15.3	28.5	15.6	12.7
内：先天性心脏病	30.9	15.6	24.9	15.3	13.3
唇裂和腭裂	73.8	13.5	12.0	0.5	0.2
消化系统先天性畸形	71.5	10.3	8.9	4.6	4.7
生殖泌尿系统先天性畸形	36.2	35.6	18.0	6.0	4.2
肌肉骨骼系统先天性畸形	48.9	24.1	20.4	4.0	2.7
18.症状、体征和检验异常小计	11.4	5.5	22.7	22.4	38.1
19.损伤、中毒小计	4.9	6.0	49.3	25.1	14.8
其中：骨折	4.2	7.7	49.7	24.0	14.4
内：颅骨和面骨骨折	6.3	7.4	57.6	21.0	7.8
股骨骨折	4.0	4.8	30.3	19.2	41.7
多部位骨折	4.3	2.6	47.1	31.6	14.4
颅内损伤	4.2	5.6	45.8	25.9	18.4
烧伤和腐蚀伤	31.9	8.1	36.8	15.9	7.3
药物、药剂和生物制品中毒	18.9	5.0	40.7	16.3	19.2
非药用物质的毒性效应	9.0	7.9	38.9	22.9	21.3
医疗并发症计	2.7	4.5	39.0	27.4	26.4
内：手术和操作并发症	2.6	5.1	37.9	25.8	28.6
假体装置、植入物和移植物并发症	1.0	3.4	40.3	30.6	24.7
20.其他接受医疗服务小计	3.3	2.5	22.5	33.6	38.2

5-9-3 2012年医院出院病人年龄别疾病构成(%)(女)

疾病名称 (ICD-10)	5岁以下	5～14岁	15～44岁	45～59岁	60岁及以上
总　　计	**9.4**	**2.8**	**39.8**	**19.2**	**28.8**
1.传染病和寄生虫病小计	42.6	10.2	20.0	12.4	14.8
其中：肠道传染病	51.0	6.6	16.3	10.7	15.3
内：霍乱					
伤寒和副伤寒	7.2	9.2	44.0	20.4	19.3
细菌性痢疾	30.9	9.1	19.4	15.3	25.3
结核病	1.4	1.8	44.5	21.8	30.6
内：肺结核	1.0	1.2	38.7	22.2	36.9
白喉					
百日咳	80.6	15.3	1.2	0.0	2.8
猩红热	24.4	69.4	5.6	0.5	0.1
性传播模式疾病	15.1	1.0	54.0	19.0	10.9
内：梅毒	32.0	0.7	42.3	14.8	10.2
淋球菌感染	12.7	3.1	42.4	19.2	22.7
乙型脑炎	36.7	40.3	13.7	6.1	3.2
斑疹伤寒	7.4	5.4	21.1	32.5	33.6
病毒性肝炎	1.4	1.6	46.1	33.0	17.9
人类免疫缺陷病毒病（HIV）	3.7	1.7	54.9	25.3	14.4
血吸虫病	0.3	0.2	20.8	42.1	36.6
丝虫病	4.0		16.0	16.0	64.0
钩虫病	0.5	0.5	9.5	26.6	63.0
2.肿瘤小计	1.4	0.9	32.6	37.3	27.7
恶性肿瘤计	1.2	0.7	18.7	37.0	42.5
其中：鼻咽恶性肿瘤	0.3	0.3	30.9	44.3	24.2
食管恶性肿瘤	1.1	0.0	1.8	20.5	76.6
胃恶性肿瘤	1.1	0.0	12.7	30.7	55.5
小肠恶性肿瘤	0.8		11.1	34.5	53.7
结肠恶性肿瘤	0.8	0.0	11.5	29.9	57.8
直肠乙状结肠连接处、直肠、肛门和肛管恶性肿瘤	0.9	0.0	11.5	32.6	54.9
肝和肝内胆管恶性肿瘤	1.0	0.1	11.4	30.6	56.8
喉恶性肿瘤	1.6	0.6	9.7	27.2	60.9
气管、支气管、肺恶性肿瘤	1.2	0.0	7.7	31.2	59.7
骨、关节软骨恶性肿瘤	1.7	7.6	31.0	24.1	35.5
乳房恶性肿瘤	0.7	0.0	26.6	50.1	22.6
女性生殖器官恶性肿瘤	0.7	0.1	23.8	48.3	27.1
男性生殖器官恶性肿瘤					
泌尿道恶性肿瘤	1.9	0.5	9.4	26.3	62.0
脑恶性肿瘤	2.0	5.3	32.0	32.1	28.7
白血病	4.6	8.1	35.3	26.3	25.7
原位癌计	2.6	0.3	40.0	36.9	20.2
其中：子宫颈原位癌			60.5	33.6	5.9
良性肿瘤计	1.6	1.2	49.8	38.3	9.1
其中：皮肤良性肿瘤	7.2	8.6	41.9	24.0	18.3

注：本表系卫生计生部门综合医院数字。

5-9-3　续表1

疾病名称 （ICD-10）	5岁以下	5～14岁	15～44岁	45～59岁	60岁及以上
乳房良性肿瘤	0.4	0.7	76.6	19.6	2.7
子宫平滑肌瘤	0.6	0.0	46.5	51.0	1.9
卵巢良性肿瘤	0.6	1.0	69.9	19.7	8.8
甲状腺良性肿瘤	1.0	0.4	38.9	41.3	18.4
交界恶性和动态未知的肿瘤	2.2	2.1	32.7	27.9	35.1
3.血液、造血器官及免疫疾病小计	8.6	16.9	28.8	19.5	26.1
其中：贫血	7.9	8.2	30.1	20.7	33.0
4.内分泌、营养和代谢疾病小计	1.9	0.9	17.7	34.0	45.6
其中：甲状腺功能亢进	1.0	0.8	45.5	33.9	18.8
糖尿病	1.1	0.4	9.0	32.6	56.9
5.精神和行为障碍小计	3.9	2.1	40.4	30.9	22.7
其中：依赖性物质引起的精神和行为障碍	4.3	2.1	67.1	18.8	7.7
酒精引起的精神和行为障碍	3.9	2.2	68.2	18.5	7.2
精神分裂症、分裂型和妄想性障碍	0.9	1.2	60.9	27.2	9.8
情感障碍	1.6	0.7	39.0	31.5	27.2
6.神经系统疾病小计	5.2	2.7	15.7	28.3	48.2
其中：中枢神经系统炎性疾病	30.0	25.7	21.3	12.3	10.7
帕金森病	0.8	0.0	1.8	16.6	80.7
癫痫	14.9	10.5	30.7	17.2	26.7
7.眼和附器疾病小计	1.9	1.7	10.3	21.2	64.9
其中：晶状体疾患	1.2	0.2	2.3	11.9	84.3
内：老年性白内障			0.9	8.9	90.2
视网膜脱离和断裂	0.4	0.8	23.4	39.7	35.8
青光眼	1.2	0.5	5.7	22.2	70.3
8.耳和乳突疾病小计	2.8	3.5	31.2	32.0	30.5
其中：中耳和乳突疾病	7.6	10.2	45.0	24.8	12.3
9.循环系统疾病小计	1.5	0.5	6.9	22.3	68.8
其中：急性风湿热	0.8	2.3	16.9	27.6	52.5
慢性风湿性心脏病	0.8	0.1	10.8	36.0	52.3
高血压	0.7	0.0	5.2	25.6	68.4
内：高血压性心脏、肾脏病	0.7	0.0	3.3	16.8	79.2
缺血性心脏病	1.2	0.0	2.1	17.6	79.1
内：心绞痛	0.5	0.0	2.3	22.7	74.5
急性心肌梗死	1.0	0.0	1.8	12.9	84.2
肺栓塞	0.7	0.1	11.7	24.8	62.6
心律失常	1.3	1.2	17.8	28.6	51.1
心力衰竭	1.7	0.2	4.0	12.0	82.1
脑血管病	1.6	0.1	4.4	22.5	71.3
内：颅内出血	2.4	0.4	7.8	30.8	58.6
脑梗死	1.4	0.0	2.5	18.9	77.2
大脑动脉闭塞和狭窄	0.4	0.0	3.0	20.3	76.3

5-9-3 续表2

疾病名称 (ICD-10)	5岁以下	5～14岁	15～44岁	45～59岁	60岁及以上
静脉炎和血栓形成	0.9	0.2	20.2	29.7	49.0
下肢静脉曲张	1.3	0.1	18.7	49.0	30.8
10.呼吸系统疾病小计	37.2	9.8	11.8	11.4	29.8
其中：急性上呼吸道感染	55.3	18.5	12.2	6.4	7.6
流行性感冒	42.4	16.2	16.2	11.8	13.3
内：人禽流感					
肺炎	60.7	10.8	5.7	5.8	17.0
慢性鼻窦炎	3.0	9.4	43.3	29.4	14.9
慢性扁桃体和腺样体疾病	8.7	38.6	39.9	10.2	2.7
慢性下呼吸道疾病	10.0	2.7	6.4	15.1	65.8
内：哮喘	11.6	4.6	20.6	30.0	33.2
外部物质引起的肺病	39.2	2.0	8.1	9.1	41.6
11.消化系统疾病小计	8.1	3.5	25.7	26.6	36.1
其中：口腔疾病	25.8	11.0	28.4	17.4	17.5
胃及十二指肠溃疡	1.1	0.5	19.0	30.5	49.0
阑尾疾病	1.8	9.2	51.6	20.9	16.5
疝	16.4	19.9	15.1	17.0	31.7
内：腹股沟疝	21.8	27.3	16.5	13.7	20.7
肠梗阻	8.8	2.9	21.0	23.3	44.0
酒精性肝病	0.2		22.0	44.4	33.3
肝硬化	1.0	0.1	10.8	35.3	52.8
胆石病和胆囊炎	1.0	0.3	25.2	32.9	40.5
急性胰腺炎	1.1	1.1	26.7	29.7	41.4
12.皮肤和皮下组织疾病小计	11.1	8.1	35.6	21.3	23.9
其中：皮炎及湿疹	11.7	5.8	32.5	24.7	25.4
牛皮癣	1.8	8.6	44.3	27.4	17.8
荨麻疹	15.0	19.1	40.1	16.4	9.4
13.肌肉骨骼系统和结缔组织疾病小计	1.7	1.3	23.5	33.2	40.2
其中：炎性多关节炎	1.9	1.0	16.6	35.6	44.8
内：类风湿性关节炎	2.0	0.3	19.2	39.3	39.1
痛风	0.9	0.1	8.2	17.9	72.9
其他关节病	1.9	0.3	7.7	31.2	58.9
系统性结缔组织病	3.6	3.8	53.4	26.4	12.9
内：系统性红斑狼疮	1.0	4.5	67.4	21.2	5.9
脊椎关节强硬	0.6	0.0	18.3	37.9	43.2
椎间盘疾病	0.8	0.0	22.2	37.6	39.4
骨密度和骨结构疾病	0.9	0.9	6.7	13.9	77.6
内：骨质疏松	0.9	0.2	2.2	10.3	86.5
骨髓炎	3.1	6.8	33.2	27.8	29.0
14.泌尿生殖系统疾病小计	1.2	1.0	49.8	29.7	18.4
其中：肾小球疾病	2.6	5.9	41.2	27.8	22.5
肾盂肾炎	1.7	0.7	42.8	25.2	29.5
肾衰竭	1.0	0.3	22.2	30.9	45.6
尿石病	0.9	0.5	34.5	38.4	25.7
膀胱炎	1.2	0.6	26.8	32.2	39.2
尿道狭窄	1.2	2.5	19.9	33.6	42.8

5-9-3 续表3

疾病名称 (ICD-10)	5岁以下	5～14岁	15～44岁	45～59岁	60岁及以上
乳房疾患	0.6	0.3	66.7	27.8	4.5
女性盆腔器官炎性疾病	0.6	0.2	72.8	21.7	4.7
子宫内膜异位			67.7	31.7	0.6
女性生殖器脱垂			11.5	30.6	58.0
15.妊娠、分娩和产褥期小计			99.6	0.3	0.1
其中：异位妊娠			99.1	0.9	0.1
医疗性流产			99.0	0.8	0.3
妊娠高血压			99.4	0.5	0.1
前置胎盘、胎盘早剥和产前出血			99.6	0.3	0.1
梗阻性分娩			99.8	0.2	0.1
分娩时会阴、阴道裂伤			99.8	0.2	0.0
产后出血			99.5	0.4	0.1
顺产			99.8	0.2	0.1
16.起源于围生期疾病小计	100.0				
其中：产伤	100.0				
出生窒息	100.0				
新生儿吸入综合征	100.0				
围生期的感染	100.0				
胎儿和新生儿的溶血性疾病	100.0				
新生儿硬化病	100.0				
17.先天性畸形、变形和染色体异常小计	24.5	13.8	36.6	15.7	9.3
神经系统其他先天性畸形	56.5	7.7	18.9	12.5	4.4
循环系统先天性畸形	21.1	13.6	32.2	18.6	14.6
内：先天性心脏病	21.7	13.4	29.7	19.3	15.8
唇裂和腭裂	71.1	15.7	12.3	0.6	0.3
消化系统先天性畸形	54.0	9.7	15.9	10.6	9.7
生殖泌尿系统先天性畸形	5.7	6.4	57.5	20.0	10.4
肌肉骨骼系统先天性畸形	47.9	19.6	18.2	8.4	5.9
18.症状、体征和检验异常小计	8.5	3.8	26.3	25.3	36.1
19.损伤、中毒小计	5.6	5.1	37.2	25.1	27.1
其中：骨折	4.6	6.0	32.4	23.7	33.3
内：颅骨和面骨骨折	10.7	10.8	47.3	19.4	11.8
股骨骨折	2.9	2.2	7.8	11.4	75.7
多部位骨折	3.3	2.6	33.9	26.4	33.8
颅内损伤	5.5	6.0	38.0	26.1	24.4
烧伤和腐蚀伤	40.0	8.9	26.1	13.7	11.3
药物、药剂和生物制品中毒	9.3	2.8	55.6	16.5	15.8
非药用物质的毒性效应	5.6	5.9	46.5	22.2	19.8
医疗并发症计	2.0	2.6	41.9	29.0	24.5
内：手术和操作并发症	2.0	3.3	45.9	26.5	22.2
假体装置、植入物和移植物并发症	0.8	1.2	38.0	32.7	27.3
20.其他接受医疗服务小计	2.3	1.0	39.7	34.7	22.3

5-10-1　1993年调查地区居民两周就诊率(‰)

	合计	城市				农村				
		小计	大	中	小	小计	一类	二类	三类	四类
两周就诊率	169.5	198.8	209.0	186.1	201.9	159.7	152.7	177.0	149.4	156.5
男性	154.4	179.4	190.2	157.0	191.4	146.3	139.6	165.3	135.9	138.9
女性	184.9	217.7	227.0	214.0	212.4	173.6	166.2	189.1	163.5	174.4
年龄别两周就诊率										
0～4岁	309.6	343.6	342.5	306.5	378.9	302.9	312.7	383.6	258.5	222.9
5～14岁	155.9	206.0	204.6	191.1	220.1	144.8	162.6	166.0	134.2	98.6
15～24岁	83.4	103.3	104.3	98.5	107.1	78.8	85.9	84.6	70.2	74.8
25～34岁	97.3	101.7	85.4	118.8	96.1	96.0	90.9	102.1	86.4	112.7
35～44岁	149.1	134.6	118.7	139.1	147.9	155.5	131.6	166.2	163.9	158.0
45～54岁	194.7	215.8	202.7	213.0	231.6	186.6	163.4	195.1	189.1	208.5
55～64岁	249.9	288.6	324.5	255.6	288.6	230.2	215.6	244.0	214.6	263.1
65岁及以上	279.5	330.1	354.7	288.9	337.1	250.6	231.5	264.1	235.5	299.3
疾病别两周就诊率										
传染病计	8.0	6.8	4.7	8.1	7.5	8.4	5.4	8.2	8.4	14.0
寄生虫病计	0.4	0.4	0.5	0.3	0.5	0.4	0.3	0.5	0.2	0.6
恶性肿瘤计	0.8	1.8	2.0	2.1	1.3	0.4	0.5	0.6	0.3	0.1
良性肿瘤计	0.6	1.6	2.6	1.4	0.8	0.3	0.4	0.2	0.4	0.3
内分泌、营养和代谢疾病计	1.4	3.1	4.3	3.1	2.0	0.8	0.8	0.9	0.7	0.7
其中：糖尿病	0.7	2.3	3.2	2.2	1.4	0.2	0.2	0.0	0.3	0.2
血液造血器官疾病	2.3	1.5	1.2	1.0	2.4	2.6	2.0	3.5	2.1	2.6
精神病小计	0.7	0.8	0.9	0.2	1.3	0.7	1.1	0.7	0.6	0.5
神经系病计	3.7	3.6	3.0	4.7	3.0	3.7	4.0	3.7	4.3	2.1
眼及附器疾病	1.9	2.8	4.2	2.3	2.0	1.6	1.8	1.4	1.4	2.1
耳和乳突疾病	1.0	1.6	1.6	1.7	1.5	0.8	0.6	1.2	0.7	0.7
循环系统疾病	11.7	24.1	30.6	22.4	19.6	7.5	6.6	7.4	7.2	10.0
其中：心脏病	5.4	12.2	15.0	11.9	9.7	3.1	2.9	2.7	2.7	5.6
高血压	3.7	7.9	10.6	7.0	6.3	2.3	2.0	2.6	2.0	3.2
脑血管病	1.4	2.7	3.4	2.4	2.3	1.0	0.8	1.1	1.3	0.4
呼吸系统疾病	79.0	81.6	83.4	65.7	96.0	78.1	82.2	91.2	68.2	64.5
其中：急上呼感染	66.0	68.0	67.9	55.9	80.1	65.4	71.9	77.2	55.8	50.3
肺炎	3.6	2.6	1.3	2.7	3.9	3.9	3.0	4.0	3.2	6.7
老慢支	5.5	5.5	7.6	3.0	6.1	5.5	3.9	6.6	6.0	4.3
消化系统疾病	27.3	28.6	29.4	30.5	26.1	26.8	22.6	28.9	27.5	27.7
其中：急性胃炎	13.1	10.5	9.7	10.6	11.1	14.0	10.4	15.8	16.1	11.0
肝病硬化	0.8	0.7	0.8	0.6	0.7	0.8	0.9	0.6	1.1	0.7
胆囊疾病	2.6	4.1	4.0	6.1	2.1	2.0	2.3	1.6	2.0	2.9
泌尿生殖系病	6.2	7.3	6.5	9.2	6.3	5.8	5.0	6.5	5.3	6.5
妊娠、分娩病及产褥期并发症	0.3	0.4	0.2	0.4	0.5	0.3	0.3	0.1	0.4	0.5
皮肤皮下组织	5.0	7.1	6.5	9.1	5.6	4.2	3.9	4.1	4.2	5.3
肌肉、骨骼结缔组织	9.9	14.5	15.1	14.1	14.2	8.4	6.7	8.3	8.9	10.3
其中：类风湿性关节炎	4.4	4.7	2.8	6.5	4.8	4.2	2.1	3.9	4.8	7.4
先天异常	0.1	0.1	0.1	0.1		0.1		0.1	0.1	0.2
围生期疾病	0.1					0.1	0.1	0.0	0.1	0.0
损伤和中毒	6.8	8.2	9.9	8.2	6.7	6.4	6.6	6.4	6.3	6.0
其他	0.2	0.2	0.3	0.1	0.3	0.2	0.1	0.2	0.2	0.4
不详	2.7	3.4	3.0	1.9	5.2	2.4	2.0	3.4	2.1	1.8

5-10-2　1998年调查地区居民两周就诊及未就诊率

	合计	城市				农村				
		小计	大	中	小	小计	一类	二类	三类	四类
调查人数	216101	54549	20775	15581	18193	161552	35983	47938	53815	23816
就诊人次数	35417	8831	3684	1942	3205	26586	5418	8209	9882	3077
两周就诊率(‰)	163.9	161.9	177.3	124.6	176.2	164.6	150.6	171.2	183.6	129.2
分性别两周就诊率(‰)										
男性	149.5	148.5	161.7	115.7	161.6	149.8	150.4	151.4	165.5	110.2
女性	179.1	175.1	192.6	133.6	190.4	180.5	163.2	184.1	202.8	149.1
年龄别两周就诊率（‰）										
0～4岁	307.4	311.7	284.0	295.8	344.3	306.5	337.5	351.3	332.3	181.2
5～14岁	122.7	113.3	108.4	86.1	136.6	124.6	136.9	136.7	125.8	85.5
15～24岁	66.1	55.2	36.2	66.1	63.1	68.9	70.1	68.4	72.8	61.4
25～34岁	115.5	85.4	65.6	62.8	124.7	124.7	109.6	128.6	140.5	103.5
35～44岁	162.0	118.4	115.0	79.2	157.9	180.9	157.7	172.7	202.3	190.3
45～54岁	201.1	179.2	172.5	155.5	209.3	209.7	164.9	200.0	254.9	203.4
55～64岁	266.3	271.2	321.2	214.6	261.9	263.6	233.1	272.7	294.1	225.0
65岁及以上	299.3	320.5	383.2	202.7	327.5	286.4	265.5	272.7	342.3	210.3
文化程度别两周就诊率(‰)										
文盲半文盲	237.1	250.1	323.9	151.9	261.6	234.9	213.0	242.0	290.9	181.1
小学	174.8	224.8	299.1	169.0	193.3	166.1	164.8	170.7	186.3	111.9
初中	126.3	143.1	152.3	117.3	156.0	120.3	107.7	122.4	135.7	77.3
高中、技校	119.4	115.5	133.1	81.7	127.2	124.7	116.2	115.8	139.2	123.5
中专	146.6	152.7	162.9	133.6	159.9	132.8	110.8	124.4	160.0	73.7
大专	144.9	136.0	134.0	143.8	129.5	201.5	135.1	190.5	233.2	181.8
大学及以上	176.1	182.8	196.5	127.7	228.9	79.3	60.0	54.1	106.7	
医疗保障形式别两周就诊率（‰）										
公费	216.6	209.4	239.5	160.4	203.0	250.5	236.6	264.9	253.5	196.7
劳保	189.4	189.2	204.0	148.3	239.8	192.4	184.3	210.7	175.0	250.0
半劳保	163.8	163.3	181.0	100.9	229.4	169.3	106.5	250.0	394.7	272.7
医疗保险	117.3	104.8	158.2	93.3	120.6	127.2	123.4	117.1	143.8	107.1
统筹	145.7	151.6	160.6	117.6	173.9	83.3	80.0	62.5	200.0	
合作医疗	164.6	237.3	550.0	71.4	234.6	154.4	125.2	241.9	223.2	156.0
自费	160.0	130.5	114.4	104.8	155.2	165.1	165.8	163.9	181.8	122.8
就业状况别两周就诊率（‰）										
在岗	149.1	115.2	112.3	86.4	141.6	156.5	138.7	155.3	179.2	134.2
下岗	127.0	98.9	100.8	84.6	111.5	233.5	182.2	285.7	218.6	234.4
离退休	307.0	304.2	352.9	229.0	305.2	325.4	334.5	326.1	306.0	367.3
学生	72.6	58.8	35.9	70.4	75.2	79.0	100.1	65.6	78.3	76.6
无业	241.0	172.0	170.7	90.3	218.3	291.6	231.2	308.3	361.8	218.1
两周未就诊率(%)	38.5	49.9	52.0	52.6	44.7	33.2	32.5	32.2	34.6	32.4
男性	38.2	49.6	51.7	52.1	44.3	33.3	32.0	32.2	34.9	33.0
女性	38.6	50.2	52.2	53.0	44.9	33.0	32.8	32.1	34.2	31.9

5-10-3　2003年调查地区居民两周就诊及未就诊率

	合计	城市				农村				
		小计	大	中	小	小计	一类	二类	三类	四类
调查人数	193689	49698	18746	14301	16651	143991	32064	42559	48311	21057
就诊人次数	25906	5869	2243	1324	2302	20037	3710	6202	7633	2492
两周就诊率（‰）	133.8	118.1	119.7	92.6	138.2	139.2	115.7	145.7	158.0	118.3
分性别两周就诊率(‰)										
男性	121.5	102.6	104.3	81.6	118.7	127.8	109.5	136.6	143.2	102.4
女性	146.2	132.9	134.3	103.1	157.3	151.0	122.0	155.3	173.5	135.3
年龄别两周就诊率（‰）										
0～4岁	202.4	156.2	184.9	122.4	163.1	212.8	200.7	244.5	230.6	144.9
5～14岁	77.4	55.1	49.5	49.2	63.3	82.0	66.1	99.6	90.6	51.6
15～24岁	47.0	31.8	33.2	24.2	35.8	51.1	51.2	52.6	47.6	54.7
25～34岁	78.3	47.8	30.8	34.0	75.4	88.9	67.7	87.7	98.4	100.0
35～44岁	112.6	75.0	47.2	51.4	124.9	126.6	99.8	123.8	141.0	145.5
45～54岁	176.2	125.2	95.2	101.7	184.7	196.0	140.8	204.1	223.7	213.3
55～64岁	227.5	191.1	191.6	158.6	222.4	243.6	172.2	244.0	303.8	226.2
65岁及以上	280.6	287.7	304.7	234.4	311.2	276.2	233.6	303.8	314.1	194.2
文化程度别两周就诊率（‰）										
文盲半文盲	237.6	276.2	279.5	203.7	307.4	232.1	200.3	248.6	270.3	190.1
小学	166.4	198.2	207.7	152.8	212.5	160.9	136.2	176.4	189.0	112.4
初中	100.0	106.5	107.8	100.3	110.1	98.0	78.0	99.7	113.6	85.6
高中、技校	86.9	83.5	86.2	71.8	92.2	91.0	76.7	89.0	102.6	104.7
中专	93.6	99.4	122.3	84.5	83.5	81.7	59.6	106.9	80.4	68.2
大专	86.5	92.7	101.8	69.9	112.7	56.7	53.3	64.7	53.0	50.0
大学及以上	78.7	77.2	98.6	52.5	49.9	93.6	154.9	76.3	85.9	
医疗保障形式别两周就诊率（‰）										
城镇基本医疗保险	135.4	133.8	149.3	115.3	133.6	146.3	115.6	211.0	133.2	112.4
大病医疗保险	74.0	56.1	46.6	76.9	95.2	157.9	157.0	240.0	138.9	
公费医疗	180.3	167.5	195.0	108.3	155.6	255.2	120.7	349.4	352.5	
劳保医疗	220.3	226.8	262.5	119.7	294.9	134.5	94.6	149.3	206.9	
合作医疗	147.7	213.6	166.7		214.0	131.6	117.6	150.8	259.7	127.6
其他社会医疗保险	102.3	100.1	91.0	125.0	111.1	103.8	99.9	76.7	146.9	28.2
商业医疗保险	99.4	83.4	112.8	55.3	87.2	103.1	101.1	101.7	104.7	111.5
无医疗保险		85.8	70.9	71.8	106.5	144.5	118.2	150.8	162.6	116.1
就业状况别两周就诊率（‰）										
在岗	137.5	78.1	52.6	55.3	122.8	148.7	117.9	153.9	168.8	140.4
离退休	255.7	246.5	272.8	190.1	269.6	335.0	274.1	375.8	399.4	285.7
学生	43.2	29.9	33.1	19.8	33.3	49.1	50.9	54.3	45.4	40.7
无业、失业、半失业	141.4	110.4	72.1	90.0	156.3	215.2	158.6	200.9	300.9	86.2
两周未就诊率(%)	48.9	57.0	57.7	63.8	48.9	45.8	49.8	43.0	46.7	43.0
男性	48.8	57.1	56.7	64.1	50.3	45.8	49.8	43.3	46.4	43.7
女性	49.0	56.8	58.4	63.4	47.9	45.8	49.7	42.7	47.0	42.3

5-10-4 2008年调查地区居民两周就诊及未就诊率

	合计	城市				农村				
		小计	大	中	小	小计	一类	二类	三类	四类
调查人数	177501	46510	17536	13259	15715	130991	29695	39683	42610	19003
就诊人次数	25813	5914	2642	1178	2094	19899	3476	6786	7532	2105
两周就诊率（‰）	145.4	127.2	150.7	88.8	133.2	151.9	117.1	171.0	176.8	110.8
分性别两周就诊率(‰)										
男性	131.3	113.0	136.4	73.7	120.5	137.6	107.5	156.5	161.7	90.0
女性	159.5	140.4	163.9	103.1	145.3	166.6	126.6	186.0	192.0	132.5
年龄别两周就诊率（‰）										
0～4岁	248.1	191.4	122.9	156.9	263.4	259.8	246.3	313.4	278.6	127.1
5～14岁	90.6	68.1	60.2	57.8	79.3	95.6	89.8	120.5	105.6	46.0
15～24岁	46.6	32.4	21.5	36.4	40.8	50.5	38.1	57.2	59.4	38.8
25～34岁	61.1	45.0	28.9	44.4	62.1	67.4	46.4	78.6	69.1	70.6
35～44岁	113.6	69.6	61.3	54.0	90.0	128.4	82.5	134.7	155.6	132.7
45～54岁	159.9	109.1	100.7	81.8	142.6	181.2	118.3	195.8	211.4	199.2
55～64岁	216.0	183.9	215.4	118.0	205.3	228.6	172.7	246.3	262.4	200.1
65岁及以上	302.9	302.7	385.8	181.2	278.0	303.0	222.4	359.3	340.4	231.8
文化程度别两周就诊率（‰）										
文盲半文盲	256.0	252.8	362.8	155.4	243.2	256.5	183.7	306.2	306.8	193.1
小学	184.4	221.8	268.7	177.1	213.1	178.0	140.0	199.7	211.6	129.1
初中	106.9	120.1	163.1	77.6	112.2	102.9	83.4	115.2	118.0	56.2
高中、技校	92.1	91.3	114.6	70.6	80.5	92.8	60.4	109.2	109.1	77.6
中专	106.7	126.1	172.1	96.2	92.2	69.9	22.7	98.0	87.0	86.2
大专	80.1	87.6	112.4	62.6	61.5	50.2	41.6	58.1	64.8	0.0
大学及以上	82.1	84.1	104.9	50.0	62.3	68.1	51.4	86.4	58.5	114.3
医疗保障形式别两周就诊率（‰）										
城镇职工医疗保险	145.7	145.2	186.1	87.3	138.0	150.8	124.0	185.9	177.3	136.4
公费医疗	187.3	190.3	246.4	163.4	73.9	176.6	38.8	126.0	347.8	0.0
城镇居民医疗保险	104.7	103.7	115.3	100.2	99.5	111.5	106.5	144.9	109.1	147.1
新型农村合作医疗	155.0	202.0	50.0	107.8	211.0	153.2	119.5	172.0	178.0	111.4
其他社会医疗保险	81.1	73.1	65.7	71.0	92.8	102.9	79.1	132.1	140.0	58.8
无社会医疗保险	107.8	82.5	70.1	76.9	93.9	141.7	98.5	160.7	162.5	92.0
就业状况别两周就诊率（‰）										
在岗	133.1	68.5	53.1	45.7	105.6	146.4	96.5	158.8	177.6	129.0
离退休	242.6	239.2	307.5	146.5	203.9	265.7	231.9	251.9	315.3	227.6
学生	49.5	29.9	18.7	34.8	38.5	56.3	29.4	63.9	70.0	49.5
无业、失业、半失业	192.7	129.4	105.8	106.9	154.6	237.0	202.0	283.1	250.2	134.1
两周患病未就诊比例（%）	37.6	37.3	33.0	36.7	46.4	37.8	42.2	35.4	35.6	40.8
男性	37.7	37.1	32.1	37.8	46.0	37.9	42.6	35.4	35.3	42.2
女性	37.6	37.5	33.7	35.9	46.7	37.7	41.9	35.3	35.8	39.7

5-11-1　1998年调查地区居民疾病别两周就诊率(‰)

	合计	城市				农村				
		小计	大	中	小	小计	一类	二类	三类	四类
传染病计	4.5	2.8	2.2	1.3	4.9	5.1	4.6	4.1	5.1	8.0
寄生虫病计	0.2	0.1	0.2	0.1	0.1	0.2	0.2	0.2	0.2	0.3
恶性肿瘤计	0.8	1.4	2.3	1.5	0.2	0.6	0.5	0.5	0.9	0.1
良性肿瘤计	0.4	0.7	1.3	0.4	0.2	0.3	0.5	0.2	0.4	0.2
内分泌、营养和代谢疾病计	2.1	4.4	7.1	2.7	2.7	1.3	1.0	1.7	1.4	0.8
其中：糖尿病	1.1	3.0	5.2	1.7	1.7	0.4	0.4	0.5	0.4	0.4
血液、造血器官疾病	1.9	1.0	0.8	0.6	1.7	2.2	2.3	2.6	2.2	1.0
精神病小计	0.7	0.8	0.5	0.6	1.2	0.7	0.4	0.6	1.0	0.4
神经系病计	3.0	2.2	2.8	1.4	2.1	3.3	3.4	3.2	4.0	1.7
眼及附器疾病	2.6	3.0	3.9	2.7	2.3	2.4	1.8	2.1	3.4	1.9
耳和乳突疾病	0.8	0.7	0.6	0.1	1.2	0.9	1.0	1.0	0.8	0.5
循环系统疾病	16.6	30.2	40.6	22.4	24.8	12.0	11.0	12.3	13.1	10.1
其中：心脏病	6.6	11.4	14.8	8.2	10.3	5.0	4.2	5.4	4.5	6.4
高血压	5.2	10.1	14.7	9.0	5.9	3.6	4.2	3.6	3.9	2.1
脑血管病	3.1	6.7	8.4	4.5	6.5	2.0	1.8	1.3	3.2	0.8
呼吸系统疾病	75.4	61.3	56.7	48.4	77.5	80.1	78.6	81.3	89.6	58.7
其中：急上呼感染	65.9	51.6	44.4	42.4	67.7	70.8	70.8	71.6	79.3	49.7
肺炎	2.4	1.7	2.0	0.7	2.1	2.6	2.0	3.0	2.0	4.2
老慢支	4.0	3.9	4.8	3.1	3.7	4.0	3.5	3.9	5.1	2.4
消化系统疾病	25.3	23.6	23.4	17.8	28.7	25.9	23.3	27.2	28.5	21.6
其中：急性胃炎	12.8	10.3	8.7	8.2	14.1	13.7	12.7	13.5	15.7	11.2
肝硬化	0.6	0.8	0.5	0.4	1.4	0.6	0.6	0.4	0.7	0.7
胆囊疾病	2.5	3.4	3.8	2.2	3.9	2.2	1.6	2.0	2.3	3.6
泌尿生殖系病	5.7	5.3	5.4	4.3	5.9	5.9	4.0	5.8	6.6	7.2
妊娠、分娩病及产褥期并发症	0.3	0.3	0.4	0.1	0.2	0.3	0.4	0.4	0.2	0.3
皮肤皮下组织	3.8	4.4	5.7	2.8	4.5	3.6	4.3	4.0	3.8	1.6
肌肉、骨骼结缔组织	11.3	11.6	14.3	9.8	10.1	11.2	10.5	10.8	12.7	9.4
其中：类风湿性关节炎	5.4	3.6	3.1	2.4	5.2	6.0	4.4	5.3	6.8	8.0
先天异常	0.1	0.1	0.0		0.1	0.1	0.1	0.1	0.0	0.3
围生期疾病	0.0	0.1	0.1		0.1	0.0			0.0	
损伤和中毒	6.3	6.1	6.0	5.8	6.3	6.4	6.3	5.9	8.0	4.0
其他	0.6	0.4	0.6	0.1	0.5	0.6	0.4	1.0	0.3	0.8
不详	1.8	1.8	2.8	1.7	0.7	1.8	1.9	2.4	1.7	0.4

5-11-2　2003年调查地区居民疾病别两周就诊率(‰)

	合计	城市				农村				
		小计	大	中	小	小计	一类	二类	三类	四类
传染病计	2.9	1.8	0.8	0.4	4.1	3.3	1.5	2.4	3.9	6.5
寄生虫病计	0.2					0.2		0.1	0.6	
恶性肿瘤计	1.3	1.6	2.7	0.8	1.1	1.2	0.9	1.9	0.9	0.7
良性肿瘤计	0.4	0.4	0.6	0.4	0.3	0.4	0.4	0.6	0.4	0.3
内分泌、营养和代谢疾病计	2.2	4.6	7.1	4.5	1.9	1.3	1.3	1.5	1.5	0.5
其中：糖尿病	1.4	3.3	5.2	3.6	1.0	0.7	0.5	0.8	1.0	0.1
血液、造血器官疾病	1.4	1.1	0.5	0.8	2.0	1.5	1.3	1.8	1.1	2.2
精神病小计	0.5	0.5	0.3	0.7	0.5	0.5	0.7	0.4	0.7	0.1
神经系病计	2.9	1.8	1.7	0.6	3.1	3.2	3.0	3.2	4.0	1.9
眼及附器疾病	1.4	1.6	1.8	0.6	2.1	1.3	1.9	0.7	1.7	0.8
耳和乳突疾病	0.6	0.7	1.2	0.1	0.7	0.6	0.6	0.5	0.7	0.4
循环系统疾病	18.3	28.0	35.0	26.4	21.4	14.9	12.8	15.0	17.4	12.3
其中：心脏病	5.8	10.2	12.2	9.2	8.9	4.3	3.4	4.6	4.3	5.2
高血压	8.0	12.9	16.5	12.4	9.1	6.4	5.8	6.7	6.7	5.9
脑血管病	2.9	3.6	4.6	3.8	2.3	2.7	2.2	2.1	4.4	0.6
呼吸系统疾病	51.4	34.0	28.1	25.7	47.6	57.4	49.7	61.9	67.0	37.8
其中：急上呼感染	41.9	26.5	20.2	19.7	39.3	47.2	41.0	52.8	55.3	27.2
肺炎	1.8	1.0	0.7	0.6	1.7	2.1	1.8	1.3	2.1	4.6
老慢支	3.6	3.2	4.2	1.6	3.4	3.8	4.1	3.0	4.5	3.3
消化系统疾病	21.7	16.2	13.7	10.7	23.6	23.6	15.4	25.2	25.3	28.7
其中：急性胃炎	10.7	7.5	5.5	4.3	12.6	11.8	8.0	12.3	13.7	12.4
肝硬化	0.3	0.3	0.1	0.1	0.5	0.3	0.3	0.1	0.2	0.8
胆囊疾病	2.9	2.6	2.0	1.3	4.3	3.0	1.8	1.9	3.3	6.5
泌尿生殖系病	6.2	4.4	3.6	3.8	5.8	6.9	6.0	5.3	8.1	8.7
妊娠、分娩病及产褥期并发症	0.1	0.2	0.2	0.1	0.3	0.1	0.2	0.1		0.2
皮肤皮下组织	2.6	2.5	2.1	3.1	2.6	2.6	3.2	3.2	2.3	1.4
肌肉、骨骼结缔组织	11.1	12.2	13.8	7.8	14.2	10.7	8.5	10.9	12.3	9.7
其中：类风湿性关节炎	3.8	2.9	1.7	1.0	5.7	4.1	2.2	3.6	4.9	6.4
先天异常	0.1	0.1	0.1		0.2	0.1			0.1	0.2
围生期疾病	0.0					0.0			0.0	
损伤和中毒	6.9	4.6	5.0	4.5	4.3	7.7	7.2	9.0	8.1	5.0
其他	0.6	0.4	0.5	0.6	0.2	0.6	0.5	0.7	0.6	0.7
不详	1.1	1.4	1.0	0.8	2.3	1.1	0.8	1.5	1.3	0.2

5-11-3 2008年调查地区居民疾病别两周就诊率(‰)

	合计	城市				农村				
		小计	大	中	小	小计	一类	二类	三类	四类
传染病计	1.9	1.2	0.6	1.3	1.9	2.1	1.1	2.2	2.8	1.9
寄生虫病计	0.0	0.0		0.1		0.0	0.1	0.1	0.0	0.1
恶性肿瘤计	1.7	1.9	2.6	1.0	2.0	1.6	1.4	1.6	2.2	0.5
良性肿瘤计	0.7	0.9	1.7	0.6	0.3	0.7	0.3	0.8	0.8	0.8
内分泌、营养和代谢疾病计	3.9	8.7	17.6	4.1	2.7	2.1	3.1	2.6	1.6	0.9
其中：糖尿病	2.9	7.6	15.5	3.7	2.2	1.3	1.6	1.6	1.0	0.5
血液、造血器官疾病	1.3	0.8	0.7	0.5	1.2	1.5	0.9	2.0	1.2	1.9
精神病小计	0.8	0.9	1.4		1.0	0.8	0.5	0.6	0.9	1.1
神经系病计	2.2	1.8	1.6	0.8	2.9	2.4	1.7	2.0	3.1	2.4
眼及附器疾病	1.3	1.2	1.5	0.9	1.1	1.3	1.2	1.4	1.5	0.9
耳和乳突疾病	0.5	0.5	0.1	0.7	0.7	0.5	0.6	0.5	0.5	0.6
循环系统疾病	26.4	36.4	54.4	25.6	25.4	22.8	19.8	27.1	24.3	15.4
其中：心脏病	7.9	11.9	16.0	8.4	10.2	6.5	5.3	6.6	7.6	5.9
高血压	12.3	19.3	30.5	14.0	11.3	9.9	10.0	12.3	9.6	5.0
脑血管病	4.3	3.6	6.3	2.0	2.0	4.6	2.8	6.4	5.0	2.5
呼吸系统疾病	46.9	29.1	23.8	26.2	37.4	53.2	40.8	65.3	61.4	29.2
其中：急上呼感染	37.2	21.7	15.1	20.5	30.0	42.7	33.6	52.9	48.9	22.0
肺炎	2.0	1.0	0.7	0.5	1.7	2.4	1.1	2.9	2.5	2.7
老慢支	3.3	2.4	2.9	1.7	2.5	3.6	2.3	4.2	5.0	1.5
消化系统疾病	22.1	14.3	11.6	9.4	21.5	24.9	13.6	25.8	31.9	25.2
其中：急性胃炎	11.9	6.3	3.6	4.2	10.9	13.9	6.2	14.6	19.6	11.8
肝病硬化	0.4	0.4	0.2	0.5	0.4	0.5	0.3	0.6	0.6	0.3
胆囊疾病	1.8	1.5	1.0	0.5	2.8	1.9	0.7	1.5	2.1	4.5
泌尿生殖系病	6.4	5.9	6.8	4.6	6.0	6.6	5.0	6.2	8.1	6.8
妊娠、分娩病及产褥期并发症	0.1	0.1	0.2	0.1	0.1	0.1	0.2	0.1	0.2	0.1
皮肤皮下组织	3.4	2.8	4.4	0.9	2.5	3.7	2.5	4.6	4.4	2.0
肌肉、骨骼结缔组织	17.1	13.7	15.3	6.3	18.2	18.2	14.4	18.8	21.7	15.2
其中：类风湿性关节炎	5.3	2.2	1.5	1.8	3.4	6.4	3.7	6.4	6.9	9.3
先天异常	0.0					0.1		0.1	0.1	0.1
围生期疾病	0.0	0.0		0.1		0.0		0.0	0.0	0.1
损伤和中毒	6.2	4.9	4.8	3.5	6.3	6.6	7.5	6.0	7.4	4.9
其他	0.5	0.5	0.5	0.4	0.4	0.6	0.9	0.7	0.5	0.1
不详	1.8	1.5	1.2	1.8	1.5	2.0	1.4	2.7	2.2	0.7

5-12-1　1993年调查地区居民住院率(‰)

	合计	城市				农村				
		小计	大	中	小	小计	一类	二类	三类	四类
总住院率	35.6	50.4	49.0	50.9	51.2	30.6	32.8	29.6	28.8	33.1
男性	33.0	46.2	44.6	47.3	46.5	28.7	29.6	29.1	26.9	30.7
女性	38.2	54.5	53.3	54.2	55.9	32.5	36.1	30.2	30.8	35.4
年龄别住院率										
0～4岁	45.4	56.4	56.2	64.2	49.2	43.2	50.4	42.5	41.5	40.1
5～14岁	18.3	24.7	31.0	25.2	19.1	16.9	15.8	15.7	17.7	19.2
15～24岁	14.5	14.9	15.4	19.1	10.7	14.4	14.1	15.6	13.0	15.8
25～34岁	38.2	53.3	52.7	53.9	53.1	33.9	42.4	29.4	30.3	38.6
35～44岁	33.6	40.8	33.2	40.8	49.3	30.5	29.0	32.1	28.7	34.8
45～54岁	36.8	45.3	39.9	42.8	53.0	33.6	32.6	31.7	33.7	40.8
55～64岁	53.2	73.1	66.0	79.0	73.7	43.1	44.3	41.9	43.0	43.4
65岁及以上	61.0	86.9	82.9	83.5	95.9	46.2	47.7	47.8	41.7	51.3
疾病别住院率										
传染病计	2.8	2.2	1.2	2.9	2.5	2.9	2.0	2.9	3.1	4.4
寄生虫病计	0.1	0.1	0.2	0.1	0.2	0.1	0.0	0.2	0.1	
恶性肿瘤计	0.5	0.9	0.9	1.0	0.8	0.3	0.4	0.4	0.2	0.1
良性肿瘤计	0.7	1.2	1.6	1.5	0.4	0.5	0.4	0.5	0.8	0.2
内分泌、营养和代谢疾病计	0.4	1.1	1.0	1.3	1.1	0.2	0.3	0.2	0.2	0.2
其中：糖尿病	0.2	0.7	0.5	0.9	0.7	0.0	0.1	0.0		0.0
血液、造血器官疾病	0.5	0.4	0.2	0.4	0.5	0.5	0.4	0.6	0.5	0.5
精神病小计	0.3	0.3	0.5	0.1	0.3	0.3	0.3	0.3	0.3	0.1
神经系病计	0.6	0.7	0.5	0.6	1.0	0.6	0.5	0.5	0.6	0.8
眼及附器疾病	0.6	1.1	1.4	1.0	1.0	0.4	0.3	0.3	0.4	0.5
耳和乳突疾病	0.1	0.3	0.1	0.4	0.4	0.1	0.0	0.1	0.1	0.1
循环系统疾病	3.4	7.6	8.3	7.8	6.7	2.0	2.2	1.9	1.8	1.9
其中：心脏病	1.7	3.6	4.3	3.7	3.0	1.0	1.1	0.9	0.9	1.1
高血压	0.4	1.0	0.9	1.1	0.9	0.3	0.2	0.4	0.2	0.2
脑血管病	1.0	2.5	2.5	2.6	2.3	0.5	0.7	0.4	0.5	0.3
呼吸系统疾病	6.0	7.9	8.2	7.5	7.9	5.3	6.0	4.7	4.7	6.9
其中：急上呼感染	2.3	2.8	2.7	2.4	3.2	2.1	2.6	1.7	2.0	2.6
肺炎	1.9	2.2	1.6	2.6	2.3	1.8	1.9	1.8	1.6	2.4
老慢支	0.7	1.3	1.4	1.4	1.3	0.6	0.5	0.5	0.5	0.8
消化系统疾病	7.6	9.8	9.8	8.5	11.0	6.8	7.9	6.8	6.3	6.6
其中：急性胃炎	2.3	2.1	1.6	1.7	3.0	2.4	1.8	2.5	2.8	2.1
肝硬化	0.3	0.4	0.3	0.3	0.6	0.3	0.4	0.3	0.4	0.1
胆囊疾病	1.2	2.2	1.6	2.5	2.4	0.8	1.0	0.8	0.8	0.8
泌尿生殖系病	1.9	2.4	2.8	2.1	2.3	1.7	1.4	1.5	1.6	2.5
妊娠、分娩病及产褥期并发症	4.2	6.5	5.7	7.1	6.6	3.4	5.6	2.8	2.8	2.7
皮肤皮下组织	0.5	0.6	0.5	1.0	0.4	0.5	0.2	0.4	0.6	0.7
肌肉、骨骼结缔组织	1.2	2.2	1.5	2.2	2.9	0.8	0.6	0.8	0.8	1.1
其中：类风湿性关节炎	0.4	0.6	0.1	1.0	0.5	0.3	0.3	0.2	0.3	0.6
先天异常	0.1	0.2	0.2	0.1	0.2	0.1		0.1	0.0	0.1
围生期疾病	0.1	0.2	0.1	0.2	0.2	0.0	0.0		0.0	
损伤和中毒	3.7	3.5	2.7	3.9	3.9	3.7	3.7	3.9	3.7	3.3
其他	0.1	0.1	0.2	0.1	0.1	0.1	0.1	0.1	0.0	0.1
不详	0.7	1.3	1.8	0.9	1.1	0.5	0.4	0.9	0.3	0.4

5-12-2 1998年调查地区居民住院率(‰)

	合计	城市				农村				
		小计	大	中	小	小计	一类	二类	三类	四类
住院人次数	7647	2634	1054	836	744	5013	1258	1382	1564	809
住院率	35.4	48.3	50.7	53.7	40.9	31.0	34.8	28.9	29.1	34.0
分性别住院										
男性	32.6	47.1	48.7	52.7	40.7	27.9	29.2	27.3	26.9	29.3
女性	38.3	49.4	52.5	54.7	41.1	34.4	40.7	30.7	31.3	39.0
年龄别住院率										
0～4岁	40.1	33.2	18.5	41.5	38.1	41.5	44.3	44.2	44.0	31.7
5～14岁	12.4	12.2	10.8	15.8	10.9	12.5	15.5	9.2	12.9	14.4
15～24岁	23.1	19.4	15.9	21.9	20.5	24.0	32.0	22.5	20.1	24.6
25～34岁	35.3	40.3	34.3	45.9	41.1	33.8	39.3	32.2	30.3	37.0
35～44岁	32.1	32.4	31.3	32.1	34.3	32.0	32.1	29.7	30.4	42.5
45～54岁	42.6	48.8	45.0	61.3	41.6	40.2	37.4	39.5	35.1	61.9
55～64岁	57.2	74.1	74.9	87.5	59.7	48.1	48.4	46.6	50.4	44.6
65岁及以上	79.6	125.7	133.3	126.4	110.1	51.5	53.8	47.0	48.1	69.5
文化程度别住院率										
文盲半文盲	46.2	69.8	85.0	74.0	58.0	42.2	48.4	42.7	38.1	41.5
小学	40.5	68.5	85.5	80.1	46.4	35.6	36.5	35.6	31.4	44.2
初中	35.2	48.1	46.2	54.3	44.7	30.6	35.2	28.4	28.9	32.1
高中、技校	35.8	39.7	42.3	40.5	35.4	30.4	32.4	28.1	29.1	43.2
中专	53.6	57.0	54.3	66.4	49.9	46.0	55.4	35.9	51.2	21.1
大专	60.1	63.3	57.3	77.4	57.6	39.6	27.0	31.8	45.9	90.9
大学及以上	64.9	65.2	68.3	63.1	57.9	61.0	40.0	54.1	80.0	.
医疗保障形式别住院率										
公费	91.8	90.0	92.0	84.1	93.4	100.1	78.0	97.3	107.0	131.2
劳保	60.7	60.3	55.4	63.8	69.9	67.0	31.8	92.0	125.0	750.0
半劳保	44.4	42.5	30.7	62.4	45.9	63.9	46.3	62.5	184.2	
医疗保险	36.2	48.2	50.6	47.9	48.3	26.7	33.8	23.8	19.2	
统筹	58.1	55.7	55.3	64.7		83.3	120.0			
合作医疗	39.5	27.4			28.0	41.3	37.6	51.9	18.4	105.5
自费	29.4	29.5	24.7	33.3	30.5	29.4	33.2	27.0	27.4	34.9
就业状况别住院率										
在岗	34.94	38.92	37.76	43.02	36.84	34.07	35.61	33.75	30.05	41.64
下岗	36.5	30.94	22.32	32.99	38.63	57.59	55.76	52.48	68.1	46.88
离退休	106.91	108.08	109.37	112.15	98.94	99.15	84.05	86.39	122	132.65
学生	11.04	11.69	12.25	12.69	10.16	10.73	12.09	7.18	15.65	2.95
无业	52.56	48.13	46.66	55.11	45.27	55.81	67.39	46.53	54.99	45.2

5-12-3　2003年调查地区居民住院率(‰)

	合计	城市				农村				
		小计	大	中	小	小计	一类	二类	三类	四类
住院人次数	6981	2107	756	658	693	4874	1097	1283	1725	769
住院率	36.0	42.4	40.3	46.0	41.6	33.8	34.2	30.1	35.7	36.5
分性别住院										
男性	31.7	41.1	37.5	46.3	40.8	28.6	28.7	25.6	30.2	31.1
女性	40.4	43.6	43.1	45.7	42.4	39.3	39.8	34.9	41.5	42.3
年龄别住院率										
0～4岁	33.3	25.7	25.8	20.4	29.8	35.0	34.5	31.8	41.3	28.7
5～14岁	11.7	9.4	6.4	14.0	8.4	12.2	11.5	12.3	12.4	12.2
15～24岁	28.1	15.7	7.6	14.8	24.5	31.5	36.4	32.7	30.3	26.3
25～34岁	39.5	35.1	21.5	40.0	43.0	41.0	39.8	37.1	41.3	48.7
35～44岁	25.9	20.9	14.2	18.4	30.1	27.8	24.7	22.5	31.1	37.3
45～54岁	36.6	31.6	22.9	42.0	33.3	38.6	33.0	34.3	42.6	51.0
55～64岁	53.3	59.5	53.0	63.7	63.9	50.6	46.1	45.9	56.6	54.3
65岁及以上	84.1	126.8	124.5	138.9	118.1	57.7	63.7	43.9	57.4	78.9
文化程度别住院率										
文盲半文盲	49.6	80.4	113.0	71.2	66.5	45.3	46.3	38.4	49.6	45.9
小学	45.7	67.9	80.7	86.2	49.8	41.9	39.7	36.8	45.7	45.9
初中	35.2	42.0	38.0	43.9	44.7	33.0	33.2	30.0	33.7	42.0
高中、技校	32.5	33.8	23.1	46.5	34.9	31.0	32.8	32.2	28.7	27.9
中专	49.9	48.9	43.1	56.4	47.9	52.1	55.0	56.6	49.0	37.9
大专	33.6	33.9	31.9	30.4	45.3	32.4	44.4	32.4	28.0	
大学及以上	44.6	45.5	37.7	51.5	61.0	35.1	28.2	15.3	62.5	
医疗保障形式别住院率										
城镇基本医疗保险	59.0	58.0	53.1	57.6	74.6	66.4	87.1	65.6	55.2	52.2
大病医疗保险	43.5	44.9	36.4	76.9	71.4	36.8	49.6	40.0		
公费医疗	99.0	98.7	88.7	117.4	111.1	100.9	34.5	168.7	90.2	312.5
劳保医疗	63.9	62.5	59.8	56.3	73.7	81.9	81.1	74.6	69.0	1000.0
合作医疗	33.9	37.0			37.2	33.2	44.2	26.2	77.9	20.9
其他社会医疗保险	26.8	23.0	15.9	22.1	42.1	29.2	32.2	27.9	23.2	28.2
商业医疗保险	22.0	20.2	17.1	20.4	23.3	22.4	27.1	18.9	19.9	41.2
无医疗保险	33.6	29.5	23.2	31.8	33.0	34.4	31.0	31.1	36.4	41.6
就业状况别住院率										
在岗	37.1	29.3	19.1	32.8	36.7	38.6	37.0	34.2	40.8	45.0
离退休	100.6	99.9	95.4	103.7	105.3	106.8	83.0	154.4	74.7	254.0
学生	10.5	4.9	3.1	2.6	9.1	13.0	11.0	15.3	11.1	14.8
无业、失业、半失业	45.0	37.4	28.2	38.0	45.0	63.1	64.0	43.8	77.1	51.7

5-12-4　2008年调查地区居民住院率(‰)

	合计	城市				农村				
		小计	大	中	小	小计	一类	二类	三类	四类
住院人次数	12139	3293	1373	934	986	8846	1753	2731	3053	1309
住院率	68.4	70.8	78.3	70.4	62.7	67.5	59.0	68.8	71.6	68.9
分性别住院										
男性	60.4	65.8	72.9	62.5	60.6	58.5	55.1	60.0	60.0	57.5
女性	76.4	75.6	83.3	78.1	64.8	76.7	62.9	78.0	83.4	80.8
年龄别住院率										
0～4岁	80.8	33.2	28.4	26.7	41.7	90.7	75.8	109.3	86.0	82.1
5～14岁	21.1	12.1	8.7	11.7	14.4	23.0	18.1	20.8	28.0	21.8
15～24岁	46.2	19.8	16.0	14.9	27.0	53.5	57.9	50.0	56.8	49.3
25～34岁	69.1	56.1	52.3	69.6	47.3	74.2	70.1	77.2	78.8	66.6
35～44岁	46.8	32.8	24.2	35.2	38.6	51.6	35.0	52.2	52.5	77.1
45～54岁	61.6	52.0	49.1	47.5	59.5	65.7	52.4	72.6	65.9	77.2
55～64岁	93.0	96.7	101.7	90.6	96.0	91.6	77.2	83.0	99.3	127.6
65岁及以上	153.2	193.6	203.6	195.7	172.4	129.4	108.2	135.1	140.5	131.9
文化程度别住院率										
文盲半文盲	100.0	144.7	177.0	145.8	128.9	93.9	73.4	95.1	108.7	90.5
小学	87.5	123.4	159.3	134.4	95.4	81.3	69.6	80.8	87.1	87.1
初中	65.3	70.9	89.1	70.2	53.3	63.6	59.7	64.8	65.7	62.5
高中、技校	49.1	51.8	60.0	53.1	39.7	46.4	41.6	54.3	44.7	35.3
中专	75.9	78.4	80.6	86.1	64.0	71.1	71.8	72.0	68.1	77.6
大专	68.0	69.0	60.5	64.9	98.7	63.8	58.2	90.3	44.4	56.3
大学及以上	54.9	58.0	54.4	71.2	47.2	33.1	34.3	30.9	29.2	57.1
医疗保障形式别住院率										
城镇职工基本医保	91.8	92.2	97.8	86.1	86.6	88.3	88.1	70.4	104.6	56.8
公费医疗	139.1	140.2	131.8	194.4	95.1	135.1	97.1	78.7	210.1	176.5
城镇居民基本医保	51.0	49.2	48.6	47.3	51.3	62.8	56.6	173.9	54.5	0.0
新型农村合作医疗	69.0	78.3	85.7	125.7	76.1	68.6	59.3	70.7	72.5	69.5
其他社会医疗保险	51.3	43.9	37.3	35.5	68.7	71.4	63.2	56.6	120.0	0.0
无社会医疗保险	43.0	39.5	34.2	38.3	43.8	47.6	43.4	43.3	52.6	54.2
就业状况别住院率										
在岗	64.8	39.1	33.5	39.1	45.3	70.1	52.6	69.9	76.6	83.3
离退休	148.1	147.6	157.3	144.9	125.8	151.7	148.1	157.1	156.1	130.1
学生	14.3	6.4	6.9	1.4	9.6	17.0	19.0	18.5	12.5	20.8
无业、失业、半失业	99.4	78.4	62.6	80.6	86.7	114.0	113.9	120.3	117.2	72.5

5-13-1 1998年调查地区居民疾病别住院率(‰)

	合计	城市				农村				
		小计	大	中	小	小计	一类	二类	三类	四类
传染病计	1.6	1.3	0.9	1.0	2.0	1.7	1.2	1.3	1.4	4.0
寄生虫病计	0.1	0.1		0.1	0.1	0.1	0.1	0.1	0.0	0.0
恶性肿瘤计	0.8	1.5	2.0	2.0	0.5	0.5	0.8	0.7	0.2	0.2
良性肿瘤计	0.8	1.5	2.0	1.2	1.3	0.6	0.7	0.5	0.7	0.1
内分泌、营养和代谢疾病计	0.7	1.8	2.2	2.2	0.9	0.3	0.6	0.3	0.2	0.1
其中：糖尿病	0.4	1.2	1.5	1.5	0.6	0.1	0.2	0.1	0.1	
血液、造血器官疾病	0.5	0.3	0.2	0.2	0.5	0.6	0.6	0.6	0.5	0.7
精神病小计	0.3	0.4	0.4	0.5	0.4	0.2	0.3	0.1	0.2	0.1
神经系病计	0.7	0.9	0.8	1.3	0.8	0.6	0.6	0.4	0.7	0.7
眼及附器疾病	0.7	1.2	1.3	1.6	0.7	0.6	0.6	0.6	0.5	0.8
耳和乳突疾病	0.1	0.2	0.1	0.2	0.3	0.1	0.2	0.0	0.1	
循环系统疾病	5.2	11.8	12.5	14.1	9.0	3.0	3.5	2.4	2.9	3.3
其中：心脏病	2.3	5.0	6.3	5.6	3.0	1.4	1.5	1.0	1.3	2.5
高血压	0.7	1.8	1.4	2.6	1.6	0.4	0.5	0.3	0.4	0.3
脑血管病	1.7	4.2	3.6	5.0	4.2	0.9	1.2	0.8	0.9	0.4
呼吸系统疾病	5.3	6.3	6.4	6.9	5.7	5.0	5.6	4.3	4.8	6.0
其中：急上呼感染	1.8	1.7	0.9	2.5	1.8	1.9	2.2	1.6	1.9	1.8
肺炎	1.5	1.5	1.6	1.5	1.3	1.4	1.4	1.0	1.1	3.1
老慢支	1.0	1.4	1.4	1.2	1.6	0.8	1.0	0.7	1.0	0.3
消化系统疾病	6.2	7.2	7.5	7.7	6.3	5.9	6.1	5.7	5.4	6.7
其中：急性胃炎	1.6	1.0	1.1	1.0	1.1	1.7	1.6	1.5	1.9	1.9
肝硬化	0.3	0.4	0.5	0.3	0.3	0.3	0.3	0.3	0.2	0.4
胆囊疾病	1.4	2.3	3.0	2.4	1.4	1.1	1.2	1.1	0.8	1.6
泌尿生殖系病	1.9	2.3	3.0	2.2	1.6	1.8	1.7	1.5	1.6	2.7
妊娠、分娩病及产褥期并发症	4.5	5.2	4.4	5.9	5.6	4.3	6.3	4.3	3.7	2.5
皮肤皮下组织	0.4	0.6	0.6	0.8	0.2	0.3	0.3	0.4	0.2	0.3
肌肉、骨骼结缔组织	1.2	1.4	1.2	1.7	1.4	1.1	0.7	1.0	1.2	1.9
其中：类风湿性关节炎	0.4	0.1	0.1	0.1	0.2	0.5	0.1	0.3	0.5	1.4
先天异常	0.0	0.1	0.0		0.1	0.0		0.1		0.0
围生期疾病	0.1	0.0	0.0			0.1	0.1	0.1	0.1	
损伤和中毒	3.3	2.9	3.2	2.4	2.9	3.5	3.6	3.7	3.7	2.5
其他	0.2	0.2	0.3	0.2		0.3	0.3	0.2	0.3	0.3
不详	0.8	1.2	1.6	1.3	0.4	0.7	1.0	0.5	0.6	0.9

5-13-2　2003年调查地区居民疾病别住院率(‰)

	合计	城市				农村				
		小计	大	中	小	小计	一类	二类	三类	四类
传染病计	1.1	0.7	0.3	0.6	1.2	1.2	0.9	0.8	1.0	2.9
寄生虫病计	0.1	0.1		0.2	0.1	0.0		0.0	0.1	0.0
恶性肿瘤计	1.1	2.3	3.4	1.1	2.1	0.7	1.6	0.5	0.4	0.4
良性肿瘤计	1.0	1.2	1.3	1.0	1.3	0.9	1.1	0.9	1.0	0.6
内分泌、营养和代谢疾病计	0.9	2.1	2.5	2.6	1.3	0.5	0.7	0.4	0.6	0.2
其中：糖尿病	0.6	1.6	2.2	1.9	0.8	0.2	0.4	0.1	0.2	0.1
血液、造血器官疾病	0.3	0.2	0.2	0.1	0.3	0.3	0.2	0.4	0.4	0.5
精神病小计	0.3	0.3	0.1	0.6	0.2	0.3	0.4	0.2	0.2	0.6
神经系病计	0.6	0.5	0.3	0.6	0.5	0.6	0.6	0.5	0.9	0.3
眼及附器疾病	0.6	0.7	0.4	0.5	1.1	0.6	0.5	0.7	0.6	0.3
耳和乳突疾病	0.1	0.1	0.1	0.3	0.1	0.0	0.1	0.1	0.0	
循环系统疾病	6.2	11.9	11.5	14.1	10.6	4.3	4.2	3.6	5.1	3.7
其中：心脏病	2.8	5.8	6.2	6.7	4.4	1.8	2.1	1.3	1.9	2.1
高血压	1.2	2.0	2.0	2.2	1.9	1.0	0.8	0.8	1.0	1.3
脑血管病	1.8	3.3	2.7	4.1	3.2	1.3	1.0	1.3	1.9	0.3
呼吸系统疾病	4.2	4.5	5.0	4.8	3.7	4.1	4.2	3.5	4.1	5.0
其中：急上呼感染	1.5	1.2	1.4	1.2	1.0	1.6	1.8	1.6	1.5	1.3
肺炎	1.0	0.9	1.1	0.6	1.0	1.0	0.8	0.8	1.1	1.6
老慢支	0.6	0.9	1.3	0.8	0.4	0.5	0.6	0.5	0.5	0.5
消化系统疾病	5.7	5.6	5.3	5.5	6.1	5.8	5.8	4.4	5.8	8.5
其中：急性胃炎	0.9	0.6	0.5	0.6	0.8	1.1	0.5	0.8	1.2	2.1
肝硬化	0.2	0.3	0.2	0.4	0.4	0.2	0.3	0.2	0.1	0.4
胆囊疾病	1.2	1.8	2.1	1.5	1.6	1.1	0.9	0.9	1.0	1.8
泌尿生殖系病	2.3	2.4	2.4	2.5	2.2	2.3	1.8	1.8	2.5	3.7
妊娠、分娩病及产褥期并发症	5.6	4.7	2.7	6.2	5.8	5.9	6.8	6.6	5.9	3.6
皮肤皮下组织	0.4	0.4	0.4	0.6	0.4	0.3	0.5	0.3	0.3	0.2
肌肉、骨骼结缔组织	1.1	1.4	1.8	1.0	1.3	1.0	0.6	0.7	1.4	1.6
其中：类风湿性关节炎	0.2	0.2	0.2	0.1	0.2	0.3	0.1	0.2	0.3	0.5
先天异常	0.0	0.0	0.1		0.1	0.0			0.1	0.1
围生期疾病	0.0	0.0			0.1	0.0	0.0	0.0	0.0	0.0
损伤和中毒	3.8	2.5	2.1	3.1	2.5	4.2	3.9	4.3	4.8	3.2
其他	0.3	0.4	0.3	0.3	0.5	0.3	0.2	0.2	0.4	0.5
不详	0.3	0.3	0.4	0.3	0.3	0.3	0.2	0.2	0.3	0.3

5-13-3　2008年调查地区居民疾病别住院率(‰)

	合计	城市				农村				
		小计	大	中	小	小计	一类	二类	三类	四类
传染病计	1.1	0.6	0.7	0.3	0.8	1.3	0.9	1.5	1.1	1.8
寄生虫病计	0.1	0.0		0.1	0.1	0.1	0.0	0.1	0.1	0.1
恶性肿瘤计	2.9	4.4	5.9	4.7	2.6	2.3	2.8	2.6	2.3	1.0
良性肿瘤计	1.7	1.8	2.1	1.5	1.6	1.7	1.3	1.5	2.0	2.0
内分泌、营养和代谢疾病计	2.0	4.5	5.3	5.4	2.8	1.1	1.4	1.4	0.8	0.8
其中：糖尿病	1.6	3.9	4.6	4.7	2.5	0.7	0.9	1.0	0.5	0.5
血液、造血器官疾病	0.5	0.3	0.4	0.2	0.1	0.6	0.4	0.6	0.6	0.8
精神病小计	0.5	0.5	0.6	0.5	0.3	0.5	0.3	0.6	0.5	0.4
神经系病计	1.1	1.2	1.4	1.1	1.0	1.0	0.7	1.0	1.3	0.8
眼及附器疾病	1.2	1.5	2.1	1.2	1.3	1.0	0.9	1.2	1.0	0.7
耳和乳突疾病	0.1	0.1	0.1	0.3		0.1	0.2	0.2	0.1	0.1
循环系统疾病	13.7	21.7	24.5	22.4	17.9	10.8	10.3	11.4	11.9	7.9
其中：心脏病	5.5	9.6	11.3	10.0	7.4	4.0	4.0	3.2	4.8	3.6
高血压	3.2	4.6	4.8	5.9	3.4	2.7	1.8	3.6	2.8	1.9
脑血管病	4.1	5.9	6.4	5.5	5.7	3.4	3.4	3.8	3.8	1.7
呼吸系统疾病	10.2	6.1	7.8	4.1	5.9	11.7	7.4	12.2	12.8	14.8
其中：急上呼感染	3.8	1.4	1.0	1.0	2.0	4.7	2.6	4.6	5.8	5.7
肺炎	2.6	1.4	2.0	1.5	0.6	3.0	1.5	3.7	2.9	4.1
老慢支	1.6	1.5	2.3	0.6	1.5	1.6	1.1	1.4	2.1	1.5
消化系统疾病	9.1	8.1	8.4	7.6	8.2	9.5	8.9	8.8	9.9	11.2
其中：急性胃炎	1.9	1.1	0.5	0.8	1.9	2.2	1.2	2.4	2.7	2.4
肝病硬化	0.4	0.2	0.1	0.7		0.5	0.7	0.3	0.4	0.8
胆囊疾病	1.9	2.4	3.0	1.9	2.2	1.8	1.3	2.0	1.8	2.0
泌尿生殖系病	3.9	3.5	3.6	3.4	3.4	4.0	2.6	3.7	4.2	6.4
妊娠、分娩病及产褥 期并发症	9.0	6.3	4.8	9.0	5.7	9.9	9.9	10.0	10.6	7.9
皮肤皮下组织	0.6	0.6	0.9	0.4	0.6	0.6	0.4	0.6	0.7	0.6
肌肉、骨骼结缔组织	2.7	3.0	3.8	2.2	2.9	2.6	1.1	2.7	2.9	3.6
其中：类风湿性关节炎	0.6	0.5	0.5	0.3	0.6	0.6	0.0	0.5	0.8	1.3
先天异常	0.1	0.0	0.1			0.1	0.0	0.1	0.0	0.2
围生期疾病	0.2	0.1	0.1		0.1	0.2	0.2	0.3	0.2	0.1
损伤和中毒	6.2	4.4	3.7	3.6	5.8	6.8	7.4	6.4	6.9	6.4
其他	0.6	0.5	0.4	0.6	0.6	0.6	0.8	0.5	0.6	0.3
不详	1.2	1.5	1.7	1.9	1.0	1.1	0.9	1.4	1.1	0.9

5-14 1998、2003、2008年调查地区居民经常就诊单位及原因构成(%)

	合计	城市				农村				
		小计	大	中	小	小计	一类	二类	三类	四类
1998										
患者经常就诊单位										
私人开业	9.5	10.0	3.6	6.4	20.3	9.4	3.0	13.6	10.3	8.7
卫生室	49.7	18.1	12.1	15.4	27.2	60.4	71.7	64.9	60.5	34.4
门诊部所	2.4	5.0	3.0	5.6	6.9	1.5	1.7	1.9	1.5	0.3
乡镇卫生院	19.1	7.1	10.6	2.0	7.4	23.2	16.0	16.6	22.2	49.6
县(市、区)医院	5.4	9.3	12.3	6.7	8.1	4.0	5.5	1.9	3.9	6.3
地市级医院	8.5	32.3	29.3	54.3	16.9	0.5	0.6	0.2	0.6	0.2
省级医院	3.5	13.6	23.1	5.6	9.5	0.0	0.1	0.0	0.1	0.0
其他医院	1.9	4.7	6.0	4.2	3.7	1.0	1.5	0.9	0.9	0.6
选择就诊单位原因										
距离近	66.9	46.1	44.5	41.8	51.5	74.0	75.8	78.1	71.7	67.9
价格低	4.7	5.5	2.5	6.1	8.4	4.4	4.9	4.7	4.2	3.4
质量好	14.4	13.5	9.7	12.1	18.9	14.7	11.2	12.2	18.1	17.4
定点医院	9.7	30.8	39.8	34.8	17.1	2.6	5.0	0.7	1.1	6.2
有熟人	2.8	2.2	1.4	2.9	2.4	3.0	2.0	3.4	3.4	2.8
其他原因	1.6	2.0	2.1	2.3	1.7	1.4	1.1	1.0	1.6	2.3
2003										
患者两周就诊单位										
门诊部、卫生室	47.1	25.7	13.1	19.7	44.5	53.5	51.8	59.6	55.1	38.2
卫生院、社区中心	22.4	10.9	13.0	6.9	11.5	25.8	25.2	22.8	23.8	38.9
县市区医院	11.3	13.3	11.1	12.0	16.5	10.7	13.8	8.8	10.0	12.8
地市医院	8.1	28.4	29.8	46.4	13.9	2.0	2.5	1.9	1.8	2.2
省医院	3.8	13.4	24.7	10.8	2.5	0.9	1.0	0.6	0.8	1.6
其他医院	7.3	8.2	8.4	4.1	11.1	7.0	5.6	6.4	8.5	6.3
选择就诊单位原因										
距离近	47.2	40.0	38.4	44.4	38.7	49.4	53.1	50.0	47.9	47.3
价格低	7.3	7.6	6.7	4.6	10.8	7.2	6.9	7.0	6.5	10.4
质量好	17.1	15.8	13.4	16.6	17.8	17.5	19.7	16.6	17.4	16.6
定点单位	5.4	17.6	24.4	17.1	10.2	1.7	1.6	1.6	0.7	4.9
有熟人	4.3	3.7	2.7	3.5	4.9	4.5	3.3	4.5	5.4	3.8
信赖医生	13.1	10.4	8.0	9.6	13.6	14.0	10.7	14.8	16.8	8.7
态度好	2.1	1.8	1.9	1.8	1.7	2.2	1.9	2.2	2.0	3.2
其他	3.4	3.1	4.3	2.3	2.3	3.5	2.8	3.3	3.3	5.2
2008										
患者两周首诊单位										
私人诊所	16.5	12.5	2.8	11.8	27.4	17.8	11.5	20.2	20.3	12.2
卫生室（站）	33.0	12.3	8.2	9.3	20.6	39.5	36.7	43.7	41.2	26.2
卫生院、社区中心	24.2	23.5	25.5	26.7	18.2	24.4	26.1	19.5	24.1	36.8
县市区医院	17.3	23.7	28.2	22.3	18.0	15.3	21.4	13.8	11.8	21.6
地市医院	4.7	15.4	15.9	20.7	10.9	1.3	2.3	1.2	1.2	0.8
省医院	3.2	11.2	18.3	7.8	3.0	0.7	0.6	0.8	0.6	1.4
其他医院	1.0	1.4	1.2	1.2	1.8	0.9	1.3	0.7	0.9	1.1
选择首诊单位原因										
距离近	56.0	50.4	48.1	54.5	50.9	57.8	57.8	59.0	56.4	59.0
收费合理	4.9	6.1	3.3	6.9	9.7	4.5	2.8	4.7	5.2	4.4
技术高	16.0	17.9	17.1	20.0	17.7	15.4	17.0	15.5	15.1	13.2
设备好	3.6	3.8	3.2	5.2	3.7	3.5	4.4	3.8	3.0	3.1
药品丰富	0.7	1.5	2.5	0.7	0.6	0.5	0.3	0.5	0.5	0.8
态度好	1.2	1.0	0.7	1.3	1.2	1.3	0.9	1.2	1.4	1.4
定点单位	3.7	7.5	12.3	2.4	3.9	2.5	3.1	2.2	1.6	5.6
有熟人	3.0	3.0	2.8	2.3	3.8	3.0	3.7	3.1	2.9	1.8
有信赖医生	9.0	7.0	7.9	5.3	6.8	9.6	8.1	8.5	11.7	8.7
其他	1.8	1.8	2.2	1.3	1.7	1.8	1.9	1.4	2.0	2.1

5-15 1998、2003、2008年调查地区住户距最近医疗单位距离和时间构成(%)

	合计	城市				农村				
		小计	大	中	小	小计	一类	二类	三类	四类
1998										
到最近医疗点距离										
不足1公里	70.7	77.5	80.2	74.4	77.0	67.9	72.6	79.5	62.9	43.2
1-公里	14.2	14.1	12.2	17.3	13.7	14.2	14.1	10.7	16.9	15.4
2-公里	7.4	5.2	5.0	5.9	4.7	8.4	8.6	4.5	9.5	14.5
3-公里	3.2	1.7	1.1	1.0	3.3	3.8	3.1	2.6	3.9	7.5
4-公里	1.3	0.7	0.6	0.6	0.9	1.6	0.8	1.2	1.6	4.1
5公里及以上	3.2	0.8	1.1	0.9	0.4	4.2	0.7	1.4	5.2	15.2
到最近医疗点所需时间										
10分钟以内	68.8	72.4	72.4	70.7	73.8	67.4	73.6	76.8	63.3	42.9
10-分钟	18.8	22.1	22.6	24.9	18.9	17.5	17.2	14.8	18.9	20.7
20-分钟	6.4	3.8	3.1	2.7	5.5	7.5	7.0	4.7	8.8	11.8
30分钟以上	6.0	1.8	1.9	1.6	1.8	7.7	2.3	3.7	9.0	24.6
2003										
到最近医疗点距离										
不足1公里	67.2	81.8	86.3	84.8	73.7	61.1	67.6	69.0	57.7	37.9
1-公里	15.9	10.4	9.1	9.7	12.6	18.2	19.3	17.2	18.7	17.0
2-公里	7.7	4.2	2.5	3.1	7.3	9.2	7.6	7.0	11.2	12.0
3-公里	3.7	2.4	0.9	1.3	5.3	4.2	3.2	2.5	5.1	7.7
4-公里	2.0	0.7	0.6	0.6	0.8	2.5	0.6	1.3	3.2	7.4
5公里及以上	3.5	0.4	0.6	0.4	0.3	4.8	1.6	3.0	4.0	18.0
到最近医疗点所需时间										
10分钟以内	71.2	81.6	78.5	85.0	82.3	66.9	76.8	74.0	63.1	40.6
10-分钟	17.4	14.8	17.6	13.7	12.4	18.5	17.6	16.6	20.4	19.6
20-分钟	6.3	2.6	3.2	1.2	3.3	7.8	3.7	6.5	9.2	15.2
30分钟以上	5.1	1.0	0.7	0.2	2.0	6.8	1.9	2.9	7.3	24.5
2008										
到最近医疗点距离										
不足1公里	65.6	83.5	87.5	87.2	75.3	58.0	58.8	64.9	58.8	37.4
1-公里	15.5	10.0	7.4	8.0	14.8	17.9	19.8	18.8	16.9	14.6
2-公里	8.4	4.3	3.5	3.2	6.2	10.1	12.6	8.6	10.0	9.5
3-公里	3.9	1.3	1.0	0.8	2.2	5.0	4.7	3.2	5.2	9.7
4-公里	2.0	0.5	0.3	0.5	0.7	2.6	1.8	1.3	3.3	5.8
5公里及以上	4.5	0.5	0.3	0.3	0.8	6.3	2.3	3.2	5.9	22.9
到最近医疗点所需时间										
10分钟以内	69.9	80.2	84.5	80.7	74.4	65.6	73.3	71.0	64.0	40.9
10-分钟	19.0	16.9	12.7	17.7	21.4	19.8	19.3	19.1	20.0	22.2
20-分钟	6.9	2.3	2.6	1.6	2.6	8.8	5.6	6.7	9.6	18.4
30分钟以上	4.2	0.7	0.3	0.1	1.6	5.7	1.8	3.1	6.4	18.5

5-16　1998、2003、2008年调查地区居民医疗保障制度构成(%)

	合计	城市				农村				
		小计	大	中	小	小计	一类	二类	三类	四类
1998										
公费医疗	4.9	16.0	21.7	16.4	9.2	1.2	1.1	0.8	2.0	0.3
劳保医疗	6.2	22.9	30.6	28.4	9.4	0.5	1.3	0.5	0.2	0.0
半劳保医疗	1.6	5.8	8.5	6.2	2.4	0.2	0.6	0.1	0.1	0.1
医疗保险	1.9	3.3	0.8	8.1	2.1	1.4	2.3	1.6	1.2	0.1
统筹医疗	0.4	1.4	2.8	1.1	0.1	0.0	0.1	0.0	0.0	0.0
合作医疗	5.6	2.7	0.1	0.1	8.0	6.6	20.8	3.8	1.6	1.8
自费医疗	76.4	44.1	34.3	38.8	60.0	87.3	73.4	92.3	94.8	81.5
其他形式	3.0	3.7	1.3	1.1	8.8	2.8	0.4	0.9	0.2	16.2
2003										
城镇基本医疗保险	8.9	30.4	37.6	41.1	13.2	1.5	1.9	1.3	1.5	1.2
大病医疗保险	0.6	1.8	3.6	0.6	0.8	0.1	0.4	0.1	0.1	0.0
公费医疗	1.2	4.0	6.7	3.9	1.1	0.2	0.4	0.2	0.2	0.1
劳保医疗	1.3	4.6	5.0	5.0	3.8	0.1	0.2	0.2	0.1	0.0
合作医疗	8.8	6.6	0.1	0.0	19.6	9.5	17.6	6.1	0.7	24.3
其他社会医疗保险	1.4	2.2	3.7	1.0	1.6	1.2	2.9	0.6	0.8	0.3
商业医疗保险	7.6	5.6	4.8	7.3	5.0	8.3	8.9	10.9	7.9	3.2
无医疗保险	70.3	44.8	38.5	41.2	55.0	79.0	67.8	80.7	88.6	70.8
2008										
城镇职工基本医保	12.7	44.2	60.0	53.3	18.8	1.5	3.3	0.9	1.3	0.5
公费医疗	1.0	3.0	4.3	2.7	1.8	0.3	0.3	0.3	0.3	0.1
城镇居民基本医保	3.8	12.5	8.2	16.4	13.9	0.7	2.0	0.2	0.5	0.2
新型农村合作医疗	68.7	9.5	0.8	1.3	26.2	89.7	85.4	90.8	88.8	96.0
其他社会医疗保险	1.0	2.8	3.8	2.5	1.9	0.4	0.9	0.3	0.2	0.1
无社会医疗保险	12.9	28.1	22.9	23.8	37.5	7.5	8.1	7.6	8.8	3.2

六、基层医疗卫生服务

简要说明

一、本章主要介绍全国及31个省、自治区、直辖市基层医疗卫生机构门诊、住院和床位利用情况，包括诊疗人次、入院人数、病床使用率、平均住院日、医师人均工作量、医药费用等。

二、本章数据来源于卫生资源与医疗服务统计年报。

三、本章及其他有关社区卫生服务中心（站）数据系登记注册机构数，均不包括医疗机构下设的未注册的社区卫生服务站数。

主要指标解释

家庭卫生服务人次数　是指医生赴病人家中提供医疗、预防和保健服务的人次数。

6-1-1　基层医疗卫生机构医疗服务量

机构分类	诊疗人次数(万人次)				入院人数(万人)			
	2009	2010	2011	2012	2009	2010	2011	2012
总　计	**339236.5**	**361155.6**	**380559.8**	**410920.6**	**4111.3**	**3949.9**	**3774.7**	**4253.9**
按主办单位分								
政府办	131235.4	144122.6	148483.7	164680.9	3950.6	3836.9	3656.1	4129.3
非政府办	208001.1	217033.0	232076.1	246239.7	160.7	113.0	118.6	124.6
按机构类别分								
社区卫生服务中心	26080.2	34740.4	40950.0	45475.1	164.2	218.1	247.3	268.7
其中：政府办	20464.7	32200.0	37108.6	40277.1	126.1	182.7	204.2	215.4
社区卫生服务站	11617.3	13711.1	13703.8	14393.6	60.5	43.5	42.2	39.8
其中：政府办	2638.3	4266.6	4634.5	4052.9	15.9	11.9	10.0	9.8
街道卫生院	4285.1	2698.7	1103.8	1009.1	62.4	46.6	23.4	23.7
乡镇卫生院	87660.8	87420.1	86649.8	96757.8	3807.7	3630.4	3448.8	3907.5
其中：政府办	85885.6	86208.6	85622.3	95975.6	3746.4	3595.4	3416.8	3879.3
村卫生室	155170.1	165702.3	179206.5	192707.6				
门诊部	6086.5	6561.3	7084.2	7539.5	16.4	11.3	12.9	14.2
诊所(医务室)	48336.5	50321.7	51861.6	53037.8				
构成（%）	**100.0**	**100.0**	**100.0**	**100.0**	**100.0**	**100.0**	**100.0**	**100.0**
按主办单位分								
政府办	38.7	39.9	39.0	40.1	96.1	97.1	96.9	97.1
非政府办	61.3	60.1	61.0	59.9	3.9	2.9	3.1	2.9
按机构类别分								
社区卫生服务中心	7.7	9.6	10.8	11.1	4.0	5.5	6.6	6.3
社区卫生服务站	3.4	3.8	3.6	3.5	1.5	1.1	1.1	0.9
街道卫生院	1.3	0.7	0.3	0.2	1.5	1.2	0.6	0.6
乡镇卫生院	25.8	24.2	22.8	23.5	92.6	91.9	91.4	91.9
村卫生室	45.7	45.9	47.1	46.9				
门诊部	1.8	1.8	1.9	1.8	0.4	0.3	0.3	0.3
诊所(医务室)	14.2	13.9	13.6	12.9				

6-1-2　2012年各地区基层医疗卫生机构工作情况

地区	机构数（个）	床位数（张）	人员数（人）	诊疗人次（万人次）	入院人数（万人）
总　计	**912620**	**1324270**	**3437172**	**410920.6**	**4253.9**
东　部	328824	449258	1389115	191389.2	1140.7
中　部	295390	452631	1105839	117295.0	1500.1
西　部	288406	422381	942218	102236.4	1613.2
北　京	8837	4745	57084	5902.4	3.6
天　津	4095	7023	22438	3573.9	12.1
河　北	77177	69143	190636	26630.9	167.7
山　西	38443	39956	106332	7431.4	62.0
内蒙古	22009	24543	67255	5524.8	38.7
辽　宁	34249	36464	100016	9361.8	73.0
吉　林	18804	21577	66326	5295.6	33.9
黑龙江	19470	28422	81287	5882.4	62.2
上　海	4379	17389	47289	9259.8	10.5
江　苏	28888	69513	192076	24594.8	168.3
浙　江	28939	23852	127410	22478.7	28.8
安　徽	21812	57826	135525	15529.4	179.0
福　建	26374	29910	93236	10051.9	124.9
江　西	38369	49312	114113	13091.9	245.3
山　东	66462	125877	325600	41339.1	345.7
河　南	67252	101176	280477	35193.7	331.1
湖　北	34063	68293	156935	20008.4	238.1
湖　南	57177	86069	164844	14862.2	348.4
广　东	44585	59457	214410	35910.7	196.1
广　西	33257	50264	125210	14490.5	247.3
海　南	4839	5885	18920	2285.3	10.0
重　庆	17310	41107	78560	8352.0	177.2
四　川	74215	122678	235351	28478.3	520.0
贵　州	26264	37815	78283	7788.0	220.3
云　南	21887	44427	86135	12300.3	144.9
西　藏	6412	2583	13832	677.3	2.9
陕　西	34889	33677	105034	9623.1	80.9
甘　肃	25631	31891	69915	8349.4	68.4
青　海	5658	5103	16162	1199.2	18.7
宁　夏	3904	2832	12405	1566.1	5.9
新　疆	16970	25461	54076	3887.5	87.9

6-2　社区卫生服务机构、床位、人员数

	2005	2008	2009	2010	2011	2012
机构数合计(个)	**17128**	**24260**	**27308**	**32739**	**32860**	**33562**
社区卫生服务中心	1382	4036	5216	6903	7861	8182
社区卫生服务站	15746	20224	22092	25836	24999	25380
按主办单位分						
政府办		8598	10029	18390	19821	19579
非政府办		15662	17279	14349	13039	13983
按床位分						
无床		19233	20936	25285	25352	25805
1～9张		2637	3158	3211	2761	2769
10～49张		1840	2425	3210	3574	3764
50～99张		399	584	797	905	959
100张及以上		151	205	236	268	265
床位数合计(张)	**25018**	**98036**	**131259**	**168814**	**187132**	**203210**
社区卫生服务中心	25018	76317	101448	137628	157322	163556
社区卫生服务站		21719	29811	31186	29810	39654
人员数合计(人)	**103564**	**218929**	**295125**	**389516**	**432923**	**454160**
卫生技术人员	95868	185080	250435	331322	367972	386952
#执业（助理）医师	39964	82424	109734	144225	158554	167414
注册护士	23545	56293	79711	106528	119834	128652
其他技术人员	1842	8482	11359	14879	16840	17589
管理人员	2511	11244	14644	18652	19558	19802
工勤技能人员	3343	14123	18687	24663	28553	29817

6-3　2012年社区卫生服务中心分科床位、门急诊人次、出院人数及构成

科室分类	床位		门急诊		出院	
	数(张)	构成(%)	人次数	构成(%)	人数	构成(%)
总　计	**163556**	**100.0**	**431933159**	**100.0**	**2689183**	**100.0**
预防保健科	1869	1.1	25228556	5.8	18047	0.7
全科医疗科	44200	27.0	185946035	43.0	645021	24.0
内科	52258	32.0	96858236	22.4	1075819	40.0
外科	20420	12.5	21661323	5.0	329703	12.3
儿科	5143	3.1	13580391	3.1	97903	3.6
妇产科	13104	8.0	16554777	3.8	281213	10.5
中医科	4195	2.6	32766624	7.6	60158	2.2
其他	22367	13.7	39337217	9.1	181319	6.7

6-4　社区卫生服务中心收入、支出及病人医药费用

指标名称	2008	2009	2010	2011	2012
机构数(个)	2727	4261	5903	6832	7315
平均每个中心总收入(万元)	860.2	813.0	805.4	893.2	999.4
其中：医疗收入	643.5	599.8	574.8	572.5	615.1
内：药品收入	441.8	408.5	388.1	367.5	404.7
财政补助收入	174.4	169.4	185.2	269.9	340.2
上级补助收入	19.8	22.1	24.0	29.2	21.4
平均每个中心总支出(万元)	831.5	787.6	783.8	872.6	963.2
其中：医疗卫生支出	762.5	715.7	717.2	799.1	924.5
内：药品支出	324.0	291.6	290.4	307.3	364.8
平均每个中心人员经费(万元)	237.0	221.6	229.5	281.2	329.1
职工人均年业务收入(万元)	12.3	13.1	12.6	12.5	13.5
医师人均年业务收入(万元)	34.0	36.0	34.6	34.9	37.7
门诊病人次均医药费(元)	87.2	84.0	82.8	81.5	84.6
其中：药费	63.0	60.0	58.7	54.9	58.5
药费所占比重(%)	72.2	71.5	70.8	67.4	69.1
住院病人人均医药费(元)	2514.2	2317.4	2357.6	2315.1	2417.9
其中：药费	1204.5	1136.2	1162.4	1061.4	1125.0
药费所占比重(%)	47.9	49.0	49.3	45.8	46.5

注：2008～2011年医疗卫生支出为医疗支出，药品支出为药品费。

6-5 各地区社区卫生服务中心(站)医疗服务情况

地区	社区卫生服务中心						社区卫生服务站	
	诊疗人次	入院人数	病床使用率(%)	平均住院日(日)	医师日均担负诊疗人次	医师日均担负住院床日	诊疗人次	医师日均担负诊疗人次
2005	59385194	266215	60.7	17.2	13.7	0.8	62814512	11.0
2008	172473026	1032788	58.7	13.4	12.9	0.8	84250889	12.5
2009	260802371	1642427	59.8	10.6	14.0	0.7	116172536	13.7
2010	347404131	2180577	56.1	10.4	13.6	0.7	137111392	13.6
2011	409499505	2473426	54.4	10.2	14.0	0.7	137037903	13.7
2012	454751077	2686554	55.5	10.1	14.8	0.7	143935953	14.0
东 部	359890988	1082815	55.5	12.8	18.6	0.6	80586395	17.6
中 部	50355212	794809	51.4	8.9	7.4	0.8	35895418	11.3
西 部	44504877	808930	61.0	7.5	9.4	1.0	27454140	10.8
北 京	36151019	36494	37.7	15.2	15.0	0.2	4683542	20.3
天 津	14581558	11950	18.9	12.0	27.0	0.2	78272	44.7
河 北	5437559	61731	51.2	8.0	7.7	0.7	9418577	11.2
山 西	3537652	45763	51.1	13.3	5.2	0.7	3976532	7.7
内蒙古	3906077	47290	45.7	7.9	5.7	0.5	4549298	8.4
辽 宁	7744153	69421	48.8	9.9	8.8	0.7	5025209	10.6
吉 林	2880217	28671	34.6	8.5	5.3	0.4	541933	11.0
黑龙江	5194716	39114	45.7	15.5	4.8	0.5	2087030	8.8
上 海	75441640	101392	88.7	46.7	26.1	1.3		
江 苏	49063096	279413	48.7	9.5	17.2	0.7	12884335	22.4
浙 江	73921817	82841	42.8	13.6	22.7	0.3	7759771	22.5
安 徽	8641677	118301	40.3	7.0	9.5	0.7	9632566	11.1
福 建	9106200	66531	48.0	6.2	13.2	0.4	3042741	13.0
江 西	3031046	54512	53.0	6.7	6.7	0.8	3083543	9.9
山 东	13926746	208252	47.2	8.2	8.5	0.9	13268908	12.4
河 南	7811984	124906	46.0	8.8	8.0	0.9	8231456	14.2
湖 北	13562613	261418	69.6	9.0	10.5	1.3	6420924	18.3
湖 南	5695307	122124	53.6	7.5	6.7	0.8	1921434	7.0
广 东	73826928	153389	51.0	8.1	22.0	0.3	22555758	33.1
广 西	4640795	13421	52.0	10.3	11.6	0.2	1476147	11.4
海 南	690272	11401	97.7	6.9	11.2	1.3	1869282	15.3
重 庆	5666418	184914	74.2	7.3	8.9	1.5	1288858	16.4
四 川	14918830	235961	65.3	8.3	12.3	1.1	4153038	12.4
贵 州	1427476	101053	63.4	3.6	6.8	1.4	2149757	8.9
云 南	3160822	67959	63.0	11.1	11.0	1.5	2510728	12.3
西 藏	23946				6.4		5667	11.3
陕 西	3948462	55991	51.4	9.0	8.3	0.8	2476160	11.1
甘 肃	2891480	42809	57.6	5.0	7.9	0.7	3140990	10.0
青 海	518040	4275	72.4	10.3	10.2	1.0	1403408	13.9
宁 夏	101600	261	48.5	9.2	5.3	0.1	885841	13.3
新 疆	3300931	54996	50.3	7.6	9.1	0.9	3414248	11.0

6-6 2012年各地区家庭卫生服务人次数

地区	合计	医院	社区卫生服务中心(站)	街道卫生院	其他医疗卫生机构
总　计	**24421293**	**4979719**	**14516184**	**142872**	**4782518**
东　部	12526915	2262988	8288429	93102	1882396
中　部	7366406	1881077	4032234	49655	1403440
西　部	4527972	835654	2195521	115	1496682
北　京	1103870	448542	644034		11294
天　津	557996	8327	548638		1031
河　北	1015777	214049	565735		235993
山　西	912698	358198	449246	19872	85382
内蒙古	550455	184564	262679		103212
辽　宁	670229	169068	472443	300	28418
吉　林	287525	138163	102873		46489
黑龙江	453454	158924	258607		35923
上　海	1218061	62892	1155169		
江　苏	2669125	322315	1798374	6528	541908
浙　江	1211814	249595	615358	977	345884
安　徽	633185	64700	422446		146039
福　建	588936	83518	397298		108120
江　西	372225	100875	98431	248	172671
山　东	2285398	634309	1155609		495480
河　南	1554162	431799	804626		317737
湖　北	2121444	437051	1279099	29535	375759
湖　南	1031713	191367	616906		223440
广　东	1166963	64693	918677	85297	98296
广　西	490057	76988	234575		178494
海　南	38746	5680	17094		15972
重　庆	295836	72856	162269		60711
四　川	1331617	51826	840390		439401
贵　州	208549	17447	54743		136359
云　南	143466	47838	67946		27682
西　藏	98816	18523			80293
陕　西	227326	50911	109393		67022
甘　肃	460653	73602	217489	115	169447
青　海	242879	2123	142172		98584
宁　夏	106130	34742	37049		34339
新　疆	372188	204234	66816		101138

6-7 乡镇卫生院机构、床位、人员数

	2005	2008	2009	2010	2011	2012
机构数合计(个)	**40907**	**39080**	**38475**	**37836**	**37295**	**37097**
中心卫生院	10025	10400	10397	10373	10590	10590
乡镇卫生院	30882	28680	28078	27463	26705	26507
按主办单位分						
政府办	40003	37887	37333	37217	36850	36667
非政府办	904	1193	1142	619	445	430
按床位分						
无床	2295	1899	1691	1482	1469	1474
1～9张	14272	9366	7863	7075	6447	5965
10～49张	22073	23990	24043	23701	23362	22805
50～99张	1897	3215	4111	4637	4913	5530
100张及以上	370	610	767	941	1104	1323
床位数合计(张)	**678240**	**846856**	**933424**	**994329**	**1026251**	**1099262**
中心卫生院	281456	356601	392214	421441	444726	477898
乡镇卫生院	396784	490255	541210	572888	581525	621364
人员数合计(人)	**1012006**	**1074900**	**1131052**	**1151349**	**1165996**	**1204996**
卫生技术人员	870500	903725	949955	973059	981227	1017096
#执业（助理）医师	398848	405023	418943	422648	408587	423350
注册护士	164412	187544	202663	217693	230339	247355
其他技术人员	38862	49994	56450	53508	53166	52520
管理人员	47178	48363	45889	43983	43775	42669
工勤技能人员	55466	72818	78758	80799	87828	92711

6-8 2012年乡镇卫生院分科床位、门急诊人次、出院人数及构成

科室分类	床位		门急诊		出院	
	数(张)	构成(%)	人次数	构成(%)	人数	构成(%)
总计	**1099262**	**100.0**	**933638369**	**100.0**	**39090138**	**100.0**
预防保健科	8417	0.8	21385324	2.3	163527	0.4
全科医疗科	239381	21.8	219179262	23.5	8984977	23.0
内科	373266	34.0	367398551	39.4	15857615	40.6
外科	186187	16.9	95907797	10.3	5362114	13.7
儿科	85217	7.8	77526156	8.3	3262440	8.3
妇产科	130990	11.9	64587351	6.9	3879433	9.9
中医科	24151	2.2	41855955	4.5	669645	1.7
其他	51653	4.7	45797973	4.9	910387	2.3

6-9　乡镇卫生院收入、支出及病人医药费用

指标名称	2008	2009	2010	2011	2012
机构数	38426	37785	37386	36785	36554
平均每院总收入(万元)	209.2	260.7	301.3	359.3	444.5
其中：医疗收入	160.3	197.8	208.7	210.1	252.2
内：药品收入	90.8	115.2	118.7	105.5	130.2
财政补助收入	36.4	48.9	76.0	131.4	174.0
上级补助收入	2.2	3.1	5.2	6.3	6.5
平均每个中心总支出(万元)	200.5	250.0	290.4	349.0	426.5
其中：医疗卫生支出	188.2	232.2	266.0	317.1	409.1
内：药品支出	53.3	68.7	77.1	86.7	118.3
平均每院人员经费(万元)	66.9	82.1	94.5	119.9	148.4
职工人均年业务收入(万元)	6.1	7.0	7.2	7.0	8.0
医师人均年业务收入(万元)	16.2	18.9	19.5	20.0	22.8
门诊病人次均医药费(元)	42.5	46.2	47.5	47.5	49.2
其中：药费	25.8	28.8	28.7	25.3	27.0
药费所占比重(%)	60.7	62.3	60.4	53.3	54.8
住院病人人均医药费(元)	790.8	897.2	1004.6	1051.3	1140.7
其中：药费	403.9	479.6	531.1	492.3	550.0
药费所占比重(%)	51.1	53.5	52.9	46.8	48.2

注：2008～2011年医疗卫生支出为医疗支出，药品支出为药品费。

6-10-1 乡镇卫生院医疗服务情况

年份	诊疗人次数（亿次）	入院人数（万人）	病床周转次数（次）	病床使用率（%）	平均住院日（日）
1981	14.38	2123	29.5	53.5	6.3
1982	14.19	2228	31.0	54.2	6.0
1983	13.65	2373	33.4	56.6	5.9
1984	12.65	1893	27.9	49.1	6.0
1985	11.00	1771	26.4	46.0	5.9
1986	11.18	1782	26.9	46.0	5.9
1987	11.30	1959	28.5	47.4	5.6
1988	11.36	2031	29.2	47.3	5.6
1989	10.60	1935	28.3	44.6	5.4
1990	10.65	1958	28.6	43.4	5.2
1991	10.82	2016	29.1	43.5	5.1
1992	10.34	1960	28.7	42.9	5.1
1993	8.98	1855	27.9	38.4	4.6
1994	9.73	1913	29.4	40.5	4.6
1995	9.38	1960	29.9	40.2	4.6
1996	9.44	1916	28.6	37.0	4.4
1997	9.16	1918	26.0	34.5	4.5
1998	8.74	1751	24.4	33.3	4.6
1999	8.38	1688	24.2	32.8	4.6
2000	8.24	1708	24.8	33.2	4.6
2001	8.24	1700	23.7	31.3	4.5
2002	7.10	1625	28.0	34.7	4.0
2003	6.91	1608	28.1	36.2	4.2
2004	6.81	1599	27.0	37.1	4.4
2005	6.79	1622	25.8	37.7	4.6
2006	7.01	1836	28.8	39.4	4.6
2007	7.59	2662	36.7	48.4	4.8
2008	8.27	3313	42.0	55.8	4.4
2009	8.77	3808	42.9	60.7	4.8
2010	8.74	3630	38.4	59.0	5.2
2011	8.66	3449	35.2	58.1	5.6
2012	9.68	3908	37.4	62.1	5.7
中心卫生院	4.00	1800	39.3	64.9	5.7
乡卫生院	5.67	2108	35.9	59.8	5.7

注：1993年以前的诊疗人次及入院人数系推算数字。

6-10-2　2012年各地区乡镇卫生院医疗服务情况

地区	诊疗人次数		入院人数	出院人数	病床使用率(%)	平均住院日(日)	医师日均担负	
		门急诊人次					诊疗人次	住院床日
总　计	**967577839**	**933638369**	**39075111**	**39090138**	**62.1**	**5.7**	**9.1**	**1.5**
东　部	390402690	379968931	10108588	10161821	54.7	6.1	10.0	1.2
中　部	283747567	271682478	13917940	13900268	65.3	5.8	7.6	1.6
西　部	293427582	281986960	15048583	15028049	65.6	5.3	9.9	2.0
北　京								
天　津	6394435	6107491	109330	112502	45.9	5.2	10.3	0.7
河　北	41304541	39587290	1573760	1599165	57.9	6.8	7.0	1.4
山　西	15654384	14924320	489778	487796	45.0	7.0	5.9	1.1
内蒙古	12271812	11774093	325590	322022	38.4	5.2	5.3	0.7
辽　宁	16977734	15918025	625119	622019	46.1	6.2	7.6	1.4
吉　林	10274000	9574376	304844	305188	34.2	5.5	4.8	0.7
黑龙江	10642614	10046002	572291	581585	52.7	5.4	5.2	1.2
上　海								
江　苏	73829962	71967060	1401247	1404693	58.1	6.9	11.6	1.1
浙　江	75298964	73508526	193588	197439	33.5	7.6	17.8	0.3
安　徽	41596371	40500115	1656828	1645159	59.9	5.9	8.8	1.5
福　建	20915899	20229966	1181303	1179634	63.3	5.0	8.7	1.7
江　西	26305357	24680862	2353239	2358915	76.3	4.3	7.1	1.9
山　东	79919504	78587639	3190269	3200654	56.9	6.2	8.4	1.5
河　南	81407224	77772705	3171918	3153765	65.0	6.3	9.3	1.7
湖　北	55769174	53875966	2067962	2086979	74.9	6.7	9.3	1.7
湖　南	42098443	40308132	3301080	3280881	74.3	5.6	5.8	1.8
广　东	66059481	64398786	1746412	1759929	52.5	4.9	9.3	0.9
广　西	45472344	43602467	2459177	2444456	67.2	4.6	11.1	1.9
海　南	9702170	9664148	87560	85786	30.9	6.0	16.7	0.7
重　庆	24049716	22973624	1558983	1554706	76.4	5.8	8.5	2.3
四　川	89945511	86337646	4895237	4875351	71.9	5.7	10.4	2.3
贵　州	20606169	19304583	1997153	2005565	70.3	3.8	8.7	2.3
云　南	37308630	36673027	1374351	1374893	59.9	5.7	14.3	2.2
西　藏	3040672	2921285	28726	25676	25.8	4.7	22.0	0.9
陕　西	18949221	18457059	736287	747662	51.3	6.6	8.0	1.5
甘　肃	21483100	20609825	623781	626331	59.4	6.3	11.5	1.6
青　海	2909371	2701843	175814	174489	60.6	4.2	6.2	1.2
宁　夏	5481286	5316358	56964	57135	53.1	6.6	11.7	0.7
新　疆	11909750	11315150	816520	819763	68.0	6.0	8.2	2.4

6-11　2012年各地区村卫生室基本情况

地区	机构数（个）	人员总数（人）	执业(助理)医师	注册护士	乡村医生	诊疗人次数（人次）	门急诊人次
总　计	**653419**	**1371592**	**232826**	**44347**	**1022869**	**1927075808**	**1722555855**
东　部	223743	475521	85392	16672	357970	798372548	709747015
中　部	226215	508089	88606	16906	379631	673465830	596071311
西　部	203461	387982	58828	10769	285268	455237430	416737529
北　京	2957	4225	481	85	3614	4175430	3794925
天　津	2157	5930	1022	97	4702	8887232	6890127
河　北	64513	107314	20887	1648	81455	181673982	147793246
山　西	28285	49852	7287	939	38998	35633032	28700341
内蒙古	14022	23681	3704	659	18065	21781672	16863817
辽　宁	21245	33948	5274	1527	26105	41915882	30501576
吉　林	11475	23161	3367	666	18310	27787301	18935734
黑龙江	12316	31778	5936	444	24349	32173787	23473885
上　海	1361	3950	3098	81	717	7094189	7007381
江　苏	15835	62121	15241	1974	43292	77353366	72767357
浙　江	13091	20125	8845	1502	9127	34406523	33317852
安　徽	15306	69885	14289	2416	50194	83686688	77126173
福　建	19691	34503	5383	937	27536	45862375	42077054
江　西	32369	58027	7410	1844	47720	88401662	81714760
山　东	51055	150769	13984	4871	128205	264761285	238816019
河　南	57112	158406	27831	6687	114475	230085487	207316726
湖　北	24976	55400	9789	2621	41661	99211712	91963194
湖　南	44376	61580	12697	1289	43924	76486161	66840498
广　东	29086	48578	10387	3535	30750	126497421	121139206
广　西	23323	45400	6716	1252	33874	64005508	60565580
海　南	2752	4058	790	415	2467	5744863	5642272
重　庆	10642	30010	5979	711	22182	35123376	30860489
四　川	54601	95420	20104	898	68936	123096117	113986022
贵　州	21463	42519	4218	1552	27302	42318992	39407393
云　南	13317	39751	3238	1205	32783	58817017	56162950
西　藏	5254	10326	83	20	7819	1624966	1387944
陕　西	26883	45023	6424	1486	34307	51352096	46873094
甘　肃	16711	26371	3537	1436	19471	38960249	33874084
青　海	4314	8832	2010	254	5806	5095017	4519088
宁　夏	2431	4299	520	97	3175	5175217	5010406
新　疆	10500	16350	2295	1199	11548	7887203	7226662

注：本表包括乡镇卫生院在村卫生室工作的执业(助理)医师和注册护士数。

6-12 各地区县及县级市医院工作情况

地区	县医院					县级市医院				
	机构数(个)	床位数(张)	人员数(人)	诊疗人次	入院人数	机构数(个)	床位数(张)	人员数(人)	诊疗人次	入院人数
2005	5536	572746	760617	283542951	14273181	2961	371682	479095	187370646	8556131
2008	5868	691781	856861	364596967	22225270	3006	413477	521488	225406522	11304660
2009	6111	765510	912765	398581659	26228716	3127	447101	555053	247059157	12962905
2010	6400	845737	976030	421371135	29450186	3221	483284	590804	263983433	14513846
2011	6973	946973	1059365	465888834	33610236	3364	537858	637844	293584397	16342682
2012	7399	1099856	1163260	534068582	40700554	3541	608219	695163	332881273	19227813
东　部	2016	317132	354204	184329074	11746670	1621	308837	362040	209752113	10087408
中　部	2282	367887	409719	157622313	13718081	981	161511	189049	67243496	5018760
西　部	3101	414837	399337	192117195	15235803	939	137871	144074	55885664	4121645
北　京	17	1952	3063	3068198	42437					
天　津	14	2458	4473	2945146	110660					
河　北	525	76839	81166	34541041	3042655	245	30076	37870	16823500	1105734
山　西	431	36492	41786	11767384	943306	172	12048	15121	3779925	281183
内蒙古	215	25544	28351	12387216	748884	71	9491	12232	3536804	211886
辽　宁	102	17775	19918	6327957	543825	135	29036	28823	9342611	751821
吉　林	88	15426	19060	5440840	436316	163	25261	31577	10396905	620162
黑龙江	226	25796	32181	9176353	695967	167	19199	23873	6947779	455870
上　海	8	1937	2471	1581608	63004					
江　苏	416	45339	46146	26550388	1553869	351	63069	73048	54381662	2103954
浙　江	175	33232	44441	37543058	1144904	214	46022	62400	54172082	1489807
安　徽	372	53541	59867	24706190	2094008	52	9113	10252	3991751	309556
福　建	162	26324	28592	18343805	1107486	115	18631	21229	13393505	726742
江　西	281	42552	47967	22795564	1844181	57	9725	11303	4742336	362432
山　东	351	79394	83475	31601125	3006415	354	83891	91920	34170759	2527407
河　南	441	94631	104586	44817373	3632217	174	33931	39750	14952960	1127521
湖　北	132	33038	34399	15400205	1284687	103	27054	31048	13819286	983325
湖　南	311	66411	69873	23518404	2787399	93	25180	26125	8612554	878711
广　东	166	26241	32950	18359845	965735	146	32271	38549	24338393	1180878
广　西	209	40641	51012	25290562	1816729	29	6465	8464	3886985	246188
海　南	80	5641	7509	3466903	165680	61	5841	8201	3129601	201065
重　庆	95	20517	21578	9684193	762105					
四　川	591	86864	83876	43390985	3163786	216	31067	32603	14931968	975528
贵　州	421	46472	39367	15338820	1815612	87	12309	14342	4414875	376785
云　南	483	65321	50221	32011572	2439381	178	30218	26499	11179106	787660
西　藏	93	3632	4103	2231921	72802	3	588	531	271818	11571
陕　西	351	48733	58224	21049573	1676554	34	3587	4693	1203511	84277
甘　肃	172	30033	21503	13781106	964847	18	3670	2745	1727778	96600
青　海	97	9354	8022	3650719	260773	8	928	1077	318312	16828
宁　夏	30	4869	4135	2978564	196565	8	1403	1822	752973	49895
新　疆	344	32857	28945	10321964	1317765	287	38145	39066	13661534	1264427

6-13 各地区县及县级市妇幼保健院(所、站)工作情况

地区	县妇幼保健院(所、站)					县级市妇幼保健院(所、站)				
	机构数(个)	床位数(张)	人员数(人)	诊疗人次	入院人数	机构数(个)	床位数(张)	人员数(人)	诊疗人次	入院人数
2005	1584	35377	68400	26322965	1206147	430	16116	32131	15798353	636598
2008	1590	46018	77686	37796142	1916908	395	18832	35732	20254484	874493
2009	1590	50652	82351	41737284	2138266	397	20016	37815	22526864	968650
2010	1586	53826	86307	44757476	2319121	397	22506	40406	25101250	1037614
2011	1594	57679	91738	49160246	2526980	400	23910	43681	28687040	1164979
2012	1590	63218	98147	55746904	2862884	396	27066	48007	33278691	1324521
东　部	362	15173	26773	17520009	679459	165	13673	23890	20001380	673407
中　部	482	23691	35635	16981006	1120559	132	8930	15689	7968423	428558
西　部	746	24354	35739	21245889	1062866	99	4463	8428	5308888	222556
北　京	2	154	444	292531	5873					
天　津	3	40	156	133692	2060					
河　北	114	4942	7721	3508915	221802	24	1235	2747	1245597	62564
山　西	85	1823	3478	1066194	47106	11	396	743	198597	12344
内蒙古	72	1524	2682	1082086	35484	14	144	492	356242	2663
辽　宁	28	519	1412	379347	14923	18	367	1105	410038	14438
吉　林	21	590	1372	210888	13667	21	1111	2541	1067133	36011
黑龙江	51	1383	2516	686158	34275	24	972	1747	556583	23827
上　海	1		47	5207						
江　苏	24	335	1044	991574	11908	26	476	1767	2239843	24797
浙　江	34	1101	2770	3297074	51365	22	2621	5310	6164901	136978
安　徽	57	1096	2024	1262881	39969	6	238	318	440816	6218
福　建	44	1121	1990	1690671	36453	14	1000	1780	2142843	49937
江　西	70	3349	4621	2672480	192604	11	701	1056	610188	36138
山　东	59	3993	5503	3221107	166424	32	4785	5603	2885361	169083
河　南	87	8342	11092	5449755	420961	19	2267	3420	2118492	126429
湖　北	40	3099	4337	2655467	158351	22	1600	3000	1794677	82689
湖　南	71	4009	6195	2977183	213626	18	1645	2864	1181937	104902
广　东	43	2853	5344	3712154	166524	22	2895	5106	4588324	201520
广　西	68	5223	8776	5668231	345248	7	610	1277	845421	55787
海　南	10	115	342	287737	2127	7	294	472	324473	14090
重　庆	19	1066	1378	1191970	53864					
四　川	125	4536	6711	4097068	207771	15	975	2124	1347484	55043
贵　州	66	2023	1986	893692	83720	9	317	566	158809	16523
云　南	106	3211	3687	3572967	117651	18	1052	1399	1438174	51894
西　藏	55	275	301	83652	4253	1	30	38	5145	740
陕　西	79	3590	5762	1772464	124097	3	289	581	115656	9191
甘　肃	65	1248	1941	999651	37551	6	94	244	59346	1731
青　海	14	160	331	103325	5704	1	20	21	8000	
宁　夏	11	253	373	333759	10619	2	65	92	37463	2178
新　疆	66	1245	1811	1447024	36904	23	867	1594	937148	26806

6-14 各地区县及县级市专科疾病防治院(所、站)工作情况

地区	县专科疾病防治院(所、站)					县级市专科疾病防治院(所、站)				
	机构数(个)	床位数(张)	人员数(人)	诊疗人次	入院人数	机构数(个)	床位数(张)	人员数(人)	诊疗人次	入院人数
2005	621	9204	16062	4212440	53582	318	4400	9401	3531938	32901
2008	535	6387	13081	3972296	72633	268	3784	8385	3476020	46821
2009	520	6685	12963	4145277	81033	270	4239	8490	3612747	57495
2010	517	8081	13061	4169366	89564	263	4468	8347	3511977	59013
2011	526	7673	13301	4259702	113076	278	5448	8910	3587943	69580
2012	520	8238	13262	4362778	122234	278	5957	8796	3789951	79749
东　部	178	2940	4685	2146543	25948	136	3579	4711	2881611	30473
中　部	237	4273	6335	1406432	84668	117	2090	3417	766585	48840
西　部	105	1025	2242	809803	11618	25	288	668	141755	436
北　京	3	126	90	22296	158					
天　津	3	77	84	38824	565					
河　北	2	65	91	38540	15					
山　西	5		34	9583		1	8	14	10	
内蒙古	27	96	426	42024	284	7	5	131	24870	
辽　宁	31	384	671	43170	2581	20	277	620	67138	4302
吉　林	17	132	413	59209	1630	21	349	662	95387	2990
黑龙江	40	90	680	89308	328	27	124	591	99758	1000
上　海										
江　苏	5	5	93	73717	92	18	165	458	574000	1816
浙　江	7	50	72	101315	310	7	584	489	510666	2354
安　徽	27	742	1017	105951	5741	6	270	161	14480	
福　建	12	308	219	155661	941	2	45	47	48103	
江　西	83	1680	1974	701042	39029	15	225	418	140437	7996
山　东	56	1130	1596	621619	15724	52	1553	1702	802997	12736
河　南	5	131	173	30376	2700	3	250	264	111822	6568
湖　北	13	206	363	85450	2073	26	350	721	165492	7523
湖　南	47	1292	1681	325513	33167	18	514	586	139199	22763
广　东	52	795	1678	984624	5562	28	955	1204	805141	9265
广　西	27	220	527	371947	1126	2	10	39	28806	
海　南	7		91	66777		9		191	73566	
重　庆	6	58	145	48507	498					
四　川	14	338	482	192832	7905	8	16	199	54520	4
贵　州	3	50	54	8544	229	1	70	35	1670	70
云　南	23	220	507	137042	1576	6	182	238	14738	362
西　藏										
陕　西	1		36							
甘　肃	3	8	31	8907						
青　海	1	35	34							
宁　夏										
新　疆						1	5	26	17151	

七、中医药服务

简要说明

一、本章主要介绍全国及31个省、自治区、直辖市中医类医疗卫生机构门诊、住院和床位利用情况，包括诊疗人次、出院人数、病床使用率、平均住院日、医师人均工作量、医药费用等。

二、本章数据来源于卫生资源与医疗服务统计年报。

三、本章涉及的相关指标解释与“医疗卫生机构”、“医疗服务”章一致。

主要指标解释

中医类医疗卫生机构 包括中医类医院、中医类门诊部、中医类诊所和中医类研究机构。

中医类医疗机构 包括中医类医院、中医类门诊部、中医类诊所。

中医类医院 包括中医医院、中西医结合医院、民族医医院。

中医类门诊部 包括中医门诊部、中西医结合门诊部、民族医门诊部。

中医类诊所 包括中医诊所、中西医结合诊所、民族医诊所。

中医类临床科室 包括中医科各专业、中西医结合科、民族医学科。

7-1-1 中医类医疗机构诊疗人次

机构分类	2008	2009	2010	2011	2012
中医类总诊疗量（万人次）	**50263.5**	**56150.6**	**61264.1**	**67531.9**	**74695.2**
中医类医院	**30157.6**	**33132.7**	**36026.5**	**39668.5**	**45120.2**
中医医院	27540.9	30145.8	32770.2	36120.6	40705.2
中西医结合医院	2120.1	2449.9	2702.6	2958.8	3769.1
民族医医院	496.6	537.0	553.8	589.1	645.9
中医类门诊部	**726.7**	**820.3**	**975.9**	**1127.9**	**1290.8**
中医门诊部	574.7	681.2	808.9	934.8	1069.5
中西医结合门诊部	149.1	137.6	164.6	189.2	217.8
民族医门诊部	2.9	1.5	2.4	4.0	3.5
中医类诊所	**7346.3**	**8398.5**	**9178.3**	**9981.0**	**10250.2**
中医诊所	5470.9	6176.8	6796.1	7414.0	7857.7
中西医结合诊所	1804.1	2140.1	2283.8	2458.0	2291.0
民族医诊所	71.3	81.6	98.3	109.0	101.5
其他机构中医类临床科室	**12032.9**	**13799.1**	**15083.4**	**16754.5**	**18033.9**
中医类诊疗量占总诊疗量%	**14.2**	**14.3**	**14.7**	**15.1**	**15.1**

7-1-2 其他机构中医类临床科室诊疗人次

机构分类	2008	2009	2010	2011	2012
门急诊量(万人次)	**12033.0**	**13799.1**	**15083.4**	**16754.6**	**18034.0**
综合医院	6802.3	7531.9	8089.2	9057.4	8826.9
专科医院	335.3	361.0	390.2	461.0	496.5
社区卫生服务中心（站）	1343.4	1912.0	2512.9	3074.6	3846.0
乡镇卫生院	2963.6	3285.3	3419.5	3473.7	4185.6
其他机构	588.4	708.9	671.6	687.9	679.0
占同类机构诊疗量的%					
综合医院	5.1	5.2	5.4	5.4	4.7
专科医院	2.4	2.3	2.3	2.5	2.3
社区卫生服务中心（站）	8.8	8.7	8.9	9.7	11.2
乡镇卫生院	3.6	3.7	3.9	4.0	4.3
其他机构	1.0	1.1	1.0	1.0	0.8

7-1-3 村卫生室中医诊疗人次

	2008	2009	2010	2011	2012
中医诊疗量（万人次）	**39311.6**	**46309.2**	**50468.3**	**55369.9**	**62152.4**
以中医为主	3850.8	4262.4	4550.2	4931.6	5170.7
以中西医结合为主	35460.8	42046.8	45918.1	50438.3	56981.7
中医占村卫生室诊疗量的%	**29.7**	**29.8**	**30.5**	**30.9**	**32.3**

7-2-1 中医类医院诊疗人次(万人次)

机构分类	2008	2009	2010	2011	2012
中医医院合计	**27540.9**	**30145.8**	**32770.2**	**36120.6**	**40705.2**
按医院等级分					
其中：三级医院	8727.0	9718.6	10779.7	12716.8	15947.0
内：三甲医院	6945.7	8283.2	9138.5	10806.5	13200.9
二级医院	16034.2	17420.4	18639.7	19903.9	21158.6
一级医院	692.7	735.0	833.4	928.2	1033.3
按登记注册类型分					
公立医院	26622.2	29001.1	31761.0	34871.7	39258.2
民营医院	918.8	1144.7	1009.2	1248.9	1447.0
按医院类别分					
中医综合医院	26493.3	29035.4	31410.5	34664.5	39259.2
中医专科医院	1047.6	1110.4	1359.6	1456.1	1446.0
中西医结合医院	**2120.1**	**2449.9**	**2702.6**	**2958.8**	**3769.1**
民族医医院	**496.6**	**537.0**	**553.8**	**589.1**	**645.9**
蒙医	133.3	158.0	169.2	190.9	222.9
藏医	183.0	206.2	185.0	191.4	194.5
维医	101.3	106.2	124.3	121.4	134.7
傣医	5.5	7.0	8.5	9.6	8.6
其他	73.5	59.7	66.8	75.8	85.2

7-2-2 中医医院分科门急诊人次

科别	门急诊人次（万人次）		构成（%）	
	2011	2012	2011	2012
总　计	**36120.6**	**40705.2**	**100.0**	**100.0**
内科	11138.8	12966.9	30.8	31.9
外科	2496.4	2811.2	6.9	6.9
妇科	3066.6	3593.5	8.5	8.8
儿科	2512.9	2938.5	7.0	7.2
骨伤科	2663.6	3058.7	7.4	7.5
肛肠科	395.9	479.9	1.1	1.2
针灸科	1587.0	1917.9	4.4	4.7
推拿科	683.3	833.2	1.9	2.0
皮肤科	1203.9	1485.8	3.3	3.7
眼科	736.8	834.0	2.0	2.0
耳鼻喉科	823.4	944.3	2.3	2.3
其他	8812.2	8841.2	24.4	21.7

7-2-3　2012年各地区中医类医疗机构诊疗人次(万人次)

地区	总计	中医类医院				中医类门诊部	中医类诊所	其他机构中医类临床科室
			中医医院	中西医结合医院	民族医医院			
总　计	**74695.2**	**45120.2**	**40705.2**	**3769.1**	**645.9**	**1290.8**	**10250.2**	**18033.9**
东　部	40822.9	25214.5	22854.6	2321.3	34.7	1070.4	3481.9	11056.1
中　部	15069.5	9960.6	9342.7	593.6	28.2	112.0	2131.7	2865.2
西　部	18802.8	9945.1	8507.8	854.3	583.0	108.4	4636.6	4112.6
北　京	4347.8	2704.1	2432.6	262.8	8.7	179.6	100.8	1363.4
天　津	1898.5	1209.2	985.7	223.5	0.0	74.5	22.1	592.6
河　北	2501.0	1528.3	1351.6	176.7	0.0	13.8	525.1	433.9
山　西	1176.2	575.1	529.3	45.8	0.0	26.3	293.8	280.9
内蒙古	1429.3	682.1	422.8	64.6	194.7	10.6	476.8	259.8
辽　宁	1454.2	898.9	863.8	20.9	14.2	21.1	285.2	249.1
吉　林	1162.5	772.4	694.8	74.0	3.6	17.8	228.4	143.9
黑龙江	1306.7	927.6	902.4	17.9	7.4	13.0	163.3	202.8
上　海	3551.1	1852.5	1322.0	530.4	0.0	97.1	31.5	1570.0
江　苏	5124.5	3539.2	3243.5	295.6	0.0	56.2	283.6	1245.6
浙　江	6876.9	4341.1	3996.5	344.6	0.0	388.4	362.4	1784.9
安　徽	1550.7	1089.6	1035.4	54.2	3.8	13.9	128.5	318.7
福　建	2594.8	1566.0	1379.7	182.4	0.0	69.7	380.6	578.6
江　西	1639.4	1144.7	1079.0	65.8	0.0	7.1	248.0	239.6
山　东	3637.9	2439.0	2332.5	94.6	11.9	6.5	380.3	812.1
河　南	3614.6	2492.4	2427.0	65.4	0.0	5.6	378.6	738.0
湖　北	2537.4	1544.1	1295.4	236.5	12.2	20.4	340.5	632.4
湖　南	2082.0	1414.7	1379.5	34.1	1.1	7.8	350.7	308.8
广　东	8513.0	4936.1	4757.8	178.3	0.0	161.4	1040.4	2375.1
广　西	2259.6	1510.1	1275.9	213.2	21.1	6.2	392.4	350.8
海　南	323.2	200.2	188.8	11.5	0.0	2.2	69.9	50.8
重　庆	1743.5	744.2	698.3	45.9	0.0	2.2	581.2	415.9
四　川	5671.5	2562.0	2204.1	314.0	43.9	41.9	1549.0	1518.6
贵　州	799.0	506.0	468.3	24.5	13.2	0.3	156.7	136.0
云　南	1912.9	1223.6	1146.8	63.1	13.7	13.7	346.3	329.4
西　藏	125.5	66.8	0.0	0.0	66.8	0.0	36.9	21.9
陕　西	1657.2	939.2	875.4	63.7	0.0	14.9	354.3	348.8
甘　肃	1565.9	721.2	666.2	31.9	23.1	3.7	396.9	444.1
青　海	247.4	152.9	89.3	2.3	61.3	3.9	53.3	37.2
宁　夏	454.3	273.7	260.5	10.4	2.8	6.2	79.4	94.9
新　疆	936.7	563.3	400.4	20.7	142.2	4.7	213.3	155.4

7-3-1 中医类医疗机构出院人数

机构分类	2008	2009	2010	2011	2012
中医类出院人数	**10837684**	**12816766**	**14472356**	**16708708**	**20222218**
中医类医院	**9640386**	**11235483**	**12756660**	**14686540**	**17989489**
中医医院	8846520	10260768	11600936	13412885	16362172
中西医结合医院	630387	762307	912724	982815	1290360
民族医医院	163479	212408	243000	290840	336957
中医类门诊部	**6714**	**13199**	**2321**	**3145**	**6195**
中医门诊部	4053	12044	1528	1476	2922
中西医结合门诊部	2648	1150	788	1665	2993
民族医门诊部	13	5	5	4	280
其他机构中医类临床科室	**1190584**	**1568084**	**1713375**	**2019023**	**2226534**
中医类出院人数占总出院人数的%	**9.4**	**9.7**	**10.3**	**11.0**	**11.4**

7-3-2 其他机构中医类临床科室出院人数

机构分类	2008	2009	2010	2011	2012
出院人数	**1190584**	**1568084**	**1713375**	**2019023**	**2226534**
综合医院	777792	944947	1128717	1358113	1307732
专科医院	74495	102090	124738	155177	165617
社区卫生服务中心（站）	31898	110849	43173	51347	69209
乡镇卫生院	290808	396147	404581	441015	669645
其他机构	15591	14051	12166	13371	14331
占同类机构出院人数的%					
综合医院	1.3	1.4	1.5	1.6	1.3
专科医院	1.4	1.6	1.7	1.8	1.7
社区卫生服务中心（站）	3.9	8.6	4.3	3.8	4.4
乡镇卫生院	0.9	1.0	1.1	1.3	1.7
其他机构	0.3	0.2	0.2	0.2	0.1

7-4-1　中医类医院出院人数

机构分类	2008	2009	2010	2011	2012
中医医院合计	**8846520**	**10260768**	**11600936**	**13412885**	**16362172**
按医院等级分					
其中：三级医院	1939815	2244741	2627489	3262203	4394115
内：三甲医院	1497911	1846628	2183578	2692758	3569169
二级医院	6000651	7042708	7876588	8894016	10536286
一级医院	169113	191198	200912	257541	339595
按登记注册类型分					
公立医院	8480895	9785270	11156555	12878543	15717487
民营医院	365625	475498	444381	534342	644685
按医院类别分					
中医综合医院	8489916	9880210	11149761	12887573	15845625
中医专科医院	356604	380558	451175	525312	516547
中西医结合医院	**630387**	**762307**	**912724**	**982815**	**1290360**
民族医医院	**163479**	**212408**	**243000**	**290840**	**336957**
蒙医	30293	40613	50199	59242	73552
藏医	30271	41128	44032	50971	61511
维医	76824	96759	114028	143441	159533
傣医	606	875	1034	1193	1783
其他	25485	33033	33707	35993	40578

7-4-2　中医医院分科出院人数

科别	出院人数		构成(%)	
	2011	2012	2011	2012
总　计	**13412885**	**16362172**	**100.0**	**100.0**
内科	4425237	5573928	33.0	34.1
外科	2252667	2607988	16.8	15.9
妇科	1727784	2056642	12.9	12.6
儿科	966439	1191051	7.2	7.3
骨伤科	1678029	2019125	12.5	12.3
肛肠科	369673	468869	2.8	2.9
针灸科	346573	510948	2.6	3.1
推拿科	88559	152296	0.7	0.9
皮肤科	42487	64984	0.3	0.4
眼科	205832	248309	1.5	1.5
耳鼻喉科	152847	196994	1.1	1.2
其他	1156758	1271038	8.6	7.8

7-4-3　2012年各地区中医类医疗机构出院人数

地区	总计	中医类医院	中医医院	中西医结合医院	民族医医院	中医类门诊部	其他机构中医类临床科室
总　计	**20222218**	**17989489**	**16362172**	**1290360**	**336957**	**6195**	**2226534**
东　部	7637978	7026587	6414620	601676	10291	1385	610006
中　部	6320795	5631969	5355656	260706	15607	3889	684937
西　部	6263445	5330933	4591896	427978	311059	921	931591
北　京	262709	241312	207809	32702	801		21397
天　津	162564	154019	125265	28754			8545
河　北	1008676	951468	792879	158589		297	56911
山　西	312738	269228	237973	31255		2147	41363
内蒙古	323673	268776	189549	24878	54349	175	54722
辽　宁	462788	433352	414121	11247	7984	361	29075
吉　林	311291	288982	261068	26453	1461	399	21910
黑龙江	426658	390111	380184	6053	3874	1030	35517
上　海	273666	230573	157730	72843		3	43090
江　苏	1170014	1103538	1011249	92289		3	66473
浙　江	856860	804603	745526	59077		662	51595
安　徽	773692	696360	660086	36274		1	77331
福　建	593569	538784	457726	79881	1177		54785
江　西	709667	647878	625118	22760			61789
山　东	1584043	1430953	1400582	30042	329	59	153031
河　南	1383601	1231934	1206586	25348		9	151658
湖　北	1022309	877004	788553	79301	9150	112	145193
湖　南	1380839	1230472	1196088	33262	1122	191	150176
广　东	1179228	1063988	1030287	33701			115240
广　西	730422	669101	593238	71061	4802	10	61311
海　南	83861	73997	71446	2551			9864
重　庆	452105	385474	360520	24954			66631
四　川	1701985	1381679	1200970	174015	6694	53	320253
贵　州	486637	421478	381156	25363	14959		65159
云　南	671884	572700	536859	32698	3143	80	99104
西　藏	17667	16595			16595		1072
陕　西	646203	593918	547982	45936		3	52282
甘　肃	520732	424916	400095	16084	8737	300	95516
青　海	99030	93030	58707	380	33943	280	5720
宁　夏	112930	89633	87692	1876	65		23297
新　疆	500177	413633	235128	10733	167772	20	86524

7-5-1 中医医院病床使用及工作效率

	病床使用率（%）		平均住院日		医师日均担负诊疗人次		医师日均担负住院床日	
	2011	2012	2011	2012	2011	2012	2011	2012
中医医院合计	**86.3**	**88.6**	**10.5**	**10.2**	**7.6**	**7.9**	**2.1**	**2.3**
按医院等级分								
其中：三级医院	101.3	99.1	13.9	13.1	9.9	10.1	2.5	2.5
内：三甲医院	102.8	101.3	14.0	13.4	10.3	10.3	2.5	2.6
二级医院	84.0	87.4	9.4	9.1	6.7	7.0	2.0	2.2
一级医院	58.6	59.1	9.2	8.3	6.5	6.8	1.3	1.4
按登记注册类型分								
公立医院	87.9	90.1	10.5	10.2	7.7	8.0	2.1	2.3
民营医院	60.2	62.5	10.3	10.4	5.5	5.5	1.7	1.8
按医院类别分								
中医综合医院	87.9	89.3	10.4	10.1	7.6	7.9	2.1	2.3
中医专科医院	60.2	74.5	13.0	12.5	6.3	7.1	2.2	2.3

7-5-2 2012年各地区中医医院病床使用及工作效率

	病床使用率（%）	平均住院日	医师日均担负诊疗人次	医师日均担负住院床日
总　计	**88.6**	**10.2**	**7.9**	**2.3**
北　京	76.2	14.4	13.9	1.2
天　津	88.4	11.4	13.4	1.4
河　北	77.9	8.4	5.0	1.8
山　西	64.8	11.0	3.7	1.4
内蒙古	78.1	10.5	5.2	1.8
辽　宁	79.7	12.2	4.7	2.0
吉　林	69.7	10.6	5.5	1.5
黑龙江	80.7	11.9	5.2	1.7
上　海	94.7	11.5	21.0	2.0
江　苏	93.4	10.2	10.0	2.2
浙　江	93.1	11.5	13.6	2.0
安　徽	89.7	9.2	5.8	2.3
福　建	89.4	9.1	10.7	2.2
江　西	94.0	9.1	6.6	2.4
山　东	83.1	9.0	5.3	2.0
河　南	89.1	10.6	6.5	2.5
湖　北	95.9	10.2	6.2	2.7
湖　南	94.1	9.7	4.9	2.9
广　东	88.7	10.1	13.1	2.0
广　西	93.6	9.3	8.2	2.4
海　南	74.3	10.1	7.7	2.1
重　庆	98.2	11.0	7.5	3.0
四　川	100.6	10.5	7.6	3.0
贵　州	89.7	9.6	5.5	3.0
云　南	91.6	10.4	9.6	3.3
西　藏				
陕　西	87.7	10.9	5.9	2.8
甘　肃	85.8	10.0	7.4	3.2
青　海	92.6	10.4	5.6	2.8
宁　夏	89.7	10.5	10.5	2.6
新　疆	100.8	10.8	7.4	3.2

7-6 公立中医类医院病人医药费用

	次均门诊费用（元）		门诊药费占门诊费用%	人均住院费用（元）		住院药费占住院费用%
		药费			药费	
中医医院						
2008	113.6	66.3	58.4	4085.5	1856.3	45.4
2009	123.7	72.9	58.9	4457.8	2042.4	45.8
2010	137.1	82.2	60.0	4899.3	2238.0	45.7
2011	152.4	92.7	60.8	5281.0	2374.5	45.0
2012	165.5	101.1	61.1	5551.9	2463.2	44.4
其中：三级医院						
2008	155.1	96.9	62.5	7734.4	3537.4	45.7
2009	169.1	106.7	63.1	8291.1	3784.2	45.6
2010	185.6	119.7	64.5	8842.5	3960.2	44.8
2011	204.1	133.9	65.6	9124.7	4016.2	44.0
2012	213.5	140.1	65.6	9194.4	4007.3	43.6
二级医院						
2008	96.4	53.4	55.4	3162.3	1438.2	45.5
2009	105.4	58.8	55.8	3459.0	1594.6	46.1
2010	116.2	65.2	56.1	3660.3	1796.2	49.1
2011	126.2	71.1	56.3	4084.2	1870.0	45.8
2012	136.4	76.8	56.3	4271.2	1927.3	45.1
中西医结合医院						
2008	113.6	66.3	58.4	4085.5	1856.3	45.4
2009	123.7	72.9	58.9	4457.8	2042.4	45.8
2010	137.1	82.2	60.0	4899.3	2238.0	45.7
2011	152.4	92.7	60.8	5281.0	2374.5	45.0
2012	165.5	101.1	61.1	5551.9	2463.2	44.4
民族医医院						
2008	155.1	96.9	62.5	7734.4	3537.4	45.7
2009	169.1	106.7	63.1	8291.1	3784.2	45.6
2010	185.6	119.7	64.5	8842.5	3960.2	44.8
2011	204.1	133.9	65.6	9124.7	4016.2	44.0
2012	213.5	140.1	65.6	9194.4	4007.3	43.6

7-7-1 中医类医疗卫生机构数(个)

机构名称	2008	2009	2010	2011	2012
总计	**35056**	**34902**	**36714**	**38224**	**39382**
中医类医院	**3115**	**3164**	**3232**	**3308**	**3409**
中医医院	2688	2728	2778	2831	2889
按经济类型分					
公立医院	2324	2312	2328	2318	2318
民营医院	364	416	450	513	571
按医院级别分					
其中：三级医院	193	198	203	220	269
内：三甲医院	124	138	145	160	194
二级医院	1598	1596	1585	1601	1608
一级医院	240	243	267	287	304
按医院类别分					
中医综合医院	2327	2334	2365	2391	2487
中医专科医院	361	394	413	440	402
肛肠医院	52	45	42	46	49
骨伤医院	160	156	146	150	166
按摩医院	6	6	7	8	12
针灸医院	27	28	27	25	27
其他专科医院	116	159	191	211	148
中西医结合医院	236	245	256	277	312
民族医医院	191	191	198	200	208
蒙医医院	51	53	53	54	57
藏医医院	39	40	41	42	78
维医医院	70	69	73	73	42
傣医医院	1	1	1	1	1
其他民族医医院	30	28	30	30	30
中医类门诊部	**800**	**866**	**937**	**1113**	**1218**
中医门诊部	613	681	734	848	910
中西医结合门诊部	179	176	192	253	297
民族医门诊部	8	9	11	12	11
中医类诊所	**31086**	**30823**	**32496**	**33756**	**34707**
中医诊所	23343	23593	24978	26115	27209
中西医结合诊所	7404	6930	7159	7248	7088
民族医诊所	339	300	359	393	410
中医类研究机构	**55**	**49**	**49**	**47**	**48**
中医(药)研究院(所)	41	37	36	34	35
中西医结合研究所	4	2	3	3	3
民族医(药)学研究所	10	10	10	10	10

7-7-2 设有中医类临床科室的医疗卫生机构数

机构名称	2008	2009	2010	2011	2012
设立中医类临床科室的机构数（个）					
二级及以上公立综合医院	3530	3628	3706	3813	3707
社区卫生服务中心	1009	1363	1834	2149	2422
乡镇卫生院	7775	8615	9240	9277	9905
设有中医类临床科室的机构占同类机构总数的%					
二级及以上公立综合医院	78.4	81.1	81.8	82.2	78.6
社区卫生服务中心	44.8	46.7	45	44.8	47.1
乡镇卫生院	22	24.4	25.4	25.8	27.6

注：本表不含分支机构。下表同。

7-7-3 提供中医服务的基层医疗卫生机构数

机构名称	2008	2009	2010	2011	2012
社区卫生服务中心(个)	**2252**	**2918**	**4075**	**4798**	**5140**
其中：设有中医类别执业(助理)医师的机构	1721	2335	3283	3821	4153
所占比重(%)	76.4	80.0	80.6	79.6	80.8
社区卫生服务站(个)	**6386**	**7380**	**8806**	**8836**	**9129**
其中：设有中医类别执业(助理)医师的机构	1112	3321	4080	4236	4383
所占比重(%)	17.4	45.0	46.3	47.9	48.0
乡镇卫生院(个)	**35414**	**35256**	**36406**	**35986**	**35856**
其中：设有中医类别执业(助理)医师的机构	16374	19844	20854	21163	21940
所占比重(%)	46.2	56.3	57.3	58.8	61.2
村卫生室(个)	**551196**	**577053**	**593359**	**601596**	**596498**
其中：设有中医类别执业(助理)医师的机构	163093	175980	185690	191085	195585
所占比重(%)	29.6	30.5	31.3	31.8	32.8

7-7-4 2012年各地区中医类医疗卫生机构数(个)

地区	总计	中医类医院				中医类门诊部	中医类诊所	中医类研究机构
			中医医院	中西医结合医院	民族医医院			
总　计	**39382**	**3409**	**2889**	**312**	**208**	**1218**	**34707**	**48**
东　部	12718	1185	1051	127	7	808	10703	22
中　部	10703	1105	1005	87	13	268	9324	6
西　部	15961	1119	833	98	188	142	14680	20
北　京	815	137	123	11	3	175	495	8
天　津	198	37	31	6		55	103	3
河　北	1889	210	175	35		31	1648	
山　西	2127	208	193	15		98	1821	
内蒙古	2063	117	62	9	46	14	1929	3
辽　宁	1780	106	100	5	1	73	1599	2
吉　林	1366	82	72	8	2	47	1237	
黑龙江	1333	142	127	9	6	37	1154	
上　海	268	24	17	7		63	179	2
江　苏	1129	106	89	17		76	947	
浙　江	1481	138	122	16		126	1216	1
安　徽	507	104	91	13		9	392	2
福　建	1195	85	75	8	2	38	1071	1
江　西	1048	105	98	7		9	933	1
山　东	1315	168	158	9	1	12	1133	2
河　南	1272	210	201	9		7	1053	2
湖　北	1254	110	95	13	2	52	1092	
湖　南	1796	144	128	13	3	9	1642	1
广　东	2414	151	142	9		154	2106	3
广　西	1309	100	86	10	4	6	1199	4
海　南	234	23	19	4		5	206	
重　庆	1824	52	43	9		15	1757	
四　川	4597	220	173	24	23	41	4334	2
贵　州	546	82	70	8	4	1	462	1
云　南	1206	130	107	20	3	12	1061	3
西　藏	101	19			19		82	
陕　西	1260	146	140	6		23	1088	3
甘　肃	1543	85	70	4	11	7	1447	4
青　海	258	43	13	1	29	3	212	
宁　夏	245	24	19	3	2	3	218	
新　疆	1009	101	50	4	47	17	891	

7-8-1　中医类医疗机构床位数

机构名称	2008	2009	2010	2011	2012
总计	**446848**	**495605**	**548726**	**618205**	**705795**
中医类医院	**386941**	**426930**	**471289**	**529349**	**612777**
中医医院	350257	385612	424244	477078	547967
中西医结合医院	27990	31015	35234	38787	49844
民族医医院	8694	10303	11811	13484	14966
中医类门诊部	**402**	**533**	**596**	**622**	**805**
中医门诊部	241	395	407	427	423
中西医结合门诊部	155	134	185	191	363
民族医门诊部	6	4	4	4	19
其他医疗机构中医类临床科室	**59505**	**68142**	**76841**	**88234**	**92213**

7-8-2　中医类医院床位数

机构名称	2008	2009	2010	2011	2012
总计	**386941**	**426930**	**471289**	**529349**	**612777**
中医医院	**350257**	**385612**	**424244**	**477078**	**547967**
按登记注册类型分					
公立医院	330318	362278	401022	449234	515326
民营医院	19939	23334	23222	27844	32641
按医院级别分					
其中：三级医院	89987	98424	109257	129727	166292
内：三甲医院	68633	79405	89376	106885	134890
二级医院	216600	240231	261440	289815	320828
一级医院	10046	10074	11287	13214	15702
按医院类别分					
中医综合医院	328530	361042	397213	447249	520620
中医专科医院	21727	24570	27031	29829	27347
肛肠医院	2425	2174	2153	2499	2684
骨伤医院	12758	13325	13794	14480	16252
按摩医院	396	342	370	480	527
针灸医院	1062	1101	1170	1203	1368
其他专科医院	5086	7628	9544	11167	6516
中西医结合医院	**27990**	**31015**	**35234**	**38787**	**49844**
民族医医院	**8694**	**10303**	**11811**	**13484**	**14966**
蒙医医院	2079	2332	2622	3204	3791
藏医医院	3260	4110	4839	5718	3156
维医医院	2142	2406	2644	2897	6169
傣医医院	7070	49	49	49	100
其他民族医医院	1143	1406	1657	1616	1750

7-8-3 其他医疗卫生机构中医类临床科室床位数

科别	其他医疗卫生机构中医类临床科室床位数(张)		占同类机构床位数的%	
	2011	2012	2011	2012
总计	**88226**	**92213**	**-**	**-**
综合医院	56170	52895	2.1	1.8
专科医院	8413	9214	1.7	1.8
社区卫生服务中心（站）	4160	5056	4.6	4.3
乡镇卫生院	18467	24151	2.4	2.6
其他医疗卫生机构	1016	897	1.8	2.2

7-8-4 中医医院分科床位及构成

科别	床位数（张）		构成（%）	
	2011	2012	2011	2012
总计	**477078**	**547967**	**100.0**	**100.0**
内科	156899	181220	32.9	33.1
外科	81104	89197	17.0	16.3
儿科	21103	25466	4.4	4.6
妇产科	42655	48059	8.9	8.8
眼科	6019	7192	1.3	1.3
耳鼻喉科	4415	5854	0.9	1.1
皮肤科	1949	2912	0.4	0.5
骨伤科	73928	83212	15.5	15.2
肛肠科	15534	18946	3.3	3.5
针灸科	15840	22246	3.3	4.1
推拿科	4574	6753	1.0	1.2
其他	53058	56910	11.1	10.4

7-8-5 2012年各地区中医类医疗机构床位数

地区	总计	中医类医院				中医类门诊部	其他机构中医类临床科室
			中医医院	中西医结合医院	民族医医院		
总　计	**705795**	**612777**	**547967**	**49844**	**14966**	**805**	**92213**
东　部	273554	243806	219028	24223	555	269	29479
中　部	218911	191408	180319	10366	723	383	27120
西　部	213330	177563	148620	15255	13688	153	35614
北　京	17104	15519	11814	3585	120		1585
天　津	7139	6358	5196	1162		10	771
河　北	33899	30274	25543	4731		139	3486
山　西	17806	14614	13378	1236		158	3034
内蒙古	14259	11684	7798	935	2951	32	2543
辽　宁	21877	19925	18965	660	300	67	1885
吉　林	14381	13112	11611	1419	82	15	1254
黑龙江	18546	16330	15544	519	267	137	2079
上　海	9422	7879	5222	2657		3	1540
江　苏	38536	34981	31864	3117		5	3550
浙　江	31136	28859	26207	2652		29	2248
安　徽	23807	20878	19460	1418		11	2918
福　建	18087	15997	13329	2598	70		2090
江　西	21039	18984	18082	902		2	2053
山　东	53371	46265	44407	1793	65	15	7091
河　南	48842	42809	41806	1003		24	6009
湖　北	32893	27889	24937	2636	316	10	4994
湖　南	41597	36792	35501	1233	58	26	4779
广　东	39537	34702	33564	1138		1	4834
广　西	22693	20078	16977	2858	243	5	2610
海　南	3446	3047	2917	130			399
重　庆	14744	12636	11734	902		10	2098
四　川	53527	42523	36288	5750	485	30	10974
贵　州	16060	13294	12205	743	346	10	2756
云　南	23041	19458	17792	1491	175	5	3578
西　藏	966	869			869		97
陕　西	22934	20668	19380	1288		12	2254
甘　肃	20081	15676	14500	630	546	20	4385
青　海	3791	3421	1912	30	1479	19	351
宁　夏	4280	3261	3124	86	51		1019
新　疆	16954	13995	6910	542	6543	10	2949

7-9-1 中医药人员数

人员类别	2008	2009	2010	2011	2012
中医药人员总数（万人）	**35.3**	**37.8**	**40.4**	**42.0**	**48.8**
中医类别执业(助理)医师	25.3	27.3	29.4	30.9	36.8
见习中医师	1.1	1.2	1.3	1.1	1.2
中药师(士)	8.9	9.3	9.7	10.0	10.8
占同类人员总数的%					
中医类别执业(助理)医师	11.6	11.7	12.2	12.5	14.1
见习中医师	9.7	9.9	9.9	6.2	6.7
中药师(士)	26.8	27.3	27.4	27.5	28.5

7-9-2 2012年各地区中医药人员数

地区	合 计	中医类别执业（助理）医师	见习中医师	中药师（士）
总　计	**488367**	**368264**	**12473**	**107630**
东　部	205546	153299	4667	47580
中　部	139310	101821	2449	35040
西　部	143511	113144	5357	25010
北　京	18088	13196	605	4287
天　津	7124	5345	236	1543
河　北	23918	19955	365	3598
山　西	16125	13383	189	2553
内蒙古	14745	10669	263	3813
辽　宁	15754	11499	312	3943
吉　林	10290	7893	128	2269
黑龙江	12334	9041	202	3091
上　海	7825	6183	53	1589
江　苏	23327	17457	571	5299
浙　江	23657	16696	668	6293
安　徽	13112	9970	298	2844
福　建	14587	10710	360	3517
江　西	13717	9353	291	4073
山　东	31685	22980	624	8081
河　南	29651	22876	598	6177
湖　北	19029	13050	305	5674
湖　南	25052	16255	438	8359
广　东	37586	27868	783	8935
广　西	13137	9986	1040	2111
海　南	1995	1410	90	495
重　庆	13281	10866	324	2091
四　川	43974	36487	1273	6214
贵　州	8091	6118	557	1416
云　南	10337	8404	400	1533
西　藏	1196	999	33	164
陕　西	14219	10019	405	3795
甘　肃	12503	9983	718	1802
青　海	2381	2036	29	316
宁　夏	2392	1717	115	560
新　疆	7255	5860	200	1195

7-9-3 中医类医疗卫生机构人员数

机构类别	2008	2009	2010	2011	2012
总　计	**609689**	**650295**	**700483**	**745985**	**818775**
中医类医院	**533919**	**572677**	**618106**	**662074**	**731415**
中医医院	484804	518460	558110	599200	655925
中医综合医院	462473	493786	530505	569023	628332
中医专科医院	22331	24674	27605	30177	27593
中西医结合医院	38450	42901	47480	49340	60831
民族医医院	10665	11316	12516	13534	14659
中医类门诊部	**9671**	**10696**	**12156**	**13109**	**15076**
中医门诊部	7662	8701	9822	10573	12045
中西医结合门诊部	1943	1937	2260	2438	2915
民族医门诊部	66	58	74	98	116
中医类诊所	**63068**	**64013**	**67165**	**67590**	**69199**
中医诊所	43074	44585	47386	48539	50838
中西医结合诊所	19376	18907	19142	18379	17643
民族医诊所	618	521	637	672	718
中医类研究机构	**3031**	**2909**	**3056**	**3212**	**3085**
中医(药)研究院(所)	2454	2304	2409	2594	2316
中西医结合研究所	13	11	67	68	83
民族医(药)学研究所	564	594	580	550	686

7-9-4 中医类医疗机构卫生技术人员数

机构类别	中医类别执业(助理)医师(人)		中药师(士)(人)		注册护士(人)		中医类别占同类机构执业(助理)医师总数的%		中药师(士)占同类机构药师(士)总数的%	
	2011	2012	2011	2012	2011	2012	2011	2012	2011	2012
总计	**120688**	**142150**	**32676**	**35869**	**218089**	**251804**	**46.8**	**50.9**	**57.1**	**59.5**
中医类医院	**94520**	**107341**	**26946**	**28693**	**205041**	**238143**	**44.8**	**46.7**	**54.9**	**55.7**
中医医院	87250	98135	24927	26352	186129	213526	45.7	47.7	55.5	56.2
中医综合医院	83119	93921	24029	25520	177791	205558	45.8	47.5	55.6	56.2
中医专科医院	4131	4214	898	832	8338	7968	45.0	51.5	52.0	53.7
中西医结合医院	4605	5814	1102	1384	15989	21292	30.0	31.6	39.0	41.9
民族医医院	2665	3392	917	957	2923	3325	54.8	63.1	69.5	72.9
中医类门诊部	**3702**	**4622**	**924**	**1139**	**2037**	**2446**	**65.9**	**70.2**	**67.6**	**74.5**
中医门诊部	3335	4138	847	1043	1456	1681	74.2	79.5	73.0	79.2
中西医结合门诊部	349	447	72	90	564	747	32.2	33.7	36.5	43.9
民族医门诊部	18	37	5	6	17	18	41.9	71.2	55.6	66.7
中医类诊所	**22466**	**30187**	**4806**	**6037**	**11011**	**11215**	**54.4**	**70.1**	**70.6**	**83.8**
中医诊所	19242	25686	4374	5475	6338	6634	62.5	78.9	76.2	88.1
中西医结合诊所	3049	4226	398	504	4583	4477	30.1	42.0	39.3	54.9
民族医诊所	175	275	34	58	90	104	44.8	65.0	57.6	82.9

7-9-5 其他医疗卫生机构中医类人员数

机构类别	中医类别执业(助理)医师(人)		中药师(士)(人)		中医类别占同类机构执业(助理)医师总数的%		中药师(士)占同类机构药师(士)总数的%	
	2011	2012	2011	2012	2011	2012	2011	2012
总计	**187954**	**213920**	**67312**	**71637**	**9.0**	**9.7**	**22.0**	**22.6**
综合医院	60140	69116	26738	28148	6.2	6.7	17.7	17.9
专科医院	9333	11890	3359	3860	7.5	8.5	16.7	17.4
社区卫生服务中心	19370	21331	6318	6923	16.5	17.1	27.0	27.9
社区卫生服务站	9068	9231	1519	1665	22.1	21.6	24.0	26.2
乡镇卫生院	58913	61708	22843	23396	14.4	14.6	31.5	32.4
门诊部	4577	5639	1107	1339	12.4	13.1	21.6	24.7
诊所	13081	18811	1736	2244	9.4	13.1	25.7	34.6
妇幼保健机构	3543	3867	1488	1537	4.1	4.2	14.7	14.3
专科疾病防治机构	943	1093	492	531	5.9	6.7	18.1	19.8
其他医疗卫生机构	8986	11234	1712	1994	6.2	7.9	20.4	24.4

7-9-6　2012年各地区中医医院人员数

地区	合计	卫生技术人员							其他技术人员	管理人员	工勤技能人员
		小计	执业(助理)医师	执业医师	注册护士	药师(士)	技师(士)	其他			
总　计	**655925**	**549196**	**205898**	**186947**	**213526**	**46924**	**30860**	**51988**	**26319**	**29367**	**51043**
东　部	289602	243478	93665	86602	94053	21181	12541	22038	12114	11970	22040
中　部	212525	177022	65933	58246	68620	15743	11054	15672	8915	10295	16293
西　部	153798	128696	46300	42099	50853	10000	7265	14278	5290	7102	12710
北　京	21583	17274	7024	6759	6204	1768	872	1406	891	1438	1980
天　津	8464	7047	2952	2824	2357	574	296	868	193	738	486
河　北	29607	24145	10903	9208	7654	1728	1504	2356	1730	1148	2584
山　西	14955	12487	5709	5030	4060	1016	767	935	803	677	988
内蒙古	9419	7911	3242	2826	2649	709	521	790	517	331	660
辽　宁	21750	17820	7301	6639	6659	1604	1005	1251	1023	1075	1832
吉　林	15098	12368	5094	4712	4117	1058	716	1383	586	936	1208
黑龙江	20826	16955	6936	6256	5378	1633	1174	1834	847	1326	1698
上　海	8281	6798	2519	2501	2824	763	364	328	511	459	513
江　苏	40870	34749	13022	12670	14671	2752	1518	2786	1389	1767	2965
浙　江	37074	31501	11759	11235	12766	2868	1552	2556	1559	1356	2658
安　徽	23389	19743	7142	6492	8109	1538	1215	1739	1179	827	1640
福　建	17197	14677	5145	4854	5979	1363	809	1381	699	448	1373
江　西	20913	18164	6561	6079	7452	1710	1120	1321	490	745	1514
山　东	51166	44951	17563	15760	16782	3258	2543	4805	2586	1229	2400
河　南	49271	40102	14897	12236	14959	3337	2584	4325	2291	2291	4587
湖　北	27349	23340	8376	7637	9637	2291	1385	1651	1036	1393	1580
湖　南	40724	33863	11218	9804	14908	3160	2093	2484	1683	2100	3078
广　东	49738	41315	14500	13250	16731	4225	1936	3923	1451	2109	4863
广　西	23951	19761	6252	5758	8530	1540	1010	2429	512	1082	2596
海　南	3872	3201	977	902	1426	278	142	378	82	203	386
重　庆	12734	10563	3721	3397	4404	803	496	1139	379	595	1197
四　川	38298	31920	11562	10739	13353	2359	1642	3004	1422	1791	3165
贵　州	11361	9636	3410	3072	3949	670	573	1034	622	471	632
云　南	13527	11618	4767	4319	4244	926	596	1085	558	414	937
西　藏											
陕　西	23814	19877	5940	5203	7762	1558	1400	3217	404	1745	1788
甘　肃	9327	7888	3603	3258	2474	578	493	740	258	269	912
青　海	1852	1612	636	604	597	172	124	83	82	31	127
宁　夏	3038	2649	997	897	829	289	154	380	126	94	169
新　疆	6477	5261	2170	2026	2062	396	256	377	410	279	527

7-9-7 2012年中医医院人员性别、年龄、学历及职称构成(%)

分类	卫生技术人员							其他技术人员	管理人员
	合计	执业(助理)医师	执业医师	注册护士	药师(士)	技师(士)	其他		
总　计	**100.0**	**100.0**	**100.0**	**100.0**	**100.0**	**100.0**	**100.0**	**100.0**	**100.0**
按性别分									
男	32.7	59.3	60.2	1.4	37.5	43.7	38.6	39.7	45.9
女	67.3	40.7	39.8	98.6	62.5	56.3	61.4	60.3	54.1
按年龄分									
25岁以下	9.5	0.2	0.1	17.2	4.9	5.8	25.5	6.3	2.9
25～34岁	38.1	34.9	32.4	42.9	27.0	37.5	43.3	33.0	22.2
35～44岁	29.2	33.9	33.8	25.7	33.0	31.6	17.3	33.3	32.6
45～54岁	16.6	19.7	21.3	12.4	26.5	18.4	9.5	21.2	30.9
55～59岁	4.4	6.9	7.6	1.6	6.9	4.8	2.9	4.6	8.9
60岁及以上	2.2	4.4	4.9	0.2	1.7	1.8	1.4	1.6	2.5
按工作年限分									
5年以下	24.8	16.4	16.2	30.8	15.3	18.2	51.4	20.0	12.4
5～9年	16.1	16.0	14.9	18.3	9.9	14.7	13.5	13.5	8.9
10～19年	25.2	28.0	26.9	23.9	24.9	29.2	15.4	25.5	20.9
20～29年	20.8	22.5	23.5	19.4	27.1	22.2	11.4	24.5	31.6
30年及以上	13.2	17.0	18.5	7.7	22.8	15.7	8.4	16.5	26.2
按学历分									
研究生	4.4	10.0	11.3	0.0	1.4	1.1	2.6	1.3	2.8
大学本科	26.5	45.7	50.7	9.5	18.8	18.8	27.1	20.0	27.2
大专	38.3	30.3	26.4	47.1	34.7	43.9		39.4	40.4
中专	27.9	12.5	10.3	41.7	33.2	31.9	29.2	25.4	18.4
高中及以下	2.9	1.4	1.3	1.6	11.9	4.3	4.9	13.9	11.3
按专业技术资格分									
正高	1.9	4.5	5.1	0.1	0.6	0.3	0.4	0.2	2.5
副高	6.6	13.8	15.6	1.5	3.3	3.0	1.3	1.9	8.5
中级	23.5	30.3	33.9	20.5	23.5	22.8	6.2	13.9	21.1
师级/助理	31.7	36.6	36.3	26.6	38.7	36.3	21.3	25.9	20.2
士级	26.6	8.0	3.1	43.3	26.5	28.2	36.0	33.4	17.6
不详	9.8	6.8	6.1	7.9	7.5	9.5	34.9	24.6	30.1
按聘任技术职务分									
正高	1.8	4.3	4.8	0.1	0.6	0.2	0.4	0.4	3.5
副高	6.5	13.8	15.6	1.5	3.2	2.9	1.4	1.9	10.3
中级	23.8	30.8	34.3	20.3	23.9	23.4	7.0	15.0	27.5
师级/助理	32.7	38.0	37.2	27.7	39.1	37.4	21.1	29.2	27.7
士级	26.6	7.5	3.1	44.4	27.1	29.0	32.3	34.7	21.4
待聘	8.6	5.6	5.0	6.0	6.2	7.1	37.9	18.9	9.6

八、妇幼保健

简要说明

一、本章主要介绍全国及31个省、自治区、直辖市孕产妇保健、儿童保健、妇科病查治、婚前医学检查、计划生育手术及质量等情况。主要包括5岁以下儿童死亡率、孕产妇死亡率，产前检查及产后访视率、新法接生率、住院分娩率、孕产妇和3岁以下儿童保健系统管理率，查出各种妇科病及治疗情况，男女婚前医学检查及查出疾病情况，已婚育龄妇女避孕率等。

二、除新生儿死亡率、婴儿死亡率、5岁以下儿童死亡率、孕产妇死亡率系妇幼卫生监测地区数字外，其他数据来源于妇幼卫生统计年报。

三、妇幼卫生监测网：1990～1995年，原卫生部在30个省、自治区、直辖市建立两个妇幼卫生监测网（孕产妇死亡监测网，247个监测点；5岁以下儿童死亡监测网，81个监测点），动态监测全国孕产妇死亡和5岁以下儿童死亡情况。1996年起实行孕产妇死亡监测、5岁以下儿童死亡监测和出生缺陷监测三网合一，抽取116个监测点建立全国妇幼卫生监测网，2007年起全国妇幼卫生监测点扩大到336个。

四、因缺个别地区数字，部分历史年份计划生育手术数字变动较大。

主要指标解释

活产数 指年内妊娠满28周及以上（如孕周不清楚，可参考出生体重达1000克及以上），娩出后有心跳、呼吸、脐带搏动、随意肌收缩4项生命体征之一的新生儿数。

新生儿死亡率 指年内新生儿死亡数与活产数之比，一般以千分率表示。新生儿死亡指出生至28天以内（即0～27天）死亡人数。

5岁以下儿童死亡率 指年内未满5岁儿童死亡人数与活产数之比，一般以‰表示。

孕产妇死亡率 指年内每10万名孕产妇的死亡人数。孕产妇死亡指从妊娠期至产后42天内，由于任何妊娠或妊娠处理有关的原因导致的死亡，但不包括意外原因死亡者。按国际通用计算方法，“孕产妇总数”以“活产数”代替计算。

高危产妇比重 指高危产妇人数与活产数之比，一般用%表示。高危产妇是指在妊娠期有某种病理因素可能危害孕妇、胎儿、新生儿或导致难产的产妇人数。

孕产妇建卡率 指年内孕产妇中由保健人员建立的保健卡（册）人数与活产数之比，一般用%表示。

孕产妇系统管理率 指年内孕产妇系统管理人数与活产数之比，一般用%表示。孕产妇系统管理人数指按系统管理程序要求，妊娠至产后28天内接受过早孕检查、至少5次产前检查、新法接生和产后访视的产妇人数。

产前检查率 指年内产前接受过一次及以上产前检查的产妇人数与活产数之比，一般用%表示。

产后访视率 指年内产后接受过一次及以上产后访视的产妇人数与活产数之比，一般用%表示。

住院分娩率 指年内在取得助产技术资质乡的机构分娩的活产数与所有活产数之比，一般用%表示。

新法接生率 指年内住院分娩和非住院分娩新法接生人数之和与活产数之比，一般用%表示。新法接生指产包、接生者的手、产妇的外阴部、脐带四消毒，并由医生、助产士和受过培训并取得“家庭接生人员合格证”的初级卫生人员和接生员接生。

出生体重<2500 克婴儿比重　指年内出生体重低于2500 克的婴儿数与活产数之比。

围产儿死亡率　指孕满28 周或出生体重≥1000 克的胎儿（含死胎、死产）至产后7 天内新生儿死亡数与活产数（孕产妇）之比。一般以‰表示。

新生儿破伤风发病率　指年内新生儿破伤风发病数与活产数之比。一般1/万表示。新生儿破伤风指：①活产，生后2 天内正常吸吮，哭叫；②出生后第3 ~28 天内发病；③发病后不能吸吮，进食困难，强直，抽搐。必须符合上述三项标准者才可诊断为新生儿破伤风。

新生儿破伤风死亡率　指年内新生儿破伤风死亡数与活产数之比。一般1/万表示。

新生儿访视率　指接受1 次及以上访视的新生儿人数与活产数之比。一般以%表示。

3 岁以下儿童系统管理率　指年内3 岁以下儿童系统管理人数与当地3 岁儿童数之比，一般以%表示。3 岁以下儿童系统管理是指3 岁以下儿童按年龄接受生长监测或4∶2∶1（城市）或3∶2∶1（农村）体检检查（身高和体重）的人数。新生儿访视时的体检次数不包括在内。

7 岁以下儿童保健管理率　指7 岁以下儿童保健覆盖人数与7 岁以下儿童数之比，一般以%表示。7 岁以下儿童保健覆盖人数指7 岁以下儿童中当年实际接受1 次及以上体格检查（身高和体重）的人数。

5 岁以下儿童中重度营养不良比重　包括低体重患病率和发育迟缓患病率两个指标。本资料指低体重患病率，即对照世界卫生组织各年龄段体重标准，5 岁以下儿童体重低于同龄标准人群中位数减2 个标准差的人数占5 岁以下体检儿童总数的百分比。

节育手术总例数　指年内放（取）宫内节育器、输卵（精）管绝育术、人工流产和放（取）皮下埋植的例数之和。

人工流产例数　包括药物流产、负压吸引术、钳刮术和中期引产例数。

节育手术并发症例数　指节育手术中因各种原因造成的术中和术后生殖器官的损伤、感染等病症的例数。两种及以上并发症，只统计一种主要的疾病，如子宫穿孔后感染，只统计为子宫穿孔。

子宫穿孔例数　计划生育手术中将子宫壁损伤、穿破，含单纯子宫壁损伤及合并内脏如肠管、网膜等损伤的例数。

节育手术感染例数　指术前无生殖器炎症，术后2 周内出现与手术有关的生殖器（绝育术后腹壁）感染。

妇女病应查人数　指年内常住人口中20 ~64 岁妇女数。

妇女病检查率　指年内实际进行妇女病普查人数与20 ~64 岁妇女数之比，一般用%表示。

查出妇女病率　指年内查出进行妇科病普查时查出的妇科病患病人数与实查人数之比，一般用%表示。

某种妇女病患病率　指查出某种妇女病病人数与实查人数之比。一般用%表示。

某种妇女病治疗率　指接受某种妇女病治疗人数与查出同种妇科病病人数之比，一般用%表示。

婚前检查率　指年内进行婚前医学检查人数与应查人数之比，一般用%表示。

指定传染病　是指《中华人民共和国传染病防治法》中规定的医学上认为影响结婚和生育的传染病。

严重遗传疾病　是指由于遗传因素先天形成，患者全部或部分散失自主生活能力，后代再现风险高，医学上认为不宜生育的遗传性疾病。

影响婚育疾病医学指导意见“合计”　是指检出疾病的人群中，医学上认为应暂缓结婚、不宜结婚等人数之和。

8-1 监测地区5岁以下儿童和孕产妇死亡率

年份	新生儿死亡率(‰)			婴儿死亡率(‰)			5岁以下儿童死亡率(‰)			孕产妇死亡率(1/10万)		
	合计	城市	农村	合计	城市	农村	合计	城市	农村	合计	城市	农村
1991	33.1	12.5	37.9	50.2	17.3	58.0	61.0	20.9	71.1	80.0	46.3	100.0
1992	32.5	13.9	36.8	46.7	18.4	53.2	57.4	20.7	65.6	76.5	42.7	97.9
1993	31.2	12.9	35.4	43.6	15.9	50.0	53.1	18.3	61.6	67.3	38.5	85.1
1994	28.5	12.2	32.3	39.9	15.5	45.6	49.6	18.0	56.9	64.8	44.1	77.5
1995	27.3	10.6	31.1	36.4	14.2	41.6	44.5	16.4	51.1	61.9	39.2	76.0
1996	24.0	12.2	26.7	36.0	14.8	40.9	45.0	16.9	51.4	63.9	29.2	86.4
1997	24.2	10.3	27.5	33.1	13.1	37.7	42.3	15.5	48.5	63.6	38.3	80.4
1998	22.3	10.0	25.1	33.2	13.5	37.7	42.0	16.2	47.9	56.2	28.6	74.1
1999	22.2	9.5	25.1	33.3	11.9	38.2	41.4	14.3	47.7	58.7	26.2	79.7
2000	22.8	9.5	25.8	32.2	11.8	37.0	39.7	13.8	45.7	53.0	29.3	69.6
2001	21.4	10.6	23.9	30.0	13.6	33.8	35.9	16.3	40.4	50.2	33.1	61.9
2002	20.7	9.7	23.2	29.2	12.2	33.1	34.9	14.6	39.6	43.2	22.3	58.2
2003	18.0	8.9	20.1	25.5	11.3	28.7	29.9	14.8	33.4	51.3	27.6	65.4
2004	15.4	8.4	17.3	21.5	10.1	24.5	25.0	12.0	28.5	48.3	26.1	63.0
2005	13.2	7.5	14.7	19.0	9.1	21.6	22.5	10.7	25.7	47.7	25.0	53.8
2006	12.0	6.8	13.4	17.2	8.0	19.7	20.6	9.6	23.6	41.1	24.8	45.5
2007	10.7	5.5	12.8	15.3	7.7	18.6	18.1	9.0	21.8	36.6	25.2	41.3
2008	10.2	5.0	12.3	14.9	6.5	18.4	18.5	7.9	22.7	34.2	29.2	36.1
2009	9.0	4.5	10.8	13.8	6.2	17.0	17.2	7.6	21.1	31.9	26.6	34.0
2010	8.3	4.1	10.0	13.1	5.8	16.1	16.4	7.3	20.1	30.0	29.7	30.1
2011	7.8	4.0	9.4	12.1	5.8	14.7	15.6	7.1	19.1	26.1	25.2	26.5
2012	6.9	3.9	8.1	10.3	5.2	12.4	13.2	5.9	16.2	24.5	22.2	25.6

8-2 监测地区孕产妇主要疾病死亡率及死因构成

	主要疾病死亡率（1/10万）						占死亡总数%					
	产科出血	妊高症	心脏病	羊水栓塞	产褥感染	肝病	产科出血	妊高症	心脏病	羊水栓塞	产褥感染	肝病
合计												
2000	20.8	7.6	4.3	5.6	2.6	2.6	40.5	14.9	8.5	10.8	5.1	5.1
2005	22.0	4.2	4.6	4.3	1.5	0.2	44.7	9.3	10.2	8.9	3.3	0.8
2010	8.3	3.7	3.3	2.8	0.4	0.9	27.8	12.3	10.9	9.2	1.2	3.1
2011	7.5	2.9	2.7	3.0	0.2	1.3	28.6	11.1	10.2	11.4	0.6	5.1
2012	6.6	2.0	2.7	3.2	0.4	0.8	27.0	8.0	10.9	12.9	1.4	3.2
城市												
2000	5.6	3.0	3.0	4.7	1.3	2.2	19.4	10.5	10.5	16.4	4.4	7.5
2005	6.6	2.8	3.3	1.9	0.9	0.9	27.5	11.8	13.7	7.8	3.9	3.9
2010	8.0	1.9	2.8	2.5	0.3	0.9	27.1	6.3	9.4	8.3	1.0	3.1
2011	5.0	2.0	2.0	3.6	0.0	1.3	19.7	7.9	7.9	14.5	0.0	5.3
2012	5.7	1.5	1.5	3.9	0.3	0.8	25.6	7.0	7.0	17.4	1.2	3.5
农村												
2000	31.4	10.9	5.3	6.2	3.5	2.9	46.7	16.2	7.9	9.2	5.2	4.4
2005	26.2	4.6	4.9	4.9	1.6	0.0	49.2	8.7	9.2	9.2	3.1	0.0
2010	8.4	4.3	3.4	2.8	0.4	0.9	28.0	14.2	11.3	9.4	1.3	3.1
2011	8.3	3.2	2.9	2.8	0.2	1.3	31.1	12.1	10.9	10.5	0.8	5.1
2012	7.0	2.1	3.1	2.9	0.4	0.8	27.5	8.4	12.2	11.5	1.5	3.1

8-3 儿童保健情况

年份 地区	出生体重 <2500克婴 儿比重(%)	围产儿 死亡率 (‰)	新生儿破伤风		5岁以下儿童 中重度营养 不良比重(%)	新生儿 访视率 (%)	3岁以下 儿童系统 管理率(%)	7岁以下 儿童保健 管理率(%)
			发病率 (1/万)	死亡率 (1/万)				
2000	2.40	13.99	1.88	1.16	3.09	85.8	73.8	73.4
2005	2.21	10.27	0.77	0.39	2.34	85.0	73.9	74.8
2006	2.22	9.68	0.64	0.32	2.10	84.7	73.9	75.0
2007	2.26	8.71	0.47	0.20	2.02	85.6	74.4	75.9
2008	2.35	8.74	0.34	0.15	1.92	85.4	75.0	77.4
2009	2.40	7.70	0.27	0.11	1.71	87.1	77.2	80.0
2010	2.34	7.02	0.17	0.08	1.55	89.6	81.5	83.4
2011	2.33	6.32	0.14	0.05	1.51	90.6	84.6	85.8
2012	2.38	5.89	0.11	0.04	1.44	91.8	87.0	88.9
北　京	3.52	4.57	0.00	0.00	0.12	95.7	93.3	98.7
天　津	3.61	7.89	0.00	0.00	0.23	97.5	77.9	93.2
河　北	3.02	5.23	0.00	0.00	2.52	91.9	90.4	92.6
山　西	2.03	7.85	0.00	0.00	1.08	91.0	86.0	88.2
内蒙古	1.91	7.01	0.00	0.00	0.56	95.1	93.5	94.0
辽　宁	2.25	7.99	0.00	0.00	0.83	96.8	95.0	95.7
吉　林	1.70	8.90	0.00	0.00	0.44	91.6	91.2	90.9
黑龙江	2.57	7.52	0.00	0.00	1.64	95.7	92.8	94.3
上　海	3.96	2.67	0.00	0.00	0.06	78.0	97.5	99.3
江　苏	2.10	3.77	0.00	0.00	0.53	100.0	97.9	98.8
浙　江	2.82	5.01	0.00	0.00	0.60	98.9	95.7	96.7
安　徽	1.35	5.26	0.04	0.00	0.69	73.7	67.5	78.0
福　建	2.77	6.03	0.02	0.02	1.19	93.0	91.3	94.5
江　西	2.32	3.98	0.02	0.02	2.30	92.9	81.5	85.1
山　东	1.22	4.78	0.00	0.00	0.67	95.0	93.9	93.1
河　南	1.99	3.98	0.00	0.00	1.53	80.7	81.0	81.7
湖　北	1.73	4.96	0.00	0.00	1.19	95.1	89.5	90.4
湖　南	2.36	5.94	0.01	0.01	2.02	92.8	78.8	81.2
广　东	3.48	5.84	0.32	0.04	1.08	94.1	92.4	95.6
广　西	4.79	7.97	0.56	0.10	2.88	98.4	85.1	86.4
海　南	2.68	5.84	0.75	0.17	3.18	87.5	80.7	89.6
重　庆	1.24	4.71	0.00	0.00	0.85	90.2	85.6	87.2
四　川	1.60	5.17	0.05	0.04	1.60	92.1	87.8	86.6
贵　州	1.06	4.86	0.48	0.25	1.27	93.4	79.6	78.8
云　南	3.46	8.47	0.44	0.31	2.97	96.9	89.4	90.5
西　藏	3.43	24.04	0.00	0.00	5.21	59.3	49.5	53.2
陕　西	1.31	5.60	0.00	0.00	0.90	97.2	95.2	95.5
甘　肃	1.99	8.51	0.34	0.14	1.19	95.1	91.2	90.0
青　海	2.75	8.93	0.00	0.00	2.33	89.0	85.4	80.7
宁　夏	2.57	11.20	0.00	0.00	0.45	98.6	93.1	94.1
新　疆	2.27	14.38	0.05	0.05	1.85	90.8	81.7	83.5

8-4-1 孕产妇保健情况

年份	活产数	高危产妇比重(%)	建卡率(%)	系统管理率(%)	产前检查率(%)	产后访视率(%)	住院分娩率(%)			新法接生率(%)		
							合计	市	县	合计	市	县
1980	…	…	…	…	…	…	…	…	…	91.4	98.7	90.3
1985	…	…	…	…	…	…	43.7	73.6	36.4	94.5	98.7	93.5
1990	14517207	…	…	…	…	…	50.6	74.2	45.1	94.0	98.6	93.9
1991	15293237	…	…	…	…	…	50.6	72.8	45.5	93.7	98.1	93.2
1992	11746275	…	76.6	…	69.7	69.7	52.7	71.7	41.2	84.1	91.2	82.0
1993	10170690	…	75.7	…	72.2	71.0	56.5	68.3	51.0	83.6	81.1	84.7
1994	11044607	…	79.1	…	76.3	74.5	65.6	76.4	50.4	…	…	87.4
1995	11539613	…	81.4	…	78.7	78.8	58.0	70.7	50.2	…	…	87.6
1996	11412028	7.3	82.4	65.5	83.7	80.1	60.7	76.5	51.7	…	…	95.5
1997	11286021	8.1	84.5	68.3	85.9	82.3	61.7	76.4	53.0	…	…	91.8
1998	10961516	8.6	86.2	72.3	87.1	83.9	66.2	79.0	58.1	…	…	92.6
1999	10698467	9.2	87.9	75.4	89.3	85.9	70.0	83.3	61.5	96.8	98.9	95.4
2000	10987691	10.0	88.6	77.2	89.4	86.2	72.9	84.9	65.2	96.6	98.8	95.2
2001	10690630	11.1	89.4	78.6	90.3	87.2	76.0	87.0	69.0	97.3	99.0	96.1
2002	10591949	11.9	89.2	78.2	90.1	86.7	78.7	89.4	71.6	96.7	98.6	95.4
2003	10188005	11.8	87.6	75.5	88.9	85.4	79.4	89.9	72.6	95.9	98.5	94.1
2004	10892614	12.4	88.3	76.4	89.7	85.9	82.8	91.4	77.1	97.3	98.9	96.2
2005	11415809	12.8	88.5	76.7	89.8	86.0	85.9	93.2	81.0	97.5	98.7	96.7
2006	11770056	13.0	88.2	76.5	89.7	85.7	88.4	94.1	84.6	97.8	98.7	97.2
2007	12506498	13.7	89.3	77.3	90.9	86.7	91.7	95.8	88.8	98.4	99.1	97.9
2008	13307045	15.7	89.3	78.1	91.0	87.0	94.5	97.5	92.3	99.1	99.6	98.7
2009	13825431	16.4	90.9	80.9	92.2	88.7	96.3	98.5	94.7	99.3	99.8	99.0
2010	14218657	17.1	92.9	84.1	94.1	90.8	97.8	99.2	96.7	99.6	99.9	99.4
2011	14507141	17.7	93.8	85.2	93.7	91.0	98.7	99.6	98.1	99.7	99.9	99.6
2012	15442995	18.5	94.8	87.6	95.0	92.6	99.2	99.7	98.8	99.8	99.9	99.7

8-4-2　2012年各地区孕产妇保健情况

地区	活产数	高危产妇比重(%)	建卡率(%)	系统管理率(%)	产前检查率(%)	产后访视率(%)	住院分娩率(%)		
							合计	市	县
总计	**15442995**	**18.5**	**94.8**	**87.6**	**95.0**	**92.6**	**99.2**	**99.7**	**98.8**
北京	121747	34.6	99.3	96.8	99.0	97.1	100.0	100.0	100.0
天津	97656	40.2	96.9	92.8	95.9	94.7	100.0	100.0	100.0
河北	1050860	12.0	95.8	89.7	95.7	93.1	99.8	99.9	99.8
山西	351114	13.9	94.2	82.4	92.9	90.5	99.8	99.9	99.6
内蒙古	213482	22.8	97.6	93.6	97.2	95.6	99.8	100.0	99.7
辽宁	317510	21.0	99.0	94.4	98.6	97.0	100.0	100.0	100.0
吉林	200710	16.4	93.6	89.4	92.9	91.8	100.0	100.0	100.0
黑龙江	235272	14.0	97.3	92.3	97.7	96.3	100.0	100.0	100.0
上海	98975	18.9	83.4	76.0	78.2	78.0	100.0	100.0	100.0
江苏	775453	29.6	99.8	100.0	100.0	100.0	100.0	100.0	100.0
浙江	424042	44.0	99.4	96.6	98.6	98.2	100.0	100.0	100.0
安徽	746383	17.6	84.1	55.0	84.4	73.6	99.7	99.8	99.7
福建	474611	27.2	95.4	89.6	96.2	93.1	100.0	100.0	100.0
江西	638293	14.9	94.7	84.0	94.8	94.1	99.7	99.7	99.7
山东	964075	11.6	96.5	93.0	96.1	95.3	100.0	100.0	100.0
河南	1634025	13.6	86.3	78.2	92.5	85.1	99.5	99.5	99.6
湖北	653865	19.6	98.0	91.6	97.7	96.5	99.9	100.0	99.9
湖南	838974	23.0	95.9	88.2	95.2	93.1	99.8	99.9	99.8
广东	1365005	18.3	95.4	88.7	95.7	94.2	99.1	99.4	98.2
广西	833822	20.0	99.4	95.0	95.7	98.3	99.7	99.9	99.6
海南	120226	10.6	93.1	85.0	94.1	88.1	99.6	99.8	99.4
重庆	312777	13.6	95.8	86.1	95.2	91.0	97.6	99.5	95.6
四川	760178	14.0	93.4	88.3	93.3	92.3	96.2	99.4	94.4
贵州	440898	10.7	95.8	90.2	96.2	94.9	97.8	98.4	97.6
云南	542669	22.4	98.4	93.1	96.7	97.1	96.5	98.8	95.8
西藏	39178	7.6	71.7	38.2	61.6	52.7	73.3	87.2	72.4
陕西	383976	19.8	98.3	95.1	97.2	97.3	99.8	99.9	99.8
甘肃	291552	11.8	96.8	93.4	96.8	95.6	98.3	99.3	97.9
青海	66395	10.6	89.2	85.0	89.3	88.5	94.1	99.1	93.3
宁夏	80078	26.6	99.7	96.3	99.5	98.7	99.8	99.9	99.6
新疆	369194	21.3	95.4	83.9	94.8	91.5	98.6	99.3	98.3

8-4-2 续表1

新法接生率(%)			孕产妇死亡率(1/10万)			孕产妇死因构成(%)					
合计	市	县	合计	市	县	产科出血	妊高症	产褥感染	内　科合并症	羊水栓塞	其他
99.8	**99.9**	**99.7**	13.9	10.9	16.4	27.2	9.0	0.5	27.6	17.5	18.3
100.0	100.0	100.0	6.6	5.0	9.7	0.0	0.0	0.0	87.5	12.5	0.0
100.0	100.0	100.0	9.2	8.5	10.4	11.1	11.1	0.0	77.8	0.0	0.0
100.0	100.0	100.0	10.5	9.0	11.2	13.6	8.2	0.9	30.9	24.6	21.8
100.0	100.0	100.0	11.7	7.8	14.3	31.7	9.8	0.0	22.0	26.8	9.8
99.9	100.0	99.9	20.1	13.7	24.6	16.3	14.0	0.0	18.6	30.2	20.9
100.0	100.0	100.0	7.9	8.1	7.2	12.0	8.0	0.0	24.0	16.0	40.0
100.0	100.0	100.0	16.4	16.0	17.5	9.1	0.0	0.0	30.3	15.2	45.5
100.0	100.0	100.0	17.4	19.8	13.9	24.4	7.3	0.0	31.7	14.6	22.0
100.0	100.0	100.0	2.0	2.1	0.0	0.0	0.0	0.0	0.0	0.0	100.0
100.0	100.0	100.0	1.4	1.2	1.8	18.2	9.1	0.0	27.3	36.4	9.1
100.0	100.0	100.0	4.0	3.6	4.9	11.8	11.8	0.0	35.3	23.5	17.7
100.0	100.0	100.0	11.5	10.4	12.1	26.7	8.1	1.2	26.7	10.5	26.7
100.0	100.0	100.0	11.4	8.6	14.0	18.5	3.7	0.0	44.4	13.0	20.4
100.0	100.0	100.0	11.3	14.4	9.8	19.4	4.2	1.4	38.9	19.4	16.7
100.0	100.0	100.0	10.1	9.0	11.2	25.8	9.3	0.0	33.0	13.4	18.6
99.8	99.6	99.9	9.2	9.7	9.0	21.3	8.0	0.0	27.3	27.3	16.0
100.0	100.0	100.0	10.1	8.9	12.0	21.2	9.1	0.0	31.8	10.6	27.3
100.0	100.0	100.0	19.6	20.4	19.1	26.2	6.1	0.0	26.8	20.7	20.1
100.0	100.0	100.0	9.9	9.0	12.3	27.4	9.6	0.7	25.9	18.5	17.8
100.0	100.0	100.0	17.4	17.9	17.1	20.0	6.2	0.0	37.9	21.4	14.5
99.7	99.9	99.5	25.8	22.2	30.4	16.1	12.9	0.0	41.9	16.1	12.9
99.5	99.8	99.2	15.0	11.7	18.6	29.8	8.5	2.1	29.8	13.3	17.0
98.8	99.9	98.2	18.9	14.5	21.4	36.1	6.3	0.7	20.1	9.7	27.1
99.8	99.9	99.8	26.1	24.4	26.6	37.4	7.0	1.7	20.9	15.7	17.4
99.4	99.8	99.3	28.0	17.9	31.1	39.5	8.6	0.0	21.7	18.4	11.8
92.1	96.7	91.8	176.1	41.5	185.0	56.5	21.7	0.0	13.0	4.4	4.4
100.0	100.0	100.0	10.7	10.3	10.9	26.8	4.9	2.4	22.0	24.4	19.5
99.9	100.0	99.8	24.4	17.0	27.5	35.2	5.6	0.0	22.5	23.9	12.7
96.4	99.9	95.9	36.2	34.0	36.5	37.5	20.8	0.0	20.8	4.2	16.7
100.0	100.0	100.0	27.5	23.5	30.4	31.8	9.1	0.0	22.7	18.2	18.2
98.9	99.6	98.7	34.1	25.5	37.4	28.6	22.2	1.6	24.6	10.3	12.7

8-5 妇女病查治情况

年份 地区	应查 人数	实查 人数	检查率 (%)	查出妇 女病率 (%)	滴虫性阴道炎 患病率 (%)	宫颈糜烂 患病率(%)	尖锐湿疣 患病率 (1/10万)	宫颈癌 患病率 (1/10万)	乳腺癌 患病率 (1/10万)	卵巢癌 患病率 (1/10万)
2000	136454033	52655977	38.6	26.5	8.1	11.2	86.5	9.6	7.9	
2005	177856788	60628112	34.2	27.5	7.7	11.7	49.1	10.4	9.1	
2006	169073443	62955941	37.6	28.0	7.7	12.0	48.6	11.5	9.3	3.2
2007	180101171	68565204	38.5	28.4	7.4	12.2	38.3	13.0	9.2	3.5
2008	161899823	73557216	45.4	29.4	12.4	12.6	41.5	14.9	11.1	3.7
2009	146297011	80557572	55.1	28.6	13.0	12.1	41.8	14.1	10.2	3.5
2010	138883231	84946929	61.2	28.8	13.2	12.1	33.8	15.1	10.1	3.4
2011	146505542	95879515	65.4	28.3	13.6	11.7	33.4	15.3	10.4	3.2
2012	162109093	104152268	64.2	27.8	13.6	11.3	28.8	13.3	10.7	2.9
北京	2278898	1341355	58.9	41.9	11.5	12.2	9.5	4.5	13.6	0.8
天津	1551087	916642	59.1	48.6	10.1	22.8	2.5	10.8	6.5	2.1
河北	11933012	8572420	71.8	25.2	12.1	9.1	14.9	8.4	12.9	3.4
山西	3014176	2792012	92.6	32.5	16.6	12.4	38.2	26.5	13.0	7.4
内蒙古	1980983	1906009	96.2	28.2	16.9	10.9	23.2	14.2	16.6	3.2
辽宁	3978143	3167511	79.6	25.3	13.7	10.4	23.6	22.9	18.8	7.7
吉林	2543213	1828694	71.9	20.1	9.5	6.4	15.8	7.9	5.0	0.4
黑龙江	2976042	2951150	99.2	24.8	13.6	9.1	18.3	9.8	13.7	3.7
上海	1342188	824802	61.5	32.2	2.1	2.9	2.7	9.5	17.8	1.8
江苏	7383393	7383393	100.0	16.0	9.1	6.9	7.1	12.6	10.5	0.8
浙江	6362456	4321197	67.9	30.1	10.7	10.3	9.4	12.6	7.2	0.5
安徽	6262751	2866305	48.1	33.1	17.0	15.3	24.1	15.8	8.2	3.6
福建	5526466	1287181	23.3	35.0	16.7	16.3	20.4	22.8	21.7	2.5
江西	5517513	3374581	61.2	35.5	17.6	18.6	36.6	15.1	8.0	3.0
山东	12960370	12960370	100.0	21.0	9.8	8.8	8.8	7.6	8.9	2.1
河南	6565727	6162096	93.9	27.1	15.3	10.9	86.0	16.5	15.1	4.5
湖北	5335388	5335388	100.0	36.6	18.8	14.7	37.2	15.0	8.8	1.6
湖南	5644579	5498437	97.4	38.4	18.7	16.5	25.7	9.5	5.0	0.8
广东	17303150	6595617	38.3	23.1	9.7	10.1	35.8	12.1	9.4	1.6
广西	13720642	1459393	10.6	34.3	16.8	16.2	39.1	19.3	12.1	2.2
海南	2421243	278061	11.5	31.3	10.5	15.3	73.7	41.7	9.7	8.6
重庆	3196167	1888148	64.0	22.1	11.9	9.3	19.7	11.2	4.2	4.6
四川	8585208	7797472	90.8	22.8	12.6	9.2	39.6	17.4	12.7	5.4
贵州	9366523	3089197	34.6	30.7	16.0	11.5	47.0	3.6	2.5	1.6
云南	3769049	836001	23.0	34.4	17.9	14.9	41.6	18.4	8.4	0.7
西藏	507318	126723	25.8	24.9	15.1	10.5	711.0	8.7	5.5	0.0
陕西	3411130	3411130	100.0	28.8	16.0	11.0	24.8	12.4	6.8	1.7
甘肃	3209251	3209251	100.0	40.3	21.3	15.6	20.0	20.0	13.7	3.7
青海	1387281	406371	30.4	37.0	17.1	17.3	70.0	75.4	45.4	17.9
宁夏	500330	500330	100.0	41.2	22.2	17.6	38.0	10.6	9.6	1.2
新疆	1575415	1065031	70.1	38.2	18.6	18.1	113.3	17.7	21.9	5.9

注：①2000年妇女病查治包括艾滋病和HIV感染者、Ⅱ度以上子宫脱垂。②2008年起，滴虫性阴道炎调整为阴道炎，宫颈糜烂调整为宫颈炎。③2008～2010年妇女病检查率根据各省（区、市）妇女病筛查频率进行了调整。④妇女常见病筛查率超过100%的省（区、市）均视为100%。

8-6 各地区已婚育龄妇女避孕率(%)

地 区	2008	2009	2010	2011	2012
总 计	**89.3**	**89.0**	**89.1**	**88.6**	**87.9**
北 京	86.8	85.6	84.6	83.6	82.7
天 津	90.3	90.5	90.7	91.0	91.2
河 北	90.3	89.1	90.8	91.2	90.9
山 西	90.0	89.9	90.1	91.3	91.4
内蒙古	91.7	91.4	91.5	90.7	90.6
辽 宁	89.3	88.5	88.2	88.2	85.9
吉 林	91.5	90.3	89.9	89.6	89.8
黑龙江	92.6	92.1	92.6	92.1	91.7
上 海	83.3	82.3	82.8	80.5	81.6
江 苏	90.9	90.6	90.0	89.4	88.2
浙 江	89.7	89.2	88.6	88.0	87.4
安 徽	88.7	91.0	90.4	89.8	89.3
福 建	82.6	82.0	81.6	82.8	82.3
江 西	93.9	93.9	93.9	94.6	94.6
山 东	90.3	89.9	89.6	87.9	90.3
河 南	88.8	89.5	89.6	89.8	90.0
湖 北	89.5	87.6	86.1	86.9	85.3
湖 南	91.8	91.5	92.2	86.1	87.8
广 东	87.6	86.7	89.9	87.2	80.9
广 西	86.2	86.7	87.1	87.2	87.6
海 南	81.6	80.9	79.2	81.6	81.0
重 庆	90.6	90.9	90.8	89.4	79.7
四 川	90.0	89.1	88.3	90.6	89.3
贵 州	90.6	89.6	88.2	88.1	89.0
云 南	87.5	87.9	86.2	87.9	87.2
西 藏	74.7	79.3	78.0	75.3	81.3
海 南	81.6	80.9	79.2	81.6	81.0
重 庆	90.6	90.9	90.8	89.4	79.7
四 川	90.0	89.1	88.3	90.6	89.3
贵 州	90.6	89.6	88.2	88.1	89.0
云 南	87.5	87.9	86.2	87.9	87.2
西 藏	74.7	79.3	78.0	75.3	81.3
陕 西	91.2	91.1	91.3	91.4	91.7
甘 肃	89.0	88.0	87.9	88.1	85.0
青 海	86.5	86.0	84.9	85.1	85.9
宁 夏	90.5	90.7	90.5	91.5	93.2
新 疆	82.4	79.1	82.7	83.2	82.0

8-7-1 婚前检查保健情况(合计)

年份 地区	应查人数	实查人数	检查率(%)	检出疾病人数	指定传染病		严重遗传病	精神病	生殖系统疾病	内科系统疾病	影响婚育疾病接受医学指导意见人数	暂缓结婚	不宜结婚
						性病							
2000	13461618	8688964	64.6	706160	133841	19154	6232	1403	307966	170363	95449	91330	2922
2005	14060637	382461	2.9	38958	6518	937	1122	159	17656	8832	3896	3561	273
2006	15394865	619580	4.4	70021	10822	1696	1978	134	32877	16317	5486	5066	361
2007	16795129	1129963	7.7	129009	18321	3207	2752	191	59045	35752	10054	9217	735
2008	18455396	2099081	11.8	250308	30966	5789	3750	480	120674	69804	102714	15785	352
2009	19663206	3330345	17.1	372447	57079	9488	5632	637	163603	110422	135398	21783	810
2010	20373786	6257617	31.0	629925	134015	17736	8099	1050	229697	200628	209098	32704	1495
2011	21932212	8888531	41.0	798513	180016	25975	6140	1579	289461	257802	262529	42616	1467
2012	22318307	10671575	48.4	892722	215939	31704	5682	1398	314244	278673	322938	48920	1668
北　京	330020	20878	6.3	3109	82	13	382	14	1643	792	176	47	
天　津	190094	7949	4.2	120	2	2	2		102	14	120	3	
河　北	1425136	135604	9.5	3579	806	47	244	4	1576	1015	1067	124	
山　西	570892	49745	11.1	3040	478	43	3	1	1428	984	1422	222	1
内蒙古	329725	241300	73.2	14403	2990	293	67	23	5432	5115	2595	629	10
辽　宁	600280	275407	45.9	16244	2926	396	49	24	6434	4067	4257	541	10
吉　林	427630	133309	31.2	6468	1469	322	6	5	1026	3515	633	120	2
黑龙江	552986	124709	22.6	4779	1231	146	14	5	1387	1137	928	108	3
上　海	262438	78193	29.8	4466	391	90	158	5	2513	1399	425	134	
江　苏	1212623	727068	60.0	70463	9248	1445	1370	58	32621	22590	22928	3439	31
浙　江	712049	649731	91.2	109592	8045	2363	113	96	34111	60689	23280	4848	33
安　徽	1281398	1115625	87.1	91153	29989	2415	152	257	24893	27123	43934	4105	87
福　建	595378	576753	96.9	77400	5888	1275	188	65	31587	26464	75791	5349	76
江　西	798254	326401	40.9	48743	8946	680	112	66	15004	19080	11357	1036	33
山　东	1741849	1013822	58.3	64468	18899	655	239	151	29556	15082	13077	2449	287
河　南	1981867	956040	48.2	50683	20455	873	136	129	13271	13413	12883	1827	404
湖　北	952006	204945	21.5	10471	2838	301	31	41	4281	3649	4438	1628	41
湖　南	1198262	944128	78.8	78752	34294	2836	188	131	21573	15068	29703	4679	177
广　东	1632931	385106	24.2	53630	6245	647	1343	31	23917	8123	12076	1951	22
广　西	928500	896255	96.5	53175	10623	4931	358	168	25098	14793	13801	5675	80
海　南	179077	94179	52.6	11492	2859	175	95		2756	2198	3221	443	
重　庆	512862	64859	12.9	6849	1455	152	5		1383	3867	418	126	21
四　川	1236049	501092	40.5	37347	12110	1932	108	46	9965	13870	11617	2212	104
贵　州	351964	33013	12.0	2186	626	157	14	3	827	648	312	154	4
云　南	705029	206231	29.4	15705	5307	1201	36	33	6961	2563	5354	488	40
西　藏	23371	1630	7.8	4					3	1			
陕　西	534570	130384	24.9	515	224	28	3	3	132	111	149	63	1
甘　肃	335393	287205	85.6	18948	6345	175	231	20	8139	3855	8844	1464	71
青　海	51274	446	1.1	26	1	1			12	13			
宁　夏	105104	98896	94.1	14247	2975	115	30	6	4861	6374	4981	317	26
新　疆	559296	390672	70.2	20665	18192	7995	5	13	1752	1061	13151	4739	104

注：应查人数指结婚登记人数，实查人数指婚前医学检查人数。以下2表同。

8-7-2 婚前检查保健情况(男)

年份 地区	应查 人数	实查 人数	检查率 (%)	检出疾病人数	指定传染病	性病	严重遗传病	精神病	生殖系统疾病	内科系统疾病	影响婚育疾病接受医学指导意见人数	暂缓结婚	不宜结婚
2000	6731483	4342752	64.5	382679	…	8758	3246	302	167072	91369	50235	48425	911
2005	7049799	190289	2.9	18323	3753	458	545	46	7488	4788	2198	2037	109
2006	7693210	307726	4.4	32901	6375	789	963	34	13229	9300	3243	3028	161
2007	8405845	560580	7.6	60365	10906	1550	1339	44	24198	18397	5754	5338	343
2008	9060153	1041650	12.0	119486	18742	2940	1777	89	50041	37229	54772	9535	172
2009	9827797	1652061	17.0	180861	33805	4719	2801	121	69909	58231	75962	13037	376
2010	10201759	3122118	30.9	309820	77570	8186	3967	173	94596	106967	115790	18722	676
2011	10978175	4442169	40.9	397077	103128	12335	2679	333	116785	141648	144057	23964	693
2012	11148621	5335039	48.5	438175	123035	15108	2632	221	122827	151373	175828	26179	867
北　京	165010	11277	6.8	1740	50	6	211	7	778	579	111	23	
天　津	95047	3956	4.2	16	1	1	1		10	4	16	1	
河　北	712519	67426	9.5	2094	445	20	131	1	1159	395	568	59	
山　西	285434	24778	11.0	1212	273	21	1		412	470	695	136	
内蒙古	164887	120691	73.2	7334	1669	114	37	6	2565	2748	1421	318	5
辽　宁	300442	137694	45.8	8385	1706	140	20	3	2757	2372	2480	258	4
吉　林	213811	66573	31.1	3073	786	116	2	1	428	1596	316	44	2
黑龙江	276766	62517	22.6	2698	699	69	7	1	867	652	480	54	2
上　海	131219	39437	30.1	2381	239	46	53	1	863	1225	245	75	
江　苏	606281	363221	59.9	37172	5384	669	709	10	15900	12699	12799	1763	24
浙　江	356517	324717	91.1	58370	5145	1067	40	10	11853	38594	14305	3043	10
安　徽	640699	557631	87.0	43374	16685	1049	49	35	10405	11677	23476	1830	30
福　建	297706	288528	96.9	36386	4154	597	74	9	11818	13970	42228	3730	52
江　西	393624	163138	41.4	26582	5494	337	33	13	8605	9855	6975	602	15
山　东	871196	506108	58.2	31314	10566	251	89	21	12521	7852	6500	1221	172
河　南	991149	477992	48.2	26550	10893	429	58	37	7176	6439	6879	927	225
湖　北	476019	102537	21.5	4468	1505	145	9	6	985	2179	2103	648	18
湖　南	599167	471196	78.6	39082	19357	1215	62	23	7896	8003	15118	2334	75
广　东	809344	192917	24.4	23699	3919	323	638	5	7815	4132	6994	1421	11
广　西	464301	448251	96.5	21056	6053	2490	135	8	5912	8009	6958	2677	36
海　南	89540	47083	52.6	6079	1733	73	41		1022	1182	1860	228	
重　庆	256431	32326	12.9	4051	844	82	1		732	2401	266	78	15
四　川	618127	249979	40.4	17724	6345	898	46	10	3818	7221	5878	1065	46
贵　州	175173	16487	12.0	917	340	80	7	1	227	308	110	28	1
云　南	352518	103090	29.4	6741	3113	698	13	7	1866	1312	2934	258	17
西　藏	11692	818	7.8	1						1			
陕　西	267953	65131	24.8	203	102	9	3		13	64	59	25	
甘　肃	168155	144330	85.8	8311	3559	68	152	2	2546	1843	4253	738	35
青　海	25628	223	1.1	10					6	6			
宁　夏	52608	49478	94.1	6284	1815	48	8	1	1378	3081	2536	162	17
新　疆	279658	195509	70.3	10868	10161	4047	2	3	494	504	7265	2433	55

8-7-3 婚前检查保健情况(女)

年份 地区	应查 人数	实查 人数	检查率 (%)	检出疾病人数	指定传染病	性病	严重遗传病	精神病	生殖系统疾病	内科系统疾病	影响婚育疾病接受医学指导意见人数	暂缓结婚	不宜结婚
2000	6730135	4346212	64.6	323481	58397	10396	2986	1101	140894	78994	45214	42905	2011
2005	7010838	192172	2.9	20635	2765	479	577	113	10168	4044	1698	1524	164
2006	7701655	311854	4.4	37120	4447	907	1015	100	19648	7017	2243	2038	200
2007	8389284	569383	7.7	68644	7415	1657	1413	147	34847	17355	4300	3879	392
2008	9395243	1057431	11.7	130822	12224	2849	1973	391	70633	32575	47942	6250	180
2009	9835409	1678284	17.3	191586	23274	4769	2831	516	93694	52191	59436	8746	434
2010	10172027	3135499	31.1	320105	56445	9550	4132	877	135101	93661	93308	13982	819
2011	10954037	4446362	41.0	401436	76888	13640	3461	1246	172676	116154	118472	18652	774
2012	11169686	5336536	48.4	454547	92904	16596	3050	1177	191417	127300	147110	22741	801
北　京	165010	9601	5.8	1369	32	7	171	7	865	213	65	24	
天　津	95047	3993	4.2	104	1	1	1		92	10	104	2	
河　北	712617	68178	9.6	1485	361	27	113	3	417	620	499	65	
山　西	285458	24967	11.1	1828	205	22	2	1	1016	514	727	86	1
内蒙古	164838	120609	73.2	7069	1321	179	30	17	2867	2367	1174	311	5
辽　宁	299838	137713	45.9	7859	1220	256	29	21	3677	1695	1777	283	6
吉　林	213819	66736	31.2	3395	683	206	4	4	598	1919	317	76	
黑龙江	276220	62192	22.5	2081	532	77	7	4	520	485	448	54	1
上　海	131219	38756	29.5	2085	152	44	105	4	1650	174	180	59	
江　苏	606342	363847	60.0	33291	3864	776	661	48	16721	9891	10129	1676	7
浙　江	355532	325014	91.4	51222	2900	1296	73	86	22258	22095	8975	1805	23
安　徽	640699	557994	87.1	47779	13304	1366	103	222	14488	15446	20458	2275	57
福　建	297672	288225	96.8	41014	1734	678	114	56	19769	12494	33563	1619	24
江　西	404630	163263	40.3	22161	3452	343	79	53	6399	9225	4382	434	18
山　东	870653	507714	58.4	33154	8333	404	150	130	17035	7230	6577	1228	115
河　南	990718	478048	48.3	24133	9562	444	78	92	6095	6974	6004	900	179
湖　北	475987	102408	21.5	6003	1333	156	22	35	3296	1470	2335	980	23
湖　南	599095	472932	78.9	39670	14937	1621	126	108	13677	7065	14585	2345	102
广　东	823587	192189	23.9	29931	2326	324	705	26	16102	3991	5082	530	11
广　西	464199	448004	96.5	32119	4570	2441	223	160	19186	6784	6843	2998	44
海　南	89537	47096	52.6	5413	1126	102	54		1734	1016	1361	215	
重　庆	256431	32533	12.9	2798	611	70	4		651	1466	152	48	6
四　川	617922	251113	40.6	19623	5765	1034	62	36	6147	6649	5739	1147	58
贵　州	176791	16526	11.9	1269	286	77	7	2	600	340	202	126	3
云　南	352511	103141	29.4	8964	2194	503	23	26	5095	1251	2420	230	23
西　藏	11679	812	7.8	3					3				
陕　西	266617	65253	25.0	312	122	19		3	119	47	90	38	1
甘　肃	167238	142875	85.4	10637	2786	107	79	18	5593	2012	4591	726	36
青　海	25646	223	1.1	16	1	1			6	7			
宁　夏	52496	49418	94.1	7963	1160	67	22	5	3483	3293	2445	155	9
新　疆	279638	195163	70.1	9797	8031	3948	3	10	1258	557	5886	2306	49

8-8-1 计划生育手术情况

年份	节育手术总例数	放置节育器		取出节育器		输精管结扎		输卵管结扎		人工流产	
		例数	%	例数	%	人数	%	人数	%	人数	%
1971	13051123	6172889	47.3	…	…	1223480	9.4	1744644	13.4	3910110	30.0
1972	18690446	9220297	49.3	853625	4.6	1715822	9.2	2087160	11.2	4813542	25.8
1973	25075557	13949569	55.6	1126756	4.5	1933210	7.7	2955617	11.8	5110405	20.4
1974	22638229	12579886	55.6	1352787	6.0	1445251	6.4	2275741	10.1	4984564	22.0
1975	29462861	16743693	56.8	1702213	5.8	2652653	9.0	3280042	11.1	5084260	17.3
1976	22385435	11626510	51.9	1812590	8.1	1495540	6.7	2707849	12.1	4742946	21.2
1977	25539086	12974313	50.8	1941880	7.6	2616876	10.2	2776448	10.9	5229569	20.5
1978	21720096	10962517	50.5	2087420	9.6	767542	3.5	2511413	11.6	5391204	24.8
1979	30581114	13472392	44.1	2288670	7.5	1673947	5.5	5289518	17.3	7856587	25.7
1980	28628437	11491871	40.1	2403408	8.4	1363508	4.8	3842006	13.4	9527644	33.3
1981	22760305	10344537	45.4	1513376	6.6	649476	2.9	1555971	6.8	8696945	38.2
1982	33702389	14069161	41.7	2056671	6.1	1230967	3.7	3925927	11.6	12419663	36.9
1983	58205572	17755736	30.5	5323354	9.1	4259261	7.3	16398378	28.2	14371843	24.7
1984	31734864	11751146	37.0	4383129	13.8	1293286	4.1	5417163	17.1	8890140	28.0
1985	25646972	9576980	37.3	2278892	8.9	575564	2.2	2283971	8.9	10931565	42.6
1986	28475506	10637909	37.4	2313157	8.1	1030827	3.6	2914900	10.2	11578713	40.7
1987	34597082	13448332	38.9	2411389	7.0	1752598	5.1	4407755	12.7	10489412	30.3
1988	31820664	12227219	38.4	2264969	7.1	1062161	3.3	3590469	11.3	12675839	39.8
1989	29031912	10854752	37.4	2066723	7.1	1509294	5.2	4221717	14.5	10379426	35.8
1990	34982328	12352110	35.3	2355128	6.7	1466442	4.2	5314722	15.2	13493926	38.6
1991	38135578	12289953	32.2	2623304	6.9	2382670	6.2	6753338	17.7	14086313	36.9
1992	28017605	10091391	36.0	2151223	7.7	858675	3.1	4500029	16.1	10416287	37.2
1993	25114685	9366096	37.3	2030421	8.1	641705	2.6	3580344	14.3	9496119	37.8
1994	27967575	10353790	37.0	2322221	8.3	671890	2.4	3726861	13.3	9467064	33.9
1995	22236012	8368242	37.6	1841903	8.3	464387	2.1	2315472	10.4	7476482	33.6
1996	22953599	8807090	38.4	2029474	8.8	546425	2.4	2736415	11.9	8834195	38.5
1997	20418688	7947709	38.9	1868727	9.2	436656	2.1	2340303	11.5	6589869	32.3
1998	19458072	7663447	39.4	2088129	10.7	329080	1.7	1993126	10.2	7384290	37.9
1999	18209721	7159823	39.3	2138951	11.7	318858	1.8	1827732	10.0	6764357	37.1
2000	17720620	6833181	38.6	2235434	12.6	312538	1.8	1680917	9.5	6658550	37.6
2001	17070650	6627130	38.8	2354747	13.8	254229	1.5	1549700	9.1	6284844	36.8
2002	17671279	6539550	37.0	2395709	13.6	209006	1.2	1372535	7.8	6812317	38.6
2003	18644537	6808186	36.5	2607231	14.0	272608	1.5	1478979	7.9	7215440	38.8
2004	18524918	6661851	36.0	2807888	15.2	192751	1.0	1466742	7.9	7140588	38.5
2005	19388510	6803959	35.1	2788035	14.4	199372	1.0	1418789	7.3	7105995	36.7
2006	19010352	6955904	36.6	2786171	14.7	259433	1.4	1422983	7.5	7308615	38.4
2007	19682051	7242095	36.8	2784691	14.2	206103	1.1	1576399	8.0	7632539	38.8
2008	22965823	7680893	33.4	2928735	12.8	214514	0.9	1606313	7.0	9173101	40.0
2009	22768853	7818040	34.3	3084561	13.6	219284	1.0	1775706	7.8	6111375	26.8
2010	22157408	7543621	34.0	2817209	12.7	218306	1.0	1699379	7.7	6361539	28.7
2011	21948224	7296642	33.2	2818858	12.8	196064	0.9	1595105	7.3	6631310	30.2
2012	21763821	7200416	33.1	2835480	13.0	173231	0.8	1561809	7.2	6690027	30.7

8-8-2　2012年各地区计划生育手术情况

地区	节育手术总例数	放置节育器例数	子宫穿孔	感染	取出节育器例数	子宫穿孔	感染	输精管结扎人数	阴囊脓肿	感染
总　计	**21763821**	**7200416**	**248**	**1642**	**2835480**	**232**	**310**	**173231**	**13**	**41**
北　京	333782	32605	1		55693	3		1		
天　津	179819	22166			30387			3		
河　北	1060870	619199	2	72	115764	3	7	15159		
山　西	430750	166853	1	5	60112	75	3	97		
内蒙古	323118	156178	25	37	55066	14	3	264		
辽　宁	622567	163273		6	154624	2	8	726		
吉　林	344569	99018			72510			12		
黑龙江	433625	149778	1	12	93850		8	142		
上　海	435694	59942	1		117015	1				
江　苏	1507157	320319		6	286155	2		1001		
浙　江	1426622	251947	5	3	199545	2	1	70		
安　徽	952266	432276	3	123	93861	29	11	9676		1
福　建	811992	340726	1	3	61840	1	4	13261		
江　西	728446	299241	23	196	42934	9	13	363		
山　东	1653770	747038	3	163	215262	1	23	35667	6	2
河　南	1118169	505331	42	265	113337	6	17	22199		1
湖　北	682473	234061	2	51	90225			2490		
湖　南	991521	421260	32	77	90905		11	3866		
广　东	2205414	383095	7	47	134188	1	15	23868		4
广　西	746755	193717	2	5	66978			5351		
海　南	164455	52101	17	10	13358	1		86		
重　庆	453844	90530	1	4	68043	2	2	53		
四　川	1283786	311538	15	35	180894	2	9	1257		
贵　州	515494	218776	4	7	48292	3	10	31588	4	24
云　南	927443	323500	8	41	158627	6	29	4548	3	
西　藏	68322	13697		21	2836	0	4	1		
陕　西	371223	155497		6	50501	17	5	917		4
甘　肃	296848	123310	25	47	31200		20	316		
青　海	106735	50168	25	5	13004	50		90		
宁　夏	193707	66382	0	3	29586		1	1		
新　疆	392585	196894	2	392	88888	2	106	158		5

8-8-2 续表1

输卵管结扎人数	肠管损伤	膀胱损伤	感染	人工流产例数	子宫穿孔	人流不全	感染	节育手术构成(%) 放置节育器	取出节育器	输精管结扎	输卵管结扎	人工流产
1561809	**51**	**8**	**544**	**6690027**	**228**	**7658**	**671**	**33.08**	**13.03**	**0.80**	**7.18**	**30.74**
2016				191291	2	4		9.77	16.69	0.00	0.60	57.31
402				109699		10		12.33	16.90	0.00	0.22	61.01
48817			2	150544		131	14	58.37	10.91	1.43	4.60	14.19
25420			13	116006		10		38.74	13.96	0.02	5.90	26.93
10050				53597	4	5	12	48.33	17.04	0.08	3.11	16.59
500				209296	3	163	17	26.23	24.84	0.12	0.08	33.62
814				108193		27	0	28.74	21.04	0.00	0.24	31.40
1101				107974	3	31	9	34.54	21.64	0.03	0.25	24.90
4632				201621	2	51		13.76	26.86	0.00	1.06	46.28
10366				559613	1	102	6	21.25	18.99	0.07	0.69	37.13
38992				627088	19	439	80	17.66	13.99	0.00	2.73	43.96
147943		3	155	186516	7	137	47	45.39	9.86	1.02	15.54	19.59
121990			3	189510	12	274	43	41.96	7.62	1.63	15.02	23.34
165412	16	1	52	125543	3	192	63	41.08	5.89	0.05	22.71	17.23
112017			17	335160	7	255	12	45.17	13.02	2.16	6.77	20.27
117688			8	233872	5	277	56	45.19	10.14	1.99	10.53	20.92
35367			3	231452	1	171	1	34.30	13.22	0.36	5.18	33.91
163219		1	81	207540		334	38	42.49	9.17	0.39	16.46	20.93
193938	27	1	145	1068625	15	2079	104	17.37	6.08	1.08	8.79	48.45
31403	1		21	292741	83	312	3	25.94	8.97	0.72	4.21	39.20
11275	5		7	62969	1	37		31.68	8.12	0.05	6.86	38.29
505				226507	7	192	18	19.95	14.99	0.01	0.11	49.91
8041			1	583937	38	1487	84	24.27	14.09	0.10	0.63	45.49
140107	1	1	2	42918	6	90	3	42.44	9.37	6.13	27.18	8.33
51223		1	2	202356	4	480	31	34.88	17.10	0.49	5.52	21.82
6764			2	764		4	3	20.05	4.15	0.00	9.90	1.12
21688	1		1	96004		48		41.89	13.60	0.25	5.84	25.86
57528			29	54507		99	6	41.54	10.51	0.11	19.38	18.36
9120				10637		28	5	47.00	12.18	0.08	8.54	9.97
20909				45512	2	110	9	34.27	15.27	0.00	10.79	23.50
2562				58035	3	79	7	50.15	22.64	0.04	0.65	14.78

九、人民健康水平

简要说明

一、本章主要介绍全国人民健康水平和营养状况。包括人口出生率、死亡率、预期寿命、患病率、居民长期失能和残障情况、城乡青少年和儿童身体发育情况、居民营养状况等。

二、出生率、死亡率和预期寿命数据摘自《中国统计年鉴》；居民患病率、长期失能和残障情况数据来源于 1993、1998、2003、2008 年国家卫生服务调查（调查情况介绍见第五部分医疗服务）；城乡性别年龄别平均身高和体重数据来源于2002 年居民营养与健康状况调查；居民营养状况数据来源于 1982、1992、2002 年全国营养调查。

主要指标解释

出生率　又称粗出生率。指年内一定地区出生人数与同期平均人数之比，一般用‰表示。出生人数指活产数，年平均人数指年初和年底人口数的平均数，也可用年中人口数代替。

死亡率　又称粗死亡率。指年内一定地区的死亡人数与同期平均人数之比，一般用‰表示。

人口自然增长率　指年内一定地区的人口自然增加数（出生人数减死亡人数）与同期平均人数之比（或者人口自然增长率 = 出生率 – 死亡率），一般用‰表示。

婴儿死亡率　指年内一定地区未满 1 岁婴儿死亡人数与同年出生的活产数之比，一般用‰表示。

预期寿命　某年某地区新出生的婴儿预期存活的平均年数，又称出生期望寿命，人均预期寿命。一般用“岁”表示。

两周患病率　即调查前两周内患病人数（或例数）/调查人数 ×1000。

慢性病患病率　两种定义：按人数计算的慢性病患病率，是指调查前半年内慢性病患病人数与调查人数之比；按例数计算的慢性病患病率，是指调查前半年内慢性病患病例数（含一人多次得病）与调查人数之比。“慢性病患病”是指：①调查前半年内经过医生诊断明确有慢性病（包括慢性感染性疾病如结核等和慢性非感染性疾病如冠心病和高血压等）；②半年以前经医生诊断有慢性病，在调查前半年内时有发作，并采取了治疗措施如服药、理疗等。二者有其一者，即认为患慢性病。

每千人患病天数　即调查前两周内病人患病天数之和/调查人数 ×1000。

每千人休工天数　即调查前两周内病人因病休工天数之和/调查人数 ×1000。

每千人休学天数　即调查前两周内学生因病休学天数之和/调查人数 ×1000。

每千人卧床天数　即调查前两周内病人因病卧床天数之和/调查人数 ×1000。

9-1-1 人口出生率、死亡率与自然增长率

	出生率（‰）	死亡率（‰）	自然增长率（‰）
1952	37.00	17.00	20.00
1955	32.60	12.28	20.32
1960	20.86	25.43	-4.57
1965	37.88	9.50	28.38
1970	33.43	7.60	25.83
1975	23.01	7.32	15.69
1976	19.91	7.25	12.66
1977	18.93	6.87	12.06
1978	18.25	6.25	12.00
1979	17.82	6.21	11.61
1980	18.21	6.34	11.87
1981	20.91	6.36	14.55
1982	22.28	6.60	15.68
1983	20.19	6.90	13.29
1984	19.90	6.82	13.08
1985	21.04	6.78	14.26
1986	22.43	6.86	15.57
1987	23.33	6.72	16.61
1988	22.37	6.64	15.73
1989	21.58	6.54	15.04
1990	21.06	6.67	14.39
1991	19.68	6.70	12.98
1992	18.24	6.64	11.60
1993	18.09	6.64	11.45
1994	17.70	6.49	11.21
1995	17.12	6.57	10.55
1996	16.98	6.56	10.42
1997	16.57	6.51	10.06
1998	15.64	6.50	9.14
1999	14.64	6.46	7.58
2000	14.03	6.45	7.58
2001	13.38	6.43	6.95
2002	12.86	6.41	6.45
2003	12.41	6.40	6.01
2004	12.29	6.42	5.87
2005	12.40	6.51	5.89
2006	12.09	6.81	5.28
2007	12.10	6.93	5.17
2008	12.14	7.06	5.08
2009	11.95	7.08	4.87
2010	11.90	7.11	4.79
2011	11.93	7.14	4.79
2012	12.10	7.15	4.95

资料来源：有关年份《中国统计年鉴》。

9-1-2 各地区人口出生率和死亡率

地区	出生率(‰)						死亡率(‰)					
	1981	1990	2000	2005	2010	2011	1981	1990	2000	2005	2010	2011
总　计	**20.91**	**21.06**	**14.03**	**12.40**	**11.90**	**11.93**	**6.36**	**6.67**	**6.45**	**6.51**	**7.11**	**7.14**
北　京	17.65	13.01	8.39	6.29	7.48	8.29	6.02	5.81	6.99	5.20	4.41	4.27
天　津	17.84	15.61	7.50	7.44	8.18	8.58	5.98	5.78	6.67	6.01	5.58	6.08
河　北	19.74	20.46	13.86	12.84	13.22	13.02	6.32	6.82	6.65	6.75	6.41	6.52
山　西	16.96	22.54	21.36	12.02	10.68	10.47	6.54	6.56	7.32	6.00	5.38	5.61
内蒙古	17.27	21.19	12.65	10.08	9.30	8.94	4.90	7.21	6.84	5.46	5.54	5.43
辽　宁	16.59	16.30	10.67	7.01	6.68	5.71	5.26	6.59	6.74	6.04	6.26	6.05
吉　林	15.67	19.49	10.31	7.89	7.91	6.53	5.87	6.56	5.85	5.32	5.88	5.51
黑龙江	13.07	18.11	10.54	7.87	7.35	6.99	4.83	6.35	5.48	5.20	5.03	5.92
上　海	16.79	10.31	6.02	7.04	7.05	6.97	6.45	6.64	7.17	6.08	5.07	5.10
江　苏	15.38	20.54	11.83	9.24	9.73	9.59	5.85	6.53	6.68	7.03	6.88	6.98
浙　江	16.60	15.33	13.90	11.10	10.27	9.47	6.06	6.31	6.61	6.08	5.54	5.40
安　徽	14.18	24.47	13.06	12.43	12.70	12.23	4.81	6.25	5.53	6.23	5.95	5.91
福　建	21.09	24.44	16.96	11.60	11.27	11.41	5.91	6.71	6.08	5.62	5.16	5.20
江　西	15.88	24.59	16.85	13.79	13.72	13.48	6.33	7.54	5.29	5.96	6.06	5.98
山　东	16.48	18.21	11.38	12.14	11.65	11.50	6.41	6.96	6.70	6.31	6.26	6.40
河　南	18.52	24.92	11.60	11.55	11.52	11.56	6.57	6.52	5.58	6.30	6.57	6.62
湖　北	16.33	21.60	8.55	8.74	10.36	10.39	7.07	7.30	5.75	5.69	6.02	6.01
湖　南	18.01	23.93	10.40	11.90	13.10	13.35	6.62	7.23	5.94	6.75	6.70	6.80
广　东	21.77	22.26	18.20	11.70	11.18	10.45	5.46	5.76	5.43	4.68	4.21	4.35
广　西	22.52	20.20	16.47	14.26	14.13	13.71	5.55	6.60	5.06	6.09	5.48	6.04
海　南		24.86	26.12	14.65	14.71	14.72		6.26	4.74	5.72	5.73	5.75
重　庆	}15.93	}19.11	11.43	9.40	9.17	9.88	}6.77	}7.66	7.98	6.40	6.40	6.71
四　川			10.16	9.70	8.93	9.79			6.73	6.80	6.62	6.81
贵　州	22.39	23.09	20.30	14.59	13.96	13.31	7.43	7.90	6.29	7.21	6.55	6.93
云　南	20.23	23.60	17.06	14.72	13.10	12.71	7.30	7.92	6.60	6.75	6.56	6.36
西　藏	24.37	23.98	17.70	17.94	15.80	15.39	8.76	7.55	6.60	7.15	5.55	5.13
陕　西	17.40	23.48	11.00	10.02	9.73	9.75	6.78	6.52	5.92	6.01	6.01	6.06
甘　肃	16.56	20.68	13.23	12.59	12.05	12.08	5.34	6.20	5.92	6.57	6.02	6.03
青　海	20.86	24.34	19.85	15.70	14.94	14.43	5.70	7.47	7.35	6.21	6.31	6.12
宁　夏	24.67	24.34	15.42	15.93	14.14	13.65	4.85	5.52	4.92	4.95	5.10	4.68
新　疆	21.09	26.44	14.50	16.42	15.99	14.99	7.46	7.82	5.17	5.04	5.43	4.42

注：①本表数字摘自《中国统计年鉴》；②1981年广东省出生率和死亡率包括海南数据。

9-2-1 婴儿死亡率与预期寿命

年份	婴儿死亡率(‰)	预期寿命(岁)		
		合计	男	女
解放前	200左右	35.0	…	…
1973～1975	47.0	…	63.6	66.3
1981	34.7	67.9	66.4	69.3
1990	…	68.6	66.9	70.5
2000	32.2	71.4	69.6	73.3
2005	19.0	73.0	71.0	74.0
2010	13.1	74.8	72.4	77.4

资料来源：①1973～1975年系全国三年肿瘤死亡回顾调查数字；②1981、1990、2000、2010年预期寿命系人口普查数，2005年系1%人口抽样调查数；③2000、2005、2010年婴儿死亡率系妇幼卫生监测地区数字。

9-2-2 各地区预期寿命

地区	1990年预期寿命(岁)合计	男	女	2000年预期寿命(岁)合计	男	女	2010年预期寿命(岁)合计	男	女
总　计	**68.55**	**66.84**	**70.47**	**71.40**	**69.63**	**73.33**	**74.83**	**72.38**	**77.37**
北　京	72.86	71.07	74.93	76.10	74.33	78.01	80.18	78.28	82.21
天　津	72.32	71.03	73.73	74.91	73.31	76.63	78.89	77.42	80.48
河　北	70.35	68.47	72.53	72.54	70.68	74.57	74.97	72.70	77.47
山　西	68.97	67.33	70.93	71.65	69.96	73.57	74.92	72.87	77.28
内蒙古	65.68	64.47	67.22	69.87	68.29	71.79	74.44	72.04	77.27
辽　宁	70.22	68.72	71.94	73.34	71.51	75.36	76.38	74.12	78.86
吉　林	67.95	66.65	69.49	73.10	71.38	75.04	76.18	74.12	78.44
黑龙江	66.97	65.50	68.73	72.37	70.39	74.66	75.98	73.52	78.81
上　海	74.90	72.77	77.02	78.14	76.22	80.04	80.26	78.20	82.44
江　苏	71.37	69.26	73.57	73.91	71.69	76.23	76.63	74.60	78.81
浙　江	71.38	69.66	74.24	74.70	72.5	77.21	77.73	75.58	80.21
安　徽	69.48	67.75	71.36	71.85	70.18	73.59	75.08	72.65	77.84
福　建	68.57	66.49	70.93	72.55	70.3	75.07	75.76	73.27	78.64
江　西	66.11	64.87	67.49	68.95	68.37	69.32	74.33	71.94	77.06
山　东	70.57	68.64	72.67	73.92	71.7	76.26	76.46	74.05	79.06
河　南	70.15	67.96	72.55	71.54	69.67	73.41	74.57	71.84	77.59
湖　北	67.25	65.51	69.23	71.08	69.31	73.02	74.87	72.68	77.35
湖　南	66.93	65.41	68.70	70.66	69.05	72.47	74.70	72.28	77.48
广　东	72.52	69.71	75.43	73.27	70.79	75.93	76.49	74.00	79.37
广　西	68.72	67.17	70.34	71.29	69.07	73.75	75.11	71.77	79.05
海　南	70.01	66.93	73.28	72.92	70.66	75.26	76.30	73.20	80.01
重　庆	}66.33	}65.06	}67.70	71.73	69.84	73.89	75.70	73.16	78.60
四　川				71.20	69.25	73.39	74.75	72.25	77.59
贵　州	64.29	63.04	65.63	65.96	64.54	67.57	71.10	68.43	74.11
云　南	63.49	62.08	64.98	65.49	64.24	66.89	69.54	67.06	72.43
西　藏	59.64	57.64	61.57	64.37	62.52	66.15	68.17	66.33	70.07
陕　西	67.40	66.23	68.79	70.07	68.92	71.3	74.68	72.84	76.74
甘　肃	67.24	66.35	68.25	67.47	66.77	68.26	72.23	70.60	74.06
青　海	60.57	59.29	61.96	66.03	64.55	67.7	69.96	68.11	72.07
宁　夏	66.94	65.95	68.05	70.17	68.71	71.84	73.38	71.31	75.71
新　疆	63.59	61.95	63.26	67.41	65.98	69.14	72.35	70.30	74.86

资料来源：1990、2000、2010年人口普查数字。

9-3-1 1993年调查地区居民两周患病率(‰)

指标名称	合计	城市				农村				
		小计	大	中	小	小计	一类	二类	三类	四类
两周患病率	140.1	175.2	200.9	187.3	138.8	128.2	124.4	138.1	122.0	127.1
男性	128.4	158.0	181.0	165.2	129.9	118.7	112.5	131.0	113.3	114.1
女性	151.9	191.8	220.0	208.5	147.7	138.1	136.7	145.3	131.0	140.4
年龄别两周患病率										
0～4岁	200.3	216.9	220.9	233.7	198.4	197.0	193.0	232.7	180.9	163.7
5～14岁	118.7	157.9	167.4	167.6	141.6	109.9	115.9	122.4	101.2	93.9
15～24岁	74.2	104.0	113.8	124.8	77.9	67.2	72.5	71.8	59.6	66.5
25～34岁	82.2	86.2	87.2	110.5	62.0	81.0	77.7	85.1	75.3	90.7
35～44岁	128.5	126.0	122.3	145.0	110.2	129.6	113.8	137.8	134.6	130.1
45～54岁	164.5	188.5	193.9	206.9	163.9	155.3	137.2	164.3	155.8	169.5
55～64岁	218.3	263.6	302.7	283.2	202.7	195.3	190.4	204.1	188.9	200.1
65岁及以上	250.0	309.5	361.5	298.3	247.4	216.0	209.0	224.7	202.4	245.7
疾病别两周患病率										
传染病计	5.4	4.6	3.2	5.6	4.9	5.7	3.9	6.3	5.0	8.8
寄生虫病计	0.3	0.2	0.2	0.2	0.3	0.4	0.3	0.6	0.3	0.3
恶性肿瘤计	0.5	1.1	1.6	0.9	0.7	0.4	0.5	0.5	0.3	0.1
良性肿瘤计	0.4	0.8	1.2	0.7	0.5	0.3	0.3	0.2	0.3	0.3
内分泌、营养和代谢疾病计	1.3	3.4	4.8	3.8	1.7	0.6	0.8	0.8	0.5	0.5
其中：糖尿病	0.8	2.5	3.7	2.8	1.3	0.2	0.3	0.1	0.1	0.1
血液、造血器官疾病	1.6	1.3	1.4	1.3	1.1	1.7	1.5	2.4	1.4	1.3
精神病小计	0.7	0.8	0.7	0.5	1.3	0.7	1.0	0.5	0.6	0.6
神经系病计	3.4	3.8	3.5	5.4	2.4	3.3	4.2	3.5	3.2	1.5
眼及附器疾病	1.8	2.3	3.3	2.2	1.3	1.6	2.0	1.5	1.2	2.1
耳和乳突疾病	0.7	1.0	1.2	0.8	1.0	0.6	0.5	0.8	0.4	0.4
循环系统疾病	11.1	25.9	36.7	26.5	15.1	6.1	7.3	5.4	5.7	6.3
其中：心脏病	4.7	11.5	16.1	12.8	5.9	2.4	3.0	1.9	2.0	3.2
高血压	3.9	9.5	14.0	9.0	5.9	2.0	2.3	1.9	1.7	2.0
脑血管病	1.5	3.3	4.4	3.2	2.3	0.9	1.1	0.9	0.9	0.4
呼吸系统疾病	64.9	72.0	79.1	71.9	65.5	62.4	61.2	68.4	58.3	60.5
其中：急上呼感染	56.1	62.3	66.2	64.4	56.5	54.0	54.0	59.0	49.9	52.0
肺炎	1.5	1.0	0.6	1.1	1.3	1.7	1.2	1.7	1.5	2.7
老慢支	4.3	4.6	6.6	2.9	4.3	4.3	3.3	5.1	4.5	3.6
消化系统疾病	23.3	27.7	30.4	32.6	20.4	21.9	19.8	23.6	21.8	21.5
其中：急性胃炎	11.7	11.2	11.2	13.3	9.2	11.9	9.1	13.6	12.9	10.6
肝硬化	0.7	0.9	0.6	1.0	1.0	0.6	0.7	0.4	0.8	0.5
胆囊疾病	1.9	3.5	3.7	5.3	1.5	1.3	1.7	1.1	1.1	1.5
泌尿生殖系病	4.4	5.3	5.7	6.6	3.7	4.1	3.7	4.3	4.0	4.5
妊娠、分娩病及产褥期并发症	0.2	0.2	0.2	0.2	0.1	0.2	0.2	0.1	0.2	0.4
皮肤皮下组织	3.6	5.0	4.9	6.8	3.3	3.1	3.0	3.2	3.1	3.4
肌肉、骨骼结缔组织	9.5	12.5	14.4	14.1	9.1	8.5	6.9	8.8	9.5	8.2
其中：类风湿性关节炎	4.2	4.1	3.5	5.4	3.3	4.2	2.3	4.2	5.1	5.4
先天异常	0.1	0.2	0.2	0.3		0.1		0.1	0.0	0.3
围生期疾病	0.0					0.0	0.1	0.0	0.0	0.0
损伤和中毒	4.3	4.7	5.9	5.4	2.9	4.2	4.5	4.0	4.1	4.3
其他	0.2	0.2	0.1	0.2	0.2	0.2	0.1	0.2	0.2	0.3
不详	2.7	2.9	3.2	2.0	3.7	2.6	3.1	3.2	2.1	1.9

资料来源：1993年国家卫生服务调查。

9-3-2 1998年调查地区居民两周患病率

指标名称	合计	城市				农村				
		小计	大	中	小	小计	一类	二类	三类	四类
调查人数	216101	54549	20775	15581	18193	161552	36136	47785	53815	23816
患病人数	31244	9551	4236	2358	2957	21693	4658	6223	8086	2726
患病人次数	32364	10213	4648	2477	3088	22151	4788	6357	8274	2732
两周患病率(‰)	149.8	187.2	223.7	159.0	169.7	137.1	132.5	133.0	153.8	114.7
分性别两周患病率(‰)										
男性	136.19	170.74	204.34	145.97	154.66	125.05	123.66	122.84	138.48	101.24
女性	164.07	203.54	242.74	171.79	184.82	150.12	142.11	144.07	170.03	129.56
年龄别两周患病率(‰)										
0～4岁	201.6	221.4	215.1	242.2	210.9	197.5	207.4	199.1	218.4	154.0
5～14岁	100.6	116.2	126.2	114.2	108.6	97.4	103.0	96.4	103.6	80.7
15～24岁	64.7	79.6	83.8	97.3	64.2	60.8	59.3	58.5	64.7	59.3
25～34岁	106.8	93.3	91.4	81.6	105.5	110.9	101.1	114.2	120.6	96.6
35～44岁	154.3	156.2	159.9	134.3	170.7	153.5	137.8	142.8	178.4	142.0
45～54岁	196.0	217.3	237.7	207.4	202.8	187.6	159.1	179.3	217.7	185.2
55～64岁	259.1	312.1	373.9	254.8	288.2	230.5	214.3	221.4	264.4	196.4
65岁及以上	294.1	379.4	470.9	238.9	354.9	242.0	227.1	229.0	281.2	199.5
文化程度别两周患病率(‰)										
文盲半文盲	214.9	286.0	409.6	222.1	246.7	203.1	189.8	204.2	252.4	155.6
小学	161.5	248.3	357.2	218.9	170.3	146.3	142.9	150.4	163.8	102.9
初中	125.0	180.9	210.2	161.3	165.1	104.9	101.8	103.9	114.2	73.9
高中、技校	132.0	148.8	173.2	116.3	150.0	109.1	107.2	96.2	121.9	101.9
中专	167.7	188.8	219.3	152.1	184.8	120.1	108.0	114.8	139.2	63.2
大专	165.2	168.1	180.1	155.8	156.8	146.9	135.1	79.4	180.2	181.8
大学及以上	212.5	219.2	246.8	143.1	252.6	115.9	100.0	108.1	133.3	
医疗保障形式别两周患病率(‰)										
公费	234.4	240.2	276.9	174.9	240.7	207.7	190.9	197.3	220.7	147.5
劳保	228.4	231.5	258.2	199.0	216.0	181.5	182.2	183.9	150.0	375.0
半劳保	170.8	170.6	197.5	125.9	160.6	172.5	106.5	312.5	342.1	272.7
医疗保险	115.1	122.1	189.9	116.4	112.6	109.4	101.5	105.3	126.2	107.1
统筹	212.1	218.9	247.0	117.7	260.9	138.9	100.0	187.5	400.0	
合作医疗	156.0	140.4	350.0	71.4	138.2	158.2	129.6	287.7	150.8	128.4
自费	138.9	159.5	165.7	140.8	165.7	135.4	133.4	126.2	152.5	113.7
就业状况别两周患病率(‰)										
在岗	136.9	138.6	152.0	126.8	133.8	136.5	124.6	133.1	155.3	118.7
下岗	166.6	155.2	167.1	126.9	171.2	209.4	141.3	221.6	254.5	234.4
离退休	344.4	353.1	418.0	260.5	342.8	286.5	281.3	267.8	308.0	295.9
学生	71.8	84.8	88.4	92.3	74.2	65.8	82.6	50.7	69.1	64.8
无业	234.7	205.8	248.1	148.7	207.9	255.9	221.8	276.8	293.6	193.2

资料来源：1998年国家卫生服务调查。

9-3-3　2003年调查地区居民两周患病率

指标名称	合计	城市				农村				
		小计	大	中	小	小计	一类	二类	三类	四类
调查人数	193689	49698	18746	14301	16651	143991	32064	42559	48311	21057
患病人数	26600	7050	2804	2085	2161	19550	3964	5522	7500	2564
患病人次数	27696	7614	3085	2301	2228	20082	4103	5642	7734	2603
两周患病率(‰)	143.0	153.2	164.6	160.9	133.8	139.5	128.0	132.6	160.1	123.6
分性别两周患病率(‰)										
男性	130.4	135.5	145.4	144.6	116.6	128.7	118.6	126.2	145.0	111.7
女性	155.8	170.2	182.9	176.2	150.5	150.6	137.5	139.2	175.8	136.3
年龄别两周患病率(‰)										
0～4岁	133.0	104.2	94.6	103.9	110.6	139.5	112.2	136.3	176.0	103.6
5～14岁	72.2	60.9	59.1	67.2	57.7	74.5	66.1	79.1	84.1	57.1
15～24岁	49.8	40.4	38.9	37.0	44.3	52.4	53.2	50.1	52.1	56.1
25～34岁	82.5	59.5	44.3	55.9	76.5	90.4	70.9	83.4	99.0	111.4
35～44岁	126.2	100.0	81.5	90.6	127.9	135.9	105.4	131.2	156.9	148.9
45～54岁	191.5	163.1	139.5	192.7	166.6	202.6	172.6	193.8	231.2	206.5
55～64岁	251.8	258.1	269.1	292.1	210.7	249.0	207.8	243.7	289.4	236.6
65岁及以上	338.3	396.9	420.0	424.9	320.0	302.1	289.8	267.2	349.6	271.4
文化程度别两周患病率(‰)										
文盲半文盲	248.8	327.1	366.3	368.1	286.8	237.7	235.1	222.3	278.7	199.8
小学	179.4	251.1	312.5	289.2	187.5	166.9	156.1	172.8	192.0	121.7
初中	116.8	151.0	164.9	169.0	120.5	106.1	90.2	101.1	124.1	97.2
高中、技校	106.3	111.3	114.1	116.3	102.2	100.4	95.1	90.9	112.7	104.7
中专	141.0	162.1	181.8	188.2	95.8	97.7	91.7	102.7	102.0	83.3
大专	114.6	122.5	127.0	129.4	98.4	76.4	66.7	79.1	84.1	50.0
大学及以上	116.6	120.7	134.7	122.9	68.4	76.0	84.5	76.3	78.1	
医疗保障形式别两周患病率(‰)										
城镇基本医疗保险	178.4	181.7	209.9	165.7	134.5	155.1	147.4	163.1	153.4	160.6
大病医疗保险	147.1	140.3	125.2	166.7	206.3	178.9	190.1	320.0	83.3	
公费医疗	236.5	235.3	222.2	284.4	177.8	243.3	163.8	265.1	327.9	62.5
劳保医疗	277.2	284.5	256.1	380.3	217.9	181.3	148.6	179.1	275.9	
合作医疗	138.0	150.9	83.3		151.3	134.8	132.2	179.0	220.8	108.5
其他社会医疗保险	101.6	95.5	91.0	73.5	118.8	105.5	94.5	111.5	131.4	84.5
商业医疗保险	98.3	93.6	99.1	83.4	100.7	99.4	104.2	90.6	104.4	111.5
无医疗保险	141.6	125.1	120.1	134.3	123.1	144.8	130.9	134.3	165.2	130.3
就业状况别两周患病率(‰)										
在岗	144.7	97.6	77.3	102.8	113.5	153.6	133.8	147.1	174.1	150.2
离退休	334.3	335.8	358.5	347.8	257.7	321.9	299.2	305.4	373.6	301.6
学生	45.8	41.0	40.0	31.7	49.5	47.9	54.4	46.4	47.1	43.2
无业、失业、半失业	195.0	154.7	140.6	154.0	167.3	291.2	241.5	257.5	387.4	112.1

资料来源：2003年国家卫生服务调查。

9-3-4 2008年调查地区居民两周患病率

指标名称	合计	城市				农村				
		小计	大	中	小	小计	一类	二类	三类	四类
调查人数	177501	46510	17536	13259	15715	130991	29695	39683	42610	19003
患病人次数	33473	10326	5202	2474	2650	23147	5600	6616	8089	2842
两周患病率(‰)	188.6	222.0	296.6	186.6	168.6	176.7	188.6	166.7	189.8	149.6
分性别两周患病率(‰)										
男性	170.4	202.6	267.9	174.7	154.1	159.4	172.1	152.9	171.3	127.2
女性	206.8	240.4	323.4	198.1	182.4	194.3	204.9	181.0	208.7	173.0
年龄别两周患病率(‰)										
0～4岁	174.2	146.7	104.0	131.9	186.0	179.8	160.4	198.4	198.6	123.9
5～14岁	76.9	63.9	74.8	64.1	57.4	79.8	83.0	93.4	79.7	56.7
15～24岁	49.7	50.6	58.9	43.8	46.9	49.5	40.6	57.2	48.2	48.4
25～34岁	74.9	63.2	63.2	58.9	67.1	79.6	71.4	76.1	83.2	88.7
35～44岁	136.0	101.6	121.8	81.5	100.1	147.6	123.8	143.1	159.1	172.9
45～54岁	227.2	213.8	234.4	191.7	204.4	232.8	217.6	215.7	252.1	263.1
55～64岁	322.7	355.1	420.8	324.9	301.3	310.0	331.4	269.0	329.7	317.1
65岁及以上	465.9	580.9	741.5	465.0	404.1	398.2	452.6	348.9	404.3	366.9
文化程度别两周患病率(‰)										
文盲半文盲	337.7	426.5	700.6	427.9	295.7	325.4	356.6	296.3	361.2	273.8
小学	245.6	369.0	543.9	366.8	259.2	224.3	254.4	210.1	244.1	169.8
初中	154.7	239.8	341.2	201.6	169.7	128.9	135.1	130.8	134.8	87.3
高中、技校	142.9	175.7	239.1	144.1	121.9	109.5	106.1	107.2	115.3	107.6
中专	178.6	221.0	309.3	179.5	133.2	98.6	81.3	94.0	109.6	146.6
大专	160.8	180.7	228.2	141.6	116.7	81.2	91.4	71.0	92.2	28.2
大学及以上	143.4	155.4	195.2	106.8	81.1	58.9	85.7	37.0	46.8	85.7
医疗保障形式别两周患病率(‰)										
城镇职工基本医保	284.2	286.0	355.1	225.7	184.0	265.8	321.7	180.3	232.3	204.5
公费医疗	411.7	452.1	557.3	428.2	200.7	264.9	213.6	181.1	391.3	176.5
城镇居民基本医保	145.6	142.3	212.5	142.0	96.2	166.7	143.1	159.4	222.7	235.3
新型农村合作医疗	178.4	212.0	150.0	143.7	216.9	177.2	189.6	168.1	191.3	148.6
其他社会医疗保险	138.6	140.9	156.7	150.9	92.8	132.4	122.5	113.2	170.0	176.5
无社会医疗保险	147.6	143.7	152.6	108.9	156.2	152.8	141.5	150.1	160.4	164.2
就业状况别两周患病率(‰)										
在岗	167.9	114.7	124.5	89.7	125.9	178.8	165.6	170.3	198.5	173.6
离退休	462.6	471.8	583.0	385.7	310.6	399.3	533.0	289.3	332.8	422.8
学生	47.5	46.6	57.2	39.1	40.6	47.8	36.7	56.0	45.5	50.5
无业、失业、半失业	289.1	222.0	245.9	198.1	219.8	336.0	390.7	275.5	358.6	262.6

资料来源：2008年国家卫生服务调查。

9-4-1　1998年调查地区居民疾病别两周患病率(‰)

指标名称	合计	城市				农村				
		小计	大	中	小	小计	一类	二类	三类	四类
传染病计	3.5	3.2	2.7	2.3	4.4	3.7	2.9	3.0	3.4	6.8
寄生虫病计	0.2	0.1	0.1	0.1	0.1	0.2	0.2	0.3	0.1	0.3
恶性肿瘤计	0.6	1.0	1.8	0.7	0.4	0.4	0.6	0.4	0.5	0.1
良性肿瘤计	0.4	0.6	0.9	0.6	0.3	0.3	0.4	0.2	0.4	0.1
内分泌、营养和代谢疾病计	2.1	5.4	8.7	3.1	3.5	1.0	1.1	1.4	1.0	0.3
其中：糖尿病	1.3	3.9	6.5	2.0	2.5	0.4	0.6	0.5	0.3	0.1
血液、造血器官疾病	1.4	1.0	1.0	0.5	1.4	1.5	1.7	1.6	1.7	0.8
精神病小计	0.8	1.0	1.0	1.2	0.9	0.7	0.5	0.7	1.0	0.4
神经系病计	3.2	3.1	3.1	2.7	3.4	3.2	3.6	3.1	3.5	1.9
眼及附器疾病	2.5	3.1	4.3	2.7	2.1	2.3	1.7	1.8	3.4	1.8
耳和乳突疾病	0.6	0.6	0.7	0.4	0.5	0.6	0.7	0.7	0.6	0.4
循环系统疾病	17.1	38.1	55.7	27.0	27.4	10.1	11.5	10.0	10.6	7.1
其中：心脏病	6.3	14.1	20.5	10.2	10.1	3.7	3.8	3.4	3.6	4.0
高血压	6.6	15.6	24.1	11.9	8.9	3.6	4.7	3.7	3.6	1.9
脑血管病	2.7	5.9	7.2	3.1	6.6	1.7	2.2	1.4	2.0	0.5
呼吸系统疾病	69.4	74.7	80.8	66.7	74.7	67.6	63.8	65.2	76.8	57.6
其中：急上呼感染	61.8	65.4	68.1	61.1	65.9	60.7	57.8	58.5	68.6	51.4
肺炎	1.0	0.8	0.9	0.4	1.0	1.1	0.9	1.0	0.8	2.3
老慢支	3.7	3.8	5.1	1.9	4.0	3.6	3.0	3.5	4.8	2.2
消化系统疾病	22.6	25.8	29.6	23.2	23.6	21.5	21.5	21.1	22.9	19.0
其中：急性胃炎	11.5	11.2	11.0	10.7	11.9	11.7	12.2	10.8	12.8	9.9
肝硬化	0.6	0.7	0.6	0.4	1.2	0.5	0.5	0.4	0.6	0.5
胆囊疾病	2.1	3.4	4.7	2.6	2.6	1.7	1.4	1.2	1.7	2.8
泌尿生殖系病	4.2	4.7	5.2	3.6	5.2	4.0	2.7	4.1	4.6	4.5
妊娠、分娩病及产褥期并发症	0.2	0.2	0.2	0.3	0.2	0.2	0.3	0.2	0.2	0.3
皮肤皮下组织	2.9	3.3	4.2	2.7	2.8	2.8	2.8	2.9	3.2	1.4
肌肉、骨骼结缔组织	10.9	13.2	14.3	12.1	12.9	10.1	10.2	9.6	11.9	7.2
其中：类风湿性关节炎	5.0	4.2	4.2	2.9	5.4	5.2	4.1	5.1	5.9	5.8
先天异常	0.1	0.1	0.2	0.0	0.1	0.1	0.1	0.3	0.1	0.3
围生期疾病	0.0	0.0	0.0	0.0	0.1	0.0	0.0	0.0	0.1	0.0
损伤和中毒	4.5	4.5	4.7	4.6	4.1	4.6	4.4	4.1	5.7	3.0
其他	0.5	0.5	0.9	0.3	0.3	0.5	0.4	0.5	0.4	0.9
不详	2.2	3.4	4.3	4.5	1.4	1.7	1.8	2.0	1.8	0.9

资料来源：1998年国家卫生服务调查。

9-4-2　2003年调查地区居民疾病别两周患病率(‰)

指标名称	合计	城市				农村				
		小计	大	中	小	小计	一类	二类	三类	四类
传染病计	2.5	1.8	1.3	0.8	3.3	2.7	1.3	1.7	3.4	5.3
寄生虫病计	0.1	0.0	0.1	0.1		0.1	0.0	0.1	0.3	0.0
恶性肿瘤计	0.9	1.3	2.0	1.0	0.7	0.8	1.0	1.1	0.7	0.4
良性肿瘤计	0.4	0.4	0.5	0.3	0.4	0.4	0.3	0.4	0.4	0.3
内分泌、营养和代谢疾病计	3.1	7.7	11.7	9.2	1.9	1.6	2.2	1.6	1.6	0.6
其中：糖尿病	2.2	6.3	9.5	7.9	1.4	0.8	1.3	0.7	0.9	0.2
血液、造血器官疾病	1.3	0.9	0.8	0.6	1.3	1.4	1.3	1.8	0.9	1.7
精神病小计	0.8	0.9	1.1	1.0	0.6	0.8	0.7	0.7	1.1	0.5
神经系病计	3.5	3.4	2.8	2.7	4.7	3.5	3.4	3.0	4.5	2.3
眼及附器疾病	1.6	2.0	2.5	1.4	1.8	1.5	1.5	1.2	1.9	1.4
耳和乳突疾病	0.5	0.4	0.4	0.2	0.5	0.5	0.4	0.5	0.6	0.4
循环系统疾病	24.4	45.2	55.7	54.5	25.3	17.2	20.9	15.5	18.5	12.1
其中：心脏病	7.2	14.6	17.2	16.9	9.8	4.6	5.1	3.6	4.8	5.1
高血压	11.9	21.9	28.8	27.1	9.6	8.4	11.3	8.4	7.8	5.7
脑血管病	3.7	6.4	7.0	7.6	4.5	2.7	2.9	2.2	3.8	0.8
呼吸系统疾病	52.6	42.4	40.4	42.2	44.8	56.1	51.6	55.5	65.7	42.6
其中：急上呼感染	44.1	34.1	31.0	34.1	37.7	47.5	43.3	48.3	55.3	34.2
肺炎	0.9	0.4	0.4	0.1	0.8	1.1	0.8	0.5	1.0	2.9
老慢支	3.8	3.6	4.9	2.5	3.0	3.8	4.1	3.2	4.7	2.7
消化系统疾病	21.1	17.7	15.6	15.4	22.1	22.3	16.9	21.5	24.7	26.5
其中：急性胃炎	10.5	8.3	7.4	7.0	10.5	11.3	8.8	11.0	12.6	12.5
肝硬化	0.4	0.4	0.3	0.4	0.5	0.4	0.2	0.4	0.4	0.6
胆囊疾病	2.5	2.8	2.1	1.8	4.5	2.4	1.5	1.3	2.5	5.2
泌尿生殖系病	5.2	4.4	4.5	4.2	4.5	5.5	3.8	3.9	7.2	7.4
妊娠、分娩病及产褥期并发症	0.1	0.2	0.2	0.1	0.1	0.1	0.1	0.1	0.1	0.5
皮肤皮下组织	1.9	1.7	1.5	2.0	1.6	2.0	2.1	2.0	2.3	0.9
肌肉、骨骼结缔组织	14.7	16.3	16.7	18.7	13.6	14.2	12.1	13.7	16.6	12.9
其中：类风湿性关节炎	5.1	4.2	3.0	3.9	5.7	5.4	3.1	4.8	6.5	7.9
先天异常	0.2	0.1	0.1	0.1	0.2	0.2	0.1	0.1	0.1	0.4
围生期疾病	0.0					0.0		0.0	0.0	0.0
损伤和中毒	5.7	4.0	3.6	4.8	3.7	6.3	6.5	5.8	6.7	5.6
其他	0.7	0.5	0.6	0.6	0.3	0.8	0.7	0.8	0.7	0.7
不详	1.7	2.0	2.4	0.9	2.4	1.6	0.9	1.7	2.2	1.0

资料来源：2003年国家卫生服务调查。

9-4-3　2008年调查地区居民疾病别两周患病率(‰)

指标名称	合计	城市				农村				
		小计	大	中	小	小计	一类	二类	三类	四类
传染病计	2.1	1.7	1.5	1.9	1.6	2.2	1.8	2.2	2.3	2.6
寄生虫病计	0.1	0.0		0.1		0.1	0.0	0.1	0.0	0.2
恶性肿瘤计	1.4	2.2	3.8	1.2	1.1	1.1	1.2	1.3	1.2	0.4
良性肿瘤计	0.8	1.0	1.5	1.1	0.4	0.7	0.8	0.5	0.8	0.6
内分泌、营养和代谢疾病计	7.4	17.8	31.1	13.8	6.4	3.7	7.1	3.4	2.7	1.3
其中：糖尿病	6.0	15.5	26.4	13.0	5.5	2.6	5.1	2.4	1.8	0.9
血液、造血器官疾病计	1.4	1.0	1.4	0.6	0.9	1.6	1.1	1.8	1.4	2.3
精神病小计	1.3	1.7	2.5	1.4	1.1	1.2	1.7	1.4	0.9	0.6
神经系病计	3.4	3.1	4.0	2.0	2.9	3.5	3.5	2.5	4.5	3.4
眼及附器疾病	1.6	2.0	2.7	1.4	1.6	1.4	1.7	1.2	1.3	1.6
耳和乳突疾病	0.5	0.6	0.6	0.8	0.4	0.5	0.7	0.4	0.6	0.4
循环系统疾病	50.3	91.7	132.7	87.6	49.4	35.6	59.7	29.1	33.0	17.3
其中：心脏病	10.7	20.4	29.3	16.6	13.6	7.2	8.8	6.4	7.6	5.8
高血压	31.4	60.8	90.2	62.2	26.9	20.9	42.0	15.6	17.0	7.9
脑血管病	5.8	7.7	9.5	6.3	6.7	5.2	5.9	5.4	6.1	1.5
呼吸系统疾病	47.8	40.5	45.0	34.2	40.9	50.4	43.8	54.1	55.0	42.6
其中：急上呼感染	38.0	30.8	32.0	27.1	32.6	40.6	35.4	44.8	43.9	32.6
肺炎	1.1	0.8	0.7	0.5	1.1	1.2	0.5	1.1	1.2	2.2
老慢支	4.1	3.3	4.7	1.7	3.1	4.4	4.2	3.9	5.0	4.4
消化系统疾病	26.4	20.6	21.8	13.8	24.8	28.5	22.3	27.4	31.9	32.6
其中：急性胃炎	13.6	8.6	8.0	5.7	11.6	15.4	10.2	15.7	18.3	16.1
肝硬化	0.6	0.8	0.8	0.5	0.9	0.6	0.6	0.5	0.5	0.8
胆囊疾病	2.8	2.4	2.3	1.7	3.1	3.0	2.6	2.2	2.7	5.7
泌尿生殖系病	6.6	5.7	8.4	3.5	4.5	6.9	5.7	6.3	7.3	9.4
妊娠、分娩病及产褥期并发症	0.1	0.1	0.2	0.1	0.1	0.1	0.1	0.1	0.1	0.1
皮肤皮下组织	3.0	2.7	3.4	1.9	2.5	3.1	2.0	4.1	3.1	2.5
肌肉、骨骼结缔组织	25.0	21.1	25.1	14.6	22.1	26.4	26.0	21.1	32.2	25.2
其中：类风湿性关节炎	7.6	4.8	4.8	3.4	5.9	8.6	6.6	6.7	10.1	12.4
先天异常	0.1	0.2	0.2	0.2		0.1	0.2	0.2	0.1	0.1
围生期疾病	0.0	0.0		0.1		0.0		0.1	0.0	0.1
损伤和中毒	5.6	4.4	5.4	3.4	4.2	6.0	6.5	5.3	6.6	5.4
其他	0.6	0.6	0.7	0.7	0.6	0.6	0.7	0.8	0.7	0.3
不详	3.1	3.5	4.6	2.3	3.2	2.9	2.0	3.5	4.1	0.5

资料来源：2008年国家卫生服务调查。

9-5　1998、2003、2008年调查地区居民两周患疾病严重程度

		合计	城市				农村				
			小计	大	中	小	小计	一类	二类	三类	四类
1998	每千人患病天数	1257	1646	2044	1351	1444	1125	1052	1081	1293	947
	每千人休工天数	308	153	153	132	170	347	267	331	404	375
	每千人休学天数	89	68	81	42	74	95	98	81	104	101
	每千人卧床天数	113	95	117	64	96	119	110	116	115	147
2003	每千人患病天数	1093	1238	1345	1366	1009	1043	941	995	1200	936
	每千人休工天数	194	84	67	70	114	218	194	192	235	265
	每千人休学天数	50	35	35	31	39	54	39	45	68	60
	每千人卧床天数	170	175	163	181	182	169	154	150	184	195
2008	每千人患病天数	1537	1842	2472	1630	1318	1428	1652	1280	1488	1256
	每千人休工天数	90	59	64	62	52	97	108	71	123	76
	每千人休学天数	44	29	17	55	21	48	50	42	56	40
	每千人卧床天数	185	164	168	159	164	193	189	193	216	146

资料来源：1998、2003、2008年国家卫生服务调查。

9-6-1 1993年调查地区居民慢性病患病率(‰)

指标名称	合计	城市				农村				
		小计	大	中	小	小计	一类	二类	三类	四类
慢性病患病率	169.8	285.8	323.0	277.6	258.9	130.7	128.6	118.0	134.5	153.9
男性	152.3	254.4	291.7	244.2	229.9	119.0	114.4	108.7	121.6	143.9
女性	187.6	316.2	352.6	309.6	287.8	142.9	143.4	127.7	147.9	164.2
年龄别慢性病患病率										
0～4岁	19.2	23.5	35.3	19.2	19.7	18.3	12.6	19.0	18.9	21.7
5～14岁	19.2	26.3	30.1	23.5	25.7	17.6	10.9	16.4	21.1	21.5
15～24岁	26.0	35.0	42.9	34.6	29.9	23.9	19.0	21.4	26.1	31.8
25～34岁	66.4	64.0	65.5	71.0	56.1	67.1	53.1	65.4	67.7	90.9
35～44岁	162.0	167.2	146.2	173.3	184.8	159.7	138.3	142.3	173.1	218.4
45～54岁	263.4	358.1	336.6	370.9	365.7	227.2	204.1	216.7	223.3	318.1
55～64岁	430.5	618.7	616.1	632.7	605.9	335.0	305.3	298.2	349.3	437.4
65岁及以上	540.3	789.3	821.6	775.5	757.6	398.2	399.5	366.4	398.9	470.9
疾病别慢性病患病率										
传染病计	5.3	5.2	3.2	6.1	6.1	5.4	3.3	5.1	5.4	9.5
寄生虫病计	0.4	0.3	0.3	0.1	0.5	0.5	0.5	0.9	0.2	0.1
恶性肿瘤计	1.0	2.1	3.2	1.6	1.6	0.7	1.0	0.7	0.5	0.2
良性肿瘤计	0.9	1.9	2.5	2.0	1.2	0.5	0.6	0.4	0.7	0.4
内分泌、营养和代谢疾病计	3.1	8.7	12.2	9.3	4.7	1.3	1.6	1.3	1.3	0.5
其中：糖尿病	1.9	6.4	9.2	7.1	3.2	0.4	0.7	0.3	0.3	0.2
血液、造血器官疾病	3.1	3.4	3.5	3.4	3.3	3.0	2.6	3.6	2.8	2.5
精神病小计	1.8	2.1	2.5	1.4	2.3	1.7	2.0	1.7	1.7	1.2
神经系病计	5.5	6.4	6.0	7.1	6.0	5.3	6.9	5.2	5.2	2.7
眼及附器疾病	3.4	6.7	8.9	6.5	4.8	2.3	2.4	2.3	2.2	2.6
耳和乳突疾病	1.0	107.0	1.7	2.1	1.4	0.7	0.6	0.9	0.6	0.7
循环系统疾病	31.4	78.6	99.0	84.1	53.7	15.5	19.2	13.1	14.7	16.5
其中：心脏病	13.1	33.8	42.0	37.5	22.6	6.1	7.0	4.8	5.7	8.4
高血压	11.9	29.8	40.1	31.7	18.3	5.9	7.6	5.5	4.9	6.2
脑血管病	4.0	9.8	10.1	10.3	8.9	2.0	2.7	1.8	2.2	0.9
呼吸系统疾病	22.7	31.3	42.0	26.6	25.9	19.8	19.9	19.0	19.7	21.6
其中：老慢支	13.8	15.9	19.4	13.3	15.2	13.0	12.8	11.8	14.0	14.1
消化系统疾病	36.5	49.0	54.2	56.1	37.0	32.3	36.2	29.2	31.1	36.0
其中：急性胃炎	16.2	16.1	15.6	16.2	16.5	16.2	12.9	16.6	17.6	17.6
肝硬化	2.1	2.7	2.6	2.2	3.2	1.9	1.8	0.9	2.6	2.3
胆囊疾病	5.6	12.8	14.4	17.9	6.1	3.2	4.8	2.3	2.7	3.6
泌尿生殖系病	8.3	12.9	13.3	16.0	9.5	6.8	5.6	6.6	7.4	7.8
皮肤皮下组织	2.7	3.4	4.1	3.8	2.2	2.4	2.3	2.4	2.8	1.8
肌肉、骨骼结缔组织	25.5	38.4	40.6	43.4	31.3	21.2	17.4	18.3	23.8	27.8
其中：类风湿性关节炎	13.5	14.6	10.8	21.7	11.1	13.1	7.3	11.4	15.5	21.4
先天异常	0.3	0.7	1.0	0.7	0.3	0.2	0.1	0.3	0.1	0.3
损伤和中毒	1.3	2.0	3.1	1.6	1.4	1.1	1.1	1.1	1.0	1.0
其他	0.1	0.0		0.1	0.1	0.1		0.1	0.1	
不详	14.7	30.4	20.5	5.1	65.0	9.4	4.6	5.3	12.4	19.6

资料来源：1993年国家卫生服务调查。

9-6-2 1998年调查地区居民慢性病患病率(‰)

指标名称	合计	城市				农村				
		小计	大	中	小	小计	一类	二类	三类	四类
慢性病患病率										
按人数计算	128.2	200.9	236.6	199.0	161.7	103.6	109.4	95.1	113.7	89.4
按例数计算	157.5	273.3	327.7	277.8	207.3	118.4	128.6	106.2	130.3	100.4
分性别慢性病患病率										
男性	141.6	251.1	305.9	257.0	185.7	106.3	116.3	98.5	116.5	84.0
女性	173.9	294.9	348.3	298.2	228.9	131.1	141.4	114.3	145.0	117.6
年龄别慢性病患病率										
0～4岁	13.4	8.0	0.0	17.0	7.2	14.4	13.5	17.8	15.4	8.8
5～14岁	18.6	22.1	27.4	19.7	19.1	17.9	18.1	18.7	18.2	15.5
15～24岁	25.8	25.6	23.2	33.2	22.6	25.9	25.8	24.1	27.5	25.9
25～34岁	72.5	69.0	62.7	75.7	69.4	73.5	71.9	72.5	77.1	69.8
35～44岁	142.2	174.9	185.5	161.3	173.1	128.2	119.5	112.2	139.8	152.7
45～54岁	232.0	327.3	339.4	358.7	284.4	195.2	180.3	187.0	218.0	183.5
55～64岁	386.5	573.4	647.8	607.2	445.4	296.4	311.0	251.8	345.8	239.0
65岁及以上	517.9	793.1	893.0	768.2	637.2	355.1	381.6	323.6	390.3	288.5
疾病别慢性病患病率										
传染病计	4.8	5.8	4.6	4.2	8.6	4.5	3.4	4.8	3.8	7.3
寄生虫病计	0.5	0.3	0.1	1.1	0.0	0.6	0.2	1.6	0.1	0.3
恶性肿瘤计	1.2	2.3	3.3	2.4	1.0	0.8	1.1	0.8	0.8	0.1
良性肿瘤计	0.9	1.9	2.3	2.5	1.0	0.6	0.8	0.5	0.8	0.2
内分泌、营养和代谢疾病计	4.7	13.1	18.1	14.3	6.4	1.8	3.0	1.6	1.8	0.6
其中：糖尿病	3.2	9.8	13.2	10.6	5.3	0.9	1.7	0.8	0.7	0.3
血液、造血器官疾病	2.9	3.3	3.3	3.6	3.0	2.7	2.7	3.1	2.8	1.7
精神病小计	1.9	2.4	2.7	2.6	1.8	1.8	2.2	1.7	1.8	1.4
神经系病计	5.0	5.8	5.7	5.8	5.8	4.8	5.6	4.4	5.5	2.7
眼及附器疾病	4.3	9.4	13.2	9.7	4.9	2.5	2.6	2.2	2.8	2.5
耳和乳突疾病	0.9	1.5	1.5	1.7	1.4	0.7	0.9	0.7	0.7	0.5
循环系统疾病	38.8	93.6	122.9	92.9	60.7	20.3	26.7	18.3	20.4	14.5
其中：心脏病	14.2	34.5	45.3	33.5	23.1	7.4	8.7	6.4	6.9	8.5
高血压	15.8	39.3	52.9	42.8	20.7	7.9	11.4	7.5	7.5	4.4
脑血管病	5.9	13.1	15.1	10.9	12.8	3.4	5.0	2.9	3.8	1.1
呼吸系统疾病	19.8	30.7	39.0	26.9	24.5	16.1	16.8	13.6	20.1	11.3
其中：老慢支	12.9	18.7	22.0	16.1	17.3	10.9	11.4	9.2	13.6	7.9
消化系统疾病	32.5	46.4	48.8	47.4	42.7	27.9	30.7	24.0	29.7	27.4
其中：急性胃炎	14.3	16.2	14.5	17.5	17.1	13.6	14.1	11.6	16.1	11.5
肝硬化	1.7	2.7	2.3	2.1	3.8	1.4	1.5	1.0	1.5	1.7
胆囊疾病	6.4	12.8	16.2	11.6	10.0	4.2	4.4	3.1	3.8	7.3
泌尿生殖系病	8.3	11.8	13.7	10.8	10.4	7.2	6.4	6.6	7.5	8.9
妊娠、分娩病及产褥期并发症	0.1	0.2	0.1	0.2	0.2	0.1	0.2	0.1	0.2	0.1
皮肤皮下组织	2.5	3.6	3.8	4.9	2.1	2.1	2.1	1.9	2.8	1.2
肌肉、骨骼结缔组织	23.4	35.2	37.5	39.9	28.6	19.4	19.4	16.2	23.8	16.3
其中：类风湿性关节炎	11.5	12.8	13.0	11.0	14.1	11.1	8.4	9.3	13.2	14.1
先天异常	0.6	0.6	0.5	0.7	0.7	0.6	0.4	0.5	0.5	1.1
围生期疾病	0.1	0.1	0.0	0.2	0.1	0.1	0.0	0.0	0.1	0.0
损伤和中毒	2.9	3.2	3.6	3.6	2.6	2.7	2.5	2.5	3.5	1.9
其他	0.4	0.5	0.9	0.3	0.3	0.4	0.3	0.5	0.3	0.5

资料来源：1998年国家卫生服务调查。

9-6-3 2003年调查地区居民慢性病患病率(‰)

指标名称	合计	城市				农村				
		小计	大	中	小	小计	一类	二类	三类	四类
慢性病患病率										
按人数计算	123.3	177.3	207.7	161.8	156.4	104.7	109.7	100.4	107.7	99.0
按例数计算	151.1	239.6	293.0	220.1	196.2	120.5	127.6	113.6	126.1	111.1
分性别慢性病患病率										
男性	133.5	215.4	261.8	200.2	176.5	106.4	112.0	103.2	109.9	96.5
女性	169.0	262.7	322.7	238.8	215.3	135.3	143.5	124.4	143.1	126.6
年龄别慢性病患病率										
0～4岁	6.3	5.3	8.6	3.7	4.3	6.5	9.4	3.8	7.2	6.3
5～14岁	9.6	8.7	6.4	8.0	10.8	9.7	10.2	9.8	10.0	8.6
15～24岁	18.0	14.5	10.4	14.8	18.4	18.9	18.0	17.4	19.6	21.2
25～34岁	58.3	48.9	33.7	35.3	74.6	61.6	41.9	55.4	63.3	94.6
35～44岁	117.1	118.6	104.6	88.6	159.0	116.5	90.5	109.2	127.0	156.5
45～54岁	219.5	261.7	248.6	262.7	277.7	203.1	187.0	192.0	219.9	218.8
55～64岁	362.1	497.1	550.3	497.5	428.7	302.6	283.1	308.0	311.2	305.8
65岁及以上	538.8	777.1	874.9	733.9	626.5	391.7	428.7	367.2	386.4	373.2
疾病别慢性病患病率										
传染病计	2.7	2.4	2.0	1.6	3.5	2.8	1.7	2.6	3.0	4.3
寄生虫病计	0.1	0.2	0.2	0.3	0.1	0.1	0.0	0.2	0.1	0.2
恶性肿瘤计	1.3	2.5	4.1	1.6	1.3	0.8	1.4	1.0	0.6	0.4
良性肿瘤计	0.8	1.1	1.6	0.9	0.8	0.6	0.5	0.7	0.7	0.6
内分泌、营养和代谢疾病计	7.5	20.3	28.4	21.4	10.3	3.1	5.1	2.5	2.9	1.6
其中：糖尿病	5.6	16.3	22.5	17.6	8.3	1.9	3.4	1.5	1.7	1.0
血液、造血器官疾病	1.9	1.6	1.5	0.8	2.3	2.0	1.4	2.8	1.5	2.1
精神病小计	1.9	2.4	3.1	1.6	2.3	1.8	2.3	1.7	1.8	1.0
神经系病计	3.9	4.6	4.7	3.9	5.0	3.7	3.5	3.5	4.6	2.6
眼及附器疾病	2.8	4.6	6.9	3.8	2.7	2.1	2.1	2.1	2.1	2.4
耳和乳突疾病	0.6	0.9	1.1	0.8	0.8	0.5	0.5	0.5	0.4	0.5
循环系统疾病	50.0	105.8	139.0	104.7	69.2	30.8	40.9	28.3	30.1	21.8
其中：心脏病	14.3	32.8	43.9	29.6	23.1	7.9	9.4	6.6	8.1	8.0
高血压	26.2	54.7	74.5	57.0	30.3	16.4	24.5	15.5	13.8	11.8
脑血管病	6.6	13.0	14.0	13.1	11.8	4.4	4.6	4.6	5.6	1.2
呼吸系统疾病	15.5	19.1	23.4	15.3	17.5	14.2	14.8	13.1	15.5	12.5
其中：老慢支	7.5	8.2	12.0	4.8	7.0	7.3	8.3	6.1	8.4	5.5
消化系统疾病	25.5	28.2	27.6	21.2	34.8	24.6	22.7	21.8	26.2	29.2
其中：急性胃炎	10.3	9.8	8.4	7.4	13.3	10.5	9.1	9.2	12.6	10.4
肝硬化	1.2	1.4	1.2	1.3	1.8	1.1	1.4	0.9	0.6	1.9
胆囊疾病	5.7	8.5	8.4	6.6	10.1	4.7	4.1	2.9	4.6	9.7
泌尿生殖系病	8.4	10.1	11.5	8.7	9.8	7.8	6.3	6.8	8.7	10.4
妊娠、分娩病及产褥期并发症	0.1	0.1	0.2		0.1	0.1	0.1	0.1	0.1	0.3
皮肤皮下组织	1.3	1.8	2.0	1.5	1.7	1.2	1.2	1.4	1.2	0.4
肌肉、骨骼结缔组织	23.1	29.8	30.9	28.3	29.8	20.8	19.1	21.3	22.9	17.4
其中：类风湿性关节炎	8.6	8.4	7.3	6.2	11.6	8.7	5.3	8.5	10.1	11.3
先天异常	0.4	0.4	0.6	0.1	0.5	0.5	0.4	0.4	0.6	0.4
围生期疾病	0.0	0.0			0.1	0.0			0.0	0.0
损伤和中毒	2.1	2.4	2.7	2.4	2.0	2.0	2.4	1.9	2.3	0.9
其他	0.3	0.2	0.3	0.3	0.1	0.3	0.3	0.5	0.1	0.2

资料来源：2003年国家卫生服务调查。

9-6-4 2008年调查地区居民慢性病患病率(‰)

指标名称	合计	城市				农村				
		小计	大	中	小	小计	一类	二类	三类	四类
慢性病患病率										
按人数计算	157.4	205.3	246.7	194.9	167.8	140.4	167.8	129.8	147.0	105.1
按例数计算	199.9	282.8	361.8	258.6	215.0	170.5	211.2	155.3	179.0	119.6
分性别慢性病患病率										
男性	177.3	266.2	338.0	248.3	202.1	147.0	186.4	137.9	151.7	95.5
女性	222.5	298.6	384.0	268.9	227.2	194.4	235.8	173.3	206.6	144.7
年龄别慢性病患病率										
0～4岁	6.4	7.9	4.7	3.6	13.4	6.1	3.4	6.5	6.7	7.2
5～14岁	8.7	7.0	7.8	8.1	5.7	9.0	8.7	7.9	10.8	7.9
15～24岁	20.2	15.1	18.7	9.1	15.5	21.7	17.9	21.3	23.3	23.6
25～34岁	51.3	35.6	33.4	25.2	47.8	57.5	55.7	52.0	59.7	64.8
35～44岁	121.7	105.0	113.8	88.4	110.9	127.3	118.9	116.8	139.0	137.8
45～54岁	259.5	272.7	282.7	263.6	266.8	254.0	264.3	234.4	269.2	240.7
55～64岁	419.9	522.5	582.9	491.1	476.5	379.7	437.9	337.3	389.1	335.2
65岁及以上	645.4	851.8	975.8	813.4	659.5	523.9	632.8	486.2	507.6	386.9
疾病别慢性病患病率										
传染病计	2.7	1.7	1.4	0.9	2.7	3.1	2.2	3.1	3.4	4.0
寄生虫病计	0.1	0.1	0.1	0.2		0.1	0.1	0.1	0.0	0.2
恶性肿瘤计	2.0	3.3	5.3	2.6	1.7	1.5	1.9	1.7	1.7	0.4
良性肿瘤计	1.2	1.8	2.2	1.5	1.5	1.0	1.2	0.8	1.2	0.8
内分泌、营养、代谢及免疫	12.9	31.4	47.4	30.5	14.3	6.3	10.3	6.7	5.3	1.7
其中：糖尿病	10.7	27.5	40.4	28.2	12.4	4.8	8.2	4.9	3.8	1.4
血液、造血器官疾病计	2.0	1.6	2.1	1.3	1.3	2.2	1.8	2.0	2.3	2.8
精神病小计	2.1	2.3	3.3	2.0	1.5	2.0	2.8	2.2	1.9	0.9
神经系病计	4.2	4.0	4.7	3.7	3.5	4.2	4.7	3.3	5.5	2.7
眼及附器疾病	2.7	4.0	4.9	3.8	3.3	2.2	2.3	2.0	2.5	1.8
耳和乳突疾病	0.5	0.5	0.5	0.4	0.6	0.5	0.5	0.4	0.6	0.3
循环系统疾病	85.5	153.3	195.9	154.9	104.5	61.5	96.5	55.8	57.4	27.7
其中：心脏病	17.6	34.4	44.3	32.6	24.9	11.7	16.6	10.5	11.1	7.5
高血压	54.9	100.8	132.0	106.9	61.0	38.5	65.2	34.4	34.1	15.7
脑血管病	9.7	13.6	14.1	12.4	14.1	8.3	10.1	8.5	9.6	2.1
呼吸系统疾病	14.7	15.7	20.5	11.6	13.8	14.3	13.3	14.4	16.1	11.9
其中：老慢支	6.9	6.6	8.6	4.4	6.2	7.1	6.9	6.6	8.0	6.1
消化系统疾病	24.5	21.9	24.6	15.8	23.9	25.5	26.5	23.0	27.4	24.8
其中：急性胃炎	10.7	7.9	7.2	5.4	10.7	11.7	10.9	11.5	13.2	10.2
肝硬化	1.2	1.5	1.5	1.4	1.7	1.0	1.1	1.0	1.0	1.2
胆囊疾病	5.1	5.0	5.6	4.1	5.0	5.2	5.7	3.8	5.2	7.3
泌尿生殖系病	9.3	9.4	12.0	6.6	8.9	9.3	8.3	8.3	10.1	11.1
妊娠、分娩病及产褥期并发症	0.0	0.0	0.1		0.1	0.0	0.0	0.1	0.0	0.1
皮肤皮下组织	1.3	1.3	1.5	1.4	1.1	1.3	1.1	1.2	1.7	0.8
肌肉、骨骼结缔组织	31.0	27.4	31.6	19.6	29.3	32.3	34.4	27.3	38.5	25.4
其中：类风湿性关节炎	10.2	7.2	6.3	6.0	9.1	11.3	9.7	9.4	13.0	13.6
先天异常	0.4	0.5	0.5	0.3	0.6	0.4	0.4	0.3	0.5	0.3
围生期疾病	0.0					0.1		0.1	0.0	0.3
损伤和中毒	1.4	1.4	1.9	0.8	1.3	1.4	1.7	1.3	1.5	1.0
其他	0.3	0.2	0.1	0.4	0.1	0.3	0.3	0.5	0.2	0.1

资料来源：2008年国家卫生服务调查。

9-7-1 城市7岁以下儿童身体发育情况

年龄	男性				女性			
	体重(公斤)		身高(厘米)		体重(公斤)		身高(厘米)	
	平均值	标准差	平均值	标准差	平均值	标准差	平均值	标准差
0～3天	3.33	0.39	50.4	1.7	3.24	0.39	49.7	1.7
1月	5.11	0.65	56.8	2.4	4.73	0.58	55.6	2.2
2月	6.27	0.73	60.5	2.3	5.75	0.68	59.1	2.3
3月	7.17	0.78	63.3	2.2	6.56	0.73	62.0	2.1
4月	7.76	0.86	65.7	2.3	7.16	0.78	64.2	2.2
5月	8.32	0.95	67.8	2.4	7.65	0.84	66.1	2.3
6月	8.75	1.03	69.8	2.6	8.13	0.93	68.1	2.4
8月	9.35	1.04	72.6	2.6	8.74	0.99	71.1	2.6
10月	9.92	1.09	75.5	2.6	9.28	1.01	73.8	2.7
12月	10.49	1.15	78.3	2.9	9.80	1.05	76.8	2.8
15月	11.04	1.23	81.4	3.1	10.43	1.14	80.2	3.0
18月	11.65	1.31	84.0	3.2	11.01	1.18	82.9	3.1
21月	12.39	1.39	87.3	3.4	11.77	1.30	86.0	3.3
2岁	13.19	1.48	91.2	3.8	12.60	1.48	89.9	3.8
2.5岁	14.28	1.64	95.4	3.9	13.73	1.63	94.3	3.8
3岁	15.31	1.75	98.9	3.8	14.80	1.69	97.6	3.8
3.5岁	16.33	1.97	102.4	4.0	15.83	1.86	101.3	3.8
4岁	17.37	2.03	106.0	4.1	16.84	2.02	104.9	4.1
4.5岁	18.55	2.27	109.5	4.4	18.01	2.22	108.7	4.3
5岁	19.90	2.61	113.1	4.4	18.93	2.45	111.7	4.4
5.5岁	21.16	2.82	116.4	4.5	20.27	2.73	115.4	4.5
6～7岁	22.51	3.21	120.0	4.8	21.55	2.94	118.9	4.6

资料来源：《2005年中国九市七岁以下儿童体格发育调查研究资料》。

9-7-2　农村7岁以下儿童身体发育情况

年龄	男性				女性			
	体重(公斤)		身高(厘米)		体重(公斤)		身高(厘米)	
	平均值	标准差	平均值	标准差	平均值	标准差	平均值	标准差
0～3天	3.32	0.40	50.4	1.7	3.19	0.39	49.8	1.7
1月	5.12	0.73	56.6	2.5	4.79	0.61	55.6	2.2
2月	6.29	0.75	60.5	2.4	5.75	0.72	59.0	2.4
3月	7.08	0.82	63.0	2.3	6.51	0.76	61.7	2.2
4月	7.63	0.89	65.0	2.2	7.08	0.83	63.6	2.3
5月	8.15	0.93	67.0	2.2	7.54	0.91	65.5	2.4
6月	8.57	1.01	69.2	2.5	7.98	0.94	67.6	2.5
8月	9.18	1.07	72.1	2.6	8.54	1.05	70.5	2.7
10月	9.65	1.10	74.7	2.8	9.00	1.04	73.2	2.7
12月	10.11	1.15	77.5	2.8	9.44	1.12	75.8	2.8
15月	10.59	1.20	80.2	3.1	9.97	1.13	78.9	3.1
18月	11.21	1.25	82.8	3.2	10.63	1.20	81.7	3.3
21月	11.82	1.36	85.8	3.4	11.21	1.27	84.4	3.3
2岁	12.65	1.43	89.5	3.8	12.04	1.38	88.2	3.7
2.5岁	13.81	1.60	93.7	3.8	13.18	1.52	92.4	3.7
3岁	14.65	1.65	97.2	3.9	14.22	1.66	96.2	3.9
3.5岁	15.51	1.77	100.5	4.0	15.09	1.82	99.5	4.2
4岁	16.49	1.95	103.9	4.4	15.99	1.89	103.1	4.1
4.5岁	17.47	2.18	107.4	4.3	16.84	2.07	106.2	4.5
5岁	18.46	2.32	110.7	4.5	17.85	2.35	109.7	4.6
5.5岁	19.58	2.72	113.6	4.7	18.83	2.49	112.7	4.7
6～7岁	20.79	2.89	117.4	5.0	20.11	2.87	116.5	5.0

资料来源：《2005年中国九市七岁以下儿童体格发育调查研究资料》。

9-7-3　青少年身体发育情况

年龄（岁）	男性				女性			
	平均体重（千克）		平均身高（厘米）		平均体重（千克）		平均身高（厘米）	
	1992	2002	1992	2002	1992	2002	1992	2002
城市								
7	23.1	24.8	120.8	124.0	22.0	23.2	118.7	122.6
8	26.0	27.2	125.7	129.0	24.9	26.0	124.9	128.3
9	29.3	30.4	130.7	134.4	28.3	28.6	130.7	133.5
10	31.5	33.8	136.5	139.6	31.0	32.8	135.7	139.9
11	34.8	37.4	141.3	144.9	34.2	36.7	141.9	145.8
12	38.0	40.5	146.1	149.5	40.5	40.5	147.9	150.5
13	44.1	44.9	154.3	156.6	43.2	44.5	152.0	154.5
14	49.3	49.4	158.7	162.0	46.4	47.2	154.9	157.2
15	52.8	55.2	164.1	167.6	48.3	50.8	156.5	158.3
16	54.8	57.2	166.6	168.4	49.8	52.2	156.7	158.8
17	56.1	58.7	167.6	170.2	50.1	51.9	157.2	158.6
18	57.1	60.9	168.2	170.8	50.0	51.9	157.6	158.8
19	57.7	61.2	168.7	170.4	51.3	51.8	157.6	159.6
农村								
7	21.1	21.7	116.1	119.6	20.2	20.6	114.7	118.2
8	23.1	23.9	121.3	124.6	22.3	22.9	120.1	123.8
9	25.3	26.1	126.0	129.1	24.6	25.4	125.5	128.8
10	27.6	28.6	130.9	134.2	27.1	28.2	130.3	134.3
11	30.1	31.9	135.1	139.2	30.0	31.8	135.5	140.0
12	33.2	35.4	140.4	144.5	34.1	35.8	141.3	145.4
13	38.7	39.3	147.6	149.9	39.1	40.5	146.7	150.1
14	42.4	45.1	152.9	157.2	43.2	44.1	150.6	153.2
15	47.5	48.6	158.1	161.4	45.2	46.7	151.9	154.8
16	51.3	53.0	161.4	165.2	48.6	49.2	154.4	156.0
17	52.9	54.9	163.4	166.3	49.3	51.2	154.5	157.0
18	54.7	56.8	163.8	167.2	50.8	51.7	154.9	157.5
19	56.2	58.8	165.0	168.3	51.4	52.3	155.1	157.0

资料来源：1992、2002年全国营养抽样调查。

9-8-1 城乡居民每人每日营养素摄入量

营养素名称	合计			城市			农村		
	1982	1992	2002	1982	1992	2002	1982	1992	2002
能量(卡)	2491.3	2328.3	2250.5	2450.0	2394.6	2134.0	2509.0	2294.0	2295.5
蛋白质(克)	66.7	68.0	65.9	66.8	75.1	69.0	66.6	64.3	64.6
脂肪(克)	48.1	58.3	76.2	68.3	77.7	85.5	39.6	48.3	72.7
碳水化合物			321.2			268.3			341.6
糖(克)	443.4	378.4		101.0	340.5		489.7	397.9	
膳食纤维(克)	8.1	13.3	12.0	6.8	11.6	11.1	8.7	14.1	12.4
视黄醇(微克)	53.8	156.5	151.1	103.9	277.0	223.6	32.7	94.2	123.1
视黄醇当量(微克)	119.5	476.0	469.2	147.3	605.5	547.2	107.8	409.0	439.1
硫胺素(毫克)	2.5	1.2	1.0	2.1	1.1	1.0	2.6	1.2	1.0
核黄素(毫克)	0.9	0.8	0.8	0.8	0.9	0.9	0.9	0.7	0.7
维生素E(毫克)			35.6			37.3			35.0
钾(毫克)			1700.1			1722.4			1691.5
钠(毫克)			6268.2			6007.7			6368.8
钙(毫克)	694.5	405.4	388.8	563.0	457.9	438.6	750.0	378.2	369.6
铁(毫克)	37.3	23.4	23.2	34.2	25.5	23.7	38.6	22.4	23.1
锌(毫克)			11.3			11.5			11.2
铜(毫克)			2.2			2.3			2.2
硒(毫克)			39.9			46.5			37.4
磷(毫克)	1623.2	1057.8	978.8	1574.0	1077.4	973.2	1644.0	1047.6	981.0

资料来源：1982、1992、2002年全国营养调查。

9-8-2 城乡居民膳食结构(%)

食物分类	合计		城市		农村	
	1992	2002	1992	2002	1992	2002
能量的食物来源						
谷类	66.8	57.9	57.4	48.5	71.7	61.5
豆类	1.8	2.6	2.1	2.7	1.7	2.6
薯类	3.1	2.0	1.7	1.4	3.9	2.2
动物性食物	9.3	12.6	15.2	17.6	6.2	10.7
纯热能食物	11.6	17.3	14.3	19.3	10.2	16.5
其他	7.4	7.6	9.4	10.5	6.4	6.5
能量的营养素来源						
蛋白质	11.8	11.8	12.7	13.1	11.3	11.3
脂肪	22.0	29.6	28.4	35.0	18.6	27.5
蛋白质的食物来源						
谷类	61.6	52.0	48.8	40.7	68.3	56.5
豆类	5.1	7.5	5.8	7.3	4.8	7.6
动物性食物	18.9	25.1	31.5	35.8	12.4	21.0
其他	14.4	15.3	14.0	16.3	14.6	15.0
脂肪的食物来源						
动物性食物	37.2	39.2	38.7	36.2	36.3	40.4
植物性食物	62.8	60.8	61.3	63.8	63.7	59.6

资料来源：1992、2002年全国营养调查。

9-8-3　城乡居民每人每日食物摄入量(克)

食物分类	合计			城市			农村		
	1982	1992	2002	1982	1992	2002	1982	1992	2002
米及其制品	217.0	226.7	238.3	217.0	223.1	217.8	217.0	255.8	246.2
面及其制品	189.2	178.7	140.2	218.0	165.3	131.9	177.0	189.1	143.5
其他谷类	103.5	34.5	23.6	24.0	17.0	16.3	137.0	40.9	26.4
薯类	179.9	86.6	49.1	66.0	46.0	31.9	228.0	108.0	55.7
干豆类	8.9	3.3	4.2	6.1	2.3	2.6	10.1	4.0	4.8
豆制品	4.5	7.9	11.8	8.2	11.0	12.9	2.9	6.2	11.4
深色蔬菜	79.3	102.0	90.8	68.0	98.1	88.1	84.0	107.1	91.8
浅色蔬菜	236.8	208.3	185.4	234.0	221.2	163.8	238.0	199.6	193.8
腌菜	14.0	9.7	10.2	12.1	8.0	8.4	14.8	10.8	10.9
水果	37.4	49.2	45.0	68.3	80.1	69.4	24.4	32.0	35.6
坚果	2.2	3.1	3.8	3.5	3.4	5.4	1.7	3.0	3.2
奶及其制品	8.1	14.9	26.5	9.9	36.1	65.8	7.3	3.8	11.4
蛋及其制品	7.3	16.0	23.7	15.5	29.4	33.2	3.8	8.8	20.0
畜禽类	34.2	58.9	78.6	62.0	100.5	104.5	22.5	37.6	68.7
鱼虾类	11.1	27.5	29.6	21.6	44.2	44.9	6.6	19.2	23.7
植物油	12.9	22.4	32.9	21.2	32.4	40.2	9.3	17.1	30.1
动物油	5.3	7.1	8.7	4.6	4.5	3.8	5.6	8.5	10.6
糕点类			9.2			17.2			6.2
淀粉及糖	5.4	4.7	4.4	10.7	7.7	5.2	3.1	3.0	4.1
食盐	12.7	13.9	12.0	11.4	13.3	10.9	13.2	13.9	12.4
酱油	14.2	12.6	8.9	32.5	15.9	10.6	6.5	10.6	8.2
酒类	3.2	2.2		4.4	2.9		3.6	1.8	
其他	9.2	11.5		11.0	20.6		9.8	6.6	

资料来源：1982、1992、2002年全国营养调查。

十、疾病控制与公共卫生

简要说明

一、本章主要介绍全国及31个省、自治区、直辖市疾病控制与公共卫生情况，包括法定报告传染病发病及死亡率，高血压病患病率和治疗率，恶性肿瘤死亡率，血吸虫病、寄生虫病和地方病防治情况，农村改水和改厕进展情况等。

二、传染病发病率、死亡率、病死率数据来源于法定报告传染病统计年报资料；血吸虫病、寄生虫和地方病防治情况来源于寄生虫和地方病统计年报资料；农村改水和改厕情况来源于爱卫会农村改水、改厕统计年报资料。高血压病患病率和治疗率来源于2002年《中国居民营养与健康状况调查报告》；恶性肿瘤死亡率来源于1973~1975年、1990~1992年、2004~2005年《中国恶性肿瘤死亡抽样回顾调查》。

三、随着新的传染性疾病的出现和流行，甲、乙类法定报告传染病病种有所调整。1989年及以前法定报告传染病包括鼠疫、副霍乱、白喉、流脑、百日咳、猩红热、麻疹、流感、痢疾、伤寒和副伤寒、病毒性肝炎、脊髓灰质炎、乙脑、疟疾、黑热病、森林脑炎、恙虫病、出血热和钩端螺旋体病19种。根据1989年颁布的《中华人民共和国传染病防治法》，1990~1995年甲、乙类法定报告传染病包括鼠疫、霍乱、病毒性肝炎、痢疾、伤寒和副伤寒、艾滋病、淋病、梅毒、脊髓灰质炎、麻疹、百日咳、白喉、流脑、猩红热、流行性出血热、狂犬病、钩端螺旋体病、布鲁氏菌病、炭疽、流行性和地方性斑疹伤寒、流行性乙型脑炎、黑热病、疟疾、登革热25种。1996年乙类传染病增加新生儿破伤风和肺结核；2002年增加HIV感染者；2003年增加传染性非典型肺炎；2005年增加血吸虫病和人禽流感；2009年增加甲型H1N1流感。

四、建国初期及20世纪60年代末至70年代初期，各地疫情报告系统不够健全，传染病发病和死亡漏报情况比较严重。

五、本章“农村总户数”仅用于计算农村卫生厕所普及率。

主要指标解释

甲乙类法定报告传染病发病率　是指某年某地区每10万人口中甲、乙类法定报告传染病发病数。即法定报告传染病发病率=甲、乙类法定报告传染病发病数/人口数×100000。

甲乙类法定报告传染病死亡率　是指某年某地区每10万人口中甲、乙类法定报告传染病死亡数。即法定报告传染病死亡率=甲、乙类法定报告传染病死亡数/人口数×100000。

甲乙类法定报告传染病病死率　是指某年某地区甲、乙类法定报告传染病死亡数与发病数之比。即法定报告传染病病死率=甲、乙类法定报告传染病死亡数/发病数×100%。

一岁儿童免疫接种率　是指按照儿童免疫程序进行合格接种的人数占全部应接种人数的百分比。

大骨节病临床I°以上病人数　是指年底实有I°以上病人总数及病人总数中12岁以下病人数。

碘缺乏病消除县数　是指通过国家评估组评估达到消除标准的县数。

地方性砷中毒（水型）轻病区　水砷含量大于0.05小于等于0.2mg/L，患病率<10%的病区村。

地方性砷中毒（水型）中病区　水砷含量大于0.2小于等于0.5mg/L，患病率在10%~30%的病区村。

地方性砷中毒（水型）重病区　水砷含量大于0.5mg/L以上，患病率>30%的病区村。

农村自来水普及率　是指农村饮用自来水人口数占当地农村人口总数的百分比。

卫生厕所普及率 是指符合农村户厕卫生标准的累计卫生厕所数占当地农村总户数的百分比。卫生厕所的标准是：厕所有墙、有顶，厕坑及贮粪池不渗漏，厕内清洁，无蝇蛆，基本无臭，贮粪池密闭有盖，粪便及时清除并进行无害化处理。

无害化卫生厕所普及率 即累计卫生厕所户数（“合计”－“其他”）/农村总户数×100%。

10-1-1 2012年甲乙类法定报告传染病发病数及死亡数排序

顺位	发病		死亡	
	疾病名称	发病人数	疾病名称	死亡人数
1	病毒性肝炎	1380800	艾滋病	11575
2	肺结核	951508	肺结核	2662
3	梅毒	410074	狂犬病	1361
4	细菌性和阿米巴性痢疾	207429	病毒性肝炎	747
5	淋病	91853	流行性出血热	104
6	猩红热	46459	梅毒	79
7	艾滋病	41929	流行性乙型脑炎	59
8	布鲁氏菌病	39515	新生儿破伤风	51
9	流行性出血热	13308	流脑	24
10	伤寒和副伤寒	11998	疟疾	15
11	麻疹	6183	细菌性和阿米巴性痢疾	13
12	血吸虫病	4802	麻疹	8
13	疟疾	2451	钩端螺旋体病	5
14	百日咳	2183	血吸虫病	4
15	流行性乙型脑炎	1763	伤寒和副伤寒	3
16	狂犬病	1425	甲型H1N1流感	3
17	甲型H1N1流感	1072	猩红热	2
18	新生儿破伤风	656	鼠疫	1
19	登革热	575	淋病	1
20	钩端螺旋体病	440	百日咳	1
21	炭疽	237	布鲁氏菌病	1
22	流脑	195	炭疽	1
23	霍乱	75	人感染高致病性禽流感	1
24	鼠疫	1	霍乱	
25	人感染高致病性禽流感	1	登革热	
26	传染性非典型肺炎		传染性非典型肺炎	
27	脊髓灰质炎		脊髓灰质炎	
28	白喉		白喉	

注：空格系无报告发病或死亡病例。

10-1-2 2012年甲乙类法定报告传染病发病率、死亡率及病死率排序

顺位	发病		死亡		病死	
	疾病名称	发病率(1/10万)	疾病名称	死亡率(1/10万)	疾病名称	病死率(%)
1	病毒性肝炎	102.48	艾滋病	0.86	鼠疫	100.00
2	肺结核	70.62	肺结核	0.20	人感染高致病性禽流感	100.00
3	梅毒	30.44	狂犬病	0.10	狂犬病	95.51
4	细菌性和阿米巴性痢疾	15.40	病毒性肝炎	0.06	艾滋病	27.61
5	淋病	6.82	出血热	0.01	流脑	12.31
6	猩红热	3.45	梅毒	0.01	新生儿破伤风	7.77
7	艾滋病	3.11	流行性乙型脑炎	0.00	流行性乙型脑炎	3.35
8	布鲁氏菌病	2.93	新生儿破伤风	0.00	钩端螺旋体病	1.14
9	流行性出血热	0.99	流脑	0.00	出血热	0.78
10	伤寒和副伤寒	0.89	疟疾	0.00	疟疾	0.61
11	麻疹	0.46	细菌性和阿米巴性痢疾	0.00	炭疽	0.42
12	血吸虫病	0.36	麻疹	0.00	甲型H1N1流感	0.28
13	疟疾	0.18	钩端螺旋体病	0.00	肺结核	0.28
14	百日咳	0.16	血吸虫病	0.00	麻疹	0.13
15	流行性乙型脑炎	0.13	伤寒和副伤寒	0.00	血吸虫病	0.08
16	狂犬病	0.11	甲型H1N1流感	0.00	病毒性肝炎	0.05
17	甲型H1N1流感	0.08	猩红热	0.00	百日咳	0.05
18	新生儿破伤风	0.05	鼠疫	0.00	伤寒和副伤寒	0.03
19	登革热	0.04	淋病	0.00	梅毒	0.02
20	钩端螺旋体病	0.03	百日咳	0.00	细菌性和阿米巴性痢疾	0.01
21	炭疽	0.02	布鲁氏菌病	0.00	猩红热	0.00
22	流脑	0.01	炭疽	0.00	布鲁氏菌病	0.00
23	霍乱	0.01	人感染高致病性禽流感	0.00	淋病	0.00
24	鼠疫	0.00	霍乱		霍乱	
25	人感染高致病性禽流感	0.00	登革热		登革热	
26	传染性非典型肺炎		传染性非典型肺炎		传染性非典型肺炎	
27	脊髓灰质炎		脊髓灰质炎		脊髓灰质炎	
28	白喉		白喉		白喉	

注：新生儿破伤风发病率和死亡率单位为‰。

10-1-3 甲乙类法定报告传染病发病率、死亡率及病死率

年份	总计			鼠疫			霍乱			病毒性肝炎		
	发病率 1/10万	死亡率 1/10万	病死率 %	发病率 1/10万	死亡率 1/10万	病死率 %	发病率 1/10万	死亡率 1/10万	病死率 %	发病率 1/10万	死亡率 1/10万	病死率 %
1950	163.37	6.70	4.09	0.68	0.25	35.65						
1955	2139.69	18.43	0.86	0.01		47.83						
1960	2448.35	7.47	0.31	0.01	0.01	54.39					0.16	0.33
1965	3501.36	18.71	0.53			64.71	0.01		2.25	61.84	0.23	0.38
1970	7061.86	7.73	0.11	0.01		9.62				32.23	0.15	0.45
1975	5070.27	7.40	0.15				0.07		0.15	85.15	0.22	0.26
1976	3254.00	6.29	0.19			100.00	0.02		0.45	72.20	0.19	0.27
1977	3816.78	6.51	0.17			71.43	0.26	0.02	0.89	103.20	0.19	0.19
1978	2373.07	4.86	0.20			50.00	1.60	0.02	1.38	92.39	0.18	0.20
1979	2067.38	4.39	0.21			75.00	3.55	0.04	1.09	103.54	0.19	0.18
1980	2079.79	3.76	0.18			66.67	4.16	0.03	0.66	111.47	0.18	0.18
1981	1884.43	3.51	0.19				3.84	0.04	0.96	106.01	0.21	0.19
1982	1532.85	3.16	0.21			66.67	1.40	0.01	0.69	91.57	0.21	0.22
1983	1302.95	2.68	0.21			60.00	1.78	0.01	0.64	72.44	0.18	0.25
1984	1043.22	2.59	0.25				1.63	0.01	0.57	67.87	0.20	0.29
1985	874.82	2.41	0.28			33.33	0.63	0.01	1.13	76.68	0.22	0.29
1986	725.91	1.97	0.27			37.50	1.04	0.01	0.76	97.27	0.20	0.21
1987	558.74	1.83	0.33			33.33	0.52		0.62	108.23	0.23	0.21
1988	465.89	1.49	0.32			66.67	0.67	0.01	1.23	132.47	0.19	0.14
1989	339.26	1.26	0.37			50.00	0.51		1.03	113.11	0.15	0.13
1990	297.24	1.17	0.40	0.01		2.70	0.06		0.78	117.57	0.16	0.14
1991	284.50	0.87	0.29			33.30	0.02			116.87	0.14	0.12
1992	235.91	0.55	0.23			13.89	0.04		0.47	109.12	0.11	0.11
1993	189.49	0.47	0.25			16.67	0.95	0.01	1.28	88.77	0.10	0.12
1994	196.12	0.46	0.24			50.00	2.96	0.03	0.92	73.52	0.09	0.12
1995	176.37	0.34	0.19				0.95	0.01	0.93	63.63	0.09	0.14
1996	166.10	0.33	0.20	0.01		4.20	0.31		0.99	63.41	0.08	0.13
1997	199.29	0.43	0.21				0.10		2.54	66.05	0.09	0.14
1998	204.39	0.41	0.20			19.05	0.97	0.02	2.12	65.78	0.07	0.11
1999	204.44	0.41	0.18			38.46	0.42		1.08	71.68	0.06	0.09
2000	192.59	0.36	0.19	0.02		0.79	0.15		0.60	64.91	0.07	0.10
2001	191.09	0.36	0.19	0.01		5.56	0.22		0.53	65.46	0.06	0.09
2002	182.25	0.39	0.21	0.01			0.05	0.00	0.75	66.10	0.08	0.12
2003	192.18	0.48	0.25			7.69	0.02		0.41	68.55	0.08	0.12
2004	244.66	0.55	0.22	0.00	0.00	40.91	0.02	0.00	0.41	88.69	0.08	0.09
2005	268.31	0.76	0.28	0.00	0.00	30.00	0.07	0.00	0.41	91.42	0.09	0.10
2006	266.83	0.81	0.30	0.00			0.01	0.00	1.26	102.09	0.10	0.10
2007	272.39	0.99	0.36	0.00		50.00	0.01			108.44	0.09	0.08
2008	268.01	0.94	0.35	0.00	0.00	100.00	0.01			106.54	0.08	0.07
2009	263.52	1.12	0.42	0.00	0.00	25.00	0.01			107.30	0.08	0.07
2010	238.69	1.07	0.45	0.00	0.00	28.57	0.01			98.74	0.07	0.07
2011	241.44	1.14	0.47	0.00	0.00	100.00	0.00			102.34	0.06	0.06
2012	238.76	1.24	0.52	0.00	0.00	100.00	0.01			102.48	0.06	0.05

注：①2005年起，流行性和地方性斑疹伤寒、黑热病调整为丙类传染病；②2009年甲型H1N1流感纳入乙类传染病。

10-1-3 续表1

年份	细菌性和阿米巴性痢疾			伤寒、副伤寒			艾滋病			HIV感染者		
	发病率 1/10万	死亡率 1/10万	病死率 %	发病率 1/10万	死亡率 1/10万	病死率 %	发病率 1/10万	死亡率 1/10万	病死率 %	发病率 1/10万	死亡率 1/10万	病死率 %
1950	46.37	1.96	4.22	8.17	0.78	9.54						
1955	319.42	1.91	0.60	8.69	0.19	2.19						
1960	438.88	1.88	0.43	37.75	0.55	1.45						
1965	424.89	0.96	0.23	16.06	0.09	0.56						
1970	352.15	0.48	0.14	9.96	0.03	0.30						
1975	1000.70	1.44	0.14	9.61	0.03	0.32						
1976	712.90	0.91	0.13	7.68	0.03	0.35						
1977	729.11	0.83	0.11	12.82	0.04	0.29						
1978	676.06	0.82	0.12	15.58	0.05	0.29						
1979	589.62	0.78	0.13	10.53	0.04	0.34						
1980	568.99	0.52	0.09	11.94	0.04	0.33						
1981	671.37	0.56	0.08	12.72	0.04	0.32						
1982	617.23	0.36	0.06	14.25	0.04	0.25						
1983	482.80	0.30	0.06	11.24	0.03	0.27						
1984	376.75	0.21	0.05	9.75	0.25	0.25						
1985	316.72	0.23	0.07	8.35	0.02	0.29						
1986	299.84	0.25	0.08	9.76	0.04	0.40						
1987	230.67	0.24	0.11	13.02	0.04	0.34						
1988	190.06	0.21	0.11	14.01	0.03	0.22						
1989	132.47	0.14	0.10	10.83	0.04	0.32						
1990	127.44	0.17	0.13	10.32	0.02	0.24						
1991	115.58	0.10	0.09	10.45	0.03	0.29						
1992	79.55	0.06	0.08	7.91	0.01	0.16			66.67			
1993	54.50	0.04	0.07	7.51	0.01	0.17			45.00			
1994	74.84	0.02	0.06	7.75		0.17			84.62			
1995	73.30	0.04	0.05	6.10	0.01	0.17			69.70			
1996	66.31	0.03	0.05	5.61	0.01	0.17			46.67			
1997	59.65	0.03	0.05	4.83	0.01	0.15	0.01	0.01	65.04	0.15		
1998	55.34	0.03	0.05	4.80	0.01	0.20			17.33	0.10		
1999	48.30	0.02	0.10	4.08		70.59	0.02	0.01	0.00	0.18		
2000	40.79	0.01	0.03	4.19		0.09	0.02	0.01	57.82	0.20		
2001	39.86	0.01	0.03	5.07		0.06	0.04	0.02	56.18	0.30		
2002	36.23	0.02	0.05	4.47	0.00	0.07	0.06	0.02	38.25	0.33		
2003	34.52	0.02	0.05	4.17		0.06	0.08	0.03	33.10			
2004	38.30	0.01	0.03	3.80	0.00	0.04	0.23	0.06	24.26	1.02	0.00	0.02
2005	34.92	0.01	0.03	2.65	0.00	0.04	0.43	0.10	23.41			
2006	32.36	0.01	0.03	1.99	0.00	0.07	0.51	0.10	19.95	2.42	0.03	1.24
2007	27.99	0.01	0.02	1.55		0.03	0.74	0.30	40.14			
2008	23.43	0.00	0.02	1.18	0.00	0.04	0.76	0.41	53.57	3.14	0.24	7.75
2009	20.45	0.00	0.01	1.28	0.00	0.05	1.00	0.50	49.66	3.33	0.39	11.64
2010	18.90	0.00	0.01	1.05	0.00	0.02	1.20	0.58	48.45	3.42	0.49	14.47
2011	17.74	0.00	0.01	0.88	0.00	0.01	1.53	0.69	45.11	3.93	0.64	16.34
2012	15.40	0.00	0.01	0.89	0.00	0.03	3.11	0.86	27.61	4.33	0.85	19.64

10-1-3 续表2

年份	淋病			梅毒			脊髓灰质炎			麻疹		
	发病率 1/10万	死亡率 1/10万	病死率 %	发病率 1/10万	死亡率 1/10万	病死率 %	发病率 1/10万	死亡率 1/10万	病死率 %	发病率 1/10万	死亡率 1/10万	病死率 %
1950										44.08	2.85	6.46
1955								0.02	6.09	701.23	12.24	1.75
1960							2.40	0.09	3.64	157.51	1.60	1.01
1965							4.06	0.08	2.06	1265.74	9.19	0.73
1970							2.56	0.03	1.35	450.47	1.83	0.41
1975							0.84	0.02	1.94	277.57	1.63	0.59
1976							0.50	0.01	2.62	273.56	1.20	0.44
1977							0.79	0.02	2.86	278.26	1.24	0.45
1978							1.09	0.03	2.49	249.44	1.01	0.40
1979							0.57	0.01	2.63	178.31	0.79	0.44
1980							0.76	0.02	2.31	114.88	0.50	0.44
1981							0.97	0.02	2.59	101.46	0.42	0.42
1982							0.77	0.02	2.03	88.96	0.51	0.58
1983							0.32	0.01	1.73	76.92	0.40	0.51
1984							0.16		3.08	60.42	0.28	0.47
1985							0.15	0.01	6.18	40.37	0.26	0.63
1986							0.17	0.02	11.00	18.97	0.08	0.42
1987							0.09		4.23	9.88	0.02	0.21
1988							0.06		0.45	8.90	0.05	0.55
1989							0.42	0.01	2.64	7.77	0.03	0.42
1990	6.95			0.09			0.46	0.01	2.03	7.71	0.02	0.22
1991	7.28			0.07			0.17	0.01	3.17	10.78	0.03	0.29
1992	7.77			0.09		0.19	0.10		2.69	12.10	0.03	0.29
1993	9.17			0.11		0.08	0.05		4.83	10.16	0.03	0.32
1994	10.78			0.19			0.02		2.30	7.33	0.02	0.29
1995	11.66			0.54			0.01		4.84	4.83	0.01	0.19
1996	11.50			1.00						6.27	0.01	0.21
1997	13.77			1.77		0.03				6.86	0.02	0.30
1998	19.12			3.07		0.01				4.54	0.01	0.23
1999	22.78			4.90						4.98	0.01	0.25
2000	18.64		0.02	5.08						5.93	0.01	0.22
2001	14.80			4.80		0.01				7.15	0.01	0.18
2002	13.28	0.00	0.01	4.67		0.03				4.76	0.01	0.22
2003	14.09		0.00	4.50		0.05	5.55	0.01	0.11	0.00		
2004	17.34	0.00	0.00	7.12	0.00	0.04				5.43	0.00	0.04
2005	13.79	0.00	0.00	9.67	0.01	0.06				9.42	0.00	0.04
2006	12.14	0.00	0.00	12.80	0.01	0.05				7.62	0.00	0.04
2007	11.08			15.88		0.03				8.29	0.01	0.06
2008	9.90	0.00	0.00	19.49	0.00	0.02				9.95	0.01	0.08
2009	9.02			23.07	0.00	0.02				3.95	0.00	0.07
2010	7.91	0.00	0.00	26.86	0.01	0.02				2.86	0.00	0.07
2011	7.31	0.00	0.00	29.47	0.01	0.02	0.00	0.00	5.00	0.74	0.00	0.10
2012	6.82	0.00	0.00	30.44	0.01	0.02				0.46	0.00	0.13

10-1-3 续表3

年份	百日咳			白喉			流行性脑脊髓膜炎			猩红热		
	发病率 1/10万	死亡率 1/10万	病死率 %	发病率 1/10万	死亡率 1/10万	病死率 %	发病率 1/10万	死亡率 1/10万	病死率 %	发病率 1/10万	死亡率 1/10万	病死率 %
1950				3.97	0.41	10.40	1.94	0.32	16.54	0.59	0.05	8.34
1955	133.82	0.99	0.74	9.74	1.25	12.78	1.94	0.37	19.07	8.72	0.24	2.75
1960	87.77	0.36	0.42	23.09	1.62	7.00	6.91	0.65	9.35	6.38	0.02	0.37
1965	188.79	0.51	0.27	13.69	1.35	9.87	71.59	4.33	6.04	13.75	0.02	0.11
1970	152.23	0.25	0.17	3.34	0.28	8.53	20.97	1.59	7.59	7.22		0.05
1975	196.56	0.22	0.11	4.16	0.34	8.11	25.11	1.34	5.32	8.99	0.01	0.15
1976	143.36	0.13	0.09	2.56	0.23	8.84	40.44	2.08	5.14	7.41	0.01	0.15
1977	152.98	0.13	0.09	3.26	0.25	7.74	59.44	2.46	4.14	9.48	0.01	0.10
1978	125.95	0.14	0.11	2.11	0.18	8.45	32.18	1.34	4.17	14.69	0.01	0.08
1979	76.24	0.09	0.12	1.75	0.13	7.64	27.97	1.08	3.85	15.30	0.01	0.07
1980	62.82	0.05	0.08	1.00	0.09	9.38	23.44	0.91	3.89	10.95	0.01	0.06
1981	51.25	0.06	0.12	0.85	0.08	9.88	13.21	0.54	4.08	8.65	0.06	0.05
1982	42.07	0.05	0.11	0.65	0.07	11.40	8.65	0.43	4.97	6.68		0.06
1983	32.62	0.03	0.09	0.71	0.07	10.24	7.81	0.39	4.98	5.14		0.06
1984	21.06	0.03	0.15	0.33	0.04	10.88	11.69	0.58	4.95	5.76		0.08
1985	14.22	0.02	0.16	0.14	0.08	12.93	10.73	0.59	5.50	5.95		0.03
1986	8.02	0.01	0.12	0.08	0.01	13.09	7.56	0.44	5.87	4.84		0.03
1987	5.61	0.01	0.18	0.04		17.33	3.21	0.21	6.64	4.36		0.03
1988	3.06	0.01	0.24	0.03		12.36	2.00	0.15	7.80	3.98		0.02
1989	2.46		0.18	0.03	0.01	16.91	1.33	0.10	7.19	4.14		0.02
1990	1.80		0.17	0.04	0.01	15.91	0.89	0.07	7.68	2.70		0.00
1991	0.93		0.20	0.02		21.21	0.69	0.05	6.91	2.78		0.04
1992	0.97		0.16	0.01		13.70	0.61	0.04	7.07	3.62		0.01
1993	0.79		0.12	0.01		19.36	0.48	0.03	5.92	3.38		0.03
1994	0.67		0.59	0.01		10.62	0.55	0.03	5.77	2.07		0.02
1995	0.50		0.15	0.01		15.85	0.52	0.03	6.02	1.35		0.01
1996	0.43		0.18			23.53	0.52	0.03	5.58	1.11		0.01
1997	0.75		0.20			15.15	0.41	0.02	5.85	1.22		0.02
1998	0.59		0.11			10.00	0.31	0.02	6.32	1.24		0.01
1999	0.50		0.15			6.25	0.24	0.01	5.71	1.23		0.03
2000	0.46		0.14				0.19	0.01	5.67	1.08		0.02
2001	0.51		0.08				0.18	0.01	5.02	0.94		0.03
2002	0.49	0.00	0.08	0.00	0.00	22.22	0.19	0.01	5.02	1.14	0.00	0.01
2003	0.41		0.05			33.33	0.19	0.01	5.48	0.75		0.01
2004	0.36	0.00	0.19	0.00			0.21	0.01	6.12	1.46	0.00	0.01
2005	0.29	0.00	0.05				0.18	0.02	8.89	1.92	0.00	0.01
2006	0.19	0.00	0.16				0.13	0.01	9.35	2.11		
2007	0.22						0.09	0.01	10.35	2.55		
2008	0.18	0.00	0.04				0.07	0.01	11.93	2.10		
2009	0.12	0.00	0.06				0.05	0.01	11.68	1.66		
2010	0.13	0.00	0.06				0.02	0.00	10.15	1.56		
2011	0.19	0.00	0.08				0.02	0.00	10.96	4.76	0.00	0.00
2012	0.16	0.00	0.05				0.01	0.00	12.31	3.45	0.00	0.00

10-1-3 续表4

年份	流行性出血热			狂犬病			钩端螺旋体病			布鲁氏菌病		
	发病率 1/10万	死亡率 1/10万	病死率 %	发病率 1/10万	死亡率 1/10万	病死率 %	发病率 1/10万	死亡率 1/10万	病死率 %	发病率 1/10万	死亡率 1/10万	病死率 %
1950												
1955				0.32	0.07	26.79				0.23		0.12
1960	0.10	0.01	6.12	0.03	0.02	46.61				0.33		0.55
1965	0.43	0.05	11.02	0.14	0.10	73.79	19.73	0.08	0.41	0.66		0.06
1970	0.41	0.05	11.46	0.18	0.13	72.05	11.14	0.09	0.85	0.99		0.02
1975	2.02	0.16	8.11	0.25	0.20	79.10	17.77	0.13	0.69			
1976	1.67	0.14	8.27	0.20	0.16	81.42	3.34	0.07	2.18			
1977	1.80	0.15	8.11	0.22	0.21	95.53	4.53	0.08	1.84			
1978	1.58	0.10	6.63	0.25	0.25	98.90	2.14	0.06	2.67	0.24		0.04
1979	2.19	0.15	6.87	0.45	0.44	98.05	2.84	0.08	2.93	0.10		
1980	3.12	0.20	6.43	0.69	0.68	99.66	3.67	0.09	2.35	0.17		
1981	4.26	0.24	5.64	0.71	0.71	99.87	4.33	0.10	2.36	0.11		0.09
1982	6.15	0.30	4.91	0.61	0.61	99.67	6.55	0.12	1.78	0.08		0.26
1983	8.40	0.30	3.55	0.53	0.52	99.72	6.33	0.12	1.93	0.11		
1984	8.87	0.29	3.22	0.59	0.59	99.98	3.62	0.07	2.01	0.20		0.40
1985	10.02	0.30	3.00	0.40	0.40	99.98	2.57	0.05	2.04	0.09		
1986	11.06	0.25	2.22	0.41	0.41	99.95	4.28	0.07	1.61	0.03		0.00
1987	6.14	0.14	2.28	0.54	0.54	100.00	12.69	0.12	0.96	0.07		0.53
1988	4.78	0.12	2.44	0.45	0.45	99.88	3.22	0.06	1.90	0.05		0.41
1989	3.66	0.10	2.65	0.47	0.47	99.98	3.09	0.06	1.94	0.09		0.10
1990	3.66	0.10	2.73	0.32	0.32	99.94	2.59	0.05	1.90	0.07		0.13
1991	4.32	0.12	2.68	0.18	0.18	99.81	2.57	0.05	2.06	0.07		0.49
1992	4.03	0.07	1.86	0.09	0.09	99.71	1.23	0.03	2.58	0.04		0.23
1993	3.94	0.06	1.57	0.04	0.04	99.80	2.53	0.07	2.61	0.03		
1994	5.14	0.07	1.39	0.03	0.03	97.02	1.84	0.06	3.36	0.05		0.33
1995	5.30	0.05	1.00	0.02	0.02	97.42	1.10	0.03	2.93	0.07		
1996	3.65	0.03	0.95	0.01	0.01	99.37	1.15	0.03	2.83	0.21		0.24
1997	3.60	0.04	1.00	0.02	0.02	98.20	0.87	0.03	3.96	0.11		0.08
1998	3.77	0.04	0.98	0.02	0.02	99.56	0.94	0.03	2.88	0.09		
1999	3.93	0.04	1.00	0.03	0.03	98.54	0.94	0.02	2.92	0.14		
2000	3.05	0.03	0.94	0.04	0.04	98.61	0.32	0.01	3.46	0.17		0.05
2001	2.83	0.02	0.79	0.07	0.07	99.21	0.30	0.01	3.03	0.23		0.03
2002	2.46	0.02	0.71	0.09	0.09	97.31	0.19	0.01	3.30	0.41		
2003	1.68	0.01	0.76	0.15	0.15	97.20	0.13		3.33	0.48		
2004	1.93	0.02	1.01	0.20	0.20	100.00	0.11	0.00	3.96	0.88	0.00	0.03
2005	1.60	0.02	1.30	0.19	0.19	100.00	0.11	0.00	3.18	1.41	0.00	0.02
2006	1.15	0.01	1.15	0.25	0.25	98.05	0.05	0.00	2.55	1.45		
2007	0.84	0.01	1.31	0.25	0.25	100.00	0.07		3.80	1.50		0.01
2008	0.68	0.01	1.14	0.19	0.18	96.23	0.07	0.00	2.09	2.10		
2009	0.66	0.01	1.19	0.17	0.16	96.29	0.04	0.00	1.96	2.70		
2010	0.71	0.01	1.24	0.15	0.15	98.34	0.05	0.00	1.62	2.53	0.00	0.00
2011	0.80	0.01	1.10	0.14	0.14	98.02	0.03	0.00	1.26	2.85		
2012	0.99	0.01	0.78	0.11	0.10	95.51	0.03	0.00	1.14	2.93	0.00	0.00

10-1-3 续表5

年份	炭疽			斑疹伤寒			流行性乙型脑炎			黑热病		
	发病率 1/10万	死亡率 1/10万	病死率 %	发病率 1/10万	死亡率 1/10万	病死率 %	发病率 1/10万	死亡率 1/10万	病死率 %	发病率 1/10万	死亡率 1/10万	病死率 %
1950					0.11	9.26					0.01	2.03
1955	0.46	0.02	4.07	0.45	0.03	5.63	2.30	0.63	27.35	9.46	0.03	0.30
1960	0.21	0.02	7.65	2.08	0.02	0.85	2.18	0.36	16.44	0.23		0.27
1965	0.39	0.02	4.93	2.91	0.02	0.78	13.36	1.79	13.38	0.40		0.92
1970	0.23	0.01	3.27	0.50		0.95	18.02	2.15	11.94	0.30		0.41
1975	0.46	0.01	2.45	0.58		0.52	9.67	1.11	11.52	0.11		0.59
1976	0.36	0.01	1.83	0.48		0.68	7.50	0.79	10.55	0.05		0.20
1977	0.54	0.01	1.57	0.77	0.01	0.79	6.97	0.73	10.54	0.02		0.43
1978	0.54	0.01	1.58	0.83	0.01	1.02	5.39	0.59	11.01	0.01		1.01
1979	0.41	0.01	1.47	0.84	0.01	0.66	5.08	0.48	9.52	0.01		
1980	0.43	0.01	1.84	2.17		0.14	3.31	0.32	9.66			
1981	0.34	0.01	2.87	1.24		0.28	4.01	0.42	10.45	0.01		
1982	0.37	0.01	2.40	1.09		0.37	3.18	0.39	12.34			
1983	0.31	0.01	2.64	1.40		0.23	2.39	0.24	10.25	0.01		2.02
1984	0.30	0.01	2.96	1.28		0.08	2.56	0.23	9.01	0.01		2.65
1985	0.23	0.01	3.52	1.17		0.06	2.81	0.24	8.37	0.01		0.69
1986	0.23	0.01	3.85	0.90		0.15	1.73	0.15	8.68	0.02		0.79
1987	0.17	0.01	4.11	0.35			2.30	0.21	9.35	0.03		
1988	0.22	0.01	4.40	0.54		0.11	2.33	0.20	8.38			2.59
1989	0.22	0.03	12.97	0.45			1.64	0.12	7.48	0.02		0.41
1990	0.21	0.01	4.86	0.31		0.17	3.43	0.24	6.90	0.02		1.56
1991	0.24	0.01	3.74	0.38		0.05	2.13	0.10	4.92	0.03		0.31
1992	0.15	0.01	5.30	0.33		0.03	1.73	0.06	3.72	0.02		0.78
1993	0.15		2.64	0.27		0.45	1.54	0.06	3.92	0.02		0.57
1994	0.11		2.69	0.33		0.10	1.59	0.07	4.17	0.01		
1995	0.09		3.81	0.29			1.32	0.05	3.53	0.01		1.71
1996	0.09		5.44	0.25		0.00	0.87	0.03	3.68	0.01		
1997	0.10		3.42	0.33		0.03	0.83	0.03	3.68	0.01		
1998	0.10		3.92	0.45		0.07	1.00	0.04	4.08	0.01		
1999	0.05		1.60	0.48		0.03	0.69	0.03	4.07	0.01		0.62
2000	0.05		2.19	0.49		0.02	0.95	0.03	3.18	0.01		
2001	0.06		2.43	0.48		0.18	0.77	0.02	2.51	0.01		
2002	0.06	0.00	2.81	0.39	0.00	0.06	0.65	0.02	2.61	0.01	0.00	1.27
2003	0.04		1.66	0.30		0.05	0.58	0.03	4.66	0.01		
2004	0.05	0.00	1.15	0.32	0.00	0.02	0.42	0.02	3.69	0.02		
2005	0.04	0.00	2.26				0.39	0.02	4.20			
2006	0.03	0.00	2.66				0.58	0.04	6.06			
2007	0.03		0.24				0.33	0.02	5.24			
2008	0.03	0.00	0.30				0.23	0.01	4.77			
2009	0.03	0.00	0.85				0.29	0.01	4.40			
2010	0.02	0.00	2.08				0.19	0.01	3.62			
2011	0.02	0.00	0.97				0.12	0.00	3.88			
2012	0.02	0.00	0.42				0.13	0.00	3.35			

10-1-3 续表6

年份	疟疾			登革热			新生儿破伤风			肺结核		
	发病率 1/10万	死亡率 1/10万	病死率 %	发病率 1/10万	死亡率 1/10万	病死率 %	发病率 ‰	死亡率 ‰	病死率 %	发病率 1/10万	死亡率 1/10万	病死率 %
1950		0.63	0.49									
1955	1027.73	0.95	0.09									
1960	1553.85	0.06	0.00									
1965	905.24	0.03	0.00									
1970	2961.10	0.03	0.00									
1975	763.14	0.02	0.00									
1976	454.70	0.01	2.18									
1977	443.69	0.01										
1978	325.37	0.01										
1979	246.43	0.01										
1980	337.83	0.01	0.02									
1981	307.13	0.01										
1982	203.38	0.01										
1983	135.60											
1984	88.12											
1985	54.39		0.01									
1986	34.69		0.01									
1987	19.84		0.02									
1988	12.44	0.01	0.04									
1989	12.56	0.01	0.04									
1990	10.56		0.03	0.03								
1991	8.88		0.04	0.08		0.33						
1992	6.40		0.07	0.00								
1993	5.05		0.03	0.03		0.25						
1994	5.29		0.07									
1995	4.19		0.07	0.58								
1996	3.08		0.07				25.16	3.19	12.69			
1997	2.87		0.13	0.05			21.56	2.89	13.41	39.21	0.07	0.20
1998	2.67		0.11	0.04			18.76	2.48	13.25	34.69	0.07	0.19
1999	2.39	0.01	0.23	0.15			20.79	4.09	19.66	41.72	0.07	0.17
2000	2.02		0.16	0.03			19.82	3.76	18.95	43.75	0.03	0.16
2001	2.15		0.11	0.03		0.27	16.65	2.60	15.61	44.89	0.03	0.17
2002	2.65	0.00	0.14	0.12			0.19	0.03	14.35	43.58	0.08	0.18
2003	3.00		0.14	0.01			0.18	0.03	14.51	52.36	0.08	0.16
2004	2.89	0.00	0.09	0.02			2.46	0.25	10.16	74.64	0.11	0.15
2005	3.03	0.00	0.11	0.00	0.00	2.50	0.19	0.02	11.08	96.31	0.26	0.27
2006	4.60	0.00	0.06	0.08			0.15	0.02	10.44	86.23	0.26	0.30
2007	3.55		0.03	0.04			0.13	0.01	9.80	88.55	0.28	0.32
2008	1.99	0.00	0.08	0.02			0.10	0.01	10.69	88.52	0.21	0.24
2009	1.06	0.00	0.07	0.02			0.08	0.01	9.70	81.09	0.28	0.35
2010	0.55	0.00	0.19	0.02			0.06	0.00	8.14	74.27	0.22	0.30
2011	0.30	0.00	0.73	0.01			0.05	0.00	6.62	71.09	0.21	0.30
2012	0.18	0.00	0.61	0.04			0.05	0.00	7.77	70.62	0.20	0.28

10-1-3 续表7

年份	甲型H1N1流感			血吸虫病			人禽流感			传染性非典型肺炎		
	发病率 1/10万	死亡率 1/10万	病死率 %	发病率 1/10万	死亡率 1/10万	病死率 %	发病率 1/10万	死亡率 1/10万	病死率 %	发病率 1/10万	死亡率 1/10万	病死率 %
1950												
1955												
1960												
1965												
1970												
1975												
1976												
1977												
1978												
1979												
1980												
1981												
1982												
1983												
1984												
1985												
1986												
1987												
1988												
1989												
1990												
1991												
1992												
1993												
1994												
1995												
1996												
1997												
1998												
1999												
2000												
2001												
2002												
2003										0.40	0.03	6.55
2004												10.00
2005				0.24		0.06			71.43			
2006				0.23		0.10			66.67			
2007				0.21		0.04			50.00			
2008				0.22					100.00			
2009	9.17	0.05	0.54	0.27		0.06			57.14			
2010	0.53	0.01	2.06	0.32			0.00	0.00	100.00			
2011	0.70	0.01	0.80	0.33	0.00	0.04	0.00	0.00	100.00			
2012	0.08	0.00	0.28	0.36	0.00	0.08	0.00	0.00	100.00			

10-1-3 续表8

年份	天花			流行性感冒			回归热			森林脑炎			恙虫病		
	发病率 1/10万	死亡率 1/10万	病死率 %	发病率 1/10万	死亡率 1/10万	病死率 %	发病率 1/10万	死亡率 1/10万	病死率 %	发病率 1/10万	死亡率 1/10万	病死率 %	发病率 1/10万	死亡率 1/10万	病死率 %
1950	11.22	2.37	21.15				2.11	0.05	2.44						
1955	0.43	0.07	16.96				0.16	0.01	3.60						
1960	0.01		15.91	91.02	0.04	0.04	0.02		3.11	0.23		0.27	0.02		15.63
1965			66.67	559.59	0.19	0.03	0.02			0.40		0.92	0.01		5.56
1970				3133.35	0.71	0.02	0.01			0.30		0.41			7.69
1975				2689.53	0.54	0.02	0.06		2.79	0.10		0.63	0.01		14.95
1976				1552.72	0.31	0.02	0.09		1.26	0.05		0.21	0.01		5.36
1977				1937.28	0.14	0.01	0.21		0.05	0.02		0.43			16.67
1978				824.44	0.06	0.01	0.28		0.30	0.01		0.01	0.02		7.87
1979				799.01	0.04	0.01	0.17		0.43				0.06	0.01	9.74
1980				817.74	0.07	0.01	0.15		0.56	0.01		11.43	0.07		0.14
1981				591.74	0.04	0.01	0.17		1.37	0.02		6.74	0.09		0.23
1982				438.96	0.03	0.01	0.14		0.15	0.01		10.08	0.10		0.41
1983				455.88	0.05	0.01	0.10		0.21	0.02		10.99	0.10		0.41
1984				382.03	0.02	0.01	0.09			0.03		5.80	0.15		0.17
1985				328.96	0.03	0.01	0.05			0.03		5.55	0.15		0.37
1986				224.78	0.01	0.00	0.03			0.03		10.81	0.15		0.20
1987				140.49	0.02	0.02	0.01		0.81	0.02		8.33	0.21		0.13
1988				86.60		0.00	0.01			0.02		10.65	0.24		0.04
1989				43.74		0.01				0.01		9.68	0.23		0.12
1990															
1991															
1992															
1993															
1994															
1995															
1996															
1997															
1998															
1999															
2000															
2001															
2002															
2003															
2004															
2005															
2006															
2007															
2008															
2009															
2010															
2011															
2012															

10-1-4　2012年各地区甲乙类法定报告传染病发病率、死亡率及病死率

地区	总计			鼠疫			霍乱			病毒性肝炎合计		
	发病率 1/10万	死亡率 1/10万	病死率 %	发病率 1/10万	死亡率 1/10万	病死率 %	发病率 1/10万	死亡率 1/10万	病死率 %	发病率 1/10万	死亡率 1/10万	病死率 %
总计	**238.76**	**1.24**	**0.52**	**0.00**	**0.00**	**100.00**	**0.01**			**102.48**	**0.06**	**0.05**
北京	174.45	0.91	0.52				0.04			20.57	0.53	2.58
天津	146.33	0.55	0.37				0.02			20.06	0.05	0.26
河北	184.24	0.22	0.12							90.46	0.02	0.03
山西	310.18	0.44	0.14							176.03	0.04	0.02
内蒙古	323.60	0.29	0.09							142.94	0.02	0.02
辽宁	230.88	0.51	0.22				0.00			84.40	0.03	0.03
吉林	233.14	0.40	0.17							96.95	0.02	0.02
黑龙江	224.87	0.79	0.35							61.70	0.04	0.07
上海	190.71	0.61	0.32				0.02			64.34	0.12	0.18
江苏	121.91	0.47	0.38				0.01			27.66	0.01	0.04
浙江	209.14	0.44	0.21				0.01			47.53	0.01	0.02
安徽	197.97	0.63	0.32				0.01			77.06	0.02	0.03
福建	287.07	0.48	0.17				0.00			162.08	0.06	0.03
江西	206.11	0.59	0.29							89.56	0.07	0.07
山东	114.60	0.29	0.25							45.93	0.04	0.09
河南	314.18	1.99	0.63							186.31	0.04	0.02
湖北	264.74	0.77	0.29				0.03			130.57	0.10	0.08
湖南	242.29	1.24	0.51				0.03			96.50	0.03	0.03
广东	317.55	1.11	0.35				0.00			163.19	0.10	0.06
广西	332.95	7.35	2.21				0.00			127.64	0.08	0.07
海南	278.47	1.22	0.44							117.34	0.06	0.05
重庆	245.58	1.89	0.77							80.37	0.05	0.06
四川	216.73	1.95	0.90	0.00	0.00	100.00	0.01			83.17	0.06	0.08
贵州	257.48	2.09	0.81							73.07	0.02	0.02
云南	206.13	3.92	1.90							75.36	0.03	0.04
西藏	230.95	1.38	0.60							39.20	0.03	0.08
陕西	225.39	0.53	0.24							95.04	0.04	0.04
甘肃	306.40	0.44	0.14							165.44	0.04	0.03
青海	464.44	0.74	0.16							284.83	0.26	0.09
宁夏	265.31	0.36	0.14							119.51		
新疆	624.48	3.16	0.51							273.16	0.10	0.04

10-1-4 续表1

地区	其											
	甲型肝炎			乙型肝炎			丙型肝炎			戊型肝炎		
	发病率 1/10万	死亡率 1/10万	病死率 %	发病率 1/10万	死亡率 1/10万	病死率 %	发病率 1/10万	死亡率 1/10万	病死率 %	发病率 1/10万	死亡率 1/10万	病死率 %
总计	**1.81**	**0.00**	**0.02**	**80.68**	**0.04**	**0.05**	**14.96**	**0.01**	**0.05**	**2.02**	**0.00**	**0.10**
北京	0.41			12.94	0.46	3.56	5.24	0.05	0.95	1.74	0.01	0.57
天津	0.13			15.05	0.04	0.25	2.82			1.17	0.01	1.26
河北	0.67			78.43	0.02	0.03	8.82	0.00	0.02	1.30	0.00	0.11
山西	2.16			147.82	0.03	0.02	21.08	0.01	0.05	1.80		
内蒙古	0.89			113.51	0.02	0.02	27.42			0.48		
辽宁	1.73			59.95	0.02	0.03	15.53	0.00	0.01	3.13	0.00	0.07
吉林	0.77			62.25	0.01	0.02	31.27	0.01	0.03	0.99		
黑龙江	0.73			40.30	0.03	0.06	16.74	0.01	0.08	1.23	0.00	0.21
上海	0.66			53.49	0.10	0.18	6.84			2.10	0.01	0.61
江苏	0.88	0.00	0.14	15.30	0.01	0.03	3.07			4.45	0.00	0.09
浙江	1.13			33.19	0.00	0.01	5.63	0.00	0.03	3.84		
安徽	1.60			61.43	0.02	0.03	7.10	0.01	0.07	2.95		
福建	1.72			134.56	0.05	0.04	7.31	0.00	0.04	3.32		
江西	1.06			78.84	0.06	0.08	4.91	0.00	0.05	1.15		
山东	0.39			39.35	0.03	0.08	2.95	0.00	0.04	1.38	0.00	0.30
河南	2.00	0.00	0.05	140.14	0.03	0.02	42.49	0.01	0.02	0.72	0.00	0.15
湖北	1.73			109.86	0.08	0.07	11.03	0.02	0.16	3.54	0.00	0.05
湖南	1.02			76.49	0.02	0.03	14.42	0.00	0.03	1.90		
广东	1.30			135.40	0.08	0.06	19.85	0.02	0.09	2.92	0.00	0.16
广西	1.56	0.00	0.14	96.78	0.05	0.05	21.81	0.02	0.09	2.73	0.00	0.16
海南	1.38			93.63	0.02	0.02	16.10	0.03	0.21	1.04		
重庆	2.91			63.76	0.04	0.06	9.59	0.01	0.11	1.86		
四川	4.27			64.09	0.06	0.09	10.84	0.00	0.03	1.17	0.00	0.11
贵州	1.72	0.00	0.17	59.24	0.01	0.02	9.03	0.00	0.03	1.25		
云南	2.92	0.00	0.07	55.04	0.02	0.04	14.96	0.01	0.04	1.82		
西藏	5.67			32.34	0.03	0.10	0.99			0.03		
陕西	1.28			75.33	0.03	0.05	15.98	0.00	0.02	0.71		
甘肃	7.28			119.81	0.02	0.02	34.93	0.02	0.06	0.53		
青海	12.06			236.83	0.25	0.10	31.87	0.02	0.06	1.67		
宁夏	2.64			105.03			9.87			0.77		
新疆	10.62			207.03	0.06	0.03	51.37	0.04	0.08	1.31	0.00	0.35

10-1-4 续表2

地 区	中 未分型肝炎 发病率 1/10万	死亡率 1/10万	病死率 %	痢疾 发病率 1/10万	死亡率 1/10万	病死率 %	伤寒、副伤寒 发病率 1/10万	死亡率 1/10万	病死率 %	艾滋病 发病率 1/10万	死亡率 1/10万	病死率 %
总 计	**3.00**	**0.00**	**0.06**	**15.40**	**0.00**	**0.01**	**0.89**	**0.00**	**0.03**	**3.11**	**0.86**	**27.61**
北 京	0.25	0.01	3.92	65.32	0.01	0.01	0.03			2.75	0.17	6.12
天 津	0.89			63.76			0.06			1.15	0.20	17.31
河 北	1.24			19.80			0.25			0.38	0.07	19.06
山 西	3.16			15.04			0.89			0.70	0.17	24.60
内蒙古	0.65			9.49			0.08			0.28	0.04	15.94
辽 宁	4.07			14.01			0.26			1.02	0.15	14.25
吉 林	1.67			11.68			0.04			0.92	0.22	23.62
黑龙江	2.71	0.00	0.10	11.88	0.00	0.02	0.02			0.68	0.17	24.71
上 海	1.26	0.00	0.34	3.04			0.14			2.78	0.16	5.67
江 苏	3.95	0.00	0.03	7.32			0.26			1.24	0.21	16.77
浙 江	3.75	0.00	0.10	6.86			1.05			1.79	0.21	11.68
安 徽	3.98			24.07			0.34			1.37	0.34	24.54
福 建	15.16	0.00	0.02	2.45	0.00	0.11	0.96			1.23	0.29	23.46
江 西	3.61			14.71	0.00	0.02	0.55	0.00	0.40	1.27	0.30	23.94
山 东	1.85	0.01	0.34	9.20			0.05			0.30	0.06	18.69
河 南	0.95			19.48			0.19			3.40	1.71	50.39
湖 北	4.41	0.00	0.08	14.51			0.36			1.48	0.44	29.43
湖 南	2.67	0.00	0.17	12.56	0.00	0.01	1.36			2.92	0.80	27.53
广 东	3.71	0.00	0.05	4.77			1.37			2.94	0.70	23.87
广 西	4.78	0.01	0.14	10.62			2.16			18.15	6.46	35.59
海 南	5.19			7.97			0.25			1.48	0.56	37.69
重 庆	2.24			28.18	0.00	0.01	0.25			5.54	1.36	24.47
四 川	2.80			13.10	0.00	0.02	0.28			6.09	1.53	25.11
贵 州	1.82			17.37	0.01	0.03	2.46			4.02	0.98	24.36
云 南	0.62			16.89	0.00	0.01	9.45	0.00	0.05	13.63	3.40	24.94
西 藏	0.16			42.07						0.69	0.13	19.05
陕 西	1.75			26.65	0.00	0.01	0.07			0.91	0.22	24.71
甘 肃	2.89			35.99	0.00	0.01	0.25			0.55	0.15	26.95
青 海	2.39			14.17			0.32			1.36	0.28	20.78
宁 夏	1.20			29.01			0.16			0.75	0.20	27.08
新 疆	2.83			33.02			1.18			11.09	2.34	21.06

10-1-4 续表3

地区	淋病			梅毒			脊髓灰质炎			麻疹		
	发病率 1/10万	死亡率 1/10万	病死率 %	发病率 1/10万	死亡率 1/10万	病死率 %	发病率 1/10万	死亡率 1/10万	病死率 %	发病率 1/10万	死亡率 1/10万	病死率 %
总 计	**6.82**	**0.00**	**0.00**	**30.44**	**0.01**	**0.02**				**0.46**	**0.00**	**0.13**
北 京	5.52			21.99						0.39		
天 津	3.39			23.10	0.01	0.03				0.15		
河 北	1.31			8.57						0.05		
山 西	3.30			28.85	0.01	0.05				0.36		
内蒙古	7.72			36.31	0.00	0.01				0.14		
辽 宁	5.62			39.34						0.07		
吉 林	6.17			27.12	0.00	0.01				0.08		
黑龙江	4.01			24.31	0.01	0.04				0.02		
上 海	20.07			59.06	0.01	0.01				2.48		
江 苏	6.78			29.04	0.00	0.01				0.06		
浙 江	25.51			62.54	0.00	0.00				0.10		
安 徽	4.00			24.10	0.00	0.01				0.41		
福 建	13.89			53.57	0.01	0.02				0.05		
江 西	6.06			15.77						0.09		
山 东	2.77			11.06	0.00	0.03				0.02		
河 南	2.33			25.84	0.01	0.03				0.19		
湖 北	3.65			16.42						0.81	0.00	0.21
湖 南	3.48			31.75	0.00	0.01				0.21	0.00	2.19
广 东	16.77			45.96	0.01	0.02				1.83		
广 西	11.24			59.85						0.07		
海 南	8.66			35.10	0.02	0.06				0.03		
重 庆	6.03			36.68	0.02	0.06				0.33		
四 川	4.12			28.16	0.01	0.04				0.31		
贵 州	3.53	0.00	0.08	22.37	0.01	0.04				0.09		
云 南	4.09			18.71	0.00	0.01				2.11	0.00	0.20
西 藏	1.42			7.32						0.73		
陕 西	4.22			18.48	0.01	0.04				0.06		
甘 肃	3.47			18.00	0.00	0.02				0.07		
青 海	2.55			43.68	0.05	0.12				1.16		
宁 夏	5.04			42.47						0.09		
新 疆	10.12			87.49	0.03	0.03				2.64	0.01	0.34

10-1-4　续表4

地区	百日咳			白喉			流行性脑脊髓膜炎			猩红热		
	发病率 1/10万	死亡率 1/10万	病死率 %	发病率 1/10万	死亡率 1/10万	病死率 %	发病率 1/10万	死亡率 1/10万	病死率 %	发病率 1/10万	死亡率 1/10万	病死率 %
总 计	**0.16**	**0.00**	**0.05**				**0.01**	**0.00**	**12.31**	**3.45**	**0.00**	**0.00**
北 京	0.07						0.02	0.01	50.00	15.73		
天 津	0.70						0.01			8.27		
河 北	0.17						0.02			3.56		
山 西	0.15						0.01			8.77		
内蒙古							0.00			10.19		
辽 宁	0.00						0.02	0.00	14.29	9.56		
吉 林	0.00						0.01	0.00	33.33	10.21		
黑龙江	0.04						0.01	0.00	25.00	9.31	0.00	0.03
上 海	0.01									8.92		
江 苏	0.07						0.01	0.00	40.00	1.38		
浙 江	0.19						0.02			3.12		
安 徽	0.13						0.05	0.01	13.79	0.74		
福 建	0.02						0.00			0.71		
江 西	0.02						0.02	0.01	42.86	0.06		
山 东	0.15						0.01			4.11		
河 南	0.06						0.01	0.00	12.50	1.04		
湖 北	0.04						0.02			0.89		
湖 南	0.04						0.01	0.00	28.57	0.67	0.00	0.22
广 东	0.07						0.01	0.00	10.00	1.17		
广 西	0.01						0.00			0.56		
海 南	0.01						0.01			0.01		
重 庆	0.11						0.02			1.53		
四 川	0.32	0.00	0.38				0.01	0.00	16.67	2.17		
贵 州	0.17						0.03	0.00	11.11	1.75		
云 南	0.11						0.01			3.29		
西 藏							0.03			3.79		
陕 西	0.21						0.01			3.84		
甘 肃	0.18						0.01			4.73		
青 海	0.02						0.02			2.87		
宁 夏	0.06									13.75		
新 疆	3.47						0.12	0.02	15.38	10.03		

10-1-4 续表5

地区	流行性出血热			狂犬病			钩端螺旋体病			布鲁氏菌病		
	发病率 1/10万	死亡率 1/10万	病死率 %	发病率 1/10万	死亡率 1/10万	病死率 %	发病率 1/10万	死亡率 1/10万	病死率 %	发病率 1/10万	死亡率 1/10万	病死率 %
总 计	**0.99**	**0.01**	**0.78**	**0.11**	**0.10**	**95.51**	**0.03**	**0.00**	**1.14**	**2.93**	**0.00**	**0.00**
北 京	0.09			0.06	0.06	100.00				0.31		
天 津	0.21	0.01	3.57	0.07	0.07	100.00				0.82		
河 北	0.96	0.00	0.29	0.09	0.06	66.67				5.62		
山 西	0.14	0.01	3.85	0.19	0.16	82.35				17.06		
内蒙古	0.29	0.00	1.39	0.05	0.05	92.31	0.00			48.42		
辽 宁	2.57	0.01	0.36	0.01	0.01	83.33				3.37		
吉 林	2.71									7.11		
黑龙江	4.48	0.02	0.35	0.00	0.00	100.00				19.45		
上 海	0.00	0.00	100.00	0.02	0.02	100.00				0.01		
江 苏	0.32	0.01	3.16	0.08	0.08	98.39				0.02		
浙 江	0.91			0.03	0.03	100.00	0.00			0.16		
安 徽	0.32	0.01	1.59	0.07	0.06	97.44	0.01			0.05		
福 建	1.00	0.01	1.07	0.01	0.01	100.00	0.08			0.05		
江 西	1.35	0.02	1.65	0.05	0.05	100.00	0.04			0.02		
山 东	1.76	0.02	1.00	0.07	0.07	100.00				0.69		
河 南	0.20	0.01	3.76	0.09	0.08	90.70				2.05		
湖 北	0.39	0.02	4.46	0.10	0.09	98.18	0.02			0.02		
湖 南	1.00	0.00	0.30	0.18	0.18	99.15	0.05	0.00	5.56	0.03		
广 东	0.32	0.00	0.59	0.15	0.15	100.00	0.04			0.06		
广 西	0.02			0.50	0.50	100.00	0.07	0.00	3.03	0.00		
海 南				0.31	0.30	96.30	0.05			0.02		
重 庆	0.04			0.16	0.16	97.87	0.03			0.00		
四 川	0.06			0.08	0.08	91.18	0.17			0.00		
贵 州	0.27	0.00	1.06	0.33	0.30	92.92	0.09	0.01	6.67	0.03		
云 南	0.11			0.18	0.18	101.19	0.17			0.08		
西 藏												
陕 西	9.59	0.06	0.61	0.12	0.12	97.78				1.59		
甘 肃	0.12	0.00	3.33							0.46		
青 海				0.02	0.02	100.00				0.28		
宁 夏	0.03			0.05	0.05	100.00				7.02		
新 疆	0.00						0.00			9.80	0.00	0.05

10-1-4 续表6

地区	炭疽			流行性乙型脑炎			肺结核			疟疾		
	发病率 1/10万	死亡率 1/10万	病死率 %	发病率 1/10万	死亡率 1/10万	病死率 %	发病率 1/10万	死亡率 1/10万	病死率 %	发病率 1/10万	死亡率 1/10万	病死率 %
总计	**0.02**	**0.00**	**0.42**	**0.13**	**0.00**	**3.35**	**70.62**	**0.20**	**0.28**	**0.18**	**0.00**	**0.61**
北京							40.72	0.12	0.30	0.15	0.01	3.33
天津							24.41	0.21	0.88	0.07		
河北				0.01			52.90	0.06	0.11	0.05		
山西				0.05	0.00	5.56	58.41	0.04	0.08	0.01		
内蒙古	0.10						67.39	0.16	0.23	0.02	0.00	25.00
辽宁	0.02						70.52	0.31	0.44	0.10		
吉林	0.02						70.00	0.15	0.21	0.05	0.00	7.69
黑龙江	0.01						88.90	0.54	0.61	0.02		
上海				0.03			29.67	0.31	1.05	0.07		
江苏	0.00			0.04			47.36	0.14	0.30	0.25	0.00	0.51
浙江				0.07	0.00	2.78	58.86	0.18	0.31	0.25		
安徽				0.14	0.00	1.19	64.79	0.19	0.29	0.17		
福建				0.02			50.62	0.10	0.20	0.15	0.00	1.85
江西				0.06	0.00	3.57	76.24	0.13	0.17	0.12		
山东				0.05	0.00	2.00	38.30	0.10	0.26	0.10		
河南				0.16	0.00	1.36	72.64	0.14	0.19	0.17	0.00	0.64
湖北				0.02			87.67	0.10	0.12	0.22	0.00	0.79
湖南				0.23	0.00	0.66	90.62	0.21	0.23	0.25	0.00	0.61
广东				0.06	0.00	4.92	78.07	0.13	0.16	0.08	0.00	1.15
广西	0.01			0.15	0.01	5.63	101.25	0.28	0.28	0.47	0.01	1.38
海南				0.13	0.01	9.09	106.67	0.27	0.26	0.15		
重庆				0.60			85.57	0.30	0.35	0.08		
四川	0.11			0.41	0.01	3.66	77.93	0.24	0.31	0.20		
贵州	0.01			0.45	0.02	5.13	131.29	0.71	0.54	0.04		
云南	0.03	0.00	7.14	0.68	0.03	5.08	59.58	0.24	0.41	1.37	0.00	0.31
西藏	0.26						135.18	1.22	0.90	0.26		
陕西	0.01			0.17	0.01	6.25	64.25	0.07	0.11	0.08		
甘肃	0.09			0.02	0.01	50.00	75.70	0.21	0.28	0.03		
青海	0.37						112.10	0.12	0.11	0.04		
宁夏	0.05						45.99	0.11	0.24	0.03		
新疆	0.13						181.17	0.64	0.35	0.03	0.00	14.29

10-1-4 续表7

地区	登革热			血吸虫			新生儿破伤风			人禽流感			甲型H1N1流感		
	发病率 1/10万	死亡率 1/10万	病死率 %	发病率 1/10万	死亡率 1/10万	病死率 %	发病率 ‰	死亡率 ‰	病死率 %	发病率 1/10万	死亡率 1/10万	病死率 %	发病率 1/10万	死亡率 1/10万	病死率 %
总 计	**0.04**			**0.36**	**0.00**	**0.08**	**0.05**	**0.00**	**7.77**	**0.00**	**0.00**	**100.00**	**0.08**	**0.00**	**0.28**
北 京	0.06			0.01			0.01						0.61	0.01	0.81
天 津													0.09		
河 北	0.00						0.01						0.02		
山 西							0.00						0.21		
内蒙古													0.17		
辽 宁							0.00								
吉 林													0.07		
黑龙江	0.00												0.02		
上 海				0.01			0.03						0.02		
江 苏	0.01						0.03	0.01	42.11				0.00		
浙 江	0.02			0.01			0.14	0.01	10.00				0.01		
安 徽				0.14			0.01						0.00		
福 建	0.05						0.08	0.00	2.94				0.05		
江 西	0.01			0.07			0.02						0.01		
山 东							0.01						0.03		
河 南	0.00						0.01						0.00		
湖 北	0.01			7.52	0.01	0.09	0.01	0.00	66.67				0.01		
湖 南	0.01			0.39			0.01								
广 东	0.45			0.07			0.15	0.01	3.37				0.01	0.00	11.11
广 西	0.00						0.10	0.00	4.23				0.01		
海 南	0.02						0.14						0.06		
重 庆	0.01			0.01			0.02						0.02		
四 川	0.00			0.01			0.03	0.01	20.83				0.02		
贵 州							0.06	0.01	24.14	0.00	0.00	100.00	0.03		
云 南	0.05			0.03			0.11	0.01	12.50				0.05		
西 藏															
陕 西	0.00			0.00			0.01						0.07		
甘 肃	0.00						0.08	0.01	13.64				1.21		
青 海							0.03						0.63		
宁 夏							0.07						1.22		
新 疆				0.01			0.15	0.01	4.17				0.80	0.00	0.57

10-2-1　2002年我国居民高血压患病率(%)

分组	合计	城市			农村				
		小计	大	中小	小计	一类	二类	三类	四类
合计	**18.8**	**19.3**	**20.4**	**18.8**	**18.6**	**21.0**	**19.0**	**20.2**	**12.6**
男性	20.2	21.8	23.4	21.1	19.6	21.9	20.5	19.9	13.1
女性	18.0	17.9	18.9	17.5	18.0	20.7	18.0	20.8	12.4
18～44岁小计	9.1	9.4	10.2	9.0	9.0	9.7	9.7	10.5	4.8
男性	12.7	14.5	16.2	13.7	12.0	13.2	13.1	12.7	6.4
女性	6.7	6.1	6.2	6.0	6.9	7.4	7.3	9.0	3.6
45～59岁小计	29.3	32.8	33.3	32.6	28.0	31.4	27.7	32.1	21.0
男性	28.6	33.1	34.4	32.6	26.9	29.9	27.0	29.0	20.3
女性	30.0	32.6	32.5	32.6	29.1	32.8	28.4	34.8	21.6
60岁及以上小计	49.1	54.4	57.1	53.2	47.2	52.4	47.0	49.8	37.7
男性	48.1	54.0	56.6	52.8	46.0	49.9	47.0	44.6	37.2
女性	50.2	54.9	57.6	53.6	48.4	55.0	47.0	55.4	38.1

10-2-2　2002年我国居民高血压治疗率(%)

分组	合计	城市			农村				
		小计	大	中小	小计	一类	二类	三类	四类
合计	**24.7**	**35.1**	**39.9**	**28.2**	**17.4**	**19.9**	**14.7**	**21.5**	**9.3**
男性	21.6	31.2	35.9	24.6	14.7	17.8	11.7	17.3	9.6
女性	27.7	38.8	43.7	31.7	19.8	21.9		25.0	9.0
18～44岁小计	9.1	11.8	14.3	9.3	7.9	6.3	6.6	12.0	4.1
男性	6.9	9.7	12.2	7.2	5.4	4.5	4.8	8.2	2.8
女性	12.0	15.0	18.0	12.3	10.8	8.6	8.9	15.8	5.8
45～59岁小计	25.0	34.1	38.4	28.7	19.4	20.9	17.1	24.3	10.7
男性	20.6	28.6	31.9	24.4	15.7	17.5	13.6	18.3	10.9
女性	28.5	38.5	43.7	32.0	22.3	23.8	20.2	28.6	10.5
60岁及以上小计	32.2	43.1	47.1	36.2	21.3	26.0	18.1	25.5	10.5
男性	31.0	41.5	45.9	34.0	20.7	26.2	15.6	24.1	12.4
女性	33.3	44.7	48.1	38.3	21.9	25.7	20.7	26.8	8.8

10-3-1　前十位恶性肿瘤死亡率(合计)

顺位	2004～2005		1990～1992		1973～1975	
	疾病名称	死亡率(1/10万)	疾病名称	死亡率(1/10万)	疾病名称	死亡率(1/10万)
1	肺癌	30.83	胃癌	25.16	胃癌	19.54
2	肝癌	26.26	肝癌	20.37	食管癌	18.83
3	胃癌	24.71	肺癌	17.54	肝癌	12.54
4	食管癌	15.21	食管癌	17.38	肺癌	7.09
5	结直肠癌	7.25	结直肠癌	5.30	子宫颈癌	5.23
6	白血病	3.84	白血病	3.64	结直肠癌	4.60
7	脑瘤	3.13	子宫颈癌	1.89	白血病	2.72
8	女性乳腺癌	2.90	鼻咽癌	1.74	鼻咽癌	2.32
9	胰腺癌	2.62	女性乳腺癌	1.72	女性乳腺癌	1.65
10	骨癌	1.70				
	恶性肿瘤总计	134.80	恶性肿瘤总计	108.26	恶性肿瘤总计	83.65

资料来源：1973～1975、1990～1992、2004～2005年中国恶性肿瘤死亡抽样回顾调查。

10-3-2　前十位恶性肿瘤死亡率(男)

顺位	2004～2005		1990～1992		1973～1975	
	疾病名称	死亡率(1/10万)	疾病名称	死亡率(1/10万)	疾病名称	死亡率(1/10万)
1	肺癌	41.34	胃癌	32.84	胃癌	25.12
2	肝癌	37.54	肝癌	29.01	食管癌	23.34
3	胃癌	32.46	肺癌	24.03	肝癌	17.60
4	食管癌	20.65	食管癌	22.14	肺癌	9.28
5	结直肠癌	8.19	结直肠癌	5.76	结直肠癌	4.85
6	白血病	4.27	白血病	3.96	白血病	3.00
7	脑瘤	3.50	鼻咽癌	2.34	鼻咽癌	2.94
8	胰腺癌	2.94				
9	膀胱癌	2.13				
10	鼻咽癌	2.05				
	恶性肿瘤总计	169.19	恶性肿瘤总计	134.91	恶性肿瘤总计	96.31

10-3-3　前十位恶性肿瘤死亡率(女)

顺位	2004～2005		1990～1992		1973～1975	
	疾病名称	死亡率(1/10万)	疾病名称	死亡率(1/10万)	疾病名称	死亡率(1/10万)
1	肺癌	19.84	胃癌	17.02	食管癌	14.11
2	胃癌	16.59	食管癌	12.34	胃癌	13.72
3	肝癌	14.44	肝癌	11.21	子宫颈癌	10.70
4	食管癌	9.51	肺癌	10.66	肝癌	7.26
5	结直肠癌	6.26	结直肠癌	4.82	肺癌	4.79
6	女性乳腺癌	5.90	子宫颈癌	3.89	结直肠癌	4.33
7	白血病	3.41	女性乳腺癌	3.53	女性乳腺癌	3.37
8	宫颈癌	2.86	白血病	3.30	白血病	2.42
9	脑瘤	2.74	鼻咽癌	1.10	鼻咽癌	1.67
10	子宫癌	2.71				
	恶性肿瘤总计	98.97	恶性肿瘤总计	80.04	恶性肿瘤总计	70.43

10-3-4 前十位恶性肿瘤死亡率(城市)

顺位	2004～2005		1990～1992		1973～1975	
	疾病名称	死亡率(1/10万)	疾病名称	死亡率(1/10万)	疾病名称	死亡率(1/10万)
1	肺癌	40.98	肺癌	27.50	胃癌	20.19
2	肝癌	24.93	肝癌	19.50	肝癌	14.05
3	胃癌	22.97	胃癌	19.44	食管癌	13.59
4	食管癌	10.97	食管癌	9.62	肺癌	12.61
5	结直肠癌	9.78	结直肠癌	6.98	子宫颈癌	5.81
6	胰腺癌	4.44	白血病	3.66	结直肠癌	5.29
7	白血病	4.17	女性乳腺癌	2.56	白血病	3.17
8	女性乳腺癌	3.98	鼻咽癌	1.93	鼻咽癌	2.60
9	脑瘤	3.27	子宫颈癌	1.58	女性乳腺癌	2.17
10	胆囊癌	2.13				
	恶性肿瘤总计	146.57	恶性肿瘤总计		恶性肿瘤总计	91.80

10-3-5 前十位恶性肿瘤死亡率(农村)

顺位	2004～2005		1990～1992		1973～1975	
	疾病名称	死亡率(1/10万)	疾病名称	死亡率(1/10万)	疾病名称	死亡率(1/10万)
1	肝癌	26.93	胃癌	27.16	食管癌	20.81
2	肺癌	25.71	肝癌	20.67	胃癌	19.18
3	胃癌	25.58	食管癌	20.10	肝癌	12.02
4	食管癌	17.34	肺癌	14.05	肺癌	5.13
5	结直肠癌	5.96	结直肠癌	4.72	子宫颈癌	5.05
6	白血病	3.68	白血病	3.63	结直肠癌	4.35
7	脑瘤	2.80	子宫颈癌	2.00	白血病	2.55
8	女性乳腺癌	2.35	鼻咽癌	1.67	鼻咽癌	2.22
9	胰腺癌	1.70	女性乳腺癌	1.42	女性乳腺癌	1.45
10	骨癌	1.61				
	恶性肿瘤总计	128.63	恶性肿瘤总计	106.76	恶性肿瘤总计	80.79

10-4-1　2012年血吸虫病防治情况

地区	流行县数（个）	流行乡数（个）	流行村人口数（万人）	达到传播控制标准县数（个）	达到传播阻断标准县数（个）	未达控制标准县数（个）	现　有病人数（人）	其中晚期病人数（人）	急性血吸虫病感染人数（人）	治疗及扩大化疗人数（人）
总　计	**452**	**3499**	**6851.0**	**100**	**281**	**71**	**240597**	**30396**	**13**	**2588808**
上　海	8	80	260.5		8		2			1
江　苏	68	485	1350.8	17	51		3073	3059	3	6515
浙　江	55	471	943.4		55		1089	1082	1	1012
安　徽	51	362	696.9	11	17	23	25378	6110	5	190419
福　建	16	76	76.4		16					
江　西	39	316	510.2	8	22	9	73102	7779	3	215339
湖　北	63	518	996.5	22	22	19	72555	4640		716733
湖　南	39	353	644.0	13	6	20	62479	5012		529159
广　东	13	34	38.0		13					87
广　西	19	69	106.1		19					
四　川	63	662	1058.3	22	41		1898	1898		620865
云　南	18	73	170.1	7	11		1021	816		308678
重　庆									1	

10-4-2　2012年血吸虫病查灭螺情况

地区	实际钉螺情况			年内查螺情况				灭　螺总面积（万平方米）	环改灭螺面积（万平方米）
	有螺乡数（个）	有螺村数（个）	实有钉螺面积（万平方米）	年内查螺乡数（个）	年内查出有螺乡数（个）	查出钉螺面积（万平方米）	内：新发现有螺面积（万平方米）		
总　计	**1468**	**7599**	**368741.7**	**3145**	**1280**	**173497.7**	**46.7**	**105780.5**	**6472.3**
上　海	5	11	0.5	58	5			184.9	0.0
江　苏	82	216	3896.4	488	76	3364.4	12.4	4053.3	496.7
浙　江	95	343	102.3	425	87	76.7	0.3	95.5	1.0
安　徽	208	968	27722.4	311	204	21395.4	27.7	8370.6	961.5
福　建	6	11	2.0	40	6	2.0		23.3	1.4
江　西	142	612	80989.0	252	126	26265.2		10008.8	385.2
湖　北	353	2610	76571.4	482	341	56535.1	6.0	31646.1	2851.6
湖　南	211	964	175358.2	336	198	63972.0		22265.2	1581.2
广　东				17					
广　西	5	5	4.0	63				19.7	0.4
四　川	308	1614	2415.8	603	184	581.1		27428.9	193.4
云　南	53	245	1679.7	70	53	1305.3		1684.2	

10-5-1　2012年克山病防治情况

地区	病区县		病区乡镇		已控制县数(个)	现症病人数(人)		年内死亡(人)
	个数	人口数(万人)	个数	人口数(万人)		潜在型	慢型	
总　计	**326**	**13391.8**	**2587**	**6120.1**	**257**	**28596**	**10874**	**308**
河　北	11	350.4	73	98.6	11	5143	650	
山　西	11	125.3	20	24.9	11	904	34	3
内蒙古	12	435.6	56	181.7	8	12203	4406	58
辽　宁	4	130.7	46	103.3	4	639	93	
吉　林	37	1280.2	311	803.6	37	1927	1129	92
黑龙江	66	2296.2	318	730.3	47	304	309	56
山　东	19	1673.5	161	943.2	19	624	569	2
河　南	3	157.6	20	45.0	3	476	58	
湖　北	1	89.0	1	13.3		74	7	
四　川	53	2484.4	782	1079.9	53	164	179	14
贵　州	1	143.1	6	24.2		162	2	
云　南	42	1530.0	228	794.8	27	281	807	38
西　藏	1	4.8	1	0.4			2	
重　庆	8	863.0	128	447.3	8	9	70	
陕　西	29	764.7	208	314.2	29	2307	531	27
甘　肃	28	1063.3	228	515.4		3379	2028	18

10-5-2　2012年大骨节病防治情况

地区	病区县		病区乡镇		已控制县数(个)	临床I度及以上病人(人)	
	个数	人口数(万人)	个数	人口数(万人)			13岁以下病人数
总　计	**378**	**10474.8**	**2125**	**3807.1**	**216**	**644994**	**16826**
河　北	7	248.0	49	57.6	7	5691	12
山　西	35	744.4	128	194.0	35	13921	2
内蒙古	18	572.6	84	260.8	13	100610	921
辽　宁	5	147.5	60	132.9	5	24598	
吉　林	40	1516.6	317	779.2	40	40303	6
黑龙江	80	2595.2	345	794.5	48	88875	2421
山　东	1	90.8	4	18.2	1	739	
河　南	5	229.5	33	69.5	5	12651	2
四　川	32	692.3	143	75.7		46157	
西　藏	53	202.0	168	70.9		14648	1900
陕　西	62	2177.3	405	636.2	62	154158	
甘　肃	37	1240.2	382	712.6		140747	11164
青　海	3	18.5	7	5.0		1896	398

10-5-3　2012年地方性氟中毒(水型)防治情况

地区	病区县数(个)	基本控制县数(个)	病区村(个)				病区村人口数(万人)	已改水		现症病人数(人)	
			小计	轻病区	中病区	重病区		村数(个)	受益人口(万人)	氟斑牙	氟骨症
总　计	**1135**	**209**	**123585**	**75860**	**38818**	**8907**	**8864.0**	**71050**	**6021**	**20241555**	**1333161**
北　京	9	6	243	200	40	3	37.1	243	37	16651	1402
天　津	12		2207	824	1171	212	279.9	1942	228		
河　北	126	62	8880	4950	3086	844	949.8	6270	637	1504317	76234
山　西	66	1	4606	2288	1348	970	505.1	4070	442	1931861	115339
内蒙古	85		13613	7061	4616	1936	585.0	6550	414	1615589	262964
辽　宁	52	8	2700	1150	1274	276	175.3	2048	120	632979	44250
吉　林	16	1	3171	1495	1285	391	165.1	2767	130	670434	55214
黑龙江	26	4	4628	2274	1581	773	268.2	2205	160	966560	52213
江　苏	27		2131	1087	808	236	449.4	1912	305	2014849	138463
浙　江	32		333	303	24	6	26.2	318	23	8337	96
安　徽	40	1	23066	18231	4693	142	802.0	2875	154	778481	6981
福　建	36	31	153	106	34	13	12.3	152	12	6830	400
江　西	21	11	33	29	4		5.5	30	4	20631	61
山　东	113	35	11659	6729	3963	967	1272.5	7981	1037	1845996	351465
河　南	125	3	22845	13831	8218	796	1626.9	13705	998	5292596	37283
湖　北	33		412	338	47	27	46.5	390	44	49806	1199
湖　南	9	9	24	10	8	6	3.0	24	3	8946	41
广　东	41	36	455	287	113	55	74.8	455	74	17239	218
广　西	13		165	108	40	17	11.7	157	11	36410	3577
重　庆	6		6	6			2.9	6	3	647	26
四　川	12		98	82	11	5	14.4	89	14	53577	2194
云　南	14	1	146	100	24	22	9.0	117	6	14221	649
西　藏	7		22	9	7	6	1.6	10	0	2697	112
陕　西	56		7658	3709	3418	531	505.4	5245	347	468429	150540
甘　肃	57		5956	4182	1584	190	415.8	4387	294	841881	18713
青　海	22		421	363	51	7	39.3	390	39	165633	10355
宁　夏	19		3449	1950	1157	342	107.7	2770	80	256200	2383
新　疆	60		4505	4158	213	134	471.7	3942	405	1019758	789

10-5-4 2012年地方性氟中毒(燃煤污染型)防治情况

地区	病区县数(个)	基本控制县数(个)	病区村(个)				病区村人口数(万人)	病区户数	已改炉改灶		现症病人数(人)	
			小计	轻病区	中病区	重病区			户数	受益人口(万人)	氟斑牙	氟骨症
总计	**173**	**24**	**34239**	**14932**	**6940**	**12367**	**3323.7**	**8109486**	**7571964**	**2977.1**	**14791235**	**1937739**
北京												
山西	20	20	3429	2695	532	202	237.4	670967	604277	218.6	689625	2073
辽宁	2	2	4	3	1		0.1	273	273	0.1	424	149
江西	7		413	413			116.5	270060	83880	29.6	106576	
河南	5	2	253	253			19.2	48428	48428	17.8	96560	
湖北	16		1030	486	295	249	136	329844	317738	117.5	351169	18512
湖南	28		2117	1459	472	186	223.8	550405	549867	213	691706	66871
广西	2		518	61	180	277	23.0	43059	42997	22.6	83734	5846
四川	22	0	1765	1165	390	210	258.6	555669	350645	165.1	1027020	166146
贵州	37		8652	4993	1067	2592	1668.8	4013000	3986500	1593.3	8790000	1078000
云南	13		13771	2369	3228	8174	371.9	841650	801228	335.4	2186294	569944
重庆	13		662	651	10	1	150.2	413010	413010	150.1	594694	5812
陕西	8	0	1625	384	765	476	117.9	373121	373121	113.9	173433	24386

10-5-5 2012年地方性砷中毒(水型)防治情况

地区	病区县		病区村(个)				病区村人口(万人)	已改水		病人数(人)
	个数	人口数(万人)	小计	轻病区	中病区	重病区		村数(个)	受益人口(万人)	
总计	**42**	**1519.6**	**494**	**335**	**108**	**51**	**42.4**	**401**	**34.7**	**17302**
山西	10	380.7	119	80	32	7	18.0	96	11.6	4284
内蒙	13	307.2	179	99	62	18	13.7	138	14.3	11081
吉林	4	201.3	44	44			1.4	44	1.4	477
安徽	1	72.5	10	10			2.5	6	0.8	59
湖北	2	240.4	2	2			0.1	1	0.1	9
陕西										
甘肃	5	99.4	12	10	1	1	0.8	8	1.4	393
宁夏	6	195.3	72	72			2.0	61	1.6	950
新疆	1	22.8	56	18	13	25	3.8	47	3.6	49

10-5-6 2012年地方性砷中毒(燃煤污染型)防治情况

地区	病区县		病区村(个)				病区村人口数(万人)	病区户数(户)	已改炉改灶		病人数(人)
	个数	人口数(万人)	小计	轻病区	中病区	重病区			户数	受益人口(万人)	
总计	**12**	**551.6**	**1657**	**1646**	**4**	**7**	**121.9**	**381907**	**381907**	**125.2**	**16463**
贵州	4	293.1	32	21	4	7	3.9	8786	8786	3.8	2848
陕西	8	258.5	1625	1625			117.9	373121	373121	121.4	13615

10-5-7 2012年碘缺乏病防治情况

地区	病区县		现症病人数(人)			碘盐销售数量(吨)		8～10岁儿童尿碘中位数(μg/L)	居民户碘盐监测		
	个数	人口数(万人)	甲肿	Ⅱ度甲肿	克汀病	计划供应	实际销售		碘盐份数	合格碘盐份数	非碘盐份数
总　计	**2812**	**130498.5**	**4800287**	**224834**	**101820**	**6157422**	**6024514**		**834523**	**798051**	**9978**
北　京	16	1307.6	179	3		70000	68000	183.0	5058	4968	174
天　津	16	1247.6	6447			43600	40603		5224	5078	187
河　北	167	6842.0	78667	9514	8840	304557	284221	196.0	48233	47107	780
山　西	119	3509.2	40005	2077	1737	148684	128703		35434	34614	327
内蒙古	101	2408.9	133511	5808	4398	153464	148405		29997	29849	110
辽　宁	100	4242.6	128772	5951	2645	253415	253253	193.5	30185	29912	120
吉　林	60	2653.5	429265	61453	954	127680	116730		17778	17718	6
黑龙江	127	3872.1	253679	8722	846	183757	162496		38538	38301	137
上　海	18	1400.7				84000	87000	181.6	4920	4589	480
江　苏	102	7469.4	321126			363658	366919		31105	30842	260
浙　江	90	4747.5	5948	126	8	227172	231212	196.3	26005	25347	1314
安　徽	104	6725.2	100704	1308	13463	310124	272568	269.7	30834	30509	49
福　建	84	3702.3	84607	4322	156	155109	152501	135.4	24476	24004	484
江　西	99	4586.1	415711	13800	1597	165411		227.9	28544	28083	113
山　东	120	7679.4	160695	17869	492	362763	347315	361.4	35063	34667	891
河　南	156	9439.68	64448	4267	2719	436379	457114	219.1	45445	43862	443
湖　北	93	5515.76	163461	3321	10320	254597	247953	300.7	30773	30176	67
湖　南	122	7031.35	782585	8107	2929	288814	284709		36487	35181	122
广　东	123	8526.70				413000	408742	123.5	35925	35333	585
广　西	109	5199	416071		3780	234846	248952	115.2	32322	31549	503
海　南	21	879.0	2080	350		39000	42300	194.9	6184	6073	159
重　庆	39	3424.7	136599	1110	6	133210	119397		11515	11062	41
四　川	181	9060.3	107908	1818	9	438957	458411	213.0	54411	53317	228
贵　州	88	4238.5	343412	4428	5144	192500	177056		26344	25634	49
云　南	129	4581.4	16290	5268	94	263410	246547	182.0	38035	37439	262
西　藏	74	300.7	54939	2962		13439	13571	182.2	21300		752
陕　西	108	3877.4	404228	49150	34495	202609	202467	264.9	32054	31827	40
甘　肃	87	2765.7	101581	11351	4821	127718	114089		25748	25228	125
青　海	43	532.5			1069	31000	31343		12231	12031	723
宁　夏	22	636.2	241	110	285	30000	29438	185.0	6547	6364	53
新　疆	94	2096.0	47128	1639	1013	104550	125920	186.3	27808	27387	394

10-6-1　农村改水情况

年份	累计改水受益总人口（万人）	自来水厂、站			手压机井			雨水收集			其他	
		个数	累计受益人口（万人）	其中：当年受益（万人）	万台	累计受益人口（万人）	其中：当年受益（万人）	水窖（个）	累计受益人口（万人）	其中：当年受益（万人）	累计受益人口（万人）	其中：当年受益（万人）
1990	66585.0	332044	27128.0		3311.0	17251.0					22206.0	
1991	70555.0	522691	30092.0		3607.0	19898.0					20565.0	
1992	74057.5	551517	32728.3	2653.2	3774.6	20341.2	481.8				20988.0	392.1
1993	76211.4	591251	35006.6	2269.5	3975.8	20662.1	270.2				20542.1	169.9
1994	77970.6	650103	37004.6	1987.1	3823.8	20805.2	149.7				20160.8	369.8
1995	79879.2	640375	40086.2	3188.5	3998.7	20498.3	69.8	33058	21.3	14.3	19273.4	870.4
1996	82412.1	568168	42827.4	2583.0	4399.7	21911.8	568.8	400581	364.2	106.3	17308.7	373.6
1997	84843.0	605626	45805.7	2913.0	4681.6	22546.7	550.4	525626	425.8	60.8	16064.8	873.0
1998	86442.8	614686	48103.9	2862.7	4729.6	22790.5	217.5	990020	697.1	192.6	14851.2	1440.3
1999	87607.9	652814	50843.6	2442.0	5215.4	22443.2	241.7	1119854	778.2	76.2	13542.8	946.4
2000	88112.2	674758	52669.5	2411.4	4891.0	22264.8	126.6	1622886	1002.3	114.1	12175.6	474.9
2001	86113.2	694138	52145.8	2216.3	6725.1	21214.0	39.7	1370335	1053.9	99.2	11699.4	337.1
2002	86833.0	645939	53652.7	2308.3	6615.9	20917.8	221.0	1559750	1188.8	121.8	11074.0	550.8
2003	87386.6	630903	54837.0	1761.3	5612.3	20810.5	183.7	1760607	1259.6	118.9	10479.6	430.6
2004	88451.5	644199	56545.5	1608.0	4795.2	20442.0	-316.1	1922629	1458.1	79.1	10006.0	436.4
2005	88893.2	651512	57944.4	1449.6	4845.3	19647.5	-621.8	2493172	1441.3	102.9	9860.8	-65.8
2006	86405.3	588843	58110.9	2760.1	7079.9	18382.0	-395.9	5639556	1490.1	597.2	8629.7	-192.0
2007	87859.1	599878	59850.0	2560.0	7265.5	18404.6	-343.1	1982334	1537.5	57.6	8067.0	-244.2
2008	89447.4	617177	62612.6	9032.2	6852.0	17646.8		1938500	1537.1	39.8	7650.9	-280.4
2009	90250.9	681688	65405.1	3598.2	6075.2	16470.2	-798.6	1942144	1546.9	19.0	6828.7	-648.6
2010	90833.9	629164	68158.5	3592.1	6006.8	15172.8	-1108.7	2172278	1285.0	273.3	6217.5	-372.7
2011	89971.5	591206	68832.9	2395.2	3928.9	13737.8	-906.4	2240509	1568.3	91.1	5831.9	-71.4
2012	91266.1	572775	71417.2	3445.1	3319.3	12882.7	-933.5	2131757	1524.7	27.1	5441.5	-317.8

10-6-2　2012年各地区农村改水情况

地区	累计改水受益总人口（万人）	自来水厂、站			手压机井			雨水收集			其他	
		个数	累计受益人口（万人）	其中：当年受益（万人）	万台	累计受益人口（万人）	其中：当年受益（万人）	水窖（个）	累计受益人口（万人）	其中：当年受益（万人）	累计受益人口（万人）	其中：当年受益（万人）
总　计	91266.1	572775	71417.2	3445.1	3319.3	12882.7	-933.5	2131757	1524.7	27.1	5441.5	-317.8
北　京	268.3	3278	267.1	0.1			-0.1				1.2	
天　津	378.7	3693	370.3	0.8	3.7	8.4	-0.8					
河　北	5317.7	36679	4670.3	102.5	198.1	591.4	-35.5	14000	15.7	-0.2	40.2	-11.2
山　西	2174.1	15738	1895.6	86.3	40.1	78.8	0.5	114180	92.3	1.2	107.4	4.7
内蒙古	1448.3	9263	955.9	101.1	78.3	354.4	-31.2	42846	7.5	-0.4	130.4	1.9
辽　宁	2130.4	11260	1610.9	91.2	109.0	283.1	-36.9	1963	0.7		235.6	-32.3
吉　林	1542.1	14915	1260.8	67.9	75.0	281.3	-67.9					
黑龙江	2096.3	14100	1423.0	22.9	174.9	649.3	-16.4				24.0	-6.4
上　海	332.8	68	332.8									
江　苏	4855.6	4649	4855.6	41.9								
浙　江	3506.2	21925	3373.0	40.4	17.0	60.7	-4.2	6555	2.7	-0.1	69.8	-0.9
安　徽	5205.1	12116	2942.8	292.6	551.7	2091.5	-99.6	331	2.5	-0.3	168.3	13.8
福　建	2597.3	16044	2382.6	79.8	13.5	61.3	3.0				153.5	-37.1
江　西	3440.7	35311	2248.2	120.5	163.0	770.7	-51.9	62	0.2	-0.3	421.8	-35.6
山　东	6925.2	30805	6408.3	99.0	217.4	497.8	-82.2		18.4	0.0	0.7	
河　南	7738.4	44117	5056.7	240.7	590.0	2519.3	-149.9	15990	24.1	0.4	138.4	78.5
湖　北	4456.8	6512	3287.8	221.4	128.8	619.3	-30.9	130925	62.1	-16.3	487.6	-144.3
湖　南	4948.4	50049	3747.9	207.9	123.9	638.3	-64.8	3704	3.2	0.3	559.0	-53.1
广　东	5969.8	27169	5238.6	402.4	150.5	604.5	-77.8	24	0.8	0.4	126.0	-17.8
广　西	3449.9	39121	2632.4	312.8	109.9	549.4	-63.4	156939	141.4	12.4	126.7	-15.3
海　南	644.2	26306	525.2	27.3	12.5	99.3	-4.4		0.3		19.4	-11.8
重　庆	2543.6	19597	2325.5	20.3	14.6	72.7	-23.7	2014	13.2	0.8	132.3	-43.2
四　川	6435.8	51632	4073.7	287.3	329.8	1298.0	-94.5	158904	85.6	-4.3	978.5	-49.4
贵　州	2743.6	21758	2244.5	188.2	1.8	16.5	1.2	113425	193.7	7.1	288.9	-1.1
云　南	3407.6	29328	2526.8	82.7	8.8	79.1	-5.7	358037	262.1	25.5	539.6	24.9
陕　西	2767.9	14297	1563.5	95.8	153.7	460.3	0.4	63431	222.8	0.6	521.3	0.6
甘　肃	1973.4	7328	1324.2	110.5	23.9	169.3	2.8	754898	317.1	-0.6	162.7	16.0
青　海	324.9	995	296.0	13.4	24.7	8.5	0.1	2734	14.7		5.8	1.4
宁　夏	388.4	569	324.5	22.1	4.4	18.4	0.0	190791	43.4	0.8	2.1	
新　疆	1254.8	4153	1253.1	65.5	0.3	1.2	0.3	4.0	0.2	0.1	0.3	

注：缺西藏数字。

10-6-3　各地区农村改水受益人口占农村人口比重

地区	已改水受益人口占农村人口%						饮用自来水人口占农村人口%					
	1995	2000	2005	2010	2011	2012	1995	2000	2005	2010	2011	2012
总　计	**86.7**	**92.4**	**94.1**	**94.9**	**94.2**	**95.3**	**43.2**	**55.2**	**61.3**	**71.2**	**72.1**	**74.6**
北　京	99.1	99.8	100.0	100.0	100.0	100.0	96.1	98.2	97.7	99.5	99.5	99.6
天　津	100.0	100.0	100.0	100.0	99.9	100.0	89.9	83.6	88.1	97.3	97.5	97.8
河　北	94.6	96.1	98.7	97.5	96.7	97.7	65.7	73.4	81.2	83.9	83.9	85.8
山　西	85.8	90.5	94.5	87.2	89.3	91.4	70.7	73.4	77.5	75.7	77.3	79.7
内蒙古	62.7	83.9	88.5	88.4	94.0	98.9	17.3	30.8	34.6	50.5	58.4	65.3
辽　宁	95.3	98.2	97.8	96.7	96.0	97.0	37.2	59.2	54.3	66.1	69.2	73.3
吉　林	91.2	96.7	98.4	99.1	100.0	100.0	27.6	35.3	48.8	73.1	77.4	81.8
黑龙江	96.4	97.4	98.2	98.6	99.5	99.6	40.2	50.0	58.5	64.5	66.5	67.6
上　海	100.0	100.0	100.0	100.0	100.0	100.0	99.3	99.9	100.0	100.0	100.0	100.0
江　苏	93.3	93.6	99.0	98.8	98.6	98.7	53.4	75.0	95.7	98.8	98.6	98.7
浙　江	93.7	96.7	97.0	97.2	96.5	97.6	74.5	83.2	88.1	93.3	92.7	93.9
安　徽	94.6	98.7	98.4	99.6	96.1	96.5	23.3	36.8	37.7	47.8	50.4	54.6
福　建	94.1	98.5	97.6	98.8	97.1	97.7	54.7	71.2	74.5	87.2	87.6	89.6
江　西	98.8	94.5	96.5	99.6	100.7	100.0	30.4	38.2	48.4	59.1	62.9	66.5
山　东	97.0	98.9	99.5	99.6	99.5	99.6		57.2	67.6	90.6	91.8	92.2
河　南	95.5	97.0	97.3	91.2	93.5	95.2	42.5	48.9	50.2	55.1	59.9	62.2
湖　北	81.8	93.5	92.4	99.2	98.7	99.4	44.7	54.0	52.4	72.0	68.5	73.3
湖　南	91.7	96.1	96.9	94.3	90.5	91.4	32.8	46.0	58.4	65.8	65.9	69.3
广　东	95.3	98.0	90.4	99.0	98.4	98.8	62.6	70.3	53.1	83.9	84.3	86.7
广　西	80.0	89.6	98.6	92.0	75.1	79.9	31.0	47.6	75.0	65.7	54.5	61.0
海　南	87.3	94.2	91.0	96.4	95.4	97.0	33.9	49.9	59.1	72.4	75.0	79.1
重　庆	…	92.2	95.2	98.6	98.8	98.9	…	59.3	68.3	87.5	90.3	90.5
四　川	81.6	91.4	94.1	92.6	93.1	93.6	30.8	39.2	45.9	53.3	56.2	59.3
贵　州	49.8	61.4	73.4	81.0	75.8	80.3	28.5	43.6	53.4	61.8	61.4	65.7
云　南	58.6	80.8	87.9	85.1	88.1	91.6	36.2	54.3	63.0	64.1	66.1	67.9
陕　西	78.2	64.1	70.11	89.3	97.0	96.3	37.2	35.3	31.4	55.1	55.1	54.4
甘　肃	41.1	71.8	88.4	97.1	97.0	94.2	18.9	32.7	43.9	59.2	60.9	63.2
青　海	59.5	71.3	90.9	85.0	86.6	87.7	30.2	55.2	77.2	76.9	78.0	79.9
宁　夏	74.8	87.8	95.1	94.6	96.3	95.5	26.1	29.6	40.3	68.0	77.4	79.8
新　疆	56.6	86.3	58.0	78.5	87.8	93.0	25.0	80.1	58.0	78.4	87.6	92.8

注：缺西藏数字。

10-6-4　农村改厕情况

年份 地区	农村总户数(万户)	累计卫生厕所户数(万户)								卫生厕所普及率(%)	当年新增卫生厕所(万户)	累计使用卫生公厕(万户)	无害化卫生厕所普及率(%)
		合计	三格化粪池式	双瓮漏斗式	三联沼气池式	粪尿分集式	完整下水道水冲式	双坑交替式	其他				
2005	24843.1	13740.1	3903.8	1231.0	1422.5	99.5	1028.5	…	6053.0	55.3	579.5	1034.1	…
2006	25249.7	13883.5	3757.4	1151.2	1620.2	170.2	1396.3	…	5788.1	55.0	698.2	2126.1	32.3
2007	25350.1	14442.2	4092.4	1099.7	1906.3	213.0	1473.1	39.1	5618.5	57.0	691.4	2049.0	34.8
2008	25394.2	15165.9	4411.0	1077.9	2214.2	236.4	1578.6	48.0	5599.9	59.7	716.9	2739.5	37.7
2009	25402.5	16055.7	4797.6	1035.0	2446.8	253.4	1694.0	59.4	5769.6	63.2	791.9	2970.7	40.5
2010	25415.4	17138.3	5344.3	1097.6	2638.1	304.6	1846.8	94.5	5812.4	67.4	1060.4	2827.7	45.0
2011	26044.3	18018.5	5808.3	1119.0	2804.2	321.3	2113.5	153.2	5699.0	69.2	1028.9	2972.8	47.3
2012	25977.2	18627.5	6225.6	1057.4	2879.7	337.3	2296.5	125.7	5705.3	71.7	737.4	2896.6	49.7
北　京	118.8	115.2	93.2	1.3	0.2		20.1		0.4	97.0	0.0	23.7	96.6
天　津	123.4	115.2	78.4	0.0	0.4		36.4			93.3	0.2	13.9	93.3
河　北	1503.6	838.4	54.8	81.0	148.7		158.4		395.5	55.8	32.9	46.0	29.5
山　西	670.9	349.9	3.3	61.1	29.7	2.4	84.9	1.8	166.8	52.2	15.2	84.3	27.3
内蒙古	395.1	181.8	0.8	0.3	19.6	1.3	19.2	41.9	98.7	46.0	11.1	62.2	21.1
辽　宁	676.2	433.8	28.5	23.7	41.8	1.0	102.7	2.7	233.5	64.2	19.8	26.6	29.6
吉　林	440.3	332.4	0.0	0.0	2.6	56.9	6.8	0.0	266.2	75.5	3.0	16.8	15.0
黑龙江	624.6	441.4	0.9	16.9	1.0	0.8	55.0	8.4	358.4	70.7	11.3	102.1	13.3
上　海	128.6	126.0	120.1	0.0			4.0		1.9	98.0	2.7	165.0	96.6
江　苏	1571.3	1428.2	987.9	10.4	41.8	14.8	106.3		267.0	90.9	101.8	65.4	73.9
浙　江	1209.2	1105.9	853.9	9.6	24.6	0.2	91.4	0.5	125.8	91.5	25.8	145.3	81.1
安　徽	1434.8	849.6	160.5	55.9	57.0	14.9	143.5	31.3	386.5	59.2	42.0	155.5	32.3
福　建	718.5	635.6	556.4	0.6	41.4	0.5	24.5	0.7	11.7	88.5	22.0	73.0	86.9
江　西	841.3	709.9	295.5	3.6	118.4	2.1	74.8	1.4	214.1	84.4	35.0	107.3	58.9
山　东	2093.1	1848.5	237.2	111.9	188.0	171.1	347.6	7.7	785.1	88.3	51.6	58.1	50.8
河　南	1890.6	1378.0	96.7	469.3	211.9		166.0	0.2	433.9	72.9	38.5	60.3	49.9
湖　北	1052.5	807.1	158.5	4.1	292.1		94.7		257.7	76.7	15.5		52.2
湖　南	1483.4	961.7	299.0	24.3	148.9	2.1	85.9	0.3	401.3	64.8	22.4	84.7	37.8
广　东	1492.2	1321.8	1154.8	1.5	32.7	0.6	20.3	0.6	111.3	88.6	40.5	165.2	81.1
广　西	1053.8	767.3	406.6	1.5	281.8	5.4	5.8		66.2	72.8	74.8	61.0	66.5
海　南	158.0	110.6	92.9	0.6	13.3				3.9	70.0	5.6	27.2	67.5
重　庆	726.9	441.9	114.2	3.0	118.8	1.5	204.4			60.8	16.4		60.8
四　川	2058.3	1388.0	211.5	4.6	587.4	3.6	244.6	1.7	334.6	67.4	65.9	830.2	51.2
贵　州	869.1	381.1	71.1	1.0	130.8	0.0	41.7	0.0	136.5	43.9	15.8	36.0	28.1
云　南	961.6	564.6	83.4	2.4	167.7	9.7	38.0	0.3	263.0	58.7	18.6	138.5	31.4
陕　西	711.7	366.7	51.4	101.3	86.8	17.7	20.5	20.5	68.5	51.5	15.0	100.7	41.9
甘　肃	490.2	325.7	8.9	19.0	57.5	24.6	27.2	1.3	187.3	66.5	10.4	69.1	28.2
青　海	88.4	55.4		0.8	6.0	0.5	2.9		45.3	62.6	2.9	7.7	11.4
宁　夏	102.3	60.5	2.2	16.4	15.4	0.8	11.6	1.8	12.4	59.2	4.7	22.3	47.0
新　疆	288.5	185.5	3.3	31.4	13.7	4.9	57.5	2.8	72.0	64.3	15.9	148.6	39.3

注：缺西藏数字。

10-7　2012年健康教育专业机构服务情况

地区	健康教育服务形式				传播材料制作				主办网站(个)	健康教育培训人次数
	健康咨询(次)	健康讲座(次)	播放音像资料(小时)	更换宣传栏(次)	平面材料(万份)	音像制品(万份)	手机短信(万条)	实物(万个)		
总　计	**57955**	**77599**	**666283**	**206959**	**37389.0**	**243.2**	**21033.1**	**2553.1**	**787**	**1115470**
北　京	1558	4546	1699	4516	484.1	4.4	303.0	63.6	11	9716
天　津	504	478	4568	867	141.3	0.2	10.1	15.4	5	6319
河 北	1575	1973	1647	13099	261.1	0.6	451.7	141.5	7	17930
山　西	3190	3751	25828	15201	1962.5	7.5	186.9	189.7	14	78236
内蒙古	1751	1645	16877	4421	438.9	11.0	103.3	30.1	10	32466
辽　宁	2550	3240	12818	4090	1341.7	3.6	106.5	67.4	22	42979
吉　林	1347	1874	15274	7004	652.8	0.7	0.7	79.4	30	28064
黑龙江	2489	2424	4446	3498	2124.5	0.8	128.1	64.3	14	51262
上　海	1010	1902	5097	7923	608.6	1.5	3.8	71.4	17	41178
江　苏	2112	3915	32196	10159	6910.9	8.4	705.8	251.5	41	28625
浙　江	1489	6528	109944	8308	1721.5	1.2	1230.8	161.8	53	16405
安　徽	1052	1043	9027	3194	230.3	0.5	294.1	93.2	43	26071
福　建	1068	636	11497	1521	524.9	0.5	357.2	183.1	53	13775
江　西	1020	1020	5024	858	966.2	0.5	252.3	26.4	18	49406
山　东	2607	2974	14354	4026	943.5	3.3		113.6	63	39041
河　南	2100	2531	14544	10647	1498.7	9.5	413.4	97.2	34	92871
湖　北	1333	1605	52145	7503	2351.4	1.7	583.7	125.8	86	35476
湖　南	4426	4827	20304	20523	196.9	2.9	11253.1	87.8	66	78652
广　东	3207	2805	48054	10758	3381.9	3.2	1517.1	42.8	46	73794
广　西	1257	1380	41974	2376	953.3	0.2	129.2	59.3	5	20857
海　南	488	385	6685	344	277.9	0.7	1.6	14.3	14	17918
重　庆	2254	3192	20076	10125	2965.1	4.9	555.1	27.2	14	17067
四　川	4689	5813	42769	25356	1420.1	153.2	688.0	118.2	59	88268
贵　州	1272	456	14696	3458	55.3	1.6	106.8	30.3	5	18388
云　南	5623	10456	82120	13380	1946.7	10.1	307.2	44.6	9	27942
西　藏	83	45	207	37	0.4	0.1	0.0	0.0		749
陕　西	2956	3148	39558	8329	1334.6	0.8	336.9	82.1	36	64234
甘　肃	1687	2012	3850	3551	1073.9	2.7	356.4	80.9	6	65316
青　海	739	515	1387	506	186.7	1.4	76.7	33.9	2	20767
宁　夏	498	475	7618	1380	399.9	0.4	81.6	150.4	4	11098
新　疆	21	5		1	33.5	5.0		6.0		600

注：平面材料包括传单/折页、小册子/书籍、宣传画。

十一、居民病伤死亡原因

简要说明

一、本章主要介绍我国居民病伤死亡原因，内容包括城市、农村地区居民粗死亡率及死因顺位，分性别、疾病别、年龄别死亡率。

二、本章数据来源于居民病伤死亡原因年报。

三、资料范围

1990 年城市地区包括北京、天津、太原、哈尔滨、长春、沈阳、大连、鞍山、上海、南京、杭州、武汉、广州、成都、重庆、昆明和西安 17 个大城市，苏州、徐州、淮安、合肥、安庆、马鞍山、蚌埠、铜陵、厦门、福州、三明、宜昌、黄石、宜春、佛山、贵阳、自贡、桂林和湖南六市等 24 个中小城市；农村地区包括北京、天津、上海市全部市辖县和江苏、浙江、安徽、福建、江西、湖北、湖南、广东、四川、贵州、甘肃和山西 15 个省（直辖市）87 个县（县级市）。

1995 年城市地区包括北京、天津、太原、哈尔滨、长春、沈阳、大连、鞍山、上海、南京、杭州、武汉、广州、成都、重庆和西安 16 个大城市，苏州、徐州、宁波、合肥、安庆、马鞍山、蚌埠、铜陵、厦门、福州、宜昌、长沙、湘潭、常德、佛山、中山、桂林、自贡、乌鲁木齐 19 个中小城市；农村地区包括北京、天津、上海市全部市辖县和江苏、浙江、安徽、福建、河南、湖北、湖南、广东、四川、贵州、甘肃 14 个省（直辖市）101 个县（县级市）。

2000 年城市地区包括北京、天津、长春、沈阳、大连、鞍山、上海、南京、杭州、武汉、广州、成都、重庆和西安 14 个大城市，苏州、徐州、合肥、安庆、马鞍山、铜陵、厦门、福州、平顶山、信阳、宜昌、黄石、长沙、湘潭、衡阳、常德、佛山、自贡、桂林和乌鲁木齐 20 个中小城市；农村地区包括北京、天津、上海市全部市辖县和江苏、浙江、安徽、福建、河南、湖北、湖南、广东、重庆、四川、贵州、甘肃 15 个省（直辖市）90 个县（县级市）。

2005 年城市地区包括北京、天津、上海、哈尔滨、长春、沈阳、大连、鞍山、南京、杭州、郑州、武汉、广州、重庆、成都、昆明、西安 17 个大城市，苏州、徐州、合肥、安庆、蚌埠、马鞍山、铜陵、福州、厦门、宜昌、黄石、长沙、衡阳、常德、湘潭、佛山、中山、三明、桂林、自贡、乌鲁木齐 21 个中小城市；农村地区包括北京、天津、上海市全部市辖县和江苏、浙江、安徽、福建、河南、湖北、湖南、广东、重庆、四川、贵州、甘肃 15 个省（直辖市）78 个县（县级市）。

2010 年城市地区包括北京、沈阳、大连、鞍山、哈尔滨、上海、广州、成都、昆明、西安 10 个大城市，徐州、合肥、蚌埠、马鞍山、铜陵、安庆、常德、佛山、自贡等 9 个中小城市；农村地区包括北京、天津、上海市全部市辖县和江苏、安徽、河南、湖北、广东、四川 9 个省（直辖市）34 个县（县级市）。

2012 年包括北京、天津、辽宁、吉林、上海、江苏、浙江、安徽、福建、河南、湖北、湖南、广东、广西、重庆、四川、陕西、甘肃、新疆 19 个省（自治区、直辖市）的 99 个区（城市地区）和 73 个县或县级市（农村地区）。

四、1990、1995、2000 年采用 ICD-9 国际疾病分类统计标准。2002 年起采用 ICD-10 国际疾病分类统计标准。

主要指标解释

性别年龄别死亡率　指分性别年龄别计算的死亡率。计算公式：男（女）性某年龄别死亡率 = 男（女）性某年龄别死亡人数/男（女）性同年龄平均人口数。

11-1-1 1990年城市居民主要疾病死亡率及构成

疾病名称	合计			男			女		
	死亡率(1/10万)	构成(%)	位次	死亡率(1/10万)	构成(%)	位次	死亡率(1/10万)	构成(%)	位次
传染病(不含肺结核)	13.44	2.30	12	17.32	2.79	11	9.33	1.71	13
肺结核	7.03	1.20	11	9.59	1.54	9	4.34	0.79	15
寄生虫病	0.39	0.07	17	0.52	0.08	17	0.25	0.05	18
恶性肿瘤	128.03	21.88	1	155.10	24.98	1	99.38	18.16	2
内分泌营养和代谢及免疫疾病	10.19	1.74	7	7.90	1.27	10	12.60	2.30	7
血液和造血器官疾病	1.47	0.25	16	1.36	0.22	16	1.59	0.29	16
精神病	6.30	1.08	13	5.31	0.86	15	7.34	1.34	11
神经系病	4.99	0.85	15	5.47	0.88	14	4.49	0.82	14
心脏病	92.53	15.81	3	88.30	14.22	4	97.00	17.73	3
脑血管病	121.84	20.83	2	126.40	20.35	2	117.02	21.39	1
呼吸系病	92.18	15.76	4	93.55	15.06	3	90.74	16.59	4
消化系病	23.53	4.02	6	26.13	4.21	6	20.77	3.80	6
泌尿、生殖系病	9.26	1.58	8	9.65	1.55	8	8.83	1.61	9
妊娠分娩产褥期并发症	0.29	0.05	18				0.60	0.11	17
先天异常	5.45	0.93	14	5.56	0.90	12	5.34	0.98	12
新生儿病	8.81	1.51	9	10.08	1.62	7	7.47	1.36	10
其他疾病	7.56	1.29	10	5.51	0.89	13	9.74	1.78	8
损伤和中毒	40.43	6.91	5	47.07	7.58	5	33.42	6.11	5

11-1-2 1995年城市居民主要疾病死亡率及构成

疾病名称	合计			男			女		
	死亡率(1/10万)	构成(%)	位次	死亡率(1/10万)	构成(%)	位次	死亡率(1/10万)	构成(%)	位次
传染病(不含肺结核)	5.01	1.59	13	6.23	1.95	10	3.73	1.15	14
肺结核	4.34	0.74	14	6.07	0.96	11	2.53	0.46	15
寄生虫病	0.34	0.06	17	0.41	0.07	17	0.27	0.05	18
恶性肿瘤	128.58	21.85	2	156.35	24.83	1	99.41	18.24	2
内分泌、营养和代谢及免疫疾病	13.79	2.34	7	10.85	1.72	7	16.87	3.09	6
血液和造血器官疾病	1.22	0.21	16	1.13	0.18	16	1.32	0.24	16
精神病	7.16	1.22	9	6.52	1.04	9	7.83	1.44	10
神经系病	5.06	0.86	12	5.62	0.89	13	4.48	0.82	11
心脏病	90.10	15.31	4	88.30	14.02	4	92.00	16.88	3
脑血管病	130.48	22.17	1	136.66	21.70	2	124.00	22.75	1
呼吸系病	92.54	15.73	3	94.85	15.06	3	90.12	16.53	4
消化系病	19.49	3.31	6	22.69	3.60	6	16.13	2.96	7
泌尿、生殖系病	9.15	1.56	8	9.26	1.47	8	9.03	1.66	9
妊娠分娩产褥期并发症	0.20	0.03	18				0.41	0.08	17
先天异常	3.92	0.67	15	4.08	0.65	15	3.76	0.69	13
新生儿病	5.08	0.86	11	5.82	0.92	12	4.30	0.79	12
其他疾病	7.12	1.21	10	5.15	0.82	14	9.18	1.68	8
损伤和中毒	40.57	6.89	5	49.11	7.80	5	31.61	5.80	5

11-1-3　2000年城市居民主要疾病死亡率及构成

疾病名称	合计			男			女		
	死亡率(1/10万)	构成(%)	位次	死亡率(1/10万)	构成(%)	位次	死亡率(1/10万)	构成(%)	位次
传染病(不含肺结核)	4.03	0.67	11	5.09	0.78	11	2.93	0.53	13
肺结核	2.87	0.48	15	4.28	0.66	12	1.39	0.25	16
寄生虫病	0.63	0.10	17	0.67	0.10	17	0.59	0.11	17
恶性肿瘤	146.61	24.38	1	176.85	27.23	1	115.06	20.88	2
内分泌、营养和代谢及免疫疾病	17.99	2.99	7	14.70	2.26	7	21.42	3.89	6
血液和造血器官疾病	1.41	0.23	16	1.28	0.20	16	1.54	0.28	15
精神病	6.70	1.11	9	6.24	0.96	10	7.19	1.30	9
神经系病	5.53	0.92	10	6.26	0.96	9	4.76	0.86	10
心脏病	106.65	17.74	3	107.06	16.49	3	106.22	19.27	3
脑血管病	127.96	21.28	2	135.14	20.81	2	120.47	21.86	1
呼吸系病	79.92	13.29	4	82.92	12.77	4	76.80	13.93	4
消化系病	18.38	3.06	6	21.85	3.37	6	14.76	2.68	7
泌尿、生殖系病	9.01	1.50	8	9.64	1.48	8	8.36	1.52	8
妊娠、分娩产褥期并发症	0.13	0.02	18				0.27	0.05	18
先天异常	3.15	0.52	13	3.33	0.51	14	2.95	0.54	12
新生儿病	3.14	0.52	14	3.43	0.53	13	2.84	0.51	14
其他疾病	3.83	0.64	12	2.93	0.45	15	4.76	0.86	11
损伤和中毒	35.57	5.91	5	43.44	6.69	5	27.35	4.96	5

11-1-4　2005年城市居民主要疾病死亡率及构成

疾病名称	合计			男			女		
	死亡率(1/10万)	构成(%)	位次	死亡率(1/10万)	构成(%)	位次	死亡率(1/10万)	构成(%)	位次
传染病(不含呼吸道结核)	3.61	0.66	13	4.86	0.79	11	2.32	0.48	14
呼吸道结核	2.84	0.52	15	4.16	0.68	15	1.46	0.30	17
寄生虫病	0.06	0.01	20	0.07	0.01	19	0.05	0.01	20
恶性肿瘤	124.86	22.74	1	159.77	26.05	1	88.51	18.36	3
血液、造血器官及免疫疾病	0.93	0.17	18	0.83	0.13	17	1.04	0.21	18
内分泌、营养和代谢疾病	13.75	2.50	7	11.81	1.92	7	15.77	3.27	6
精神障碍	5.19	0.95	10	4.85	0.79	12	5.55	1.15	10
神经系统疾病	4.60	0.84	11	4.87	0.79	13	4.32	0.90	11
心脏病	98.22	17.89	3	99.49	16.22	3	96.88	20.09	2
脑血管病	111.02	20.22	2	116.63	19.01	2	105.19	21.82	1
呼吸系统疾病	69.00	12.57	4	75.88	12.37	4	61.85	12.83	4
消化系统疾病	18.10	3.30	6	22.54	3.68	6	13.46	2.79	8
肌肉骨骼和结缔组织疾病	1.16	0.21	17	0.77	0.13	18	1.57	0.33	16
泌尿生殖系统疾病	8.58	1.56	9	8.92	1.45	9	8.21	1.70	9
妊娠、分娩和产褥期并发症	0.28	0.05	19				0.50	0.10	19
起源于围生期某些情况	3.50	0.64	14	3.68	0.60	14	3.23	0.67	13
先天畸形、变形和染色体异常	1.85	0.34	16	2.04	0.33	16	1.65	0.34	15
诊断不明	4.09	0.74	12	4.82	0.79	10	3.33	0.69	12
其他疾病	11.98	2.18	8	9.14	1.49	8	14.94	3.10	7
损伤和中毒外部原因	45.28	8.25	5	56.84	9.27	5	33.22	6.89	5

11-1-5　2010年城市居民主要疾病死亡率及构成

疾病名称	合计			男			女		
	死亡率(1/10万)	构成(%)	位次	死亡率(1/10万)	构成(%)	位次	死亡率(1/10万)	构成(%)	位次
传染病(不含呼吸道结核)	4.44	0.72	11	5.79	0.82	11	3.04	0.57	12
呼吸道结核	2.32	0.38	14	3.47	0.49	13	1.13	0.21	18
寄生虫病	0.13	0.02	18	0.15	0.02	19	0.10	0.02	20
恶性肿瘤	162.87	26.33	1	201.99	28.77	1	122.35	22.99	2
血液、造血器官及免疫疾病	1.50	0.24	17	1.48	0.21	17	1.52	0.29	17
内分泌、营养和代谢疾病	18.13	2.93	6	16.63	2.37	7	19.69	3.70	6
精神障碍	2.90	0.47	13	2.82	0.40	14	2.98	0.56	13
神经系统疾病	5.84	0.94	10	6.33	0.90	10	5.34	1.00	10
心脏病	129.19	20.88	2	135.15	19.25	3	123.02	23.12	1
脑血管病	125.15	20.23	3	137.30	19.55	2	112.56	21.15	3
呼吸系统疾病	68.32	11.04	4	78.06	11.12	4	58.22	10.94	4
消化系统疾病	16.96	2.74	7	20.76	2.96	6	13.03	2.45	7
肌肉骨骼和结缔组织疾病	1.61	0.26	16	1.21	0.17	18	2.02	0.38	14
泌尿生殖系统疾病	7.20	1.16	9	7.98	1.14	8	6.40	1.20	9
妊娠、分娩产褥期并发症	0.11	0.02	18				0.22	0.04	19
围生期疾病	2.03	0.33	15	2.34	0.33	15	1.70	0.32	16
先天畸形、变形和染色体异常	2.02	0.33	15	2.12	0.30	16	1.92	0.36	15
诊断不明	4.12	0.67	12	4.99	0.71	12	3.21	0.60	11
其他疾病	9.58	1.55	8	7.61	1.08	9	11.63	2.19	8
损伤和中毒外部原因	38.09	6.16	5	48.43	6.90	5	27.38	5.15	5

11-1-6　2012年城市居民主要疾病死亡率及构成

疾病名称	合计			男			女		
	死亡率(1/10万)	构成(%)	位次	死亡率(1/10万)	构成(%)	位次	死亡率(1/10万)	构成(%)	位次
传染病(不含呼吸道结核)	4.17	0.68	11	5.66	0.81	11	2.65	0.51	11
呼吸道结核	1.90	0.31	14	2.96	0.42	13	0.82	0.16	18
寄生虫病	0.14	0.02	19	0.14	0.02	19	0.14	0.03	20
恶性肿瘤	164.51	26.81	1	208.11	29.64	1	120.12	22.95	2
血液、造血器官及免疫疾病	1.31	0.21	18	1.34	0.19	17	1.27	0.24	17
内分泌、营养和代谢疾病	17.32	2.82	7	15.96	2.27	8	18.69	3.57	7
精神障碍	2.00	0.33	13	2.04	0.29	16	1.97	0.38	12
神经系统疾病	6.86	1.12	9	7.28	1.04	9	6.43	1.23	9
心脏病	131.64	21.45	2	136.38	19.42	2	126.80	24.22	1
脑血管病	120.33	19.61	3	130.68	18.61	3	109.80	20.97	3
呼吸系统疾病	75.59	12.32	4	87.55	12.47	4	63.41	12.11	4
消化系统疾病	15.25	2.48	8	18.78	2.67	7	11.65	2.23	8
肌肉骨骼和结缔组织疾病	1.41	0.23	17	1.03	0.15	18	1.79	0.34	13
泌尿生殖系统疾病	6.30	1.03	10	7.01	1.00	10	5.58	1.07	10
妊娠、分娩产褥期并发症	0.09	0.01	20				0.16	0.03	19
围生期疾病	1.86	0.30	15	2.23	0.32	14	1.48	0.28	16
先天畸形、变形和染色体异常	1.81	0.29	16	2.07	0.29	15	1.55	0.30	15
诊断不明	2.57	0.42	12	3.45	0.49	12	1.68	0.32	14
其他疾病	23.82	3.88	6	23.85	3.40	6	23.78	4.54	5
损伤和中毒外部原因	34.79	5.67	5	45.66	6.50	5	23.72	4.53	6

11-2-1 2012年城市居民年龄别疾病别死亡率(1/10万)(合计)

疾病名称(ICD-10)	合计	不满1岁	1～	5～	10～	15～	20～	25～
总 计	613.65	476.39	44.02	20.63	18.93	23.93	30.76	37.93
传染病和寄生虫病小计	6.21	11.22	2.47	0.43	0.25	0.37	0.77	1.12
其中：传染病计	6.07	11.22	2.47	0.43	0.23	0.37	0.77	1.12
内：伤寒和副伤寒	0.00	0.00	0.00	0.00	0.00	0.00	0.00	0.00
痢疾	0.00	0.11	0.03	0.00	0.00	0.00	0.00	0.00
肠道其他细菌性传染病	0.06	1.01	0.12	0.00	0.00	0.03	0.00	0.01
呼吸道结核	1.90	0.11	0.00	0.00	0.00	0.06	0.32	0.30
其他结核	0.13	0.22	0.03	0.00	0.00	0.03	0.08	0.07
钩端螺旋体病	0.00	0.00	0.00	0.00	0.00	0.00	0.00	0.00
破伤风	0.02	0.45	0.00	0.00	0.00	0.00	0.00	0.00
百日咳	0.00	0.00	0.00	0.00	0.00	0.00	0.00	0.00
脑膜炎球菌感染	0.08	0.67	0.03	0.00	0.04	0.03	0.04	0.02
败血症	0.42	5.84	0.44	0.12	0.02	0.03	0.04	0.04
流行性乙型脑炎	0.00	0.00	0.00	0.00	0.00	0.00	0.00	0.00
流行性出血热	0.04	0.00	0.00	0.05	0.00	0.02	0.00	0.04
麻疹	0.00	0.34	0.00	0.00	0.00	0.00	0.00	0.00
病毒性肝炎	2.44	0.22	0.06	0.00	0.02	0.06	0.07	0.20
艾滋病	0.31	0.11	0.00	0.00	0.00	0.03	0.12	0.30
寄生虫病计	0.14	0.00	0.00	0.00	0.02	0.00	0.00	0.00
内：疟疾	0.00	0.00	0.00	0.00	0.00	0.00	0.00	0.00
血吸虫病	0.05	0.00	0.00	0.00	0.00	0.00	0.00	0.00
肿瘤小计	166.33	6.96	4.97	3.61	3.42	4.17	4.95	7.59
其中：恶性肿瘤计	164.51	5.84	4.62	3.47	3.27	4.09	4.84	7.49
内：鼻咽癌	1.81					0.02	0.10	0.14
食管癌	11.59					0.02	0.01	0.04
胃癌	17.96					0.05	0.16	0.54
结肠、直肠和肛门癌	12.59					0.05	0.13	0.49
肝癌	22.68					0.19	0.44	1.12
肺癌	49.73					0.16	0.26	0.54
乳腺癌	4.25					0.00	0.05	0.14
宫颈癌	1.53					0.00	0.05	0.17
膀胱癌	2.11					0.00	0.00	0.01
白血病	3.73	2.92	1.80	1.42	1.51	1.88	1.46	1.55
良性肿瘤计	0.52	0.67	0.17	0.12	0.06	0.02	0.05	0.04
其他肿瘤计	1.30	0.45	0.17	0.02	0.08	0.06	0.06	0.06
血液、造血器官及免疫疾病小计	1.31	3.03	0.64	0.46	0.13	0.18	0.26	0.24
其中：贫血	0.95	0.56	0.44	0.29	0.06	0.06	0.18	0.23
血液、造血器官及免疫的其他疾病	0.36	2.47	0.20	0.17	0.06	0.11	0.08	0.01
内分泌、营养和代谢疾病小计	17.31	3.93	0.17	0.05	0.25	0.24	0.47	0.39
其中：糖尿病	15.54	0.11	0.00	0.00	0.11	0.06	0.32	0.26
内分泌、营养和代谢的其他疾病	1.78	3.82	0.17	0.05	0.15	0.18	0.14	0.13
精神障碍小计	1.93	0.00	0.00	0.00	0.04	0.10	0.19	0.36
神经系统疾病小计	6.71	15.82	3.05	1.86	1.34	1.36	1.08	0.99
其中：脑膜炎	0.13	2.36	0.17	0.19	0.13	0.03	0.02	0.04
神经系统的其他疾病	6.23	13.35	2.82	1.66	1.17	1.30	1.01	0.95
循环系统疾病小计	266.14	8.87	1.54	1.04	0.74	2.01	3.40	4.97
其中：急性风湿热	0.49	0.22	0.00	0.00	0.00	0.06	0.00	0.02
心脏病计	131.63	6.06	1.25	0.75	0.62	1.52	2.59	3.28
内：慢性风湿性心脏病	3.16					0.08	0.07	0.17
高血压性心脏病	13.46					0.06	0.12	0.11
急性心肌梗死	42.50					0.45	0.79	1.28
其他冠心病	50.67					0.11	0.29	0.43
肺源性心脏病	11.38	0.79	0.03	0.05	0.00	0.05	0.12	0.14
其他心脏病	10.46	4.04	1.02	0.58	0.40	0.76	1.20	1.16

11-2-1 续表1

30～	35～	40～	45～	50～	55～	60～	65～	70～	75～	80～	85岁及以上
47.53	84.29	150.17	249.93	328.08	529.80	840.91	1371.83	2434.36	4417.88	7802.20	15056.86
1.53	2.72	4.19	5.67	6.51	8.80	10.74	15.00	20.56	32.34	43.09	56.35
1.53	2.71	4.19	5.60	6.44	8.72	10.58	14.61	19.79	30.72	41.62	54.07
0.00	0.00	0.00	0.00	0.00	0.00	0.00	0.00	0.00	0.00	0.00	0.00
0.00	0.00	0.00	0.00	0.00	0.00	0.00	0.00	0.00	0.04	0.07	0.00
0.05	0.02	0.00	0.05	0.03	0.04	0.05	0.10	0.07	0.26	0.51	1.52
0.29	0.69	1.19	1.52	1.88	2.71	2.55	4.59	7.29	12.54	17.69	18.91
0.05	0.04	0.10	0.13	0.01	0.12	0.29	0.36	0.43	0.77	0.44	1.27
0.00	0.00	0.00	0.00	0.00	0.00	0.00	0.00	0.00	0.00	0.00	0.00
0.02	0.02	0.02	0.03	0.03	0.01	0.00	0.10	0.03	0.09	0.00	0.13
0.00	0.00	0.00	0.00	0.00	0.00	0.00	0.00	0.00	0.00	0.00	0.00
0.05	0.05	0.04	0.02	0.08	0.12	0.09	0.13	0.27	0.47	0.29	1.02
0.09	0.11	0.12	0.17	0.16	0.30	0.49	0.67	1.17	2.09	4.99	8.63
0.00	0.01	0.00	0.00	0.00	0.01	0.00	0.00	0.00	0.04	0.00	0.00
0.00	0.01	0.01	0.06	0.04	0.04	0.13	0.13	0.10	0.04	0.15	0.00
0.00	0.00	0.01	0.00	0.00	0.00	0.00	0.00	0.00	0.00	0.00	0.00
0.62	1.08	1.97	2.61	3.51	4.45	5.66	6.49	8.22	10.20	12.48	13.58
0.27	0.47	0.50	0.53	0.38	0.30	0.36	0.54	0.53	0.51	0.44	0.00
0.00	0.01	0.00	0.07	0.07	0.08	0.16	0.39	0.77	1.62	1.47	2.28
0.00	0.00	0.00	0.00	0.04	0.00	0.00	0.00	0.00	0.00	0.00	0.00
0.00	0.00	0.00	0.03	0.01	0.07	0.11	0.23	0.33	0.43	0.51	0.25
12.48	26.02	52.76	98.99	140.32	239.44	360.86	524.36	776.58	1120.91	1478.43	1658.19
12.29	25.63	51.91	98.05	139.02	237.44	357.84	519.74	769.19	1109.00	1459.49	1627.98
0.35	0.60	1.34	1.89	2.81	3.76	4.72	5.37	6.42	6.53	8.07	6.98
0.06	0.25	1.28	4.76	8.77	16.93	28.38	44.16	62.02	80.38	100.49	120.95
1.07	1.69	4.15	8.87	12.26	23.20	39.66	61.39	91.34	130.63	178.81	182.76
0.55	1.69	3.12	5.19	8.42	15.18	24.51	36.07	57.27	96.37	143.95	178.96
2.96	7.09	13.49	22.79	27.74	40.71	52.70	68.09	84.89	111.26	138.73	160.30
1.35	3.88	9.29	20.69	33.81	67.32	110.39	168.90	264.10	383.45	486.01	491.17
0.61	1.63	3.34	5.40	6.75	9.48	10.09	9.81	12.44	14.72	19.60	30.71
0.35	0.81	1.57	2.97	2.76	2.81	2.93	3.37	3.14	4.56	6.02	8.12
0.04	0.09	0.12	0.39	0.72	1.52	2.30	4.52	8.49	19.45	35.60	54.07
1.53	1.70	2.21	3.10	2.89	4.73	6.51	9.29	11.57	17.79	21.14	18.28
0.06	0.16	0.31	0.30	0.37	0.59	0.98	1.45	2.54	3.46	3.96	4.06
0.12	0.22	0.54	0.64	0.93	1.41	2.04	3.17	4.85	8.45	14.97	26.15
0.21	0.35	0.50	0.64	0.58	1.34	1.65	2.44	4.31	7.94	15.56	25.38
0.15	0.21	0.37	0.49	0.38	0.98	1.19	1.89	2.88	5.72	12.48	19.67
0.06	0.14	0.13	0.15	0.20	0.35	0.45	0.54	1.44	2.22	3.08	5.71
0.77	1.10	2.20	4.55	8.74	12.51	23.95	45.20	82.15	148.89	237.39	371.62
0.55	0.83	1.89	4.03	7.99	11.86	22.76	42.74	77.17	140.53	213.97	284.81
0.22	0.27	0.31	0.52	0.75	0.66	1.19	2.47	4.98	8.36	23.42	86.81
0.45	0.72	0.93	1.40	0.88	1.25	2.35	2.67	5.02	11.69	24.96	57.87
1.28	1.31	1.57	2.42	2.86	4.22	5.98	9.96	19.89	42.15	86.54	205.99
0.05	0.07	0.07	0.09	0.07	0.12	0.13	0.16	0.13	0.34	0.51	1.52
1.22	1.21	1.46	2.28	2.67	3.90	5.73	9.39	18.66	39.51	80.45	188.22
7.88	16.18	37.15	69.71	101.41	167.50	292.43	538.38	1069.00	2151.71	4067.25	8126.34
0.04	0.05	0.07	0.20	0.25	0.42	0.72	1.32	2.31	3.71	6.31	9.77
4.66	9.02	18.60	32.18	47.23	74.47	130.18	240.00	491.05	1030.50	2027.42	4547.24
0.09	0.36	0.79	1.42	1.67	3.45	6.40	10.28	14.78	20.61	33.25	56.48
0.25	0.55	1.28	1.92	3.14	6.08	12.13	24.18	55.57	105.38	218.30	500.95
2.05	3.92	8.72	14.90	22.08	31.39	52.23	87.91	159.85	326.15	592.08	1242.41
0.67	1.57	3.64	7.65	12.31	20.97	38.99	78.62	177.64	407.00	862.72	2043.52
0.16	0.36	0.73	1.25	1.81	3.85	9.02	21.12	49.55	102.69	194.74	388.88
1.44	2.25	3.44	5.04	6.22	8.73	11.41	17.88	33.67	68.69	126.33	315.01

11-2-1 续表2

疾病名称(ICD-10)	合计	不满1岁	1～	5～	10～	15～	20～	25～
其他高血压病	12.08	0.11	0.00	0.02	0.00	0.05	0.05	0.11
脑血管病	120.32	1.91	0.20	0.24	0.13	0.37	0.76	1.46
循环系统的其他疾病	1.62	0.56	0.09	0.02	0.00	0.00	0.00	0.11
呼吸系统疾病小计	75.61	34.45	3.40	0.80	1.06	0.94	0.80	0.97
其中：肺炎	15.54	28.06	2.47	0.55	0.74	0.42	0.42	0.42
慢性下呼吸道疾病	50.75	0.79	0.09	0.05	0.11	0.18	0.18	0.25
尘肺	0.58	0.11	0.06	0.00	0.00	0.00	0.01	0.00
呼吸系统的其他疾病	8.74	5.50	0.78	0.19	0.21	0.34	0.19	0.30
消化系统疾病小计	15.24	5.61	0.64	0.19	0.11	0.29	0.32	0.85
其中：胃和十二指肠溃疡	1.88	0.11	0.03	0.02	0.02	0.02	0.04	0.06
阑尾炎	0.07	0.00	0.00	0.02	0.00	0.02	0.01	0.00
肠梗阻	1.07	1.12	0.15	0.05	0.04	0.06	0.04	0.05
肝疾病	6.76	0.67	0.06	0.05	0.00	0.03	0.08	0.36
消化系统的其他疾病	5.46	3.70	0.41	0.05	0.04	0.16	0.16	0.38
肌肉骨骼和结缔组织疾病小计	1.38	0.34	0.06	0.12	0.17	0.10	0.26	0.35
泌尿生殖系统疾病小计	6.30	0.90	0.20	0.14	0.30	0.31	0.38	0.62
其中：肾小球和肾小管间质疾病	3.13	0.22	0.12	0.12	0.21	0.19	0.25	0.43
前列腺增生	0.09							
泌尿生殖系统的其他疾病	3.08	0.67	0.09	0.02	0.08	0.11	0.13	0.19
妊娠、分娩和产褥期并发症小计	0.09					0.02	0.13	0.21
其中：直接产科原因计	0.08					0.02	0.13	0.16
内：流产	0.01					0.00	0.05	0.02
妊娠高血压综合征	0.01					0.00	0.04	0.02
梗阻性分娩	0.00					0.00	0.00	0.00
产后出血	0.01					0.00	0.04	0.05
母体产伤	0.00					0.00	0.00	0.00
产褥期感染	0.02					0.00	0.01	0.05
间接产科原因计	0.01					0.00	0.00	0.04
妊娠、分娩和产褥期的其他情况	0.00					0.00	0.00	0.01
围生期疾病小计	1.86	206.94	0.09					
其中：早产儿和未成熟儿	0.62	69.02	0.00					
新生儿产伤和窒息	0.36	40.40	0.00					
新生儿溶血性疾病	0.02	2.13	0.00					
新生儿硬化病	0.01	0.79	0.00					
起源于围生期的其他情况	0.86	94.60	0.09					
先天畸形、变形和染色体异常小计	1.81	118.17	5.26	1.52	0.81	0.76	0.65	0.50
其中：先天性心脏病	1.21	76.42	3.92	1.28	0.57	0.60	0.52	0.37
其他先天畸形、变形和染色体异常	0.59	41.75	1.34	0.24	0.23	0.16	0.13	0.13
诊断不明小计	2.57	26.04	0.49	0.17	0.36	0.54	0.46	0.58
其他疾病小计	7.99	4.60	0.70	0.10	0.19	0.16	0.24	0.26
损伤和中毒外部原因小计	34.79	27.61	20.27	10.15	9.78	12.37	16.41	17.90
其中：机动车辆交通事故	9.04	1.68	3.14	2.34	1.42	3.96	5.62	5.99
机动车以外的运输事故	3.66	0.90	1.36	0.80	0.64	1.51	2.14	2.65
意外中毒	1.86	0.45	0.55	0.17	0.45	0.50	0.80	1.14
意外跌落	6.69	2.24	2.32	0.92	1.00	1.05	1.24	1.50
火灾	0.43	0.34	0.09	0.07	0.13	0.11	0.14	0.13
由自然环境因素所致的意外事故	0.14	0.22	0.03	0.07	0.00	0.03	0.11	0.06
淹死	2.76	1.35	9.96	4.48	4.75	2.21	1.61	1.24
意外的机械性窒息	0.56	13.35	0.84	0.22	0.04	0.10	0.12	0.11
砸死	0.40	0.00	0.12	0.12	0.02	0.08	0.17	0.21
由机器切割和穿刺工具所致的意外事故	0.13	0.00	0.00	0.00	0.00	0.15	0.12	0.21
触电	0.51	0.00	0.15	0.07	0.00	0.36	0.34	0.42
其他意外事故和有害效应	3.26	6.40	1.54	0.53	0.49	0.50	1.06	1.47
自杀	4.82			0.24	0.72	1.41	2.46	2.28
被杀	0.52	0.67	0.15	0.12	0.13	0.41	0.49	0.49

11-2-1 续表3

30～	35～	40～	45～	50～	55～	60～	65～	70～	75～	80～	85岁及以上
0.16	0.55	1.44	2.59	4.23	7.70	13.63	26.91	53.73	97.87	182.56	356.77
2.81	6.28	16.46	33.76	48.69	83.38	145.46	266.54	515.23	1008.19	1831.65	3179.95
0.21	0.28	0.59	0.99	1.00	1.54	2.44	3.61	6.69	11.43	19.31	32.62
1.29	1.92	4.69	8.00	13.20	26.13	55.97	118.58	283.69	609.64	1317.75	2997.69
0.56	0.55	1.28	2.10	3.38	5.19	9.22	18.50	43.87	113.78	264.55	699.45
0.39	0.89	2.09	4.21	7.36	16.56	39.28	86.25	209.87	426.49	908.82	1909.36
0.01	0.08	0.10	0.26	0.23	0.37	0.67	1.19	3.08	5.12	8.44	11.93
0.34	0.40	1.22	1.42	2.24	4.02	6.80	12.64	26.88	64.25	135.94	376.95
1.32	3.37	6.55	11.44	13.61	17.35	23.38	33.01	54.83	93.77	161.86	312.09
0.05	0.19	0.33	0.77	0.82	1.42	2.48	4.02	7.89	14.21	24.88	53.43
0.00	0.01	0.00	0.03	0.03	0.11	0.11	0.21	0.27	0.38	1.17	1.27
0.02	0.06	0.15	0.26	0.27	0.58	0.61	1.87	3.88	8.62	18.35	35.03
0.81	2.25	4.76	8.21	10.00	11.32	14.14	17.23	23.30	32.68	41.91	49.24
0.43	0.86	1.31	2.17	2.49	3.93	6.04	9.68	19.49	37.88	75.53	173.12
0.27	0.46	0.60	0.94	0.93	1.56	2.15	2.91	4.58	8.36	14.17	24.62
0.86	1.41	2.19	3.48	3.38	5.32	9.71	15.67	25.64	47.78	73.33	116.89
0.51	0.66	1.27	1.72	1.58	2.98	5.15	7.55	13.64	23.25	34.28	51.02
						0.02	0.10	0.30	0.73	1.69	4.82
0.35	0.74	0.90	1.76	1.80	2.32	4.54	8.02	11.70	23.81	37.36	61.05
0.16	0.11	0.12	0.01	0.03							
0.14	0.11	0.11	0.01	0.03							
0.02	0.02	0.04	0.00	0.00							
0.01	0.02	0.00	0.01	0.00							
0.00	0.01	0.00	0.00	0.00							
0.02	0.02	0.00	0.00	0.00							
0.00	0.00	0.00	0.00	0.00							
0.04	0.01	0.07	0.00	0.03							
0.02	0.00	0.01	0.00	0.00							
0.00	0.00	0.00	0.00	0.00							
0.34	0.48	0.46	0.49	0.35	0.54	0.38	0.73	1.07	1.19	1.47	2.28
0.17	0.38	0.37	0.37	0.18	0.34	0.27	0.39	0.60	0.60	0.59	1.27
0.16	0.11	0.09	0.13	0.17	0.20	0.11	0.34	0.47	0.60	0.88	1.02
0.77	0.81	1.14	1.99	2.02	2.22	3.22	3.84	6.35	11.09	21.14	56.73
0.27	0.50	0.85	1.03	1.19	1.68	2.49	4.10	9.96	24.53	83.09	668.61
17.65	26.77	34.16	39.09	31.95	39.82	45.27	54.57	69.88	104.48	175.44	379.23
6.59	9.37	10.92	12.10	9.42	12.38	14.35	14.66	17.05	18.30	22.68	16.50
2.21	3.47	4.52	5.30	3.99	5.36	5.42	6.15	6.09	7.25	8.74	10.41
1.17	1.74	2.12	2.67	2.09	2.31	2.49	3.35	3.78	4.99	6.75	9.77
1.54	3.16	4.53	5.26	4.30	5.90	6.51	8.67	13.74	29.39	64.82	209.54
0.11	0.28	0.31	0.38	0.28	0.37	0.43	0.80	1.50	2.35	3.30	6.22
0.05	0.09	0.07	0.14	0.08	0.14	0.07	0.26	0.23	0.51	1.61	2.03
0.81	1.40	1.65	1.88	1.80	2.40	2.73	4.15	4.95	6.70	11.23	12.95
0.21	0.31	0.54	0.48	0.58	0.66	0.40	0.57	0.84	1.19	2.20	4.32
0.19	0.55	0.78	0.86	0.50	0.56	0.58	0.34	0.40	0.30	0.37	1.02
0.14	0.14	0.26	0.22	0.16	0.12	0.07	0.08	0.13	0.04	0.07	0.13
0.52	0.62	0.79	0.92	0.51	0.62	0.85	0.47	0.33	0.26	0.37	1.14
1.35	2.04	2.88	3.55	2.62	3.30	3.31	4.05	5.18	10.54	23.86	72.09
2.17	3.01	3.95	4.72	4.95	5.34	7.50	10.51	14.88	22.06	28.63	32.36
0.58	0.59	0.85	0.61	0.68	0.35	0.54	0.52	0.77	0.60	0.81	0.76

11-2-2　2012年城市居民年龄别疾病别死亡率(1/10万)(男)

疾病名称(ICD-10)	合计	不满1岁	1～	5～	10～	15～	20～	25～
总　　计	702.20	547.81	50.51	23.96	23.02	33.30	41.43	51.68
传染病和寄生虫病小计	8.77	12.62	3.41	0.37	0.37	0.51	1.08	1.70
其中：传染病计	8.62	12.62	3.41	0.37	0.32	0.51	1.08	1.70
内：伤寒和副伤寒	0.00	0.00	0.00	0.00	0.00	0.00	0.00	0.00
痢疾	0.01	0.21	0.06	0.00	0.00	0.00	0.00	0.00
肠道其他细菌性传染病	0.07	1.07	0.11	0.00	0.00	0.03	0.00	0.02
呼吸道结核	2.96	0.21	0.00	0.00	0.00	0.09	0.40	0.52
其他结核	0.14	0.00	0.06	0.00	0.00	0.00	0.09	0.07
钩端螺旋体病	0.00	0.00	0.00	0.00	0.00	0.00	0.00	0.00
破伤风	0.03	0.43	0.00	0.00	0.00	0.00	0.00	0.00
百日咳	0.00	0.00	0.00	0.00	0.00	0.00	0.00	0.00
脑膜炎球菌感染	0.09	0.43	0.06	0.00	0.04	0.03	0.02	0.02
败血症	0.50	6.63	0.55	0.18	0.04	0.06	0.07	0.05
流行性乙型脑炎	0.00	0.00	0.00	0.00	0.00	0.00	0.00	0.00
流行性出血热	0.05	0.00	0.00	0.05	0.00	0.03	0.00	0.02
麻疹	0.01	0.64	0.00	0.00	0.00	0.00	0.00	0.00
病毒性肝炎	3.41	0.21	0.00	0.00	0.00	0.13	0.14	0.33
艾滋病	0.51	0.21	0.00	0.00	0.00	0.03	0.21	0.52
寄生虫病计	0.14	0.00	0.00	0.00	0.04	0.00	0.00	0.00
内：疟疾	0.01	0.00	0.00	0.00	0.00	0.00	0.00	0.00
血吸虫病	0.07	0.00	0.00	0.00	0.00	0.00	0.00	0.00
肿瘤小计	210.09	6.84	5.23	4.24	3.98	5.29	5.68	8.60
其中：恶性肿瘤计	208.11	5.56	5.01	4.19	3.82	5.22	5.56	8.48
内：鼻咽癌	2.64					0.03	0.16	0.19
食管癌	17.35					0.03	0.00	0.00
胃癌	24.12					0.03	0.14	0.45
结肠、直肠和肛门癌	14.42					0.06	0.14	0.59
肝癌	32.80					0.22	0.57	1.79
肺癌	68.11					0.22	0.31	0.54
乳腺癌								
宫颈癌								
膀胱癌	3.24					0.00	0.00	0.02
白血病	4.27	2.35	1.76	1.52	1.71	2.44	1.63	2.00
良性肿瘤计	0.53	0.86	0.11	0.05	0.12	0.03	0.02	0.05
其他肿瘤计	1.44	0.43	0.11	0.00	0.04	0.03	0.09	0.07
血液、造血器官及免疫疾病小计	1.34	3.42	0.72	0.32	0.20	0.28	0.40	0.28
其中：贫血	0.94	0.64	0.50	0.14	0.08	0.09	0.28	0.28
血液、造血器官及免疫的其他疾病	0.40	2.78	0.22	0.18	0.12	0.19	0.12	0.00
内分泌、营养和代谢疾病小计	15.96	2.99	0.06	0.05	0.32	0.32	0.61	0.54
其中：糖尿病	14.41	0.21	0.00	0.00	0.12	0.06	0.45	0.38
内分泌、营养和代谢的其他疾病	1.55	2.78	0.06	0.05	0.20	0.25	0.16	0.16
精神障碍小计	1.96	0.00	0.00	0.00	0.04	0.19	0.24	0.40
神经系统疾病小计	7.10	19.03	3.80	2.21	1.79	2.03	1.58	1.30
其中：脑膜炎	0.15	2.57	0.17	0.32	0.12	0.06	0.02	0.02
神经系统的其他疾病	6.65	16.25	3.52	1.89	1.66	1.96	1.53	1.27
循环系统疾病小计	282.67	10.48	1.54	1.20	0.69	2.79	4.64	7.12
其中：急性风湿热	0.45	0.00	0.00	0.00	0.00	0.00	0.00	0.05
心脏病计	136.38	7.91	1.05	0.88	0.65	2.18	3.44	4.57
内：慢性风湿性心脏病	2.55					0.16	0.07	0.14
高血压性心脏病	13.62					0.09	0.14	0.16
急性心肌梗死	46.84					0.60	1.18	1.79
其他冠心病	49.26					0.13	0.38	0.59
肺源性心脏病	12.38	1.07	0.06	0.00	0.00	0.03	0.14	0.16
其他心脏病	11.73	5.13	0.88	0.74	0.45	1.17	1.53	1.72

11-2-2 续表1

30～	35～	40～	45～	50～	55～	60～	65～	70～	75～	80～	85岁及以上
64.49	114.57	206.09	345.45	458.73	730.77	1117.80	1764.34	3044.69	5348.78	9182.69	16579.57
2.41	4.05	6.73	9.27	9.88	13.96	15.75	20.80	29.10	45.23	61.72	75.51
2.41	4.03	6.73	9.18	9.77	13.80	15.50	20.38	28.48	43.21	60.89	73.59
0.00	0.00	0.00	0.00	0.00	0.00	0.00	0.00	0.00	0.00	0.00	0.00
0.00	0.00	0.00	0.00	0.00	0.00	0.00	0.00	0.00	0.00	0.16	0.00
0.05	0.02	0.00	0.07	0.06	0.05	0.07	0.10	0.07	0.37	0.49	0.96
0.49	0.98	1.91	2.45	3.03	4.73	4.23	7.11	11.61	20.22	30.28	34.23
0.05	0.00	0.11	0.18	0.03	0.13	0.43	0.41	0.62	0.83	0.49	0.64
0.00	0.00	0.00	0.00	0.00	0.00	0.00	0.00	0.00	0.00	0.00	0.00
0.02	0.05	0.02	0.07	0.03	0.03	0.00	0.21	0.07	0.00	0.00	0.00
0.00	0.00	0.00	0.00	0.00	0.00	0.00	0.00	0.00	0.00	0.00	0.00
0.07	0.07	0.09	0.05	0.08	0.13	0.04	0.10	0.35	0.64	0.33	0.64
0.10	0.16	0.13	0.25	0.22	0.39	0.68	1.14	1.31	2.21	5.92	10.24
0.00	0.02	0.00	0.00	0.00	0.03	0.00	0.00	0.00	0.00	0.00	0.00
0.00	0.00	0.00	0.09	0.06	0.08	0.18	0.16	0.21	0.09	0.16	0.00
0.00	0.00	0.00	0.00	0.00	0.00	0.00	0.00	0.00	0.00	0.00	0.00
1.03	1.72	3.38	4.41	5.20	6.78	7.82	8.40	10.99	12.50	15.80	16.64
0.49	0.68	0.78	0.89	0.61	0.50	0.57	0.83	0.97	1.01	0.99	0.00
0.00	0.02	0.00	0.09	0.11	0.16	0.25	0.41	0.62	2.02	0.82	1.92
0.00	0.00	0.00	0.00	0.08	0.00	0.00	0.00	0.00	0.00	0.00	0.00
0.00	0.00	0.00	0.05	0.03	0.13	0.18	0.31	0.21	0.74	0.66	0.64
13.93	30.48	62.98	124.59	186.12	323.54	489.57	707.97	1043.30	1477.41	1989.27	2286.33
13.73	30.17	62.00	123.64	184.79	321.36	486.02	702.83	1035.01	1462.98	1966.06	2243.46
0.39	0.98	1.95	3.09	4.31	5.41	7.14	7.99	9.82	9.19	12.51	8.00
0.07	0.42	2.02	8.45	16.00	29.38	47.17	68.83	94.49	117.95	144.83	180.77
0.69	1.86	4.33	11.11	17.12	33.51	57.51	90.36	135.20	189.19	254.77	249.88
0.59	1.93	3.13	6.20	10.05	19.45	30.06	45.18	69.47	113.99	179.56	225.88
4.82	11.50	22.78	38.09	46.09	64.97	78.56	96.06	118.82	151.78	184.49	215.64
1.80	4.87	12.17	28.95	49.68	101.11	164.34	249.70	380.99	536.05	696.50	719.56
0.07	0.16	0.18	0.55	1.31	2.31	3.70	7.16	14.31	31.26	64.02	98.86
1.80	1.91	2.46	3.61	3.26	5.26	7.39	10.37	13.55	21.88	29.95	25.60
0.05	0.16	0.38	0.27	0.36	0.66	0.97	1.61	2.76	4.14	3.95	5.12
0.15	0.14	0.60	0.68	0.97	1.52	2.58	3.53	5.53	10.30	19.26	37.75
0.22	0.37	0.62	0.70	0.61	1.52	1.79	2.70	4.70	7.26	17.12	30.07
0.15	0.23	0.42	0.52	0.47	1.05	1.15	2.13	3.18	5.06	13.33	22.72
0.07	0.14	0.20	0.18	0.14	0.47	0.65	0.57	1.52	2.21	3.79	7.36
0.91	1.30	2.62	5.54	11.22	15.59	25.22	44.76	74.44	137.53	224.16	373.70
0.71	1.05	2.24	5.00	10.47	14.69	23.96	42.01	69.67	128.06	201.12	298.19
0.20	0.26	0.38	0.55	0.75	0.89	1.26	2.75	4.77	9.47	23.04	75.51
0.49	0.86	1.35	1.80	1.17	1.81	2.69	2.90	5.81	11.86	24.52	55.03
1.58	1.70	1.87	3.02	3.76	5.20	7.32	11.62	22.53	47.80	95.29	214.68
0.05	0.12	0.09	0.14	0.11	0.13	0.18	0.16	0.00	0.28	0.49	2.24
1.50	1.56	1.73	2.86	3.51	4.78	6.89	10.94	21.57	44.86	90.19	199.33
11.69	23.63	55.23	102.05	147.32	234.23	382.67	666.63	1270.85	2472.65	4458.28	8322.10
0.07	0.02	0.04	0.20	0.22	0.37	0.83	1.30	2.42	4.04	5.76	8.96
7.16	13.11	27.96	48.79	70.67	107.05	170.33	293.01	576.26	1150.32	2177.71	4557.30
0.07	0.37	0.73	1.18	1.64	3.18	5.17	8.45	11.96	18.02	30.45	47.03
0.34	0.75	1.78	2.80	4.45	8.78	15.61	30.03	66.91	116.20	238.97	494.00
3.40	5.73	13.81	24.13	34.15	46.18	71.53	110.43	193.95	368.64	653.21	1267.94
0.86	2.33	5.40	10.93	18.93	30.49	50.76	94.66	200.86	438.32	889.39	1999.02
0.20	0.33	0.80	1.64	2.12	5.05	11.34	27.23	63.04	132.01	228.77	437.69
2.29	3.61	5.44	8.11	9.38	13.38	15.93	22.20	39.54	77.13	136.93	311.63

11-2-2　续表2

疾病名称(ICD-10)	合计	不满1岁	1～	5～	10～	15～	20～	25～
其他高血压病	13.21	0.21	0.00	0.00	0.00	0.03	0.09	0.14
脑血管病	130.67	1.92	0.33	0.32	0.04	0.57	1.11	2.22
循环系统的其他疾病	1.97	0.43	0.17	0.00	0.00	0.00	0.00	0.14
呼吸系统疾病小计	87.58	39.77	3.74	0.83	1.06	1.23	1.06	1.30
其中：肺炎	17.46	32.07	2.92	0.55	0.73	0.66	0.47	0.57
慢性下呼吸道疾病	59.47	1.28	0.11	0.05	0.12	0.09	0.26	0.38
尘肺	1.03	0.00	0.00	0.00	0.00	0.00	0.02	0.00
呼吸系统的其他疾病	9.62	6.41	0.72	0.23	0.20	0.47	0.31	0.35
消化系统疾病小计	18.77	6.20	0.83	0.28	0.12	0.25	0.42	1.11
其中：胃和十二指肠溃疡	2.25	0.00	0.06	0.05	0.00	0.00	0.07	0.07
阑尾炎	0.09	0.00	0.00	0.00	0.00	0.03	0.00	0.00
肠梗阻	1.14	1.28	0.22	0.09	0.04	0.09	0.07	0.07
肝疾病	9.29	0.43	0.11	0.05	0.00	0.03	0.07	0.47
消化系统的其他疾病	6.01	4.49	0.44	0.09	0.08	0.09	0.21	0.49
肌肉骨骼和结缔组织疾病小计	1.01	0.64	0.06	0.14	0.00	0.13	0.12	0.09
泌尿生殖系统疾病小计	7.02	1.28	0.22	0.18	0.41	0.25	0.45	0.85
其中：肾小球和肾小管间质疾病	3.47	0.43	0.11	0.14	0.28	0.16	0.31	0.61
前列腺增生	0.18							
泌尿生殖系统的其他疾病	3.37	0.86	0.11	0.05	0.12	0.09	0.14	0.24
妊娠、分娩和产褥期并发症小计								
其中：直接产科原因计								
内：流产								
妊娠高血压综合征								
梗阻性分娩								
产后出血								
母体产伤								
产褥期感染								
间接产科原因计								
妊娠、分娩和产褥期的其他情况								
围生期疾病小计	2.24	237.77	0.06					
其中：早产儿和未成熟儿	0.71	75.69	0.00					
新生儿产伤和窒息	0.44	47.68	0.00					
新生儿溶血性疾病	0.03	3.21	0.00					
新生儿硬化病	0.01	0.86	0.00					
起源于围生期的其他情况	1.05	110.33	0.06					
先天畸形、变形和染色体异常小计	2.07	134.71	5.89	1.43	0.77	0.79	0.71	0.49
其中：先天性心脏病	1.36	86.81	4.24	1.24	0.61	0.66	0.54	0.35
其他先天畸形、变形和染色体异常	0.71	47.90	1.65	0.18	0.16	0.13	0.16	0.14
诊断不明小计	3.45	36.35	0.61	0.28	0.45	0.70	0.73	1.06
其他疾病小计	6.37	4.92	0.94	0.09	0.16	0.16	0.28	0.28
损伤和中毒外部原因小计	45.66	29.72	23.44	12.35	12.67	18.33	23.41	26.51
其中：机动车辆交通事故	12.83	1.71	3.36	2.90	1.83	5.95	8.06	9.14
机动车以外的运输事故	5.37	1.50	1.43	0.74	0.65	2.25	3.23	4.36
意外中毒	2.50	0.64	0.55	0.14	0.45	0.60	0.90	1.51
意外跌落	8.13	2.57	2.97	0.92	1.34	1.68	2.07	2.26
火灾	0.58	0.21	0.11	0.09	0.12	0.19	0.19	0.12
由自然环境因素所致的意外事故	0.18	0.00	0.06	0.14	0.00	0.06	0.21	0.09
淹死	3.40	1.71	11.77	5.71	6.70	3.39	2.19	1.79
意外的机械性窒息	0.79	13.90	1.21	0.32	0.04	0.16	0.24	0.21
砸死	0.69	0.00	0.11	0.18	0.04	0.13	0.33	0.40
由机器切割和穿刺工具所致的意外事故	0.21	0.00	0.00	0.00	0.00	0.22	0.16	0.31
触电	0.90	0.00	0.17	0.09	0.00	0.70	0.61	0.80
其他意外事故和有害效应	4.09	6.41	1.54	0.69	0.77	0.73	1.60	2.24
自杀	5.30			0.23	0.61	1.61	2.92	2.59
被杀	0.71	1.07	0.17	0.18	0.12	0.66	0.71	0.68

11-2-2 续表3

30～	35～	40～	45～	50～	55～	60～	65～	70～	75～	80～	85岁及以上
0.22	0.79	2.18	3.50	6.12	10.49	18.65	34.03	66.98	117.95	204.08	382.65
3.96	9.27	24.07	48.08	68.75	114.12	189.45	333.68	617.18	1186.27	2046.87	3334.15
0.27	0.44	0.98	1.48	1.56	2.21	3.41	4.62	8.02	14.07	23.86	39.03
1.92	2.75	6.13	11.02	19.76	37.22	77.13	159.97	385.42	802.00	1706.85	3707.53
0.86	0.88	1.73	3.11	5.23	7.07	11.91	23.55	56.06	142.95	342.16	864.17
0.57	1.12	2.51	5.29	11.02	23.79	54.56	117.90	290.24	571.16	1178.55	2380.39
0.02	0.14	0.18	0.52	0.39	0.71	1.18	2.28	5.81	9.65	17.12	25.28
0.47	0.61	1.71	2.09	3.12	5.65	9.47	16.24	33.32	78.23	169.02	437.69
2.14	5.49	10.90	18.66	22.04	26.49	31.96	43.57	64.84	111.24	186.30	344.58
0.07	0.28	0.44	1.25	1.39	2.31	3.62	5.08	11.27	16.64	31.27	59.83
0.00	0.02	0.00	0.05	0.03	0.13	0.11	0.26	0.21	0.55	1.65	2.24
0.05	0.07	0.24	0.30	0.33	0.89	0.79	2.39	4.35	9.93	21.40	38.39
1.40	3.77	8.30	13.82	16.39	17.69	19.62	23.34	25.16	38.33	49.37	65.59
0.62	1.35	1.91	3.25	3.90	5.47	7.82	12.50	23.85	45.78	82.62	178.53
0.10	0.26	0.20	0.55	0.50	1.18	1.72	2.13	4.42	7.35	13.82	23.04
1.13	1.79	2.73	4.36	4.09	6.31	10.91	18.05	27.92	55.16	90.02	157.41
0.74	0.88	1.73	2.20	1.86	3.47	6.03	9.23	14.38	26.94	39.50	62.07
						0.04	0.21	0.62	1.56	3.79	12.16
0.39	0.88	0.98	2.16	2.23	2.81	4.84	8.61	12.93	26.66	46.74	83.19
0.44	0.63	0.44	0.55	0.50	0.53	0.39	0.73	1.04	1.20	0.82	4.48
0.22	0.44	0.36	0.36	0.25	0.32	0.25	0.26	0.48	0.37	0.33	2.24
0.22	0.19	0.09	0.18	0.25	0.21	0.14	0.47	0.55	0.83	0.49	2.24
1.28	1.30	1.84	3.45	3.48	3.63	5.17	5.76	8.50	13.24	25.18	62.71
0.27	0.63	0.91	1.36	1.64	2.31	3.37	4.93	11.27	27.85	82.12	563.10
25.97	39.18	51.32	58.40	46.51	57.17	61.81	71.16	89.17	129.90	204.08	358.66
10.04	14.23	16.37	17.29	14.06	17.71	19.26	20.18	23.36	25.19	31.76	23.04
3.57	5.15	6.71	8.34	6.10	7.86	7.71	8.82	8.09	10.76	13.33	15.04
1.75	2.35	3.04	4.09	3.53	3.39	3.52	4.20	3.73	5.88	8.72	12.80
2.29	5.28	7.82	8.86	6.90	9.28	10.12	12.29	17.90	35.39	70.44	181.41
0.15	0.33	0.47	0.68	0.50	0.58	0.57	1.14	2.21	3.59	5.27	6.08
0.10	0.16	0.13	0.16	0.11	0.21	0.11	0.10	0.48	0.74	2.30	1.60
1.23	1.98	2.07	2.50	2.12	2.94	3.23	4.36	5.94	7.26	9.71	11.84
0.30	0.44	0.89	0.89	0.92	1.00	0.65	0.78	1.04	1.56	3.29	7.36
0.37	0.95	1.33	1.43	0.89	1.00	1.08	0.57	0.62	0.46	0.49	1.28
0.25	0.23	0.36	0.39	0.25	0.21	0.07	0.16	0.21	0.00	0.16	0.32
0.98	1.07	1.49	1.64	0.84	1.18	1.47	0.88	0.48	0.37	0.33	1.28
1.97	3.10	4.57	5.82	3.98	5.18	4.77	5.19	6.91	12.41	24.69	60.47
2.19	3.03	4.93	5.43	5.46	6.07	8.61	11.83	17.35	25.83	32.92	35.19
0.79	0.88	1.15	0.89	0.86	0.55	0.65	0.67	0.83	0.46	0.66	0.96

11-2-3 2012年城市居民年龄别疾病别死亡率(1/10万)(女)

疾病名称(ICD-10)	合计	不满1岁	1～	5～	10～	15～	20～	25～
总　　计	523.50	397.50	36.77	16.98	14.45	14.09	19.67	23.83
传染病和寄生虫病小计	3.61	9.68	1.41	0.51	0.13	0.23	0.44	0.53
其中：传染病计	3.47	9.68	1.41	0.51	0.13	0.23	0.44	0.53
内：伤寒和副伤寒	0.00	0.00	0.00	0.00	0.00	0.00	0.00	0.00
痢疾	0.00	0.00	0.00	0.00	0.00	0.00	0.00	0.00
肠道其他细菌性传染病	0.06	0.94	0.12	0.00	0.00	0.03	0.00	0.00
呼吸道结核	0.82	0.00	0.00	0.00	0.00	0.03	0.24	0.07
其他结核	0.12	0.47	0.00	0.00	0.00	0.07	0.07	0.07
钩端螺旋体病	0.00	0.00	0.00	0.00	0.00	0.00	0.00	0.00
破伤风	0.02	0.47	0.00	0.00	0.00	0.00	0.00	0.00
百日咳	0.00	0.00	0.00	0.00	0.00	0.00	0.00	0.00
脑膜炎球菌感染	0.08	0.94	0.00	0.00	0.04	0.03	0.05	0.02
败血症	0.34	4.96	0.31	0.05	0.00	0.00	0.00	0.02
流行性乙型脑炎	0.00	0.00	0.00	0.00	0.00	0.00	0.00	0.00
流行性出血热	0.02	0.00	0.00	0.05	0.00	0.00	0.00	0.05
麻疹	0.00	0.00	0.00	0.00	0.00	0.00	0.00	0.00
病毒性肝炎	1.46	0.24	0.12	0.00	0.04	0.00	0.00	0.07
艾滋病	0.11	0.00	0.00	0.00	0.00	0.03	0.02	0.07
寄生虫病计	0.14	0.00	0.00	0.00	0.00	0.00	0.00	0.00
内：疟疾	0.00	0.00	0.00	0.00	0.00	0.00	0.00	0.00
血吸虫病	0.03	0.00	0.00	0.00	0.00	0.00	0.00	0.00
肿瘤小计	121.78	7.09	4.67	2.93	2.80	2.99	4.19	6.54
其中：恶性肿瘤计	120.13	6.14	4.18	2.68	2.67	2.89	4.09	6.47
内：鼻咽癌	0.98					0.00	0.02	0.10
食管癌	5.72					0.00	0.02	0.07
胃癌	11.70					0.07	0.17	0.63
结肠、直肠和肛门癌	10.72					0.03	0.12	0.39
肝癌	12.38					0.17	0.32	0.43
肺癌	31.03					0.10	0.22	0.53
乳腺癌	8.41					0.00	0.10	0.29
宫颈癌	3.09					0.00	0.10	0.34
膀胱癌	0.95					0.00	0.00	0.00
白血病	3.18	3.54	1.84	1.31	1.29	1.30	1.30	1.09
良性肿瘤计	0.50	0.47	0.25	0.20	0.00	0.00	0.07	0.02
其他肿瘤计	1.15	0.47	0.25	0.05	0.13	0.10	0.02	0.05
血液、造血器官及免疫疾病小计	1.27	2.60	0.55	0.61	0.04	0.07	0.12	0.19
其中：贫血	0.95	0.47	0.37	0.45	0.04	0.03	0.07	0.17
血液、造血器官及免疫的其他疾病	0.32	2.13	0.18	0.15	0.00	0.03	0.05	0.02
内分泌、营养和代谢疾病小计	18.69	4.96	0.31	0.05	0.18	0.17	0.32	0.24
其中：糖尿病	16.69	0.00	0.00	0.00	0.09	0.07	0.20	0.14
内分泌、营养和代谢的其他疾病	2.00	4.96	0.31	0.05	0.09	0.10	0.12	0.10
精神障碍小计	1.90	0.00	0.00	0.00	0.04	0.00	0.15	0.31
神经系统疾病小计	6.31	12.28	2.21	1.47	0.84	0.66	0.56	0.68
其中：脑膜炎	0.11	2.13	0.18	0.05	0.13	0.00	0.02	0.05
神经系统的其他疾病	5.80	10.16	2.03	1.41	0.62	0.60	0.47	0.63
循环系统疾病小计	249.32	7.09	1.54	0.86	0.80	1.20	2.11	2.78
其中：急性风湿热	0.53	0.47	0.00	0.00	0.00	0.13	0.00	0.00
心脏病计	126.80	4.02	1.48	0.61	0.58	0.83	1.71	1.96
内：慢性风湿性心脏病	3.78					0.00	0.07	0.19
高血压性心脏病	13.30					0.03	0.10	0.05
急性心肌梗死	38.09					0.30	0.39	0.75
其他冠心病	52.10					0.10	0.20	0.27
肺源性心脏病	10.36	0.47	0.00	0.10	0.00	0.07	0.10	0.12
其他心脏病	9.17	2.83	1.17	0.40	0.36	0.33	0.86	0.58

11-2-3 续表1

30～	35～	40～	45～	50～	55～	60～	65～	70～	75～	80～	85岁及以上
30.24	53.53	93.72	152.42	193.06	329.12	559.62	978.92	1862.55	3611.80	6690.78	14055.65
0.63	1.37	1.64	2.00	3.02	3.65	5.65	9.19	12.56	21.17	28.09	43.76
0.63	1.37	1.64	1.95	2.99	3.65	5.58	8.83	11.66	19.90	26.10	41.23
0.00	0.00	0.00	0.00	0.00	0.00	0.00	0.00	0.00	0.00	0.00	0.00
0.00	0.00	0.00	0.00	0.00	0.00	0.00	0.00	0.00	0.08	0.00	0.00
0.05	0.02	0.00	0.02	0.00	0.03	0.04	0.10	0.06	0.16	0.53	1.89
0.08	0.40	0.47	0.56	0.69	0.68	0.84	2.08	3.24	5.89	7.55	8.84
0.05	0.07	0.09	0.07	0.00	0.10	0.15	0.31	0.26	0.72	0.40	1.68
0.00	0.00	0.00	0.00	0.00	0.00	0.00	0.00	0.00	0.00	0.00	0.00
0.03	0.00	0.02	0.00	0.03	0.00	0.00	0.00	0.00	0.16	0.00	0.21
0.00	0.00	0.00	0.00	0.00	0.00	0.00	0.00	0.00	0.00	0.00	0.00
0.03	0.02	0.00	0.00	0.09	0.10	0.15	0.16	0.19	0.32	0.27	1.26
0.08	0.05	0.11	0.09	0.09	0.21	0.29	0.21	1.04	1.99	4.24	7.57
0.00	0.00	0.00	0.00	0.00	0.00	0.00	0.00	0.00	0.08	0.00	0.00
0.00	0.02	0.02	0.02	0.03	0.00	0.07	0.10	0.00	0.00	0.13	0.00
0.00	0.00	0.02	0.00	0.00	0.00	0.00	0.00	0.00	0.00	0.00	0.00
0.20	0.43	0.56	0.77	1.75	2.13	3.46	4.57	5.63	8.20	9.81	11.57
0.05	0.26	0.22	0.16	0.14	0.10	0.15	0.26	0.13	0.08	0.00	0.00
0.00	0.00	0.00	0.05	0.03	0.00	0.07	0.36	0.91	1.27	1.99	2.52
0.00	0.00	0.00	0.00	0.00	0.00	0.00	0.00	0.00	0.00	0.00	0.00
0.00	0.00	0.00	0.02	0.00	0.00	0.04	0.16	0.45	0.16	0.40	0.00
10.99	21.49	42.44	72.84	92.99	155.45	230.10	340.57	526.69	812.20	1067.16	1245.18
10.82	21.02	41.72	71.92	91.73	153.64	227.62	336.47	520.15	802.49	1051.66	1223.30
0.30	0.21	0.72	0.67	1.27	2.10	2.26	2.75	3.24	4.22	4.51	6.31
0.05	0.07	0.54	1.00	1.29	4.49	9.29	19.47	31.60	47.84	64.79	81.62
1.46	1.51	3.97	6.59	7.25	12.91	21.54	32.40	50.25	79.92	117.66	138.63
0.50	1.44	3.12	4.15	6.73	10.92	18.88	26.95	45.85	81.12	115.28	148.10
1.05	2.60	4.10	7.17	8.77	16.48	26.42	40.09	53.10	76.18	101.89	123.91
0.90	2.88	6.39	12.25	17.40	33.57	55.58	88.01	154.58	251.31	316.55	341.01
1.23	3.29	6.55	10.79	13.55	18.58	19.97	19.21	23.44	26.75	34.19	49.23
0.70	1.63	3.16	6.01	5.61	5.62	5.90	6.75	6.09	8.52	10.87	13.25
0.00	0.02	0.07	0.23	0.12	0.73	0.87	1.87	3.04	9.23	12.72	24.61
1.25	1.49	1.95	2.58	2.50	4.20	5.61	8.20	9.71	14.25	14.05	13.46
0.08	0.17	0.25	0.32	0.37	0.52	0.98	1.30	2.33	2.87	3.98	3.37
0.10	0.31	0.47	0.60	0.89	1.29	1.49	2.80	4.21	6.85	11.53	18.51
0.20	0.33	0.38	0.58	0.55	1.15	1.49	2.18	3.95	8.52	14.31	22.30
0.15	0.19	0.31	0.46	0.29	0.92	1.24	1.66	2.59	6.29	11.79	17.67
0.05	0.14	0.07	0.12	0.26	0.24	0.26	0.52	1.36	2.23	2.52	4.63
0.63	0.90	1.77	3.53	6.18	9.45	22.67	45.64	89.37	158.73	248.04	370.25
0.38	0.61	1.52	3.04	5.44	9.03	21.54	43.46	84.19	151.33	224.32	276.01
0.25	0.28	0.25	0.49	0.75	0.42	1.13	2.18	5.18	7.40	23.72	94.25
0.40	0.57	0.49	1.00	0.58	0.68	2.00	2.44	4.27	11.54	25.31	59.75
0.98	0.92	1.28	1.81	1.93	3.23	4.63	8.31	17.42	37.25	79.50	200.27
0.05	0.02	0.04	0.05	0.03	0.10	0.07	0.16	0.26	0.40	0.53	1.05
0.93	0.85	1.19	1.69	1.81	3.02	4.56	7.84	15.93	34.87	72.61	180.92
3.99	8.61	18.90	36.70	53.96	100.86	200.77	409.99	879.89	1873.80	3752.43	7997.63
0.00	0.07	0.09	0.19	0.29	0.47	0.62	1.35	2.20	3.42	6.76	10.31
2.11	4.87	9.15	15.22	23.01	41.94	89.40	186.93	411.22	926.75	1906.43	4540.62
0.10	0.35	0.85	1.67	1.70	3.73	7.65	12.10	17.42	22.85	35.51	62.69
0.15	0.35	0.78	1.02	1.78	3.39	8.60	18.33	44.94	96.00	201.67	505.52
0.68	2.08	3.59	5.47	9.61	16.61	32.62	65.37	127.90	289.36	542.86	1225.61
0.48	0.80	1.86	4.29	5.47	11.47	27.04	62.57	155.88	379.87	841.25	2072.77
0.13	0.40	0.65	0.86	1.50	2.65	6.67	15.01	36.91	77.30	167.35	356.79
0.58	0.87	1.41	1.90	2.96	4.09	6.81	13.55	28.17	61.37	117.79	317.24

11-3-1 1990年农村居民主要疾病死亡率及构成

疾病名称	合计			男			女		
	死亡率(1/10万)	构成(%)	位次	死亡率(1/10万)	构成(%)	位次	死亡率(1/10万)	构成(%)	位次
传染病（不含肺结核）	23.20	3.61	9	27.98	4.07	9	18.25	3.06	8
肺结核	11.88	1.85	8	15.29	2.22	8	8.35	1.40	10
寄生虫病	1.31	0.20	16	1.36	0.20	16	1.26	0.21	18
恶性肿瘤	112.36	17.47	2	140.41	20.41	2	83.32	13.96	3
内分泌、营养和代谢及免疫疾病	5.41	0.84	13	4.63	0.67	13	6.22	1.04	11
血液和造血器官疾病	1.28	0.20	17	1.28	0.19	17	1.28	0.21	17
精神病	5.42	0.84	12	5.08	0.74	12	5.77	0.97	12
神经系病	3.60	0.56	15	3.89	0.56	15	3.31	0.55	15
心脏病	69.60	10.82	4	66.77	9.70	5	72.53	12.15	4
脑血管病	103.93	16.16	3	104.04	15.12	3	103.81	17.39	2
呼吸系病	159.67	24.82	1	161.53	23.47	1	157.75	26.43	1
消化系病	32.20	5.01	6	36.75	5.34	6	27.49	4.61	6
泌尿、生殖系病	9.51	1.48	10	10.42	1.51	10	8.57	1.44	9
妊娠、分娩和产褥期并发症	1.06	0.16	18				2.15	0.36	16
先天异常	6.03	0.94	11	6.42	0.93	11	5.62	0.94	13
新生儿病	16.17	2.51	7	18.58	2.70	7	13.68	2.29	7
其他疾病	4.57	0.71	14	3.94	0.57	14	5.23	0.88	14
损伤和中毒	68.48	10.65	5	77.56	11.27	4	59.09	9.90	5

11-3-2 1995年农村居民主要疾病死亡率及构成

疾病名称	合计			男			女		
	死亡率(1/10万)	构成(%)	位次	死亡率(1/10万)	构成(%)	位次	死亡率(1/10万)	构成(%)	位次
传染病(不含肺结核)	8.19	2.85	10	9.65	3.24	9	6.66	2.36	10
肺结核	10.21	1.58	8	13.02	1.86	7	7.27	1.23	9
寄生虫病	1.15	0.18	16	1.31	0.19	16	0.98	0.17	18
恶性肿瘤	111.43	17.25	2	138.60	19.80	2	83.00	14.09	3
内分泌、营养和代谢及免疫疾病	5.86	0.91	11	5.26	0.75	11	6.50	1.10	11
血液和造血器官疾病	1.12	0.17	17	1.03	0.15	17	1.22	0.21	17
精神病	4.89	0.76	13	4.53	0.65	13	5.26	0.89	13
神经系病	3.11	0.48	15	3.35	0.48	15	2.85	0.48	15
心脏病	61.98	9.60	5	62.55	8.94	5	61.38	10.42	4
脑血管病	108.05	16.73	3	113.28	16.18	3	102.58	17.41	2
呼吸系病	169.38	26.23	1	171.23	24.46	1	167.43	28.42	1
消化系病	30.17	4.67	6	35.28	5.04	6	24.82	4.21	6
泌尿、生殖系病	8.47	1.31	9	9.41	1.34	10	7.49	1.27	8
妊娠、分娩和产褥期并发症	0.75	0.12	18				1.54	0.26	16
先天异常	3.65	0.57	14	3.98	0.57	14	3.32	0.56	14
新生儿病	11.98	1.85	7	12.74	1.82	8	11.19	1.90	7
其他疾病	5.70	0.88	12	5.08	0.73	12	6.34	1.08	12
损伤和中毒	72.71	11.26	4	84.47	12.07	4	60.40	10.25	5

11-3-3 2000年农村居民主要疾病死亡率及构成

疾病名称	合计			男			女		
	死亡率(1/10万)	构成(%)	位次	死亡率(1/10万)	构成(%)	位次	死亡率(1/10万)	构成(%)	位次
传染病(不含肺结核)	5.14	0.83	11	6.07	0.91	10	4.16	0.74	12
肺结核	7.31	1.19	8	9.10	1.36	8	5.42	0.97	10
寄生虫病	0.56	0.09	17	0.62	0.09	17	0.50	0.09	18
恶性肿瘤	112.57	18.30	3	139.12	20.82	2	84.62	15.12	3
内分泌营养和代谢及免疫疾病	6.84	1.11	10	6.08	0.91	11	7.64	1.37	8
血液和造血器官疾病	0.86	0.14	16	0.82	0.12	16	0.90	0.16	17
精神病	4.14	0.67	12	3.93	0.59	12	4.36	0.78	11
神经系病	2.85	0.46	15	3.07	0.46	13	2.62	0.47	15
心脏病	73.43	11.94	4	72.03	10.78	5	74.90	13.39	4
脑血管病	115.20	18.73	2	124.05	18.57	3	105.89	18.93	2
呼吸系病	142.16	23.11	1	143.40	21.46	1	140.86	25.18	1
消化系病	23.89	3.88	6	28.06	4.20	6	19.50	3.48	6
泌尿、生殖系病	9.27	1.51	7	10.33	1.55	7	8.15	1.46	7
妊娠分娩产褥期并发症	0.56	0.09	18				1.16	0.21	16
先天异常	2.92	0.47	13	2.98	0.45	14	2.85	0.51	14
新生儿病	6.99	1.14	9	7.04	1.05	9	6.93	1.24	9
其他疾病	2.89	0.47	14	2.58	0.39	15	3.22	0.58	13
损伤和中毒	64.89	10.55	5	78.66	11.77	4	50.40	9.01	5

11-3-4 2005年农村居民主要疾病死亡率及死因构成

疾病名称	合计			男			女		
	死亡率(1/10万)	构成(%)	位次	死亡率(1/10万)	构成(%)	位次	死亡率(1/10万)	构成(%)	位次
传染病(不含呼吸道结核)	3.18	0.60	13	3.93	0.70	12	2.29	0.38	14
呼吸道结核	2.89	0.55	14	3.81	0.67	14	1.78	0.27	16
寄生虫病	0.10	0.02	20	0.12	0.02	19	0.06	0.01	20
恶性肿瘤	105.99	20.08	3	130.26	23.05	1	76.99	11.80	3
血液、造血器官及免疫疾病	0.59	0.11	18	0.56	0.10	18	0.63	0.10	19
内分泌、营养和代谢疾病	6.19	1.17	9	5.14	0.91	9	7.45	1.09	9
精神障碍	2.34	0.44	15	2.11	0.37	15	2.62	0.35	15
神经系统疾病	4.75	0.90	11	4.92	0.87	11	4.55	0.79	11
心脏病	62.13	11.77	4	58.50	10.35	4	66.46	8.56	4
脑血管病	111.74	21.17	2	116.46	20.60	3	106.11	14.38	2
呼吸系统疾病	123.79	23.45	1	119.81	21.20	2	128.53	16.93	1
消化系统疾病	17.11	3.24	6	21.75	3.85	6	11.56	1.72	6
肌肉骨骼和结缔组织疾病	0.91	0.17	17	0.60	0.11	17	1.28	0.24	17
泌尿生殖系统疾病	6.98	1.32	8	7.18	1.27	8	6.73	1.01	10
妊娠分娩产褥期并发症	0.40	0.08	19				0.73	0.12	18
起源于围生期某些情况	4.19	0.79	12	3.77	0.67	13	4.03	1.59	7
先天畸形、变形和染色体异常	2.07	0.39	16	2.00	0.35	16	2.16	0.71	13
诊断不明	4.85	0.92	10	5.02	0.89	10	4.64	0.72	12
其他疾病	9.00	1.70	7	7.37	1.30	7	10.95	1.17	8
损伤和中毒外部原因	44.71	8.47	5	55.89	9.89	5	31.36	5.54	5

11-3-5 2010年农村居民主要疾病死亡率及死因构成

疾病名称	合计			男			女		
	死亡率(1/10万)	构成(%)	位次	死亡率(1/10万)	构成(%)	位次	死亡率(1/10万)	构成(%)	位次
传染病(不含呼吸道结核)	4.13	0.66	11	5.30	0.74	10	2.92	0.55	13
呼吸道结核	2.12	0.34	16	2.99	0.42	13	1.22	0.23	16
寄生虫病	0.02	0.00	20	0.01	0.00	18	0.03	0.01	20
恶性肿瘤	144.11	23.11	2	187.25	26.14	1	99.00	18.81	3
血液、造血器官及免疫疾病	0.90	0.14	17	0.98	0.14	16	0.81	0.15	18
内分泌营养和代谢疾病	10.33	1.66	8	8.99	1.25	8	11.74	2.23	7
精神障碍	2.99	0.48	13	2.79	0.39	14	3.19	0.61	12
神经系统疾病	3.84	0.62	12	3.98	0.56	12	3.69	0.70	11
心脏病	111.34	17.86	3	115.54	16.13	3	106.95	20.32	2
脑血管病	145.71	23.37	1	159.27	22.23	2	131.54	24.99	1
呼吸系统疾病	88.25	14.15	4	95.36	13.31	4	80.82	15.36	4
消化系统疾病	14.76	2.37	6	19.26	2.69	6	10.05	1.91	8
肌肉骨骼和结缔组织疾病	0.88	0.14	18	0.72	0.10	17	1.05	0.20	17
泌尿生殖系统疾病	6.31	1.01	9	7.31	1.02	9	5.27	1.00	9
妊娠分娩产褥期并发症	0.13	0.02	19				0.27	0.05	19
围生期疾病	2.51	0.40	14	2.99	0.42	13	2.01	0.38	14
先天畸形、变性和染色体异常	2.14	0.34	15	2.48	0.35	15	1.79	0.34	15
诊断不明	4.57	0.73	10	5.10	0.71	11	4.01	0.76	10
其他疾病	12.64	2.03	7	10.55	1.47	7	14.83	2.82	6
损伤和中毒外部原因	52.93	8.49	5	71.75	10.02	5	33.25	6.32	5

11-3-6 2012年农村居民主要疾病死亡率及死因构成

疾病名称	合计			男			女		
	死亡率(1/10万)	构成(%)	位次	死亡率(1/10万)	构成(%)	位次	死亡率(1/10万)	构成(%)	位次
传染病(不含呼吸道结核)	5.69	0.86	11	7.78	1.01	9	3.53	0.64	11
呼吸道结核	2.08	0.32	16	3.12	0.41	14	1.01	0.18	17
寄生虫病	0.05	0.01	20	0.05	0.01	19	0.05	0.01	20
恶性肿瘤	151.47	22.96	1	198.65	25.91	1	102.78	18.71	3
血液、造血器官及免疫疾病	0.99	0.15	18	1.03	0.13	18	0.96	0.17	18
内分泌营养和代谢疾病	10.66	1.62	8	9.92	1.29	8	11.42	2.08	8
精神障碍	3.10	0.47	12	3.14	0.41	13	3.05	0.55	12
神经系统疾病	6.26	0.95	10	6.60	0.86	11	5.90	1.07	9
心脏病	119.50	18.11	3	123.51	16.11	3	115.36	21.00	2
脑血管病	135.95	20.61	2	150.62	19.65	2	120.80	21.99	1
呼吸系统疾病	103.90	15.75	4	114.53	14.94	4	92.93	16.91	4
消化系统疾病	16.79	2.54	7	21.95	2.86	7	11.46	2.09	7
肌肉骨骼和结缔组织疾病	1.40	0.21	17	1.19	0.16	17	1.61	0.29	16
泌尿生殖系统疾病	6.62	1.00	9	7.72	1.01	10	5.48	1.00	10
妊娠分娩产褥期并发症	0.15	0.02	19				0.30	0.06	19
围生期疾病	2.72	0.41	13	3.29	0.43	12	2.14	0.39	13
先天畸形、变形和染色体异常	2.11	0.32	14	2.35	0.31	15	1.86	0.34	14
诊断不明	2.09	0.32	15	2.33	0.30	16	1.83	0.33	15
其他疾病	29.34	4.45	6	29.91	3.90	6	28.75	5.23	6
损伤和中毒外部原因	58.86	8.92	5	78.92	10.29	5	38.17	6.95	5

11-4-1　2012年农村居民年龄别疾病别死亡率(1/10万)(合计)

疾病名称(ICD-10)	合计	不满1岁	1～	5～	10～	15～	20～	25～
总　　　计	659.72	521.03	59.18	32.75	20.88	36.09	58.72	64.91
传染病和寄生虫病小计	7.82	14.11	2.75	1.18	0.64	0.73	1.01	1.72
其中：传染病计	7.77	14.11	2.75	1.18	0.64	0.73	1.01	1.72
内：伤寒和副伤寒	0.01	0.00	0.00	0.00	0.00	0.00	0.00	0.00
痢疾	0.01	0.00	0.00	0.00	0.00	0.00	0.00	0.00
肠道其他细菌性传染病	0.22	2.58	0.14	0.17	0.06	0.06	0.03	0.03
呼吸道结核	2.08	0.20	0.00	0.03	0.00	0.17	0.27	0.40
其他结核	0.19	0.40	0.19	0.00	0.09	0.09	0.09	0.13
钩端螺旋体病	0.00	0.00	0.00	0.00	0.00	0.00	0.00	0.00
破伤风	0.08	0.60	0.00	0.03	0.00	0.00	0.00	0.00
百日咳	0.00	0.00	0.00	0.00	0.00	0.00	0.00	0.00
脑膜炎球菌感染	0.18	1.59	0.52	0.10	0.15	0.15	0.03	0.07
败血症	0.44	6.56	0.38	0.10	0.17	0.06	0.09	0.13
流行性乙型脑炎	0.01	0.00	0.00	0.00	0.00	0.03	0.03	0.00
流行性出血热	0.01	0.00	0.00	0.00	0.00	0.00	0.00	0.00
麻疹	0.00	0.00	0.05	0.03	0.00	0.00	0.00	0.00
病毒性肝炎	3.55	0.40	0.09	0.00	0.00	0.03	0.24	0.40
艾滋病	0.35	0.00	0.00	0.00	0.00	0.03	0.03	0.30
寄生虫病计	0.05	0.00	0.00	0.00	0.00	0.00	0.00	0.00
内：疟疾	0.00	0.00	0.00	0.00	0.00	0.00	0.00	0.00
血吸虫病	0.03	0.00	0.00	0.00	0.00	0.00	0.00	0.00
肿瘤小计	152.81	6.36	4.55	3.58	2.97	4.16	8.06	10.98
其中：恶性肿瘤计	151.47	5.57	4.31	3.26	2.73	4.01	7.69	10.65
内：鼻咽癌	1.61					0.06	0.09	0.16
食管癌	16.70					0.06	0.12	0.10
胃癌	22.76					0.03	0.15	0.40
结肠、直肠和肛门癌	8.18					0.00	0.27	0.69
肝癌	27.78					0.49	1.16	2.24
肺癌	38.78					0.09	0.73	0.76
乳腺癌	2.83					0.00	0.03	0.26
宫颈癌	1.33					0.00	0.03	0.13
膀胱癌	1.36					0.03	0.00	0.00
白血病	3.59	2.78	2.61	1.49	1.40	1.77	2.62	2.54
良性肿瘤计	0.60	0.60	0.14	0.21	0.15	0.03	0.18	0.13
其他肿瘤计	0.74	0.20	0.09	0.10	0.09	0.12	0.18	0.20
血液、造血器官及免疫疾病小计	0.99	2.78	0.52	0.38	0.20	0.23	0.43	0.30
其中：贫血	0.73	1.19	0.47	0.24	0.17	0.09	0.24	0.13
血液、造血器官及免疫的其他疾病	0.26	1.59	0.05	0.14	0.03	0.15	0.18	0.16
内分泌、营养和代谢疾病小计	10.66	3.38	0.33	0.24	0.06	0.23	0.40	0.46
其中：糖尿病	9.73	0.40	0.09	0.07	0.03	0.12	0.24	0.36
内分泌、营养和代谢的其他疾病	0.93	2.98	0.24	0.17	0.03	0.12	0.15	0.10
精神障碍小计	3.01	0.00	0.00	0.00	0.03	0.20	0.40	0.79
神经系统疾病小计	5.90	9.74	2.70	1.32	1.19	1.98	1.71	1.42
其中：脑膜炎	0.17	2.98	0.57	0.10	0.12	0.09	0.15	0.03
神经系统的其他疾病	5.18	6.76	2.08	1.22	1.02	1.77	1.50	1.29
循环系统疾病小计	272.74	9.34	1.28	1.01	0.93	2.88	4.76	6.23
其中：急性风湿热	0.71	0.20	0.05	0.00	0.00	0.03	0.00	0.07
心脏病计	119.43	6.96	0.85	0.66	0.61	1.72	2.93	3.86
内：慢性风湿性心脏病	4.72				0.12	0.15	0.12	0.40
高血压性心脏病	14.09				0.03	0.03	0.15	0.49
急性心肌梗死	39.32				0.15	0.32	1.25	1.45
其他冠心病	29.30				0.00	0.20	0.27	0.33
肺源性心脏病	20.54	0.20	0.05	0.07	0.03	0.09	0.24	0.10
其他心脏病	11.46	5.57	0.76	0.42	0.29	0.93	0.89	1.09

11-4-1 续表1

30～	35～	40～	45～	50～	55～	60～	65～	70～	75～	80～	85岁及以上
68.54	118.86	204.32	336.32	374.26	669.71	1053.46	1583.24	2757.87	4894.05	8689.44	17506.54
1.74	3.56	5.95	8.50	8.37	14.47	16.11	21.02	28.52	37.12	49.65	60.72
1.74	3.56	5.95	8.48	8.37	14.37	15.89	20.85	28.45	36.80	48.56	60.40
0.00	0.00	0.00	0.03	0.00	0.00	0.00	0.00	0.00	0.11	0.00	0.33
0.00	0.00	0.00	0.00	0.00	0.00	0.00	0.11	0.00	0.11	0.00	0.00
0.03	0.05	0.08	0.14	0.12	0.34	0.31	0.50	0.52	0.85	1.44	3.26
0.37	0.64	0.86	1.66	2.14	3.93	4.04	5.72	10.08	15.02	17.87	19.91
0.12	0.18	0.10	0.14	0.23	0.24	0.35	0.39	0.37	0.63	0.72	2.29
0.00	0.00	0.00	0.00	0.00	0.00	0.00	0.00	0.00	0.00	0.00	0.00
0.00	0.00	0.08	0.11	0.00	0.03	0.13	0.22	0.82	0.21	0.18	0.65
0.00	0.00	0.00	0.00	0.00	0.00	0.00	0.00	0.00	0.00	0.00	0.00
0.03	0.13	0.05	0.14	0.04	0.17	0.13	0.28	0.67	0.53	0.54	1.31
0.03	0.08	0.15	0.14	0.31	0.31	0.48	0.67	1.34	2.43	3.43	9.47
0.00	0.00	0.00	0.00	0.00	0.00	0.04	0.00	0.00	0.00	0.00	0.00
0.00	0.00	0.03	0.00	0.08	0.00	0.04	0.00	0.00	0.00	0.00	0.00
0.00	0.00	0.00	0.00	0.00	0.00	0.00	0.00	0.00	0.00	0.00	0.00
0.68	1.83	3.81	5.07	4.59	7.86	8.78	10.99	12.39	13.85	17.51	15.02
0.34	0.43	0.60	0.53	0.54	0.86	0.57	0.50	0.75	0.21	1.08	0.00
0.00	0.00	0.00	0.03	0.00	0.10	0.22	0.17	0.07	0.32	1.08	0.33
0.00	0.00	0.00	0.00	0.00	0.03	0.00	0.00	0.00	0.00	0.18	0.00
0.00	0.00	0.00	0.00	0.00	0.07	0.09	0.17	0.07	0.32	0.72	0.33
14.66	31.84	64.65	121.99	146.38	271.67	394.57	526.91	734.51	1022.13	1252.88	1366.60
14.29	31.28	64.04	120.63	144.90	268.88	392.07	523.60	728.91	1015.04	1244.39	1355.50
0.34	0.64	1.71	2.13	2.57	3.69	4.52	4.76	5.60	6.66	6.14	5.22
0.16	0.43	1.71	5.82	11.01	29.67	50.99	69.62	95.49	128.81	158.87	150.83
0.90	2.24	5.19	11.63	17.16	36.74	59.99	87.44	124.31	179.78	221.51	228.53
0.93	1.25	3.18	5.65	6.27	11.75	19.35	26.57	40.91	63.45	79.25	105.12
3.79	10.93	22.23	35.95	39.39	60.03	73.33	85.82	103.48	131.88	149.48	170.09
1.30	4.50	10.11	23.68	29.58	66.38	101.68	143.83	208.97	292.84	374.06	370.22
0.65	1.70	3.30	5.32	6.31	6.89	6.80	5.49	5.82	8.88	10.47	16.65
0.12	0.66	1.51	2.88	2.26	3.00	3.29	3.25	3.73	4.23	4.87	5.88
0.03	0.08	0.10	0.19	0.62	0.65	2.33	3.70	7.17	13.22	25.27	30.04
2.02	1.78	2.97	3.60	3.46	4.89	6.32	8.18	10.23	13.01	12.28	12.41
0.25	0.43	0.30	0.50	0.62	1.10	1.14	1.85	2.17	2.96	2.71	4.57
0.12	0.13	0.30	0.86	0.86	1.69	1.36	1.46	3.43	4.12	5.78	6.53
0.19	0.41	0.48	0.64	0.58	1.00	1.93	1.96	4.03	5.29	7.76	15.67
0.16	0.23	0.35	0.30	0.27	0.65	1.49	1.68	3.43	4.23	6.32	14.04
0.03	0.18	0.13	0.33	0.31	0.34	0.44	0.28	0.60	1.06	1.44	1.63
0.65	1.02	2.52	4.46	6.19	12.17	20.27	34.98	59.95	90.32	135.94	168.46
0.43	0.81	2.29	4.13	5.92	11.27	18.83	33.02	56.37	84.29	124.57	140.05
0.22	0.20	0.23	0.33	0.27	0.90	1.45	1.96	3.58	6.03	11.37	28.40
0.71	1.17	1.51	2.24	1.21	1.96	3.20	3.59	6.57	19.04	43.15	130.91
1.15	1.73	1.84	1.80	1.83	3.89	5.18	8.24	17.25	37.23	85.57	210.25
0.12	0.05	0.08	0.17	0.12	0.10	0.13	0.11	0.07	0.42	0.18	1.31
0.93	1.52	1.66	1.55	1.60	3.55	4.65	6.78	14.78	31.30	76.00	193.92
9.41	19.37	40.75	79.16	105.51	198.50	367.05	626.18	1212.33	2340.79	4447.17	9330.14
0.09	0.15	0.30	0.55	0.31	0.90	1.58	1.57	3.96	5.08	7.04	13.71
5.43	9.23	18.63	33.32	43.71	76.78	143.28	249.78	484.62	976.86	1974.09	4722.69
0.25	0.94	1.71	3.10	3.62	6.27	9.04	13.34	19.26	35.43	57.05	95.66
0.28	0.74	1.54	2.80	4.24	8.51	17.25	32.17	61.89	123.84	250.76	508.96
2.83	3.91	8.70	14.65	18.95	32.50	52.88	88.29	158.35	309.12	595.93	1418.83
0.50	1.40	2.97	5.87	8.29	12.72	29.53	55.38	112.29	237.10	530.04	1354.84
0.34	0.71	1.13	2.44	3.58	8.89	21.64	40.02	95.12	184.33	356.91	889.63
1.24	1.52	2.57	4.46	5.02	7.89	12.95	20.57	37.70	87.04	183.42	454.77

11-4-1 续表2

疾病名称(ICD-10)	合计	不满1岁	1～	5～	10～	15～	20～	25～
其他高血压病	15.62	0.00	0.00	0.00	0.03	0.09	0.12	0.30
脑血管病	135.95	2.19	0.38	0.35	0.29	0.99	1.59	1.88
循环系统的其他疾病	1.04	0.00	0.00	0.00	0.00	0.06	0.12	0.13
呼吸系统疾病小计	103.88	55.26	6.59	2.08	0.47	0.67	1.31	0.82
其中：肺炎	10.39	48.51	4.97	1.70	0.17	0.32	0.67	0.23
慢性下呼吸道疾病	86.64	0.60	0.14	0.07	0.06	0.20	0.24	0.30
尘肺	0.76	0.00	0.00	0.00	0.00	0.00	0.09	0.03
呼吸系统的其他疾病	6.09	6.16	1.47	0.31	0.23	0.15	0.31	0.26
消化系统疾病小计	16.78	6.76	0.57	0.42	0.12	0.41	0.64	1.25
其中：胃和十二指肠溃疡	3.07	0.00	0.00	0.00	0.03	0.06	0.12	0.16
阑尾炎	0.12	0.00	0.00	0.03	0.00	0.03	0.00	0.00
肠梗阻	0.70	1.59	0.05	0.10	0.00	0.06	0.03	0.00
肝疾病	7.54	0.80	0.09	0.07	0.06	0.15	0.27	0.66
消化系统的其他疾病	5.36	4.37	0.43	0.21	0.03	0.12	0.21	0.43
肌肉骨骼和结缔组织疾病小计	1.36	0.00	0.09	0.00	0.20	0.32	0.43	0.26
泌尿生殖系统疾病小计	6.59	0.99	0.19	0.03	0.20	0.44	1.01	1.32
其中：肾小球和肾小管间质疾病	3.60	0.20	0.14	0.03	0.09	0.29	0.55	0.79
前列腺增生	0.10							
泌尿生殖系统的其他疾病	2.89	0.80	0.05	0.00	0.12	0.15	0.46	0.53
妊娠、分娩和产褥期并发症小计	0.15					0.12	0.40	0.46
其中：直接产科原因计	0.14					0.12	0.31	0.43
内：流产	0.02					0.03	0.03	0.10
妊娠高血压综合征	0.02					0.00	0.09	0.03
梗阻性分娩	0.00					0.00	0.00	0.00
产后出血	0.05					0.06	0.00	0.20
母体产伤	0.00					0.00	0.03	0.03
产褥期感染	0.02					0.03	0.12	0.03
间接产科原因计	0.01					0.00	0.06	0.03
妊娠、分娩和产褥期的其他情况	0.00					0.00	0.03	0.00
围生期疾病小计	2.72	240.93	0.33					
其中：早产儿和未成熟儿	0.77	70.37	0.05					
新生儿产伤和窒息	0.75	67.19	0.09					
新生儿溶血性疾病	0.01	0.99	0.00					
新生儿硬化病	0.02	1.59	0.00					
起源于围生期的其他情况	1.17	100.79	0.19					
先天畸形、变形和染色体异常小计	2.11	105.16	6.40	1.53	0.90	1.22	0.61	0.63
其中：先天性心脏病	1.60	76.14	5.26	1.29	0.64	1.10	0.49	0.46
其他先天畸形、变形和染色体异常	0.51	29.02	1.14	0.24	0.26	0.12	0.12	0.16
诊断不明小计	2.09	10.14	0.76	0.10	0.26	0.32	0.82	0.79
其他疾病小计	11.13	6.16	1.23	0.63	0.58	0.61	0.61	0.66
损伤和中毒外部原因小计	58.86	48.31	30.89	19.73	12.13	21.60	36.13	36.91
其中：机动车辆交通事故	15.97	1.39	6.06	4.55	2.04	6.40	13.73	13.65
机动车以外的运输事故	6.32	1.39	2.32	1.74	0.99	2.76	5.49	5.34
意外中毒	2.91	1.19	0.95	0.73	0.84	0.67	1.50	1.45
意外跌落	9.06	0.60	2.23	0.97	0.47	1.19	3.05	2.90
火灾	0.85	0.20	0.62	0.10	0.09	0.15	0.12	0.07
由自然环境因素所致的意外事故	0.20	0.20	0.00	0.00	0.03	0.00	0.09	0.03
淹死	5.58	2.98	14.83	9.27	5.67	4.80	2.87	2.67
意外的机械性窒息	1.14	28.82	0.66	0.38	0.26	0.12	0.34	0.43
砸死	0.95	0.00	0.24	0.14	0.00	0.20	0.40	0.49
由机器切割和穿刺工具所致的意外事故	0.16	0.00	0.00	0.07	0.00	0.15	0.21	0.16
触电	0.97	0.60	0.19	0.03	0.09	0.41	1.13	0.89
其他意外事故和有害效应	5.54	9.14	2.56	1.32	0.84	1.92	2.59	3.40
自杀	8.58			0.14	0.67	2.50	3.91	4.72
被杀	0.62	1.79	0.19	0.28	0.15	0.35	0.70	0.69

11-4-1 续表3

30～	35～	40～	45～	50～	55～	60～	65～	70～	75～	80～	85岁及以上
0.47	0.71	2.55	5.35	8.56	14.61	27.91	47.59	80.93	143.93	210.32	360.75
3.42	8.95	18.90	39.25	52.04	104.77	192.30	324.38	638.19	1207.94	2245.61	4209.16
0.00	0.33	0.38	0.69	0.90	1.45	1.97	2.86	4.63	6.98	10.11	23.83
1.68	3.69	7.51	13.60	18.95	43.11	100.67	191.42	449.98	944.50	1968.50	4242.78
0.22	0.76	0.71	1.83	2.22	4.24	7.68	13.62	29.79	66.41	163.56	549.45
0.99	1.80	4.91	8.92	13.93	33.77	84.39	164.63	394.88	828.70	1695.72	3449.14
0.03	0.43	0.73	0.91	0.97	1.86	2.41	2.19	2.69	2.43	4.51	2.29
0.43	0.69	1.16	1.94	1.83	3.24	6.19	10.99	22.62	46.96	104.71	241.91
1.71	4.02	9.30	15.51	15.06	25.98	34.93	45.07	65.70	105.12	167.35	298.72
0.16	0.46	0.98	1.86	1.83	3.55	5.75	8.07	13.21	25.80	36.29	73.46
0.00	0.00	0.03	0.03	0.04	0.17	0.09	0.17	0.60	0.85	2.35	3.92
0.12	0.03	0.10	0.25	0.12	0.65	0.39	1.35	2.84	5.39	15.16	19.91
0.99	2.74	6.17	10.33	9.57	15.61	19.62	21.13	27.70	36.27	44.95	60.40
0.43	0.79	2.02	3.05	3.50	6.00	9.08	14.35	21.35	36.80	68.60	141.03
0.31	0.56	0.40	1.00	1.17	1.31	2.33	3.42	5.23	8.67	13.36	30.04
1.37	2.47	3.50	5.68	5.22	7.93	11.54	18.11	27.03	45.05	66.43	111.98
0.87	0.99	2.02	2.96	2.76	4.31	7.07	9.70	15.31	26.86	33.76	55.83
					0.07	0.09	0.11	0.60	0.53	1.81	5.88
0.50	1.47	1.49	2.71	2.45	3.55	4.39	8.30	11.12	17.66	30.87	50.28
0.28	0.36	0.20	0.08	0.04							
0.28	0.33	0.20	0.08	0.04							
0.03	0.05	0.03	0.03	0.00							
0.06	0.05	0.00	0.00	0.04							
0.03	0.00	0.00	0.00	0.00							
0.09	0.15	0.10	0.00	0.00							
0.00	0.00	0.00	0.00	0.00							
0.06	0.03	0.05	0.00	0.00							
0.00	0.03	0.00	0.00	0.00							
0.00	0.00	0.00	0.00	0.00							
0.40	0.58	0.68	0.55	0.39	0.55	0.48	0.39	0.52	0.42	1.26	2.61
0.37	0.46	0.60	0.42	0.23	0.45	0.31	0.17	0.30	0.42	0.72	1.96
0.03	0.13	0.08	0.14	0.16	0.10	0.18	0.22	0.22	0.00	0.54	0.65
0.59	0.69	0.83	1.55	1.44	1.86	2.50	3.53	5.08	10.58	21.30	61.70
0.53	1.04	0.83	1.72	1.48	2.55	3.69	6.89	19.64	52.24	153.99	943.49
33.14	46.46	63.18	77.64	60.29	82.57	88.25	91.20	120.80	175.34	272.42	531.49
12.17	15.48	20.67	25.10	18.06	24.71	27.43	23.60	27.40	31.30	33.40	45.38
4.38	6.15	8.49	9.45	7.71	9.55	9.79	10.15	10.98	11.95	14.80	17.30
1.77	2.39	3.28	4.32	3.27	4.48	5.00	5.04	7.32	8.99	12.28	13.39
2.17	5.08	7.91	10.91	8.95	12.68	12.64	12.61	19.93	36.91	79.79	231.14
0.22	0.28	0.60	0.64	0.66	0.93	1.10	1.35	2.54	5.29	9.39	21.87
0.09	0.08	0.20	0.22	0.12	0.21	0.39	0.39	0.67	0.42	1.99	5.55
2.20	2.44	3.23	3.91	2.84	4.31	5.27	7.01	11.42	15.97	24.55	40.81
0.43	0.69	0.98	1.38	0.90	1.31	1.18	1.07	1.87	2.33	3.61	5.22
0.71	1.52	1.81	1.83	1.63	1.86	1.05	1.29	1.05	0.85	0.36	1.31
0.12	0.25	0.30	0.30	0.08	0.14	0.18	0.00	0.00	0.32	0.36	0.33
1.09	1.12	1.36	2.11	1.48	1.31	1.18	1.01	0.75	0.95	1.26	0.98
2.73	4.78	6.35	7.62	4.67	7.17	7.02	7.23	9.86	15.44	36.29	76.39
4.25	5.51	7.31	8.95	9.07	13.23	15.49	19.79	26.58	43.47	53.08	71.17
0.78	0.69	0.68	0.91	0.86	0.69	0.53	0.67	0.45	1.16	1.26	0.65

11-4-2 2012年农村居民年龄别疾病别死亡率(1/10万)(男)

疾病名称(ICD-10)	合计	不满1岁	1～	5～	10～	15～	20～	25～
总计	766.61	579.46	67.45	39.48	26.60	48.24	82.29	88.58
传染病和寄生虫病小计	10.94	13.81	3.16	1.42	0.83	0.67	1.40	2.31
其中：传染病计	10.90	13.81	3.16	1.42	0.83	0.67	1.40	2.31
内：伤寒和副伤寒	0.00	0.00	0.00	0.00	0.00	0.00	0.00	0.00
痢疾	0.01	0.00	0.00	0.00	0.00	0.00	0.00	0.00
肠道其他细菌性传染病	0.26	3.36	0.09	0.19	0.11	0.00	0.06	0.00
呼吸道结核	3.12	0.37	0.00	0.06	0.00	0.22	0.37	0.59
其他结核	0.25	0.37	0.18	0.00	0.11	0.06	0.18	0.26
钩端螺旋体病	0.00	0.00	0.00	0.00	0.00	0.00	0.00	0.00
破伤风	0.10	0.37	0.00	0.06	0.00	0.00	0.00	0.00
百日咳	0.00	0.00	0.00	0.00	0.00	0.00	0.00	0.00
脑膜炎球菌感染	0.22	1.49	0.53	0.13	0.22	0.17	0.06	0.07
败血症	0.50	5.97	0.53	0.06	0.22	0.11	0.06	0.07
流行性乙型脑炎	0.01	0.00	0.00	0.00	0.00	0.00	0.06	0.00
流行性出血热	0.00	0.00	0.00	0.00	0.00	0.00	0.00	0.00
麻疹	0.01	0.00	0.09	0.06	0.00	0.00	0.00	0.00
病毒性肝炎	5.11	0.37	0.00	0.00	0.00	0.00	0.37	0.66
艾滋病	0.49	0.00	0.00	0.00	0.00	0.00	0.06	0.40
寄生虫病计	0.05	0.00	0.00	0.00	0.00	0.00	0.00	0.00
内：疟疾	0.01	0.00	0.00	0.00	0.00	0.00	0.00	0.00
血吸虫病	0.03	0.00	0.00	0.00	0.00	0.00	0.00	0.00
肿瘤小计	200.01	5.97	5.09	4.21	2.95	4.16	9.88	13.84
其中：恶性肿瘤计	198.65	5.22	4.82	3.75	2.73	4.04	9.33	13.38
内：鼻咽癌	2.28					0.06	0.00	0.26
食管癌	24.47					0.11	0.06	0.20
胃癌	30.81					0.06	0.24	0.46
结肠、直肠和肛门癌	9.54					0.00	0.37	0.79
肝癌	40.74					0.56	1.40	3.43
肺癌	54.46					0.06	0.85	0.92
乳腺癌								
宫颈癌								
膀胱癌	2.14					0.06	0.00	0.00
白血病	4.08	2.61	2.63	1.62	1.11	1.57	3.17	2.90
良性肿瘤计	0.56	0.75	0.18	0.32	0.17	0.06	0.18	0.20
其他肿瘤计	0.80	0.00	0.09	0.13	0.06	0.06	0.37	0.26
血液、造血器官及免疫疾病小计	1.02	3.36	0.53	0.45	0.22	0.22	0.37	0.33
其中：贫血	0.75	1.12	0.44	0.26	0.17	0.11	0.24	0.13
血液、造血器官及免疫的其他疾病	0.27	2.24	0.09	0.19	0.06	0.11	0.12	0.20
内分泌、营养和代谢疾病小计	9.92	4.10	0.18	0.13	0.11	0.28	0.49	0.53
其中：糖尿病	9.00	0.37	0.09	0.00	0.06	0.06	0.24	0.46
内分泌、营养和代谢的其他疾病	0.93	3.73	0.09	0.13	0.06	0.22	0.24	0.07
精神障碍小计	3.05	0.00	0.00	0.00	0.06	0.17	0.43	1.05
神经系统疾病小计	6.24	10.07	2.46	1.81	1.39	3.09	2.26	1.78
其中：脑膜炎	0.21	2.24	0.44	0.13	0.22	0.17	0.18	0.07
神经系统的其他疾病	5.50	7.84	2.02	1.68	1.11	2.75	1.95	1.65
循环系统疾病小计	293.40	11.57	1.49	0.97	0.95	3.48	6.28	7.58
其中：急性风湿热	0.63	0.37	0.00	0.00	0.00	0.06	0.00	0.13
心脏病计	123.43	7.84	1.14	0.58	0.61	2.02	4.15	4.22
内：慢性风湿性心脏病	3.81				0.17	0.22	0.12	0.26
高血压性心脏病	14.73				0.00	0.06	0.24	0.59
急性心肌梗死	42.93				0.11	0.51	2.01	1.91
其他冠心病	28.36				0.00	0.28	0.37	0.33
肺源性心脏病	22.03	0.37	0.09	0.13	0.06	0.00	0.12	0.07
其他心脏病	11.58	5.97	0.96	0.32	0.28	0.95	1.28	1.05

11-4-2 续表1

30～	35～	40～	45～	50～	55～	60～	65～	70～	75～	80～	85岁及以上
94.80	167.49	284.09	459.42	502.52	896.98	1357.92	2014.76	3471.26	6065.08	10624.44	20068.69
2.57	5.44	9.48	13.58	12.05	21.19	22.48	28.09	41.30	56.38	69.04	93.97
2.57	5.44	9.48	13.52	12.05	21.06	22.39	27.98	41.30	56.16	67.39	93.09
0.00	0.00	0.00	0.00	0.00	0.00	0.00	0.00	0.00	0.22	0.00	0.00
0.00	0.00	0.00	0.00	0.00	0.00	0.00	0.22	0.00	0.00	0.00	0.00
0.06	0.05	0.15	0.22	0.08	0.34	0.34	0.77	0.74	1.33	1.64	2.63
0.50	0.92	1.61	2.88	3.11	6.25	6.28	7.87	15.99	22.86	27.53	36.88
0.13	0.31	0.15	0.22	0.23	0.20	0.42	0.55	0.59	0.89	1.23	3.51
0.00	0.00	0.00	0.00	0.00	0.00	0.00	0.00	0.00	0.00	0.00	0.00
0.00	0.00	0.10	0.11	0.00	0.07	0.25	0.33	1.18	0.44	0.41	0.00
0.00	0.00	0.00	0.00	0.00	0.00	0.00	0.00	0.00	0.00	0.00	0.00
0.00	0.15	0.10	0.22	0.00	0.27	0.17	0.44	0.59	0.67	0.82	2.63
0.06	0.10	0.15	0.17	0.30	0.27	0.59	0.87	2.37	3.55	4.11	11.42
0.00	0.00	0.00	0.00	0.00	0.00	0.08	0.00	0.00	0.00	0.00	0.00
0.00	0.00	0.00	0.00	0.08	0.00	0.00	0.00	0.00	0.00	0.00	0.00
0.00	0.00	0.00	0.00	0.00	0.00	0.00	0.00	0.00	0.00	0.00	0.00
1.31	3.15	6.00	8.04	7.05	11.96	11.96	14.54	16.73	21.09	21.78	24.59
0.38	0.56	0.96	0.89	0.68	1.15	0.68	0.77	1.18	0.00	2.47	0.00
0.00	0.00	0.00	0.06	0.00	0.14	0.08	0.11	0.00	0.22	1.64	0.88
0.00	0.00	0.00	0.00	0.00	0.07	0.00	0.00	0.00	0.00	0.41	0.00
0.00	0.00	0.00	0.00	0.00	0.07	0.00	0.11	0.00	0.22	0.82	0.88
17.71	39.94	82.75	156.13	193.07	370.48	533.31	725.43	1006.74	1420.43	1759.99	1973.32
17.27	39.53	82.29	154.91	191.86	367.83	530.94	722.16	1000.52	1410.44	1751.36	1956.64
0.31	0.71	2.62	3.10	4.32	5.30	6.19	7.10	7.85	10.21	8.63	7.03
0.25	0.71	2.62	9.15	17.58	47.89	77.11	105.37	144.48	196.01	226.01	233.60
0.94	2.85	6.86	15.52	24.63	54.68	84.74	124.93	178.52	256.16	299.15	310.88
0.81	1.22	3.83	5.93	7.96	14.20	25.28	31.81	49.44	82.35	93.69	136.12
6.38	18.77	36.36	60.03	63.35	91.16	108.16	123.07	145.96	184.68	205.46	237.11
1.75	6.05	13.72	33.26	41.52	97.41	147.94	210.41	301.09	429.30	585.16	573.47
0.06	0.05	0.20	0.33	1.14	0.88	3.65	5.79	12.58	21.31	48.08	55.33
2.63	1.93	3.68	4.27	3.71	5.64	7.13	9.84	10.95	17.31	16.44	18.44
0.31	0.31	0.30	0.44	0.68	0.88	1.02	1.42	1.92	3.33	2.88	5.27
0.13	0.10	0.15	0.78	0.53	1.77	1.36	1.86	4.29	6.66	5.75	11.42
0.06	0.46	0.45	0.83	0.38	1.22	1.87	2.51	4.14	5.99	7.40	20.20
0.06	0.25	0.35	0.39	0.15	0.82	1.44	2.08	3.26	4.88	6.57	19.32
0.00	0.20	0.10	0.44	0.23	0.41	0.42	0.44	0.89	1.11	0.82	0.88
0.69	1.42	3.08	5.10	6.74	12.97	20.27	29.73	54.47	85.46	142.59	177.40
0.50	1.12	2.72	4.77	6.29	12.02	18.66	27.54	51.07	79.47	131.08	146.66
0.19	0.31	0.35	0.33	0.45	0.95	1.61	2.19	3.40	5.99	11.51	30.74
1.13	1.93	2.17	3.49	1.52	2.58	3.99	4.48	6.66	20.87	46.43	112.41
1.19	2.24	2.02	2.66	2.50	5.23	6.19	9.51	21.46	38.85	98.62	221.31
0.13	0.05	0.15	0.22	0.23	0.20	0.08	0.11	0.15	0.67	0.41	0.88
1.06	1.98	1.76	2.27	2.12	4.75	5.60	7.76	18.50	32.41	88.76	209.01
13.02	26.76	55.52	104.26	136.92	250.18	449.76	759.43	1461.48	2766.06	5231.47	10361.92
0.06	0.05	0.30	0.44	0.23	0.82	1.61	1.53	3.26	5.33	5.75	16.69
7.57	11.91	25.46	43.12	57.06	94.89	170.33	290.20	567.98	1119.87	2265.83	5114.65
0.06	0.61	1.31	1.77	3.18	4.82	6.53	11.48	18.21	32.85	58.76	84.31
0.44	0.86	1.82	3.88	5.08	10.39	20.70	39.35	73.13	141.62	283.13	577.86
4.19	5.65	13.16	21.06	26.90	44.83	67.18	105.15	189.92	358.27	701.86	1564.08
0.81	1.83	3.93	7.93	10.46	14.13	33.93	60.23	120.94	268.37	589.68	1398.10
0.31	0.81	1.46	2.77	3.94	10.80	26.72	50.28	121.38	221.09	435.99	1041.55
1.75	2.14	3.78	5.71	7.50	9.92	15.27	23.72	44.41	97.67	196.42	448.76

11-4-2 续表2

疾病名称(ICD-10)	合计	不满1岁	1～	5～	10～	15～	20～	25～
其他高血压病	17.49	0.00	0.00	0.00	0.00	0.11	0.18	0.40
脑血管病	150.62	3.36	0.35	0.39	0.33	1.24	1.89	2.64
循环系统的其他疾病	1.23	0.00	0.00	0.00	0.00	0.06	0.06	0.20
呼吸系统疾病小计	114.51	60.45	7.98	2.14	0.67	1.07	1.58	0.86
其中：肺炎	10.55	52.24	6.23	1.88	0.28	0.45	0.73	0.26
慢性下呼吸道疾病	95.85	0.37	0.26	0.06	0.00	0.34	0.43	0.26
尘肺	1.42	0.00	0.00	0.00	0.00	0.00	0.12	0.07
呼吸系统的其他疾病	6.69	7.84	1.49	0.19	0.39	0.28	0.30	0.26
消化系统疾病小计	21.94	7.84	0.70	0.45	0.22	0.45	0.91	1.65
其中：胃和十二指肠溃疡	3.85	0.00	0.00	0.00	0.06	0.06	0.18	0.07
阑尾炎	0.15	0.00	0.00	0.06	0.00	0.06	0.00	0.00
肠梗阻	0.74	2.24	0.09	0.00	0.00	0.06	0.06	0.00
肝疾病	11.02	1.12	0.18	0.06	0.11	0.22	0.30	0.99
消化系统的其他疾病	6.19	4.48	0.44	0.32	0.06	0.06	0.37	0.59
肌肉骨骼和结缔组织疾病小计	1.15	0.00	0.18	0.00	0.17	0.22	0.24	0.07
泌尿生殖系统疾病小计	7.70	0.75	0.18	0.00	0.22	0.56	1.34	1.85
其中：肾小球和肾小管间质疾病	4.17	0.00	0.18	0.00	0.00	0.34	0.91	0.79
前列腺增生	0.20							
泌尿生殖系统的其他疾病	3.34	0.75	0.00	0.00	0.22	0.22	0.43	1.05
妊娠、分娩和产褥期并发症小计								
其中：直接产科原因计								
内：流产								
妊娠高血压综合征								
梗阻性分娩								
产后出血								
母体产伤								
产褥期感染								
间接产科原因计								
妊娠、分娩和产褥期的其他情况								
围生期疾病小计	3.29	276.48	0.44					
其中：早产儿和未成熟儿	0.92	79.85	0.09					
新生儿产伤和窒息	0.86	72.01	0.18					
新生儿溶血性疾病	0.02	1.87	0.00					
新生儿硬化病	0.02	1.87	0.00					
起源于围生期的其他情况	1.47	120.89	0.18					
先天畸形、变形和染色体异常小计	2.35	115.29	6.23	1.49	1.11	1.46	0.55	0.79
其中：先天性心脏病	1.70	79.10	5.09	1.17	0.72	1.29	0.43	0.59
其他先天畸形、变形和染色体异常	0.66	36.19	1.14	0.32	0.39	0.17	0.12	0.20
诊断不明小计	2.33	12.31	0.88	0.13	0.33	0.34	1.10	0.79
其他疾病小计	9.68	7.46	1.32	0.71	0.89	0.79	0.91	0.86
损伤和中毒外部原因小计	78.91	48.51	36.66	24.86	16.47	31.39	54.56	54.37
其中：机动车辆交通事故	22.97	1.49	6.93	5.44	2.45	9.43	22.01	20.30
机动车以外的运输事故	9.47	2.24	2.98	2.14	1.39	4.27	9.14	8.63
意外中毒	3.74	0.75	1.05	0.71	0.67	0.95	1.58	1.25
意外跌落	11.83	1.12	2.72	1.42	0.72	1.85	4.69	4.61
火灾	1.15	0.00	0.88	0.06	0.11	0.11	0.12	0.00
由自然环境因素所致的意外事故	0.24	0.37	0.00	0.00	0.00	0.00	0.06	0.07
淹死	7.04	2.98	17.80	12.88	8.46	7.08	4.45	4.09
意外的机械性窒息	1.54	28.36	0.70	0.39	0.28	0.17	0.55	0.86
砸死	1.64	0.00	0.26	0.06	0.00	0.39	0.73	0.99
由机器切割和穿刺工具所致的意外事故	0.25	0.00	0.00	0.06	0.00	0.28	0.43	0.33
触电	1.72	0.75	0.35	0.06	0.17	0.79	2.13	1.71
其他意外事故和有害效应	7.42	8.95	2.72	1.36	1.22	2.92	3.96	5.54
自杀	9.09	0.00	0.00	0.13	0.83	2.64	3.90	4.94
被杀	0.82	1.49	0.26	0.13	0.17	0.51	0.79	1.05

11-4-2 续表3

30～	35～	40～	45～	50～	55～	60～	65～	70～	75～	80～	85岁及以上
0.56	0.97	3.88	6.93	10.15	18.34	34.52	56.51	93.85	169.59	265.05	422.42
4.82	13.23	25.31	52.71	68.27	134.22	241.25	407.04	790.77	1463.49	2683.33	4777.42
0.00	0.61	0.55	1.05	1.21	1.90	2.04	4.15	5.63	7.77	11.51	30.74
2.57	5.44	11.19	18.68	26.22	57.33	128.43	240.03	569.76	1183.58	2449.93	5004.88
0.38	1.17	1.01	2.55	3.26	5.23	9.92	14.65	34.49	73.70	192.72	615.62
1.25	2.44	6.81	11.36	18.72	44.15	106.12	207.45	501.22	1049.73	2131.87	4089.79
0.06	0.86	1.46	1.83	1.82	3.53	4.58	4.04	5.03	4.44	9.45	5.27
0.88	0.97	1.92	2.94	2.42	4.42	7.80	13.88	29.01	55.72	115.88	294.20
2.69	7.02	15.13	24.33	23.11	40.21	49.79	59.79	84.38	138.29	201.76	362.70
0.31	0.71	1.66	2.83	2.58	5.30	7.21	9.73	16.73	35.74	50.13	96.60
0.00	0.00	0.05	0.06	0.08	0.20	0.17	0.22	1.04	1.33	2.05	3.51
0.19	0.05	0.10	0.22	0.15	0.95	0.51	1.64	3.40	5.33	16.85	25.47
1.63	4.99	10.29	17.18	15.68	25.34	29.10	29.40	36.71	51.50	57.12	86.94
0.56	1.27	3.03	4.05	4.62	8.42	12.81	18.80	26.50	44.40	75.61	150.17
0.31	0.56	0.10	0.50	1.36	1.29	1.70	3.72	5.77	8.21	10.27	32.49
1.44	2.54	3.38	6.32	5.68	9.44	13.66	21.31	34.64	58.16	93.69	164.22
1.00	1.17	1.87	3.55	3.41	5.37	8.57	10.93	20.28	33.96	43.56	69.38
					0.14	0.17	0.22	1.18	1.11	4.11	15.81
0.44	1.37	1.51	2.77	2.27	3.94	4.92	10.17	13.17	23.09	46.02	79.04
0.31	0.71	0.66	0.44	0.45	0.54	0.42	0.44	0.89	0.67	2.05	3.51
0.31	0.51	0.61	0.28	0.23	0.48	0.17	0.22	0.59	0.67	0.82	1.76
0.00	0.20	0.05	0.17	0.23	0.07	0.25	0.22	0.30	0.00	1.23	1.76
0.88	1.12	1.26	2.27	1.74	2.51	3.39	4.37	6.96	11.54	23.42	53.57
0.56	1.42	1.06	2.22	2.05	3.33	4.84	8.42	21.61	58.82	173.41	895.77
49.50	70.57	95.45	118.56	88.58	118.26	117.06	117.50	149.80	210.43	312.71	586.64
19.21	23.10	31.97	39.08	26.98	35.12	37.75	30.82	36.12	42.40	46.85	69.38
6.57	10.07	13.31	14.63	11.82	14.74	13.40	14.97	15.69	17.09	20.14	27.22
2.32	3.41	4.99	6.65	4.24	6.05	6.36	6.56	9.62	10.21	15.20	21.96
3.50	8.70	13.61	18.24	15.31	20.99	18.58	17.27	25.16	44.17	81.36	209.89
0.38	0.51	0.96	1.05	1.06	1.56	1.53	2.08	3.40	6.66	12.33	36.88
0.13	0.05	0.20	0.33	0.23	0.27	0.51	0.66	1.04	0.67	2.05	5.27
2.88	3.15	4.29	5.27	3.71	5.30	6.02	8.42	11.25	15.76	24.24	48.30
0.63	1.32	1.56	2.44	1.52	2.24	1.36	1.31	2.22	3.33	4.52	7.03
1.38	2.75	3.38	3.21	2.88	3.33	1.53	2.08	1.63	1.11	0.82	1.76
0.13	0.41	0.50	0.50	0.15	0.20	0.17	0.00	0.00	0.44	0.82	0.00
2.13	2.19	2.57	3.66	2.42	2.11	2.04	1.53	1.33	1.55	1.23	2.63
4.57	7.83	9.83	12.36	7.27	11.00	10.35	9.40	11.99	17.98	37.39	64.11
4.44	6.11	7.36	9.64	9.77	14.33	16.71	21.64	29.90	47.50	64.93	92.21
1.25	0.97	0.91	1.50	1.21	1.02	0.76	0.77	0.44	1.55	0.82	0.00

11-4-3　2012年农村居民年龄别疾病别死亡率(1/10万)(女)

疾病名称(ICD-10)	合计	不满1岁	1～	5～	10～	15～	20～	25～
总　　计	549.40	454.41	49.46	24.96	14.62	23.04	35.08	41.20
传染病和寄生虫病小计	4.60	14.47	2.27	0.90	0.43	0.78	0.61	1.12
其中：传染病计	4.55	14.47	2.27	0.90	0.43	0.78	0.61	1.12
内：伤寒和副伤寒	0.01	0.00	0.00	0.00	0.00	0.00	0.00	0.00
痢疾	0.00	0.00	0.00	0.00	0.00	0.00	0.00	0.00
肠道其他细菌性传染病	0.18	1.70	0.21	0.15	0.00	0.12	0.00	0.07
呼吸道结核	1.01	0.00	0.00	0.00	0.00	0.12	0.18	0.20
其他结核	0.13	0.43	0.21	0.00	0.06	0.12	0.00	0.00
钩端螺旋体病	0.00	0.00	0.00	0.00	0.00	0.00	0.00	0.00
破伤风	0.05	0.85	0.00	0.00	0.00	0.00	0.00	0.00
百日咳	0.00	0.00	0.00	0.00	0.00	0.00	0.00	0.00
脑膜炎球菌感染	0.14	1.70	0.52	0.07	0.06	0.12	0.00	0.07
败血症	0.37	7.23	0.21	0.15	0.12	0.00	0.12	0.20
流行性乙型脑炎	0.00	0.00	0.00	0.00	0.00	0.06	0.00	0.00
流行性出血热	0.01	0.00	0.00	0.00	0.00	0.00	0.00	0.00
麻疹	0.00	0.00	0.00	0.00	0.00	0.00	0.00	0.00
病毒性肝炎	1.94	0.43	0.21	0.00	0.00	0.06	0.12	0.13
艾滋病	0.21	0.00	0.00	0.00	0.00	0.06	0.00	0.20
寄生虫病计	0.05	0.00	0.00	0.00	0.00	0.00	0.00	0.00
内：疟疾	0.00	0.00	0.00	0.00	0.00	0.00	0.00	0.00
血吸虫病	0.04	0.00	0.00	0.00	0.00	0.00	0.00	0.00
肿瘤小计	104.09	6.81	3.92	2.85	2.98	4.16	6.23	8.12
其中：恶性肿瘤计	102.78	5.96	3.71	2.70	2.74	3.98	6.05	7.92
内：鼻咽癌	0.91					0.06	0.18	0.07
食管癌	8.69					0.00	0.18	0.00
胃癌	14.44					0.00	0.06	0.33
结肠、直肠和肛门癌	6.77					0.00	0.18	0.59
肝癌	14.41					0.42	0.92	1.06
肺癌	22.59					0.12	0.61	0.59
乳腺癌	5.53					0.00	0.06	0.53
宫颈癌	2.70					0.00	0.06	0.26
膀胱癌	0.55					0.00	0.00	0.00
白血病	3.08	2.98	2.58	1.35	1.71	1.99	2.08	2.18
良性肿瘤计	0.63	0.43	0.10	0.07	0.12	0.00	0.18	0.07
其他肿瘤计	0.68	0.43	0.10	0.07	0.12	0.18	0.00	0.13
血液、造血器官及免疫疾病小计	0.96	2.13	0.52	0.30	0.18	0.24	0.49	0.26
其中：贫血	0.71	1.28	0.52	0.22	0.18	0.06	0.24	0.13
血液、造血器官及免疫的其他疾病	0.24	0.85	0.00	0.07	0.00	0.18	0.24	0.13
内分泌、营养和代谢疾病小计	11.42	2.55	0.52	0.37	0.00	0.18	0.31	0.40
其中：糖尿病	10.48	0.43	0.10	0.15	0.00	0.18	0.24	0.26
内分泌、营养和代谢的其他疾病	0.94	2.13	0.41	0.22	0.00	0.00	0.06	0.13
精神障碍小计	2.97	0.00	0.00	0.00	0.00	0.24	0.37	0.53
神经系统疾病小计	5.56	9.36	2.99	0.75	0.97	0.78	1.16	1.06
其中：脑膜炎	0.14	3.83	0.72	0.07	0.00	0.00	0.12	0.00
神经系统的其他疾病	4.85	5.53	2.16	0.67	0.91	0.72	1.04	0.92
循环系统疾病小计	251.43	6.81	1.03	1.05	0.91	2.23	3.24	4.89
其中：急性风湿热	0.79	0.00	0.10	0.00	0.00	0.00	0.00	0.00
心脏病计	115.30	5.96	0.52	0.75	0.61	1.39	1.71	3.50
内：慢性风湿性心脏病	5.66				0.06	0.06	0.12	0.53
高血压性心脏病	13.44				0.06	0.00	0.06	0.40
急性心肌梗死	35.60				0.18	0.12	0.49	0.99
其他冠心病	30.27				0.00	0.12	0.18	0.33
肺源性心脏病	19.00	0.00	0.00	0.00	0.00	0.18	0.37	0.13
其他心脏病	11.33	5.11	0.52	0.52	0.30	0.90	0.49	1.12

11-4-3 续表1

30～	35～	40～	45～	50～	55～	60～	65～	70～	75～	80～	85岁及以上
42.67	70.33	124.61	213.34	238.79	435.67	727.12	1128.99	2031.91	3828.47	7173.23	15990.48
0.92	1.68	2.42	3.43	4.48	7.55	9.27	13.58	15.52	19.59	34.45	41.05
0.92	1.68	2.42	3.43	4.48	7.48	8.91	13.35	15.36	19.19	33.81	41.05
0.00	0.00	0.00	0.06	0.00	0.00	0.00	0.00	0.00	0.00	0.00	0.52
0.00	0.00	0.00	0.00	0.00	0.00	0.00	0.00	0.00	0.20	0.00	0.00
0.00	0.05	0.00	0.06	0.16	0.35	0.27	0.23	0.30	0.40	1.29	3.64
0.25	0.36	0.10	0.44	1.12	1.54	1.64	3.45	4.07	7.88	10.30	9.87
0.12	0.05	0.05	0.06	0.24	0.28	0.27	0.23	0.15	0.40	0.32	1.56
0.00	0.00	0.00	0.00	0.00	0.00	0.00	0.00	0.00	0.00	0.00	0.00
0.00	0.00	0.05	0.11	0.00	0.00	0.00	0.12	0.45	0.00	0.00	1.04
0.00	0.00	0.00	0.00	0.00	0.00	0.00	0.00	0.00	0.00	0.00	0.00
0.06	0.10	0.00	0.06	0.08	0.07	0.09	0.12	0.75	0.40	0.32	0.52
0.00	0.05	0.15	0.11	0.32	0.35	0.36	0.46	0.30	1.41	2.90	8.31
0.00	0.00	0.00	0.00	0.00	0.00	0.00	0.00	0.00	0.00	0.00	0.00
0.00	0.00	0.05	0.00	0.08	0.00	0.09	0.00	0.00	0.00	0.00	0.00
0.00	0.00	0.00	0.00	0.00	0.00	0.00	0.00	0.00	0.00	0.00	0.00
0.06	0.51	1.61	2.10	2.00	3.64	5.36	7.25	7.98	7.27	14.17	9.35
0.31	0.30	0.25	0.17	0.40	0.56	0.45	0.23	0.30	0.40	0.00	0.00
0.00	0.00	0.00	0.00	0.00	0.07	0.36	0.23	0.15	0.40	0.64	0.00
0.00	0.00	0.00	0.00	0.00	0.00	0.00	0.00	0.00	0.00	0.00	0.00
0.00	0.00	0.00	0.00	0.00	0.07	0.18	0.23	0.15	0.40	0.64	0.00
11.65	23.76	46.56	87.87	97.07	169.92	245.86	317.92	457.48	659.69	855.52	1007.59
11.34	23.05	45.80	86.38	95.31	166.98	243.22	314.58	452.51	655.25	847.15	999.79
0.37	0.56	0.81	1.16	0.72	2.03	2.73	2.30	3.31	3.43	4.19	4.16
0.06	0.15	0.81	2.49	4.08	10.91	23.00	31.99	45.64	67.67	106.26	101.85
0.86	1.62	3.53	7.75	9.28	18.26	33.46	47.98	69.14	110.29	160.67	179.80
1.05	1.27	2.52	5.37	4.48	9.23	13.00	21.06	32.24	46.26	67.94	86.78
1.23	3.10	8.11	11.90	14.08	27.98	36.01	46.60	60.25	83.82	105.61	130.43
0.86	2.95	6.50	14.12	16.97	34.42	52.10	73.75	115.24	168.66	208.65	249.95
1.23	3.25	6.25	10.52	12.80	13.43	13.73	11.05	10.70	15.55	17.39	23.90
0.25	1.32	3.02	5.76	4.64	6.09	6.82	6.67	7.53	8.08	8.69	9.35
0.00	0.10	0.00	0.06	0.08	0.42	0.91	1.50	1.66	5.86	7.41	15.07
1.42	1.62	2.27	2.93	3.20	4.13	5.46	6.44	9.49	9.09	9.02	8.83
0.18	0.56	0.30	0.55	0.56	1.33	1.27	2.30	2.41	2.63	2.58	4.16
0.12	0.15	0.45	0.94	1.20	1.61	1.36	1.04	2.56	1.82	5.80	3.64
0.31	0.36	0.50	0.44	0.80	0.77	2.00	1.38	3.92	4.65	8.05	12.99
0.25	0.20	0.35	0.22	0.40	0.49	1.55	1.27	3.62	3.64	6.12	10.91
0.06	0.15	0.15	0.22	0.40	0.28	0.45	0.12	0.30	1.01	1.93	2.08
0.62	0.61	1.97	3.82	5.60	11.33	20.28	40.50	65.53	94.73	130.73	163.17
0.37	0.51	1.86	3.49	5.52	10.49	19.00	38.78	61.76	88.67	119.46	136.15
0.25	0.10	0.10	0.33	0.08	0.84	1.27	1.73	3.77	6.06	11.27	27.02
0.31	0.41	0.86	1.00	0.88	1.33	2.36	2.65	6.48	17.37	40.57	141.86
1.11	1.22	1.66	0.94	1.12	2.52	4.09	6.90	12.95	35.75	75.35	203.70
0.12	0.05	0.00	0.11	0.00	0.00	0.18	0.12	0.00	0.20	0.00	1.56
0.80	1.07	1.56	0.83	1.04	2.31	3.64	5.75	11.00	30.30	66.01	184.99
5.86	11.98	26.00	54.10	72.34	145.29	278.41	485.91	958.79	1953.82	3832.61	8719.62
0.12	0.25	0.30	0.66	0.40	0.98	1.55	1.61	4.67	4.85	8.05	11.95
3.33	6.55	11.79	23.53	29.61	58.13	114.29	207.23	399.78	846.73	1745.49	4490.76
0.43	1.27	2.12	4.43	4.08	7.76	11.73	15.30	20.34	37.77	55.70	102.37
0.12	0.61	1.26	1.72	3.36	6.58	13.55	24.62	50.46	107.66	225.39	468.20
1.48	2.18	4.23	8.25	10.56	19.80	37.55	70.53	126.23	264.40	512.93	1332.89
0.18	0.96	2.02	3.82	6.00	11.26	24.82	50.28	103.49	208.65	483.30	1329.25
0.37	0.61	0.81	2.10	3.20	6.93	16.18	29.23	68.39	150.88	294.94	799.73
0.74	0.91	1.36	3.21	2.40	5.81	10.46	17.26	30.88	77.36	173.23	458.33

11-4-3 续表2

疾病名称(ICD-10)	合计	不满1岁	1～	5～	10～	15～	20～	25～
其他高血压病	13.69	0.00	0.00	0.00	0.06	0.06	0.06	0.20
脑血管病	120.80	0.85	0.41	0.30	0.24	0.72	1.28	1.12
循环系统的其他疾病	0.85	0.00	0.00	0.00	0.00	0.06	0.18	0.07
呼吸系统疾病小计	92.90	49.36	4.95	2.02	0.24	0.24	1.04	0.79
其中：肺炎	10.22	44.25	3.50	1.50	0.06	0.18	0.61	0.20
慢性下呼吸道疾病	77.15	0.85	0.00	0.07	0.12	0.06	0.06	0.33
尘肺	0.07	0.00	0.00	0.00	0.00	0.00	0.06	0.00
呼吸系统的其他疾病	5.46	4.25	1.44	0.45	0.06	0.00	0.31	0.26
消化系统疾病小计	11.45	5.53	0.41	0.37	0.00	0.36	0.37	0.86
其中：胃和十二指肠溃疡	2.26	0.00	0.00	0.00	0.00	0.06	0.06	0.26
阑尾炎	0.10	0.00	0.00	0.00	0.00	0.00	0.00	0.00
肠梗阻	0.66	0.85	0.00	0.22	0.00	0.06	0.00	0.00
肝疾病	3.94	0.43	0.00	0.07	0.00	0.06	0.24	0.33
消化系统的其他疾病	4.51	4.25	0.41	0.07	0.00	0.18	0.06	0.26
肌肉骨骼和结缔组织疾病小计	1.57	0.00	0.00	0.00	0.24	0.42	0.61	0.46
泌尿生殖系统疾病小计	5.45	1.28	0.21	0.07	0.18	0.30	0.67	0.79
其中：肾小球和肾小管间质疾病	3.02	0.43	0.10	0.07	0.18	0.24	0.18	0.79
前列腺增生								
泌尿生殖系统的其他疾病	2.42	0.85	0.10	0.00	0.00	0.06	0.49	0.00
妊娠、分娩和产褥期并发症小计	0.30					0.24	0.73	0.92
其中：直接产科原因计	0.28					0.24	0.55	0.86
内：流产	0.04					0.06	0.06	0.20
妊娠高血压综合征	0.04					0.00	0.12	0.07
梗阻性分娩	0.00					0.00	0.00	0.00
产后出血	0.09					0.12	0.00	0.40
母体产伤	0.01					0.00	0.06	0.07
产褥期感染	0.05					0.06	0.24	0.07
间接产科原因计	0.02					0.00	0.12	0.07
妊娠、分娩和产褥期的其他情况	0.00					0.00	0.06	0.00
围生期疾病小计	2.14	200.40	0.21	0.30	0.00	0.00	0.00	0.00
其中：早产儿和未成熟儿	0.62	59.57	0.00	0.07	0.00	0.00	0.00	0.00
新生儿产伤和窒息	0.64	61.69	0.00	0.07	0.00	0.00	0.00	0.00
新生儿溶血性疾病	0.00	0.00	0.00	0.00	0.00	0.00	0.00	0.00
新生儿硬化病	0.01	1.28	0.00	0.00	0.00	0.00	0.00	0.00
起源于围生期的其他情况	0.86	77.86	0.21	0.15	0.00	0.00	0.00	0.00
先天畸形、变形和染色体异常小计	1.86	93.60	6.59	1.57	0.67	0.96	0.67	0.46
其中：先天性心脏病	1.50	72.76	5.46	1.42	0.55	0.90	0.55	0.33
其他先天畸形、变形和染色体异常	0.36	20.85	1.13	0.15	0.12	0.06	0.12	0.13
诊断不明小计	1.83	7.66	0.62	0.07	0.18	0.30	0.55	0.79
其他疾病小计	12.62	4.68	1.13	0.52	0.24	0.42	0.31	0.46
损伤和中毒外部原因小计	38.16	48.08	24.11	13.79	7.37	11.10	17.66	19.41
其中：机动车辆交通事故	8.75	1.28	5.05	3.52	1.58	3.14	5.44	7.00
机动车以外的运输事故	3.06	0.43	1.55	1.27	0.55	1.15	1.83	2.05
意外中毒	2.05	1.70	0.82	0.75	1.04	0.36	1.41	1.65
意外跌落	6.21	0.00	1.65	0.45	0.18	0.48	1.41	1.19
火灾	0.54	0.43	0.31	0.15	0.06	0.18	0.12	0.13
由自然环境因素所致的意外事故	0.17	0.00	0.00	0.00	0.06	0.00	0.12	0.00
淹死	4.09	2.98	11.33	5.10	2.62	2.35	1.28	1.25
意外的机械性窒息	0.73	29.36	0.62	0.37	0.24	0.06	0.12	0.00
砸死	0.23	0.00	0.21	0.22	0.00	0.00	0.06	0.00
由机器切割和穿刺工具所致的意外事故	0.06	0.00	0.00	0.07	0.00	0.00	0.00	0.00
触电	0.20	0.43	0.00	0.00	0.00	0.00	0.12	0.07
其他意外事故和有害效应	3.61	9.36	2.37	1.27	0.43	0.84	1.22	1.25
自杀	8.05			0.15	0.49	2.35	3.91	4.49
被杀	0.41	2.13	0.10	0.45	0.12	0.18	0.61	0.33

11-4-3 续表3

30～	35～	40～	45～	50～	55～	60～	65～	70～	75～	80～	85岁及以上
0.37	0.46	1.21	3.77	6.88	10.77	20.82	38.20	67.79	120.59	167.43	324.26
2.03	4.67	12.50	25.80	34.89	74.43	139.84	237.37	482.93	975.40	1902.62	3872.90
0.00	0.05	0.20	0.33	0.56	0.98	1.91	1.50	3.62	6.26	9.02	19.75
0.80	1.93	3.83	8.53	11.28	28.47	70.92	140.26	328.08	726.95	1591.26	3791.84
0.06	0.36	0.40	1.11	1.12	3.22	5.27	12.54	25.01	59.79	140.71	510.29
0.74	1.17	3.02	6.48	8.88	23.08	61.10	119.55	286.66	627.57	1353.96	3070.06
0.00	0.00	0.00	0.00	0.08	0.14	0.09	0.23	0.30	0.61	0.64	0.52
0.00	0.41	0.40	0.94	1.20	2.03	4.46	7.94	16.12	38.98	95.95	210.98
0.74	1.02	3.48	6.70	6.56	11.33	19.00	29.57	46.70	74.94	140.39	260.86
0.00	0.20	0.30	0.89	1.04	1.75	4.18	6.33	9.64	16.76	25.44	59.76
0.00	0.00	0.00	0.00	0.00	0.14	0.00	0.12	0.15	0.40	2.58	4.16
0.06	0.00	0.10	0.28	0.08	0.35	0.27	1.04	2.26	5.45	13.85	16.63
0.37	0.51	2.07	3.49	3.12	5.60	9.46	12.43	18.53	22.42	35.42	44.69
0.31	0.30	1.01	2.05	2.32	3.50	5.09	9.67	16.12	29.89	63.11	135.63
0.31	0.56	0.71	1.50	0.96	1.33	3.00	3.11	4.67	9.09	15.78	28.58
1.29	2.39	3.63	5.04	4.72	6.37	9.27	14.73	19.28	33.13	45.08	81.06
0.74	0.81	2.17	2.38	2.08	3.22	5.46	8.40	10.24	20.40	26.08	47.81
0.55	1.57	1.46	2.66	2.64	3.15	3.82	6.33	9.04	12.73	19.00	33.26
0.55	0.71	0.40	0.17	0.08							
0.55	0.66	0.40	0.17	0.08							
0.06	0.10	0.05	0.06	0.00							
0.12	0.10	0.00	0.00	0.08							
0.06	0.00	0.00	0.00	0.00							
0.18	0.30	0.20	0.00	0.00							
0.00	0.00	0.00	0.00	0.00							
0.12	0.05	0.10	0.00	0.00							
0.00	0.05	0.00	0.00	0.00							
0.00	0.00	0.00	0.00	0.00							
0.00	0.05	0.05	0.00	0.00	0.07	0.00	0.23	0.15	0.20	0.32	0.00
0.00	0.00	0.00	0.00	0.00	0.00	0.00	0.00	0.00	0.00	0.00	0.00
0.00	0.00	0.00	0.00	0.00	0.00	0.00	0.00	0.00	0.00	0.00	0.00
0.00	0.00	0.00	0.00	0.00	0.00	0.00	0.00	0.00	0.00	0.00	0.00
0.00	0.00	0.00	0.00	0.00	0.00	0.00	0.00	0.00	0.00	0.00	0.00
0.00	0.05	0.05	0.00	0.00	0.07	0.00	0.23	0.15	0.20	0.32	0.00
0.49	0.46	0.71	0.66	0.32	0.56	0.55	0.35	0.15	0.20	0.64	2.08
0.43	0.41	0.60	0.55	0.24	0.42	0.45	0.12	0.00	0.20	0.64	2.08
0.06	0.05	0.10	0.11	0.08	0.14	0.09	0.23	0.15	0.00	0.00	0.00
0.31	0.25	0.40	0.83	1.12	1.19	1.55	2.65	3.16	9.70	19.64	66.51
0.49	0.66	0.60	1.22	0.88	1.75	2.45	5.29	17.62	46.26	138.78	971.73
17.02	22.39	30.94	36.77	30.41	45.82	57.37	63.51	91.28	143.41	240.85	498.86
5.24	7.87	9.37	11.13	8.64	13.99	16.37	15.99	18.53	21.21	22.86	31.18
2.22	2.23	3.68	4.26	3.36	4.20	5.91	5.06	6.18	7.27	10.63	11.43
1.23	1.37	1.56	1.99	2.24	2.87	3.55	3.45	4.97	7.88	9.98	8.31
0.86	1.47	2.22	3.60	2.24	4.13	6.27	7.71	14.61	30.30	78.56	243.71
0.06	0.05	0.25	0.22	0.24	0.28	0.64	0.58	1.66	4.04	7.08	12.99
0.06	0.10	0.20	0.11	0.00	0.14	0.27	0.12	0.30	0.20	1.93	5.72
1.54	1.73	2.17	2.55	1.92	3.29	4.46	5.52	11.60	16.16	24.79	36.38
0.25	0.05	0.40	0.33	0.24	0.35	1.00	0.81	1.51	1.41	2.90	4.16
0.06	0.30	0.25	0.44	0.32	0.35	0.55	0.46	0.45	0.61	0.00	1.04
0.12	0.10	0.10	0.11	0.00	0.07	0.18	0.00	0.00	0.20	0.00	0.52
0.06	0.05	0.15	0.55	0.48	0.49	0.27	0.46	0.15	0.40	1.29	0.00
0.92	1.73	2.87	2.88	1.92	3.22	3.46	4.95	7.68	13.13	35.42	83.66
4.07	4.93	7.26	8.25	8.32	12.10	14.18	17.83	23.20	39.79	43.79	58.72
0.31	0.41	0.45	0.33	0.48	0.35	0.27	0.58	0.45	0.81	1.61	1.04

十二、食品安全与卫生监督

简要说明

一、本章反映我国食品安全监测、食品安全标准、卫生监督、监测及行政执法情况。主要包括食源性疾病暴发、食品安全监测和国家标准制定情况，公共场所卫生、生活饮用水卫生、职业卫生、放射卫生等监督、监测、行政执法情况及传染病防治、医疗卫生、采供血卫生监督执法情况。

二、本章数据来源于食品安全风险监测和卫生监督统计年报。

三、除在表下方标明所缺省份外，其他数据包括全国31个省、自治区、直辖市数据。

主要指标解释

食源性疾病 指食品中致病因素进入人体引起的感染性、中毒性等疾病。

卫生监督户次 即卫生监督的生产、经营企业的户次数。

卫生监测合格率 即卫生抽样监测合格件数/监测件数×100%。

12-1-1 各类致病因素食源性疾病暴发报告情况

致病因素	事件数(个)		事件构成(%)		患者数(个)		患者构成(%)	
	2011	2012	2011	2012	2011	2012	2011	2012
动植物及毒蘑菇	**212**	**297**	**26.2**	**32.4**	**3009**	**2016**	**21.4**	**14.7**
其中：毒蘑菇	104	201	12.9	21.9	483	831	3.4	6.1
菜豆		45		4.9		677		5.0
桐油果		9		1.0		52		0.4
蓖麻子		5		0.6		72		0.5
苦瓠瓜子甙		2		0.2		56		0.4
微生物	212	255	26.2	27.8	5292	6844	37.6	50.0
其中：沙门氏菌	45	60	5.6	6.5	1632	2089	11.6	15.3
副溶血性弧菌	72	73	8.9	8.0	1403	1280	10.0	9.4
金黄色葡萄球菌及其毒素	27	45	3.3	4.9	606	979	4.3	7.2
蜡样芽孢杆菌	21	28	2.6	3.1	590	949	4.2	6.9
大肠埃希氏菌	7	12	0.9	1.3	102	583	0.7	4.3
化学物	112	107	13.8	11.7	1251	1305	8.9	9.5
其中：亚硝酸盐	69	70	8.5	7.6	807	719	5.7	5.3
乌头碱	3	9	0.4	1.0	21	64	0.1	0.5
胰蛋白酶抑制剂	1	3	0.1	0.3	9	215	0.1	1.6
漂白剂	1	1	0.1	0.1	22	83	0.2	0.6
盐酸塞拉嗪		1		0.1		61		0.5
不明原因	253	258	31	28.1	4108	3514	29	25.7

12-1-2 各类场所食源性疾病暴发报告情况

发生场所	事件数(个)		事件构成(%)		患者数(个)		患者构成(%)	
	2011	2012	2011	2012	2011	2012	2011	2012
合计	**809**	**917**	**100.0**	**100.0**	**14057**	**13679**	**100.0**	**100.0**
餐饮服务单位	417	411	51.5	44.8	8945	9073	63.6	66.3
单位食堂	134	93	16.6	10.1	2748	1387	19.5	10.1
学校食堂	79	91	9.8	9.9	2760	3785	19.6	27.7
宾馆饭店	139	166	17.2	18.1	2531	2974	18.0	21.7
街头摊点	38	28	4.7	3.1	522	325	3.7	2.4
快餐店	13	18	1.6	2.0	134	263	1.0	1.9
送餐	14	15	1.7	1.6	250	339	1.8	2.5
家庭	304	383	37.6	41.8	3569	3167	25.4	23.2
其他	88	123	10.9	13.4	1543	1439	11.0	10.5

注：其他是指除集体食堂、宾馆饭店、家庭、街头摊点、快餐店和送餐之外的其他饮食场所。

12-1-3 各地区食源性疾病暴发报告情况

监测地区	事件数(个)		患者数(个)	
	2011	2012	2011	2012
总　计	**809**	**917**	**14057**	**13679**
东　部	279	315	4710	4242
中　部	169	150	3425	2564
西　部	361	452	5922	6873
北　京	34	25	495	368
天　津	12	3	221	64
河　北	15	20	235	495
山　西	31	25	800	351
内蒙古	6	5	179	215
辽　宁	20	8	461	88
吉　林	6	10	117	456
黑龙江	14	5	336	79
上　海	6	12	126	175
江　苏	36	43	568	519
浙　江	32	37	594	410
安　徽	56	53	906	535
福　建	17	35	429	388
江　西	2	3	15	6
山　东	8	9	335	302
河　南	13	5	216	159
湖　北	11	10	165	216
湖　南	36	39	870	762
广　东	87	98	1132	1003
广　西	21	50	557	642
海　南	12	25	114	430
重　庆	33	39	808	798
四　川	29	28	431	344
贵　州	80	72	949	693
云　南	152	208	2307	3499
西　藏				
陕　西	1	2	21	41
甘　肃	25	28	382	391
青　海	8	6	189	79
宁　夏	6	11	99	127
新　疆		3		44

12-2 2012年食品中微生物、化学污染物及有害因素监测情况

	化学污染物和有害因素					微生物				
	采样单位（个）	检测单位（个）	数据上报单位（个）	完成样本数（份）	监测数据量（个）	采样单位（个）	检测单位（个）	数据上报单位（个）	完成样本数（份）	监测数据量（个）
总计	**484**	**374**	**397**	**87712**	**686617**	**1288**	**583**	**508**	**77356**	**290168**
省级	35	37	37			32	32	32		
地市级	319	287	300			270	319	315		
区县级	130	50	60			986	232	161		

注：2012年化学污染物和有害因素采样涉及1318个区县，微生物采样涉及986个县区。

12-3 食品安全国家标准制定公布情况

年份	4年累计	2010	2011	2012	2013
总计	**303**	**165**	**21**	**116**	**1**
食品安全基础标准	10	2	5	3	
食品产品标准	22	17	3	2	
食品检验方法标准	55	48		6	
食品生产经营规范标准	3	2			1
食品添加剂标准	208	95	12	101	
食品相关产品标准	5		1	4	

12-4　2012年建设项目卫生审查情况

专业类别	建设项目数(个)				选址(预评价)卫生审查		设计卫生审查		竣工验收	
	合计	新建	改建	扩建	通过	未通过	通过	未通过	通过	未通过
总计	**36787**	**33297**	**2434**	**886**	**17421**	**86**	**22941**	**515**	**26746**	**871**
公共场所卫生	29740	27805	1819	116	15600	38	19975	508	23646	831
生活饮用水卫生	1190	1142	41	7	217	43	571	1	678	34
职业卫生	1987	1351	124	351	1102	1	313	0	766	1
放射卫生	830	547	261	13	356	2	36	0	567	0
其他	3040	2452	189	399	146	2	2046	6	1089	5

12-5-1　2012年公共场所卫生被监督单位情况

指标	总计	住宿场所	沐浴场所	游泳场所	美容美发场所	候车(机、船)场所	其他
单位数	1177788	290826	72338	7190	472685	1939	332810
职工总数(人)	8153825	2312963	600767	82258	1175859	73745	3908233
从业人员数(人)	6772479	1838275	455846	56657	1129987	38517	3253197
持健康合格证明人数(人)	6587174	1788844	432474	53061	1115866	35469	3161460
有集中空调通风系统	85950	25381	5647	998	18323	392	35209
有效卫生许可证(份)	1177788	290826	72338	7190	472685	1939	332810
卫生许可证发放情况(份)	463211	111793	30130	2797	175895	679	141917
新发	334510	70908	21616	1587	124305	354	115740
变更	14044	4132	1087	228	4942	47	3608
延续	109372	35837	7103	957	44639	270	20566
注销	5285	916	324	25	2009	8	2003
量化分级管理等级评定情况							
合计	403690	140324	26006	3131	168894	364	64971
A级	12020	6374	845	491	2766	16	1528
B级	70427	29215	4856	1413	25970	75	8898
C级	288432	99704	18656	1092	131313	157	37510
不予评级	32811	5031	1649	135	8845	116	17035

12-5-2　2012年公共场所经常性卫生监督监测情况

指标	总计	住宿场所	沐浴场所	游泳场所	美容美发场所	其他
卫生监督户次数	1733825	470664	112329	13155	721037	416640
合格率(%)	99.51	99.40	99.23	99.16	99.58	99.62
卫生监测样品数						
用品	554752	254964	44114	22615	136874	96185
非用品	1473239	553574	91982	45195	203017	579471
卫生监测合格率(%)						
用品	96.46	96.85	96.21	93.77	96.84	95.61
非用品	97.68	97.74	96.98	94.47	98.03	97.86

12-5-3　2012年公共场所卫生监督处罚案件(件)

指标	总计	住宿场所	沐浴场所	游泳场所	美容美发场所	候车(机/船)场所	其他
案件数	18207	5614	1891	331	6725	9	3637
结案数	17173	5372	1854	295	6260	10	3382
违法事实							
未取得卫生许可证擅自营业的单位	6029	1468	497	81	2517	4	1462
卫生质量不符合国家卫生标准和要求，而继续营业的单位	1306	582	156	75	337		156
未获得“健康合格证”，从事直接为顾客服务的单位	9313	2675	1130	80	3482	5	1941
拒绝卫生监督的单位	37	15	7	1	7		7
其他违法行为	3589	1520	369	126	986	1	587
处罚程序							
简易程序	5012	1851	450	75	1695	5	936
一般程序	12161	3521	1404	220	4565	5	2446
其中：听证	658	173	55	14	313		103
处罚决定							
责令限期改正	8249	2797	834	100	2879	6	1633
警告	11539	3623	1326	212	4127	6	2245
罚款	15223	4689	1660	214	5606	7	3047
罚款金额(万元)	1941.5	572.2	251.9	33.8	511.4	1.9	570.3
责令停止营业	103	35	10	2	50		6
吊销卫生许可证	3	1			2		
其他	40	15	6		14		5
行政复议	6	6					
行政诉讼	2	2					

12-6-1　2012年饮用水卫生(供水)被监督单位情况

单位类别	单位数(户)	职工总数(人)	从业人员(人)	持健康合格证明人数(人)	有效卫生许可证(份)	卫生许可证发放情况(份)			
						新发	变更	延续	注销
总计	**55032**	**3068528**	**327045**	**266318**	**43197**	**6801**	**459**	**4895**	**133**
集中式供水单位	17464	762581	162909	127699	17472	2855	270	1526	67
市政	6831	471271	112296	88583	6837	977	179	777	23
乡镇	10633	291310	50613	39116	10635	1878	91	749	44
二次供水单位	37568	2305947	164136	138619	25725	3946	189	3369	66

12-6-2　2012年饮用水卫生(涉水产品)被监督单位情况

单位类别	单位数(户)	职工总数(人)	从业人员数(人)	产品品种数
总计	**4270**	**309676**	**94108**	**4556**
输配水设备单位	3346	241519	77153	3727
防护材料单位	32	1841	426	13
水处理材料单位	201	13165	6098	200
化学处理剂单位	464	35148	6611	402
水质处理器单位	227	18003	3820	214

12-6-3　2012年饮用水经常性卫生监督监测情况

单位类别	卫生监督		卫生监测	
	户次数	合格率(%)	合计样品数	合格率(%)
合计	**94898**	**99.78**	**43289**	**92.30**
集中式供水	35380	99.76	29149	90.67
市政	12716	99.81	19036	93.58
乡镇	22664	99.73	10113	85.20
二次供水	56365	99.79	13985	95.62
涉水产品生产企业	3153	99.84	155	100.00

12-6-4　2012年涉水产品抽样监测情况

类别	监测件数	合格件数	合格率(%)
总 计	**155**	**155**	**100.00**
输配水设备单位	111	111	100.00
防护材料单位	2	2	100.00
水处理材料单位	24	24	100.00
化学处理剂单位	5	5	100.00
水质处理器单位	13	13	100.00

12-6-5　2012年饮用水卫生监督处罚案件(件)

指标	总计	集中式供水			二次供水	涉水产品
		合计	市政	乡镇		
案件数	749	485	149	336	251	13
结案数	755	480	150	330	262	13
违法事实						
违反供、管水人员健康管理有关规定	102	66	32	34	36	
新改扩建项目未经选址、设计审查和竣工验收	2	2	1	1		
未取得卫生许可证	201	85	29	56	116	
生产或者销售无卫生许可批件的涉水产品	13	2	1	1		11
生活饮用水不符合卫生标准	357	327	82	245	30	
其他违法行为	110	29	16	13	79	2
处罚程序						
简易程序	183	89	32	57	93	1
一般程序	572	391	118	273	169	12
其中：听证	65	6	1	5	58	1
处罚决定						
责令限期改进	291	187	32	155	96	8
罚款	462	256	41	215	195	11
罚款金额(万元)	106.8	48.3	12.8	35.5	44.4	14.2
其他	69	27	7	20	42	
行政复议						
行政诉讼						

12-7-1　2012年消毒产品被监督单位情况

产品类别	单位数	职工总数(人)	从业人员数(人)	有检验室数	有效卫生许可证(份)	卫生许可证发放情况(份)			
						新发	变更	延续	注销
总计	**3999**	**172391**	**69307**	**2147**	**3999**	**477**	**126**	**225**	**36**
消毒剂、消毒器械	830	40412	8741	642	830	70	27	46	11
消毒剂	780	37086	8042	595	780	58	26	42	11
消毒器械	27	887	193	25	27	8		2	
生物指示物	2	1865	163	2	2				
化学指示物	10	247	145	10	10	1	1	1	
灭菌包装物	11	327	198	10	11	3		1	
卫生用品	3169	131979	60566	1505	3169	407	99	179	25
纸巾（纸）	1187	49863	24980	390	1187	153	21	63	13
卫生巾/护垫/尿布等排泄物卫生用品	617	30303	15397	254	617	65	26	53	1
纸质餐饮具	143	7963	3983	48	143	17	3	5	1
抗（抑）菌制剂	769	28945	9158	604	769	109	35	34	7
隐形眼镜护理用	6	1155	173	4	6	2			
化妆棉	36	3039	1428	15	36	5	1		
湿巾/卫生湿巾	327	7796	3892	154	327	53	12	20	2
其他	84	2915	1555	36	84	3	1	4	1

12-7-2　2012年消毒产品经常性卫生监督监测情况

指标	卫生监测		
	合计	消毒剂、消毒器械	卫生用品
监测样品数	69183	55850	13333
合格率	95.4	94.8	97.5

12-8-1　2012年职业卫生被监督单位情况

指标	合计	煤炭	石油和天然气	石化	电力	核工业	金属	机械
机构数(个)	139958	4648	1063	697	1075	47	9821	15116
职工总数(人)	22245505	1812287	418128	335025	408784	16689	2156191	3016932
职业病危害因素接触总人数(人)	6016682	976306	83750	139453	131354	6338	827009	653681
粉尘类	2893973	882337	9215	22789	71724	3135	462522	251313
其中：矽尘	449879	181953	405	2838	4391	1000	85048	21398
放射性物质类								
化学物质类	1487508	39337	48235	87582	13035	1115	154261	123566
其中：高毒	312788	6598	3524	18895	2678	278	37492	32385
物理因素类	2013513	145641	28647	45159	55312	2239	302620	302793
其中：噪声	1341595	104599	15693	30506	31553	1588	172579	206507
生物因素类	22741	895	108	126	634	199	6878	1737
职业健康监护档案建立情况								
全部建立	51530	2244	646	413	597	26	4293	7325
部分建立	40572	1694	110	112	209	13	2628	4527
职业健康检查								
应检人数(人)	4783822	738762	78922	135152	108076	5882	672453	550911
实检人数(人)	3594087	597021	69971	126345	93637	5219	505650	443708
检出疑似职业病	9769	4024	24	678	288	3	844	938
检出职业禁忌或健康损害	20370	3768	96	620	163	8	3077	2349

12-8-1 续表

电子	化工	医药	建材	交通	铁道	水利	农业	轻工	森林工业	纺织	其他
8013	8747	1263	13956	713	72	148	1529	36203	762	5548	30537
2464528	1287374	282523	1027518	271054	75234	32517	140960	3014500	83159	1016146	4385956
309667	458783	61003	418200	53346	16240	4265	29882	644587	29700	328353	844765
44941	121939	14886	300181	22681	5910	1046	12410	149942	17435	174745	324822
1853	8667	1168	67290	1779	2869	197	636	6782	233	3067	58305
143913	255921	31484	29276	8825	1872	1347	7473	290276	6828	26685	216477
24338	50375	5191	5219	1836	297	538	2480	52391	1408	8841	58024
100013	106282	16359	155102	26969	7947	1853	8922	212410	7153	180307	307785
69507	69151	11733	100645	15586	4470	1344	6419	151739	5785	148925	193266
260	867	326	2459	31	567	14	670	2428	1552	1161	1829
2330	4805	738	5800	397	37	90	756	8224	308	1984	10517
4363	1811	308	3103	145	14	29	370	6100	209	2291	12536
242605	403310	54635	333914	44110	10997	3721	25257	510114	24793	226335	613873
188516	332557	48160	197128	37322	9273	2729	19494	333203	12989	126098	445067
292	600	47	648	141	0	11	5	148	6	51	1021
1047	1967	219	1241	210	67	3	36	2313	84	501	2601

12-8-2　2012年职业卫生监督处罚案件(件)

指标	合计	用			人					
		小计	煤炭	石油和天然气	石化	电力	核工业	金属	机械	电子
案件数	114	94	1		1	2		8	10	2
结案数	149	130	1		1	2		13	17	5
违法事实	148	127	1		1	2		10	16	2
违反建设项目职业病危害评价制度有关规定	22	22							2	1
用人单位未采取劳动者职业健康监护方面的管理措施	10	10						1		
未将检查结果如实告知劳动者										
未按规定组织职业健康检查	48	48	1		1	1		6	9	1
未按照规定安排职业病、疑似职业病人进行诊治	1	1								
未按照规定报告职业病、疑似职业病	9	5						2	1	
用人单位违法造成劳动者生命健康的严重损害										
用人单位拒绝卫生行政部门监督检查										
未经批准或超出批准范围从事职业卫生技术服务、职业健康检查或职业病诊断	7									
出具虚假证明文件	1									
职业病诊断鉴定委员会组成人员收受职业病诊断争议当事人的财物或好处										
其他违法行为	50	41				1		1	4	
处罚程序										
简易程序	85	75	1		1	1		5	5	3
一般程序	64	55				1		8	12	2
其中：听证	8	7						1	1	
处罚决定										
责令限期改正	60	45			1	1		6	8	
警告	109	92	1		1	1		11	12	4
罚款	30	21				1		2	3	1
罚款金额(万元)	92.2	84.4				1.0		14.0	8.0	0.5
没收违法所得	5									
没收金额(元)	16291									
其他										
行政复议	1	1								
行政诉讼										

12-8-2 续表

单位											职业卫生技术服务机构	职业健康检查机构	职业病诊断机构	职业病诊断鉴定成员	其他
化工	医药	建材	交通	铁道	水利	农业	轻工	森林工业	纺织	其他					
2	1	9	1				30	3		24	2	17	1		
4	1	10	3				44	3		26	1	17	1		
3	1	15	1				39	3		33	2	18	1		
1	1	1					13			3					
		1					3	2		3					
2		7					12			8					
							1								
			1							1		3	1		
												7			
												1			
		6					10	1		18	2	7			
		7	1				33	3		15	1	8	1		
4	1	3	2				11			11		9			
		2	2				1					1			
		8					9	2		10	1	13	1		
2		8	3				30	3		16	1	15	1		
3		2					2			7		9			
13.0		32.0					8.4			7.5		7.9			
												5			
												16291			

12-8-3　2012年职业卫生技术机构被监督单位情况

指标	合计	职业卫生技术服务机构	职业健康检查机构	职业病诊断机构
机构数(个)	3328	625	2270	433
职工总数(人)	811477	65530	549953	195994
业务人员数(人)	107287	14006	73094	20187
其中：专业技术人数(人)	9347	8691	539	117
内：取得相应资格人数(人)	5790	5396	364	48
有效资质证数（份）	3328	625	2270	433
机构资质证发放情况(份)	428	103	257	68
新发	213	20	149	14
变更	31	13	14	4
延续	183	39	94	50
注销	1	1		
批准的职业卫生技术服务的业务范围				
建设项目职业病危害评价资质等级				
甲等	4	4		
乙等	23	23		
职业病危害因素检测与评价	330	330		
化学品毒性鉴定资质等级				
甲等	1	1		
乙等	1	1		
丙等				
丁等				
放射卫生防护检测与评价	150	150		
放射防护器材和含放射性产品检测	2	2		

12-9-1 2012年放射卫生被监督单位情况

指标	合计	医用辐射单位	非医用辐射单位
单位数(户)	47785	46675	1110
职工总数(人)	6142997	5201944	941053
放射工作人员数(人)	229684	214151	15533
持有效放射工作人员证数(份)	152021	148007	4014
有效放射诊疗许可证(份)	46675	46675	
放射诊疗许可证发放情况(份)	4690	4690	
新发	2992	2992	
变更	584	584	
延续	1057	1057	
注销	57	57	
在岗期间职业健康检查应检人数(人)	186244	178577	7667
实检人数	173491	166167	7324
其中：检出疑似放射病病人数	784	711	73
检出职业禁忌或健康损害人数	331	306	25
个人剂量应监测人数(人)	207052	200062	6990
实监测人数	191157	185022	6135
其中：超标人数	5680	5541	139

12-9-2　2012年放射卫生监督处罚案件(件)

指标	总计	医用辐射单位	非医用辐射单位
案件数	1202	1197	5
结案数	1129	1124	5
违法事实			
未取得放射诊疗许可从事放射诊疗工作的	291	291	
未办理诊疗科目登记或未按照规定进行校验的	163	163	
未经批准擅自变更放射诊疗项目或超出批准范围从事放射诊疗工作的	117	117	
未给从事放射工作的人员办理《放射工作人员证》	89	87	2
未按规定对放射工作人员进行健康检查并建立健康档案	198	198	
未按规定对放射工作人员进行个人剂量检测并建立个人剂量档案	176	175	1
未按照规定组织放射工作人员培训	15	14	1
未按照规定使用安全防护装置和个人防护用品	201	198	3
购置、使用不合格或国家有关部门规定淘汰的放射诊疗设备	8	8	
使用不具备相应资质的人员从事放射诊疗工作	28	28	
其他违法行为	242	242	
处罚程序			
简易程序	512	509	3
一般程序	617	615	2
其中：听证	34	34	
处罚决定			
责令限期改正	696	693	3
警告	849	846	3
罚款	598	598	
罚款金额(万元)	179.7	179.7	
其他	3	3	

12-10　2012年采供血卫生监督处罚案件(件)

	合计	中心血站	单采血浆站
案件数	7	4	3
结案数	7	3	4
违法事实			
违反血站、单采血浆站其他规定	6	3	3
其他违法行为	3	2	1
处罚程序			
简易程序	2	2	
一般程序	5	1	4
其中：听证	1		1
处罚决定			
责令改正	3	1	2
警告	7	3	4
罚款	4		4
罚款金额(万元)	7.0		7.0

12-11 2012年传染病防治监督处罚案件(件)

指标	总计	疾病预防控制机构	医疗机构	采供血机构	消毒产品生产单位	消毒产品经营单位	其他有关单位	个人
案件数	7860	25	5402	6	170	769	1483	5
结案数	7410	25	5040	6	144	732	1460	3
违法事实								
违反《传染病防治法》规定	912	1	390	1	33	197	290	
违反传染病疫情监测信息报告管理规定	36		22				14	
未依据职责采取/承担传染病疫情防控措施	10		3				7	
未按规定提供医疗救治	1						1	
违反消毒隔离制度	521	1	340	1			179	
违反病历管理规定								
违反规定导致经血液传播疾病的发生								
非法采集或组织他人出卖血液								
在国家确认的自然疫源地违法建大型建设项目								
用于传染病防治消毒产品不符卫生标准(规范)	88		11		9	42	26	
导致或可能导致传染病传播流行的	256		14		24	155	63	
违反《突发公共卫生事件应急条例》规定	1		1					
违反《医疗废物管理条例》规定	3683	21	3044	1			613	4
违反《病原微生物实验室生物安全管理条例》规定	61		24				37	
违反《疫苗流通和预防接种管理条例》规定	15	2	12				1	
违反《艾滋病防治条例》规定	24						24	
违反《血吸虫病防治条例》的规定	6		5				1	
违反《消毒管理办法》规定	3525	4	2108	5	166	635	606	1
其他违法行为	292	2	103		2	94	91	
处罚程序								
简易程序	3322	5	2391	1	52	163	710	
一般程序	4088	20	2649	5	92	569	750	3
其中：听证	125	1	77		11	26	10	
处罚决定								
警告	2830	10	2376	2	27	32	382	1
罚款	6215	19	4223	6	142	670	1152	3
罚款金额(万元)	934.2	8.2	627.6	1.6	35.7	103.9	156.9	0.3
没收违法所得	54		48		2	1	3	
没收金额(万元)	13.1		11.8		0.4	0.3	0.6	
暂扣或吊销许可证								
吊销执业证书								
其他	40		32		2	5	1	
行政复议	3				1	2		
行政诉讼	2					2		

12-12　2012年医疗卫生监督处罚案件(件)

指标	总计	医疗					
		合计	医院	妇幼保健院	社区卫生服务机构	卫生院	疗养院
案件数	13911	13604	3236	89	690	514	23
结案数	13570	13298	3154	86	661	511	25
违法事实							
未取得执业许可证擅自执业	479	479	42	2	4	11	
逾期不校验医疗机构执业许可证	45	45	2		7	1	
出卖/转让/出借医疗机构执业许可证	47	47	19		5	4	
诊疗活动超出登记范围	2630	2630	433	8	124	94	3
使用非卫生技术人员	4250	4250	1043	44	262	274	1
出具虚假证明文件	30	26	13			2	
违法发布医疗广告	1113	1113	813	5	12	5	
使用未取得护士执业证书人员或使用未变更执业地点等的护士从事护理工作	435	435	84	1	21	12	
造成、发生医疗事故	96	96	81	2	6	3	
未取得母婴保健技术许可擅自从事母婴保健技术服务	261	259	116	1	10	3	
未获取许可开展人类辅助生殖技术	10	10	1		3		
擅自购置、违规使用大型医用设备	15	15	2		1		
以不正当手段非法取得执业证书							
违反医疗技术规范	8						
未取得资格证明或未经注册从事医疗工作	34						
其他违法行为	5981	5722	985	43	340	235	20
处罚程序							
简易程序	4384	4341	1054	14	121	87	5
一般程序	9186	8957	2100	72	540	424	20
其中：听证	588	550	121	3	21	14	
处罚决定							
警告	4723	4670	1592	42	186	190	4
罚款	11013	10767	1943	70	592	421	17
罚款金额(万元)	2989.2	2871.5	891.6	41.0	143.5	178.6	14.0
没收违法所得	309	286	109	3	13	3	3
没收金额(万元)	131.5	126.8	61.4	2.9	2.2	0.9	
没收药品器械	219	158	7	1	4	2	
责令停止执业	751	662	94	6	24	31	
责令限期补办校验手续	51	51	15	2	4	5	
责令暂停执业活动	158	145	16		6	3	
取缔	170	80	6	1		2	
其他	1331	1324	247	6	37	79	
行政复议	6	6	1		3		
行政诉讼	4	4	1		2		

12-12 续表

机构				卫生技术人员						非卫生技术人员
门诊部	诊所	村卫生室	其他	合计	医师	药师	护士	医技	乡村医生	
1234	4398	2982	438	165	128	5	8	4	20	142
1124	4322	2986	429	140	107	5	6	4	18	132
22	218	52	128							
3	28	4								
5	11	2	1							
232	1177	503	56							
364	1677	488	97							
4	1	3	3	3	3					1
183	75	9	11							
77	159	70	11							
	4									
81	38	5	5	2	2					
2	3		1							
5	3	4								
				8	8					
				34	31				3	
408	1546	1983	162	118	84	5	8	4	17	141
249	1267	1462	82	24	22				2	19
875	3055	1524	347	116	85	5	6	4	16	113
61	258	55	17	26	22		1	1	2	12
504	1242	816	94	44	38	1	2	3		9
812	3922	2662	328	111	86	4	5	1	15	135
369.2	789.0	336.5	108.1	59.0	37.1	1.5	14.3	2.9	3.3	57.2
79	53	8	15	15	8		2	1	4	8
42.5	12.0	0.6	4.3	4.6	3.4		0.4	0.1	0.7	0.2
11	68	37	28	26	16	1	2		7	35
41	286	124	56	37	25	1	1		10	52
3	15	7								
6	87	26	1	13	11				2	
1	46	2	22	27	19	2	2		4	63
75	387	467	26	6	5		1		0	1
	2									
	1									

十三、医疗保障

简要说明

一、本章反映我国推行新型农村合作医疗制度、城镇职工和城镇居民基本医疗保险制度、政府医疗救助情况。主要包括参保人数、参保率、基金收入和支出、医疗救助人次和救助金额等。

二、新型农村合作医疗数据来源于新型农村合作医疗年报，城镇职工和城镇居民基本医疗保险数据来源于人力资源与社会保障部，医疗救助数据摘自民政部《社会服务统计年报》。

主要指标解释

参加新农合人数 指根据本地新农合实施方案到年内新农合筹资截止时已缴纳新农合资金的人口数。

新农合当年基金支出 指本年度实际从新农合基金账户中支出用于新农合补偿的金额。

新农合本年度筹资总额 指为本年度筹集的、实际进入新农合专用账户的基金数额。包括本年度中央及地方财政配套资金、农民个人缴纳资金（含民政部门及其他相关部门代缴的救助资金）、新农合基金本年度产生的全部利息收入及其他渠道实际筹集到的新农合基金额。筹资数额以进入新农合专用账户的基金数额为准，不含上年结转资金。

新农合补偿支出受益人次 指年内新农合参合人员因病就医获得补偿的人次数，包括住院、家庭账户形式、门诊、特殊病种大额门诊、住院正常分娩、体检和其他补偿人次之和。

城镇职工基本医疗保险参保人数 指报告期末按国家有关规定参加基本医疗保险的人数。包括参加保险的职工人数和退休人员人数。

城镇职工基本医疗保险基金收入 指根据国家有关规定，由纳入基本医疗保险范围的缴费单位和个人，按国家规定的缴费基数和缴费比例缴纳的基金，以及通过其他方式取得的形成基金来源的款项，包括单位缴纳的社会统筹基金收入、个人缴纳的个人账户基金收入、财政补贴收入、利息收入、其他收入。

城镇职工基本医疗保险基金支出 指按照国家政策规定的开支范围和开支标准从社会统筹基金中支付给参加基本医疗保险的职工和退休人员的医疗保险待遇支出，和从个人账户基金中支付给参加基本医疗保险的职工和退休人员的医疗费用支出，以及其他支出。包括住院医疗费用支出、门急诊医疗费用支出、个人账户基金支出和其他支出。

城镇职工基本医疗保险累计结余 指截至报告期末基本医疗保险的社会统筹和个人账户基金累计结余金额。包括银行存款、财政专户、债券投资和其他。

城镇居民基本医疗保险参保人数 指报告期末按《关于开展城镇居民基本医疗保险试点的指导意见》规定，参加城镇居民基本医疗保险（在经办机构参保登记并已建立当年缴费记录）的人数。包括自愿参加的不属于城镇职工基本医疗保险制度覆盖范围的中小学阶段的学生（包括职业高中、中专、技校学生）、少年儿童和其他非从业城镇居民。

生育保险参保人数 指报告期末依据有关规定参加生育保险的职工人数。

生育保险基金收入 指根据国家有关规定，由参加生育保险的单位按照国家规定的缴费基数和缴费比例缴纳的生育保险基金，以及通过其他方式取得的形成基金来源的款项，包括单位缴纳的基金收入、利息收入和其他收入。

生育保险基金支出 指按照国家政策规定的开支范围和开支标准，从生育保险基金中支付给参加生育保险的职工，因妊娠、分娩和计划生育手术而享受的待遇及其他支出。包括生育津贴、医疗费用支出及其他支出。

生育保险基金累计结余　指截至报告期末生育保险基金累计结余金额。包括银行存款、财政专户、债券投资和其他。

13-1-1 新型农村合作医疗情况

年份	开展新农合县(市、区)(个)	参加新农合人数(亿人)	参合率(%)	人均筹资(元)	当年基金支出(亿元)	补偿受益人次(亿人次)
2005	678	1.79	75.66	42.10	61.75	1.22
2008	2729	8.15	91.53	96.30	662.31	5.85
2009	2716	8.33	94.19	113.36	922.92	7.59
2010	2678	8.36	96.00	156.57	1187.84	10.87
2011	2637	8.32	97.48	246.21	1710.19	13.15
2012	2566	8.05	98.26	308.50	2408.00	17.45

13-1-2 2012年各地区新型农村合作医疗情况

地区	开展新农合县(市、区)(个)	参加新农合人数(万人)	人均筹资(元)	本年度筹资总额(万元)	补偿受益人次(万人次)	基金使用率(%)
总　计	**2566**	**80530.9**	**308.5**	**2484.70**	**174507.3**	**96.9**
东　部	681	23933.1	4516.0	803.10	65379.5	97.7
中　部	848	29821.0	2352.0	876.80	59927.3	97.7
西　部	1037	26776.9	3817.7	804.80	49200.6	95.2
北　京	13	267.4	707.3	18.90	565.6	101.9
天　津						
河　北	164	5037.0	294.7	148.50	12406.7	96.4
山　西	115	2194.0	294.1	64.50	3598.4	93.9
内蒙古	92	1233.6	308.3	38.00	823.1	93.7
辽　宁	94	1958.6	295.5	57.90	2151.2	92.6
吉　林	60	1328.2	290.5	38.60	977.8	101.4
黑龙江	122	1447.3	295.3	42.70	1960.7	97.1
上　海	9	113.2	1232.5	14.00	1570.8	105.7
江　苏	81	4089.3	327.8	134.10	12271.6	100.3
浙　江	81	2876.2	480.4	138.20	11231.6	101.3
安　徽	94	5043.8	294.9	148.70	10071.6	96.0
福　建	74	2444.1	298.8	73.00	831.7	101.0
江　西	96	3293.8	294.2	96.90	4079.9	93.3
山　东	135	6465.8	307.2	198.60	23243.4	101.3
河　南	157	7965.1	293.4	233.70	19766.6	93.9
湖　北	93	3877.6	298.0	115.50	13854.6	99.1
湖　南	111	4671.2	291.6	136.20	5617.7	100.8
广　东	10	200.0	271.7	5.40	279.7	76.2
广　西	106	3974.8	292.8	116.40	5209.5	87.3
海　南	20	481.5	300.1	14.50	827.2	84.3
重　庆	37	2162.9	296.4	64.10	3127.3	90.0
四　川	175	6224.1	295.9	184.20	14476.1	102.5
贵　州	88	3112.2	291.5	90.70	4887.9	94.5
云　南	127	3467.9	295.8	102.60	9190.4	96.8
西　藏	73	237.8	324.0	7.70	477.6	77.2
陕　西	104	2649.7	311.9	82.60	4544.3	102.7
甘　肃	86	1921.5	292.6	56.20	3901.5	95.8
青　海	39	352.6	408.3	14.40	335.2	86.2
宁　夏	21	361.5	385.1	13.90	837.7	59.5
新　疆	89	1078.3	315.1	34.00	1390.0	93.9

13-2 城镇居民和职工基本医疗保险情况

年份 地区	参保人数(万人)					城镇职工基本医保收支(亿元)		
	合计	城镇居民基本医保	城镇职工基本医保	在岗职工	退休人员	基金收入	基金支出	累计结存
2005			13783	10022	3761	6969.0	5401.0	6066.0
2008	31822	11826	19996	14988	5008	2885.5	2019.7	3303.6
2009	40147	18210	21937	16411	5527	3671.9	2797.4	4275.9
2010	43263	19528	23735	17791	5944	3955.4	3271.6	4741.2
2011	47343	22116	25227	18948	6279	5539.2	4431.4	6180.0
2012	53589	27122	26467	…	…	…	…	…
东　部	24624	10080	14543	11438	3106	3336.0	2695.1	3541.9
中　部	12872	6934	5938	4183	1755	1070.4	849.7	1311.2
西　部	9847	5101	4746	3328	1418	1132.8	886.6	1326.9
北　京	1348	160	1188	955	233	386.7	381.9	200.7
天　津	973	498	475	312	162	131.3	123.4	58.4
河　北	1562	687	876	627	248	188.0	143.3	234.6
山　西	1005	409	596	445	151	114.3	89.0	139.9
内蒙古	907	469	438	314	124	99.8	85.5	101.9
辽　宁	2120	621	1499	1005	494	257.4	227.9	281.3
吉　林	1351	793	557	369	188	90.6	68.1	123.5
黑龙江	1578	697	881	587	294	165.3	129.7	225.1
上　海	1592	250	1342	938	404	429.0	335.6	297.9
江　苏	3501	1488	2012	1542	471	459.1	367.5	553.2
浙　江	2244	730	1514	1271	243	371.1	271.7	472.9
安　徽	1613	954	659	477	182	132.3	105.9	151.7
福　建	1217	638	579	453	126	137.8	107.8	204.8
江　西	1330	794	536	365	171	79.6	60.6	103.5
山　东	2948	1311	1637	1300	338	343.0	279.3	326.3
河　南	2122	1106	1016	744	272	165.7	132.3	201.2
湖　北	1932	1030	903	648	255	176.3	136.4	199.2
湖　南	1941	1152	790	547	243	146.1	127.6	167.0
广　东	6767	3533	3234	2894	341	596.7	429.8	872.6
广　西	981	544	437	308	129	103.1	76.6	158.0
海　南	352	166	186	141	45	36.1	26.8	39.1
重　庆	1325	866	458	325	133	103.2	80.6	115.1
四　川	2248	1079	1169	803	366	295.8	219.6	363.2
贵　州	629	315	314	221	93	64.3	48.7	71.1
云　南	866	422	443	317	127	119.4	96.7	130.3
西　藏	44	19	25	18	7	10.9	7.7	15.9
陕　西	1090	550	540	367	173	101.9	78.4	128.6
甘　肃	591	300	291	203	88	62.1	50.7	64.3
青　海	152	69	82	57	26	29.9	24.1	39.9
宁　夏	189	89	100	73	27	22.9	19.0	26.8
新　疆	825	379	447	321	125	119.5	99.2	111.9

注：①本表数据来源于人力资源与社会保障部；②各地区系2011年数字。

13-3 生育保险情况

年份 地区	年末参加生育保险人数（万人）	享受待遇人数（万人）	基金收支(亿元)		
			基金收入	基金支出	累计结余
2008	9254.1	140.1	113.7	71.5	168.2
2009	10875.7	174.0	132.4	88.3	212.1
2010	12335.9	210.7	159.6	109.9	261.4
2011	13892.0	264.7	219.8	139.2	342.5
2012	15445.0	…	…	…	…
东　部	8519.9	170.0	148.9	101.4	208.2
中　部	2960.2	54.7	34.1	18.1	63.2
西　部	2411.9	40.1	36.9	19.6	71.1
北　京	395.3	14.9	14.2	9.8	24.1
天　津	234.6	6.6	6.8	4.6	13.0
河　北	593.1	5.5	5.8	3.4	9.1
山　西	253.7	2.1	3.8	1.7	6.1
内蒙古	263.3	4.8	3.8	2.1	5.7
辽　宁	664.7	15.1	10.6	7.0	12.2
吉　林	335.9	6.7	2.8	1.4	5.8
黑龙江	350.1	3.6	4.0	2.4	8.1
上　海	703.1	8.8	18.2	17.0	1.9
江　苏	1199.2	44.2	25.8	15.8	50.0
浙　江	979.8	14.9	16.1	12.1	18.2
安　徽	400.1	6.3	5.3	3.1	7.2
福　建	451.9	5.7	7.5	3.7	11.9
江　西	200.1	0.8	1.1	0.5	3.4
山　东	857.8	19.7	17.8	11.7	25.2
河　南	460.7	6.3	6.3	3.3	11.1
湖　北	420.9	13.6	5.1	2.5	10.8
湖　南	538.8	15.3	5.6	3.4	10.8
广　东	2339.7	32.6	24.8	15.6	39.8
广　西	243.8	3.9	3.5	2.1	7.6
海　南	100.7	2.2	1.3	0.7	2.7
重　庆	216.6	5.4	2.9	2.2	4.7
四　川	601.7	6.8	8.7	4.3	15.3
贵　州	198.1	2.6	1.6	0.6	3.8
云　南	216.5	3.5	4.2	1.9	10.4
西　藏	16.1	0.3	0.4	0.2	0.7
陕　西	211.6	2.8	3.0	1.5	5.8
甘　肃	110.1	1.7	1.8	0.7	3.0
青　海	6.7	0.2	0.2	0.1	0.6
宁　夏	59.3	1.0	1.2	0.7	1.2
新　疆	268.1	7.0	5.6	3.2	12.3

注：①本表数据来源于人力资源与社会保障部；②各地区系2011年数字。

13-4 民政部门医疗救助情况

年份 地区	城市医疗救助人次			农村医疗救助人次			城市医疗救助支出（万元）	农村医疗救助支出（万元）
	小计	医疗救助	资助参加医疗保险	小计	医疗救助	资助参加合作医疗		
2005	1150000	1150000		8550000			32000.0	57000.0
2008	10862000	4436000	6426000	41919000	7595000	34324000	297000.0	383000.0
2009	15062637	4103725	10958912	47891180	7299800	40591380	412043.1	646245.8
2010	19213211	4600756	14612455	56346619	10192429	46154190	495203.0	834810.0
2011	22219608	6721549	15498059	62971305	14718336	48252969	676408.4	1199610.4
2012	20770289	6898816	13871473	59741711	14837582	44904129	708801.6	1329104.8
东　部	3842661	1865368	1977293	12120198	3152951	8967247	172830.8	306178.4
中　部	8277380	2200102	6077278	17660963	4373865	13287098	283796.6	433654.4
西　部	8650248	2833346	5816902	29960550	7310766	22649784	252174.2	589272.0
北　京	129520	80534	48986	87556	32391	55165	6686.1	3580.0
天　津	423291	119196	304095				7670.1	5105.2
河　北	280802	101884	178918	2054863	345205	1709658	17950.6	40818.8
山　西	809312	147487	661825	1083965	133555	950410	23598.6	30847.5
内蒙古	951118	160813	790305	1518948	228314	1290634	23822.1	31287.2
辽　宁	320231	102051	218180	639339	176824	462515	14461.6	15468.5
吉　林	903330	292340	610990	829575	242727	586848	32371.7	28267.2
黑龙江	1920371	532906	1387465	1529157	278241	1250916	63729.7	51024.5
上　海	109588	67735	41853	27138	19646	7492	17475.1	10736.2
江　苏	1015153	684485	330668	2120164	963975	1156189	38842.0	61783.8
浙　江	176055	149921	26134	1252085	763438	488647	13843.8	51748.7
安　徽	389760	129444	260316	2499805	639842	1859963	25604.1	68214.7
福　建	193465	96326	97139	1054394	199209	855185	5835.6	18354.0
江　西	842126	285866	556260	1732694	517422	1215272	47962.8	70240.4
山　东	291401	72686	218715	2228481	251090	1977391	18655.9	50022.4
河　南	891829	233967	657862	4078758	1089834	2988924	20910.0	65509.0
湖　北	1392612	189139	1203473	3119105	601199	2517906	29973.3	50397.4
湖　南	1128040	388953	739087	2787904	871045	1916859	39646.4	69153.7
广　东	696620	335486	361134	2247733	301371	1946362	23363.0	34493.9
广　西	309322	81710	227612	2729728	469185	2260543	10763.9	54999.8
海　南	206535	55064	151471	408445	99802	308643	8047.0	14066.9
重　庆	1351427	621567	729860	2127063	924184	1202879	25185.5	39499.3
四　川	1724453	781584	942869	6528487	2498460	4030027	56937.0	124436.9
贵　州	545059	55530	489529	5428431	386433	5041998	12478.6	66977.4
云　南	1184566	173510	1011056	5619537	690657	4928880	21968.8	77520.1
西　藏	3103	2773	330	41319	34149	7170	640.3	11166.8
陕　西	153559	62941	90618	1162474	365613	796861	19365.2	54324.4
甘　肃	397971	190123	207848	1452364	547240	905124	22774.0	63037.5
青　海	453545	244236	209309	874511	464934	409577	11306.5	20563.7
宁　夏	269658	122060	147598	499404	237148	262256	6722.7	11856.5
新　疆	1306467	336499	969968	1978284	464449	1513835	40209.6	33602.4

注：本表数据来源于民政部。

十四、人口指标

简要说明

一、本章反映五次人口普查及历年人口方面的基本情况，包括全国及31个省、自治区、直辖市的主要人口指标，如全国人口总数及增长率、城乡人口、性比例、人口年龄结构、人口密度、老少抚养比和受教育程度等。

二、本章资料主要摘自《中国统计年鉴》，市县人口、农业与非农业人口摘自公安部《分市县人口统计资料》。

三、1964、1982、1990、2000、2010年人口数系人口普查数，其他年份人口数系人口抽样调查推算数。

四、1964年文盲人口为13岁及以上不识字人口，1982、1990、2000年文盲人口为15岁及以上不识字或识字很少人口。

主要指标解释

人口数 指一定时点、一定范围内有生命的个人的总和。年度统计的年末人口数指每年12月31日24时的人口数。年度统计的全国人口总数不包括台湾省和港澳同胞以及海外华侨人数。

城镇人口和乡村人口 其定义有三种口径。第一种口径（按行政建制）：城镇人口是指市辖区内和县辖镇的全部人口；乡村人口指县辖乡人口。第二种口径（按常住人口划分）：城镇是指设区的市的区人口，不设区的市的街道人口和不设区的市所辖镇的居民委员会人口，县辖镇的居民委员会人口；乡村人口指上述人口以外的全部人口。第三种口径：按国家统计局1999年发布的《关于统计上划分城乡的规定（试行）》计算的。1952～1980年为第一种口径的数据，1981～1999年为第二种口径的数据，2000～2011年按第三种口径计算。

性比例 即男性人数与女性人数之比。计算公式：性比例＝男性人数/女性人数×100。

人口密度 是指一定时期单位土地面积上的人口数。计算公式：人口密度＝某地区人口数/该地区土地面积（人/平方公里）。

总抚养比 也称总负担系数。指人口总体中非劳动年龄人口数与劳动年龄人口数之比。通常用百分比表示。说明每100名劳动年龄人口大致要负担多少名非劳动年龄人口。用于从人口角度反映人口与经济发展的基本关系。计算公式：负担老年系数＝（0～14岁人口＋65岁以上人口）/（15～64岁人口）×100%。

少年儿童抚养比 也称少年儿童抚养系数。指某一人口中少年儿童人口数与劳动年龄人口数之比。通常用百分比表示。以反映每100名劳动年龄人口要负担多少名少年儿童。计算公式：负担少年系数＝0～14岁人口/15～64岁人口×100%。

老年人口抚养比 也称老年人口抚养系数。指某一人口中老年人口数与劳动年龄人口数之比。通常用百分比表示。用以表明每100名劳动年龄人口要负担多少名老年人。老年人口抚养比是从经济角度反映人口老化社会后果的指标之一。计算公式：负担老年系数＝65岁以上人口/（15～64岁人口）×100%。

文盲率 指15周岁（或12周岁）及以上不识字或识字很少的人数与15周岁（或12周岁）及以上人口之比。

14-1　人口数及构成

年份	年末总人口（万人）	按城乡分（万人）		城镇人口 %	按农业非农业分（万人）		按性别分（万人）		性比例
		城镇	乡村		农业	非农业	男性	女性	
1952	57482	7163	50319	12.5	49191	8291	29833	27649	107.9
1955	61465	8285	53180	13.5	52130	9335	31809	29656	107.3
1960	66207	13073	53134	19.8	52476	13731	34283	31924	107.4
1965	72538	13045	59493	18.0	60416	12122	37128	35410	104.9
1970	82992	14424	6868	17.4	70332	12660	42686	40306	105.9
1975	92420	16030	76390	17.3	78142	14278	47564	44856	106.0
1978	96259	17245	79014	17.9	81029	15230	49567	46692	106.2
1979	97542	18495	79047	19.0	81356	16186	50192	47350	106.0
1980	98705	19140	79565	19.4	81905	16350	50785	47920	106.0
1981	100072	20171	79901	20.2	82659	16936	51519	48553	106.1
1982	101654	21480	80174	21.1	83320	18334	52352	49302	106.3
1983	103008	22274	80734	21.6	84117	18378	53152	49856	106.5
1984	104357	24017	80340	23.0	83789	19686	53848	50509	106.7
1985	105851	25094	80757	23.7	83478	21054	54725	51126	107.0
1986	107507	26366	81141	24.5	84819	20902	55581	51926	106.8
1987	109300	27674	81626	25.3	85648	21592	56290	53010	106.9
1988	111026	28661	82365	25.8	86427	22551	57201	53825	106.9
1989	112704	29540	83164	26.2	87305	23371	58099	54605	106.9
1990	114333	30195	84138	26.4	90446	23887	58904	55429	106.3
1991	115823	31203	84620	26.9	90093	24418	59466	56357	106.8
1992	117171	32175	84996	27.5	90265	25298	59811	57360	106.9
1993	118517	33173	85344	28.0	90208	26068	60472	58045	106.4
1994	119850	34169	85681	28.5	90036	27318	61246	58604	106.4
1995	121121	35174	85947	29.0	90233	28235	61808	59313	104.2
1996	122389	37304	85085	30.5	90407	29139	62200	60189	103.3
1997	123626	39449	84177	31.9	90692	29891	63131	60495	104.0
1998	124761	41608	83153	33.4	91033	30465	63604	61157	104.1
1999	125786	43748	82038	34.8	91249	31242	64126	61660	104.0
2000	126743	45906	80837	36.2	94244	32499	65437	61306	106.7
2001	127627	48064	79563	37.7	94175	33452	65672	61955	106.0
2002	128453	50212	78241	39.1	93269	35184	66115	62338	106.1
2003	129227	52376	76851	40.5	91550	37677	66556	62671	106.2
2004	129988	54283	75705	41.8	87898	39140	66976	63012	106.3
2005	130756	56212	74544	43.0	89628	41128	67375	63381	106.3
2006	131448	58288	73160	44.3	89162	42286	67728	63720	106.3
2007	132129	60633	71496	45.9	87755	43077	68048	64081	106.2
2008	132802	62403	70399	47.0	88159	43971	68357	64445	106.1
2009	133450	64512	68938	48.3	88294	45029	68647	64803	105.9
2010	134091	66978	67113	49.9	88568	45964	68748	65343	105.2
2011	134735	69079	65656	51.3	88521	47058	69068	65667	105.2
2012	135404	71182	64222	52.6	87858	47922	69395	66009	105.1

注：①农业和非农业人口数系公安部统计的户籍人口数；②其他人口数摘自《中国统计年鉴》。

14-2 人口基本情况

指标	单位	1990	2000	2005	2006	2007	2008	2009	2010	2011	2012
总人口	万人	114333	126743	130756	131448	132129	132802	133450	134091	134735	135404
按性别分											
男性人口	万人	58904	65437	67375	67728	68048	68357	68647	68748	69068	69395
女性人口	万人	55429	61306	63381	63720	64081	64445	64803	65343	65667	66009
按城乡分											
城镇人口	万人	30195	45906	56212	58288	60633	62403	64512	66978	69079	71182
农村人口	万人	84138	80837	74544	73160	71496	70399	68938	67113	65656	64222
按农业非农业分											
农业人口	万人	90446	94244	89628	89162	87755	88159	88294	88568	88521	87858
非农业人口	万人	23887	32499	41128.0	42286	43077	43971	45029	45964	47058	47922
性别比重											
男性人口	%	51.5	51.6	51.5	51.5	51.5	51.5	51.4	51.3	51.3	51.3
女性人口	%	48.5	48.4	48.5	48.5	48.5	48.5	48.6	48.7	48.7	48.7
城乡比重											
城镇人口	%	26.4	36.2	43.0	44.3	45.9	47.0	48.3	49.9	51.3	52.6
农村人口	%	73.6	63.8	57.0	55.7	54.1	53.0	51.7	50.1	48.7	47.4
出生率	‰	21.06	14.03	12.40	12.09	12.10	12.14	12.13	11.90	11.93	12.1
死亡率	‰	6.67	6.45	6.51	6.81	6.93	7.06	7.08	7.11	7.14	7.15
自然增长率	‰	14.39	7.58	5.89	5.28	5.17	5.08	5.05	4.79	4.79	4.95
家庭户数	万户	27738	34881	39558	40593	40807	41164	36395	40152	36045	
人口年龄构成											
0～14岁人口	%	27.7	22.9	20.3	19.8	19.4	19.0	18.5	16.6	16.5	16.5
15～64岁人口	%	66.7	70.1	72.0	72.3	72.5	72.7	73.0	74.5	74.4	74.1
65岁以上人口	%	5.6	7.0	7.7	7.9	8.1	8.3	8.5	8.9	9.1	9.4
人口总抚养比	%	49.9	42.7	38.9	38.3	37.9	37.4	36.9	34.2	34.4	34.9
少年儿童抚养比	%	41.5	32.7	28.2	27.4	26.8	26.0	25.3	22.3	22.1	22.2
老年人口抚养比	%	8.4	10.0	10.7	10.9	11.2	11.3	11.6	11.9	12.3	12.7
文化程度人口占总人口比重											
小学	%	37.2	35.7	31.2	31.0	29.9	29.3	28.2	26.8	25.7	
初中	%	23.3	34	35.8	36.6	37.8	38.4	39.1	38.8	38.6	
高中	%	8.0	11.1	11.5	12.1	12.6	12.9	12.9	14.0	14.4	
大专及以上	%	1.4	3.6	5.2	5.8	6.2	6.3	6.8	8.9	9.4	
文盲人口及文盲率											
文盲人口	万人	18003	8507						5466		
文盲率(%)	%	15.88	6.72						4.08		

注：①总人口包括中国人民解放军现役军人数，不包括香港、澳门特别行政区和台湾省人口；②城镇人口及非农业人口中包括中国人民解放军现役军人；③农业、非农业人口系公安部统计的户籍人口数；④文盲人口指15岁及15岁以上不识字或识字很少的人口。

14-3 各地区总人口(万人)

	1990	2000	2005	2006	2007	2008	2009	2010	2011	2012
总　计	**114333**	**126743**	**130756**	**131448**	**132129**	**132802**	**133450**	**134091**	**134735**	**135404**
东　部	42583	47684	50609	51177	51774	52280	53784	55039	55446	55850
中　部	38266	42182	41738	41797	41847	42025	42169	42276	42374	42511
西　部	32202	36192	35976	36157	36298	36522	36386	36070	36222	36428
北　京	1082	1357	1538	1581	1633	1695	1755	1961	2019	2069
天　津	879	1001	1043	1075	1115	1176	1228	1299	1355	1413
河　北	6108	6674	6851	6898	6943	6989	7034	7194	7241	7288
山　西	2876	3248	3355	3375	3393	3411	3427	3574	3593	3611
内蒙古	2146	2372	2386	2397	2405	2414	2458	2472	2482	2490
辽　宁	3946	4184	4221	4271	4298	4315	4341	4375	4383	4389
吉　林	2466	2682	2716	2723	2730	2734	2740	2747	2749	2750
黑龙江	3521	3807	3820	3823	3824	3825	3826	3833	3834	3834
上　海	1334	1641	1778	1815	1858	1888	2210	2303	2347	2380
江　苏	6706	7327	7475	7550	7625	7677	7810	7869	7899	7920
浙　江	4145	4596	4898	4980	5060	5120	5276	5447	5463	5477
安　徽	5618	6286	6120	6110	6118	6135	6131	5957	5968	5988
福　建	3005	3410	3535	3558	3581	3604	3666	3693	3720	3748
江　西	3771	4149	4311	4339	4368	4400	4432	4462	4488	4504
山　东	8439	8998	9248	9309	9367	9417	9470	9588	9637	9685
河　南	8551	9488	9380	9392	9360	9429	9487	9405	9388	9406
湖　北	5397	5960	5710	5693	5699	5711	5720	5728	5758	5779
湖　南	6066	6562	6326	6342	6355	6380	6406	6570	6596	6639
广　东	6283	7707	9194	9304	9449	9544	10130	10441	10505	10594
广　西	4225	4750	4660	4719	4768	4816	4856	4610	4645	4682
海　南	656	789	828	836	845	854	864	869	877	887
重　庆	2886	3092	2798	2808	2816	2839	2859	2885	2919	2945
四　川	7836	8602	8212	8169	8127	8138	8185	8045	8050	8076
贵　州	3239	3756	3730	3757	3762	3793	3537	3479	3469	3484
云　南	3697	4241	4450	4483	4514	4543	4571	4602	4631	4659
西　藏	220	258	277	281	284	287	297	301	303	308
陕　西	3288	3644	3720	3735	3748	3762	3727	3735	3743	3753
甘　肃	2237	2557	2594	2606	2617	2628	2555	2560	2564	2578
青　海	446	517	543	548	552	554	557	563	568	573
宁　夏	466	554	596	604	610	618	625	633	639	647
新　疆	1516	1849	2010	2050	2095	2131	2159	2185	2209	2233

注：①1990、2000年、2010年系人口普查数，2005～2009年、2011、2012年系推算数；②各地区人口不含现役军人数。

14-4 各地区市县人口及城乡人口

地区	2012年农业、非农业人口（人）		2012年市县人口（人）		2011年城乡人口（万人）		2011年城镇人口比重(%)
	农业	非农业	市	县	城镇	乡村	
总计	**878578405**	**479224399**	**647327034**	**710475770**	**69079.0**	**65656.0**	**51.3**
东部	270928740	233414642	312528652	191814730	33829.4	21617.1	61.0
中部	326440105	133136355	197782959	261793501	19911.7	22462.8	47.0
西部	281209560	112673402	137015423	256867539	15570.9	20649.7	43.0
北京	2582938	10417768	12290820	709886	1740.0	278.6	86.2
天津	3772262	6191492	8156153	1807601	1090.8	264.2	80.5
河北	50404864	23760755	27162239	47003380	3302.0	3938.8	45.6
山西	23286366	11719898	13907596	21098668	1785.0	1808.0	49.7
内蒙古	14470280	10128746	8884569	15714457	1405.1	1076.6	56.6
辽宁	20607999	21839601	30459447	11988153	2807.3	1575.7	64.1
吉林	14347587	12667435	18617409	8397613	1468.2	1281.2	53.4
黑龙江	19521144	18589884	22829329	15281699	2166.2	1667.8	56.5
上海	1461139	12808180	13583878	685441	2096.3	251.2	89.3
江苏	33242921	42291904	51252241	24282584	4889.4	3010.0	61.9
浙江	32777376	15216060	32310260	15683176	3403.4	2059.6	62.3
安徽	53325345	15797380	24853363	44269362	2673.7	3294.3	44.8
福建	23583311	12209462	18355587	17437186	2161.3	1558.7	58.1
江西	35222211	12813188	16048071	31987328	2051.2	2437.2	45.7
山东	55589998	40207154	54540518	41256634	4910.1	4726.9	51.0
河南	84970913	24345218	37572496	71743635	3808.7	5579.3	40.6
湖北	40348201	21305500	38816160	22837541	2984.1	2774.0	51.8
湖南	55418338	15897852	25138535	46177655	2974.6	3621.0	45.1
广东	41309254	45049639	58912777	27446116	6985.7	3519.1	66.5
广西	43468875	10312855	19221131	34560599	1941.6	2703.4	41.8
海南	5596678	3422627	5504732	3514573	443.1	434.3	50.5
重庆	20261988	13172456	17791211	15643233	1606.0	1313.0	55.0
四川	65853429	25120113	33900233	57073309	3367.3	4682.7	41.8
贵州	34486726	6855848	9782167	31560407	1212.7	2256.1	35.0
云南	35341756	10415682	10614711	35142727	1704.1	2926.7	36.8
西藏	2572956	522835	307872	2787919	68.9	234.4	22.7
陕西	24700437	14561746	14435831	24826352	1770.2	1973.0	47.3
甘肃	19702229	7427767	8737860	18392136	952.6	1611.0	37.2
青海	3619472	2036058	1122253	4533277	262.6	305.0	46.2
宁夏	3992362	2597896	3241997	3348261	318.0	320.9	49.8
新疆	12739050	9521400	8975588	13284862	961.7	1247.0	43.5

注：①农业、非农业和市县人口数系公安部统计的户籍人口数；②城镇、乡村人口系2011年人口变动抽样调查数字。

14-5　各年龄段人口数

年龄组	1990年人口数（万人）			2000年人口数（万人）			2010年人口数（万人）			2011年人口数（人）		
	合计	男	女	合计	男	女	合计	男	女	合计	男	女
总计	**114333**	**58904**	**55429**	**126743**	**65437**	**61306**	**133281**	**68233**	**65048**	**1145209**	**587039**	**558170**
0～4岁	11644	6105	5539	6898	3765	3133	7553	4106	3447	64830	35247	29583
5～9岁	9934	5163	4771	9015	4830	4185	7088	3846	3242	61279	33242	28037
10～14岁	9723	5019	4704	12540	6535	6005	7491	4027	3464	62481	33709	28772
15～19岁	12016	6165	5851	10303	5288	5015	9989	5190	4798	80388	42066	38322
20～24岁	12576	6423	6153	9457	4794	4664	12741	6401	6340	108567	55243	53323
25～29岁	10427	5351	5076	11760	6023	5737	10101	5084	5018	89259	44976	44282
30～34岁	8388	4371	4017	12731	6536	6195	9714	4952	4762	82148	41908	40240
35～39岁	8635	4457	4178	10915	5614	5301	11803	6039	5763	96895	49570	47325
40～44岁	6371	3334	3037	8124	4224	3900	12475	6361	6115	107391	54806	52585
45～49岁	4909	2586	2323	8552	4394	4158	10559	5378	5182	100853	51434	49419
50～54岁	4562	2411	2151	6330	3280	3050	7875	4036	3839	62204	31821	30383
55～59岁	4171	2184	1987	4637	2406	2231	8131	4108	4023	71667	36213	35453
60～64岁	3397	1748	1649	4170	2168	2003	5867	2983	2883	52708	26688	26020
65～69岁	2633	1292	1341	3478	1755	1723	4111	2075	2036	36054	18064	17990
70～74岁	1805	834	971	2557	1244	1314	3297	1640	1657	28826	14394	14432
75～79岁	1093	469	624	1593	718	875	2385	1128	1257	21174	9959	11216
80～84岁	535	199	336	799	320	479	1337	592	746	11964	5324	6640
85～89岁	191	61	130	303	106	197	563	220	343	4796	1855	2941
90～94岁（人）	351602	94520	257082	783594	229758	553836	1578307	530872	1047435	1437	446	991
95～99岁（人）	57851	14549	43302	169756	51373	118383	369979	117716	252263	}290	}73	}216
100岁及以上（人）	6681	1555	5126	17877	4635	13242	35934	8852	27082			

注：1990、2000、2010年系人口普查数字，2011年系全国人口变动情况抽样调查样本数据，抽样比为0.850‰。

14-6 各地区人口年龄结构

地区	年龄别人口(万人)						年龄构成(%)					
	2000			2010			2000			2010		
	0～14岁	15～64岁	65岁以上	0～14岁	15～64岁	65岁以上	0～14岁	15～64岁	65岁以上	0～14岁	15～64岁	65岁以上
总　计	**28979**	**88793**	**8811**	**22246**	**99843**	**11883**	**22.9**	**70.1**	**7.0**	**16.6**	**74.5**	**8.9**
东　部	10152	35198	3783	7959	42107	4928	20.7	71.6	7.7	14.8	75.2	10.0
中　部	9877	28931	2756	7371	31167	3713	23.8	69.6	6.6	17.3	73.3	9.4
西　部	8933	24339	2260	6822	25981	3229	25.1	68.5	6.4	19.3	71.1	9.6
北　京	188	1078	116	169	1622	171	13.6	78.0	8.4	8.6	82.7	8.7
天　津	168	750	83	127	1057	110	16.8	74.9	8.3	9.8	81.7	8.5
河　北	1539	4742	463	1209	5384	592	22.8	70.3	6.9	16.8	74.9	8.2
山　西	851	2242	204	611	2690	271	25.8	68.0	6.2	17.1	75.3	7.6
内蒙古	506	1743	127	348	1936	187	21.3	73.4	5.4	14.1	78.3	7.6
辽　宁	749	3157	332	500	3424	451	17.7	74.5	7.8	11.4	78.3	10.3
吉　林	517	2051	160	329	2187	230	19.0	75.2	5.9	12.0	79.6	8.4
黑龙江	697	2792	200	458	3054	319	18.9	75.7	5.4	12.0	79.7	8.3
上　海	204	1277	193	199	1870	233	12.2	76.3	11.5	8.6	81.3	10.1
江　苏	1462	5325	651	1023	5986	857	19.7	71.6	8.8	13.0	76.1	10.9
浙　江	845	3418	414	719	4216	508	18.1	73.1	8.8	13.2	77.5	9.3
安　徽	1528	4012	446	1070	4275	606	25.5	67.0	7.5	18.0	71.8	10.2
福　建	799	2445	227	571	2828	291	23.0	70.4	6.5	15.5	76.7	7.9
江　西	1076	2811	253	975	3143	339	26.0	67.9	6.1	21.9	70.5	7.6
山　东	1893	6457	729	1507	7129	943	20.9	71.1	8.0	15.7	74.4	9.8
河　南	2401	6211	644	1975	6642	786	25.9	67.1	7.0	21.0	70.6	8.4
湖　北	1379	4269	380	796	4407	520	22.9	70.8	6.3	13.9	77.0	9.1
湖　南	1428	4543	469	1157	4769	642	22.2	70.5	7.3	17.6	72.6	9.8
广　东	2089	6030	523	1762	7965	704	24.2	69.8	6.1	16.9	76.4	6.8
广　西	1178	2991	320	999	3178	425	26.2	66.6	7.1	21.7	69.1	9.2
海　南	216	519	52	173	626	68	27.5	66.0	6.6	20.0	72.2	7.8
重　庆	678	2168	244	490	2061	333	21.9	70.2	7.9	17.0	71.5	11.6
四　川	1887	5822	620	1364	5797	881	22.7	69.9	7.5	17.0	72.1	11.0
贵　州	1068	2253	204	876	2300	298	30.3	63.9	5.8	25.2	66.2	8.6
云　南	1116	2915	257	953	3293	351	26.0	68.0	6.0	20.7	71.6	7.6
西　藏	82	168	12	73	212	15	31.2	64.3	4.5	24.4	70.5	5.1
陕　西	902	2490	214	549	2865	318	25.0	69.1	5.9	14.7	76.8	8.5
甘　肃	692	1742	128	464	1883	211	27.0	68.0	5.0	18.2	73.6	8.2
青　海	138	358	22	118	409	35	26.6	69.1	4.3	20.9	72.8	6.3
宁　夏	160	377	25	135	454	40	28.4	67.2	4.5	21.5	72.1	6.4
新　疆	526	1312	87	453	1593	135	27.3	68.2	4.5	20.8	73.0	6.2

注：2000、2010年系人口普查数字。

14-7 各地区性比例、人口密度与抚养比

地区	性比例			人口密度(人/公里²)		少年儿童抚养比			老年人口抚养比		
	1990	2000	2010	1990	2000	1990	2000	2010	1990	2000	2010
总　计	**106.3**	**106.7**	**105.2**	**118**	**132**	**41.5**	**32.7**	**22.3**	**8.4**	**10.0**	**12.0**
北　京	107.0	109.0	106.8	644	823	27.4	17.4	10.4	8.7	10.8	10.5
天　津	103.6	104.0	114.5	777	886	32.2	22.4	12.0	9.2	11.1	10.4
河　北	104.5	103.7	102.8	325	359	44.6	32.5	22.5	8.9	9.8	11.0
山　西	108.4	107.3	105.6	184	211	42.4	38.0	22.7	8.1	9.1	10.1
内蒙古	108.3	107.2	108.1	18	20	42.1	29.0	18.0	5.9	7.3	9.7
辽　宁	104.4	104.0	102.5	270	290	32.6	23.7	14.6	8.0	10.5	13.2
吉　林	104.9	104.9	102.7	132	146	37.7	25.2	15.1	5.4	7.8	10.5
黑龙江	105.1	104.6	103.2	78	81	38.2	25.0	15.0	8.0	7.2	10.4
上　海	104.2	105.7	106.2	2118	2657	25.2	16.0	10.6	12.9	15.1	12.5
江　苏	103.6	102.6	101.5	654	725	34.2	27.5	17.1	9.8	12.2	14.3
浙　江	106.4	105.6	105.7	407	459	33.3	24.7	17.1	9.8	12.1	12.1
安　徽	106.9	106.6	103.4	404	429	42.9	38.1	24.7	8.2	11.1	14.2
福　建	105.6	106.4	106.0	248	286	49.6	32.7	20.2	8.0	9.3	10.3
江　西	107.0	108.3	107.5	226	248	50.4	38.3	31.1	8.1	9.0	10.8
山　东	103.5	102.5	102.3	539	579	39.6	29.3	21.2	9.2	11.3	13.2
河　南	105.1	106.6	102.1	512	554	45.1	38.7	29.7	9.0	10.4	11.8
湖　北	106.5	108.6	105.6	290	324	43.1	32.3	18.1	8.3	8.9	11.8
湖　南	108.0	109.0	105.8	286	304	42.1	31.4	24.3	8.4	10.3	13.5
广　东	104.8	103.8	109.0	353	486	46.6	34.6	22.1	9.3	8.7	8.9
广　西	110.3	112.7	108.3	178	190	54.5	39.4	31.4	8.9	10.7	13.4
海　南	108.9	109.8	110.9	193	232	53.9	41.6	27.4	8.7	10.0	11.2
重　庆		108.0	102.4		375		31.3	23.9		11.3	16.5
四　川	107.5	107.0	103.1	188	172	32.6	32.4	23.5	8.0	10.6	15.2
贵　州	107.4	110.1	106.9	184	200	52.1	47.4	38.3	7.3	9.1	13.2
云　南	105.7	110.1	107.8	94	109	49.9	38.3	28.9	7.7	8.8	10.6
西　藏	100.1	102.6	105.7	1.8	2.1	59.5	48.8	34.6	7.6	7.1	7.2
								19.2			11.1
陕　西	108.0	108.4	106.9	160	175	43.8	36.2		7.8	8.6	
甘　肃	107.6	107.6	104.4	49	56	41.2	39.7	24.7	6.0	7.3	11.2
青　海	107.6	107.1	107.4	6	7.2	46.4	38.5	28.8	4.8	6.1	8.7
宁　夏	105.5	105.3	105.1	90	108	53.8	42.4	29.6	5.5	6.6	8.9
新　疆	106.6	107.3	105.3	9	12	52.4	40.1	28.0	6.3	6.6	8.9

注：1990、2000、2010年系人口普查数字。

14-8 每十万人口平均在校学生数

	幼儿园	小 学	初中阶段	高中阶段	高等学校
1990	1725	10707	3426	1337	326
1995	2262	11010	3945	1610	457
2000	1782	10335	4969	2000	723
2005	1676	8358	4781	3070	1613
2006	1731	8192	4557	3321	1816
2007	1787	8037	4364	3409	1924
2008	1873	7819	4227	3463	2042
2009	2001	7584	4097	3495	2128
2010	2230	7448	3955	3499	2189
2011	2554	7403	3779	3489	2253
2012	2736	7196	3535	3416	2335
北 京	1587	3468	1541	2104	5613
天 津	1740	3992	2017	2441	4329
河 北	2550	7521	2989	3427	2006
山 西	2296	7756	4597	4134	2202
内蒙古	1813	5685	3202	3330	1920
辽 宁	1970	4956	2734	2797	2712
吉 林	1676	5239	2736	2874	2807
黑龙江	1465	4892	3193	3034	2409
上 海	1929	3175	1870	1430	3556
江 苏	2764	5205	2683	3312	2824
浙 江	3436	6317	2838	3134	2218
安 徽	1961	7446	4195	3858	2007
福 建	3572	6664	3134	3924	2200
江 西	3261	9727	4504	3392	2212
山 东	2524	6718	3600	3257	2191
河 南	3001	11620	4976	4026	1901
湖 北	2313	6588	3563	3597	2991
湖 南	2492	7463	3293	3032	2054
广 东	2948	7873	4588	4384	1978
广 西	3129	9262	4356	3756	1688
海 南	2410	8810	4516	3984	2079
重 庆	2921	6776	4125	3983	2522
四 川	2623	7207	4060	3623	1904
贵 州	2523	11749	6146	3178	1254
云 南	2360	9215	4460	2905	1520
西 藏	1386	9792	4531	2141	1446
陕 西	2752	6790	4013	4865	3378
甘 肃	1688	8597	5021	4237	2041
青 海	2380	9092	3968	3720	1082
宁 夏	2353	10163	4734	4308	1912
新 疆	2980	8785	4469	3292	1521

注：①本表摘自《中国统计年鉴》；②各地区每十万人口平均在校学生数系2011年数字。

14-9 各地区文盲人口和文盲率

地区	文盲人口(万人)			文盲率(%)		
	1990	2000	2010	1990	2000	2010
总　计	**18003**	**8507**	**5466**	**15.9**	**6.7**	**4.1**
北　京	94	59	33	8.7	4.2	1.7
天　津	78	49	27	8.9	4.9	2.1
河　北	929	448	188	15.2	6.7	2.6
山　西	325	138	76	11.3	4.2	2.1
内蒙古	330	217	101	15.4	9.1	4.1
辽　宁	348	202	84	8.8	4.8	1.9
吉　林	259	125	53	10.5	4.6	1.9
黑龙江	383	188	79	10.9	5.1	2.1
上　海	147	90	63	11.0	5.4	2.7
江　苏	1156	469	300	17.2	6.3	3.8
浙　江	724	330	306	17.5	7.1	5.6
安　徽	1373	602	497	24.4	10.1	8.3
福　建	470	250	90	15.6	7.2	2.4
江　西	612	214	139	16.2	5.2	3.1
山　东	1423	768	476	16.9	8.5	5.0
河　南	1381	543	399	16.2	5.9	4.3
湖　北	852	431	262	15.8	7.2	4.6
湖　南	734	299	175	12.1	4.7	2.7
广　东	656	332	204	10.5	3.8	2.0
广　西	448	170	125	10.6	3.8	2.7
海　南	92	55	35	14.0	7.0	4.1
重　庆		215	124	14.0	7.0	4.3
四　川	1741	636	438	17.1	7.6	5.4
贵　州	786	490	304	24.3	13.9	8.7
云　南	941	488	277	25.4	11.4	6.0
西　藏	98	85	73	44.4	32.5	24.4
陕　西	579	263	140	17.6	7.3	3.7
甘　肃	625	367	222	27.9	14.3	8.7
青　海	123	93	58	27.7	18.0	10.2
宁　夏	103	75	39	22.1	13.4	6.2
新　疆	193	107	52	12.8	5.6	2.4

注：本表数字系人口普查数字。

附录一　主要社会经济指标

简要说明

一、本章反映我国及 31 个省、自治区、直辖市主要社会和经济情况。内容包括行政区划、国内生产总值、国民总收入、财政收支、价格指数、城乡居民家庭收支、就业和工资、农村居民贫困状况等。

二、本章资料摘自《中国统计年鉴》。国家统计局调整了个别年份数据，历史数据以最近年鉴数据为准。

主要指标解释

地级区划数　包括地级市、地区、自治州、自治盟。

县级区划数　包括县（自治县、旗）、县级市和市辖区数。

国内生产总值（GDP）　指一个国家或地区所有常住单位在一定时期内生产活动的最终成果。

国民总收入　即国民生产总值。指一个国家或地区所有常住单位在一定时期内收入初次分配的最终结果。它等于国内生产总值加上来自国外的净要素收入。与国内生产总值不同，国民总收入是个收入概念，而国内生产总值是个生产概念。

财政收入　指国家财政参与社会产品分配所取得的收入，是实现国家职能的财力保证。财政收入所包括的内容几经变化，目前主要包括各项税收、专项收入（征收排污费收入、征收城市水资源费收入、教育费附加收入等）、其他收入（基本建设贷款归还收入、基本建设收入、捐赠收入等）、国有企业亏损补贴（负收入、冲减财政收入）。

财政支出　国家财政将筹集起来的资金进行分配使用，以满足经济建设和各项事业的需要。主要包括基本建设支出、企业挖潜改造资金、地质勘探费用、科技三项费用、支援农村生产支出、农林水利气象等部门的事业费用、文教科学卫生事业费、抚恤和社会福利救济费、国防支出、行政管理费、价格补贴支出。

商品零售价格指数　是反映城乡商品零售价格变动趋势的一种经济指数。零售价格的调整变动直接影响到城市居民的生活支出和国家的财政收入，影响居民购买力和市场供需平衡，影响消费与积累的比例。因此，计算零售价格指数，可以从一个侧面对上述经济活动进行观察和分析。

居民消费价格指数　是反映一定时期内城乡居民所购买的生活消费品价格和服务项目价格变动趋势和程度的相对数。是对城市居民消费价格指数和农村居民消费价格指数进行综合汇总计算的结果。利用居民消费价格指数，可以观察和分析消费品的零售价格和服务价格变动对城乡居民实际生活费支出的影响程度。

三次产业　是根据社会生产活动历史发展的顺序对产业结构的划分，产品直接取自自然界的部门称为第一产业，对初级产品进行再加工的部门称为第二产业，为生产和消费提供各种服务的部门称为第三产业。我国的三次产业的划分是：第一产业：农业（包括种植业、林业、牧业和渔业）；第二产业：工业（采掘业，制造业，电力、煤气及水的生产和供应业）和建筑业；第三产业：除第一、第二产业以外的其他各业。第三产业分为流通部门和服务部门，具体又分为四个层次，即：第一层次：流通部门（包括交通运输、仓储及邮电通信业，批发和零售贸易、餐饮业）；第二层次：为生产和生活服务部门（包括金融、保险业务，地质勘查业、水利管理业，房地产业务，社会服务业，农林牧副渔服务业，交通运输辅助业，综合技术服务业等）；第三层次：为提高科学文化水平和居民素质服务部门（包括教育、文化艺术及广播电影电视业，卫生、体育和社会福利业，科学研究业等)；第四层次：为社会公共需要服务部门（包括国家机关、政党机关和社会团体以及军队、警察等)。

就业人员 即从业人员。指在各级国家机关、政党机关、社会团体及企业、事业单位中工作，取得工资或其他形式的劳动报酬的全部人员。包括在岗职工、再就业的离退休人员、民办教师以及在各单位中工作的外方人员和港澳台方人员、兼职人员、借用的外单位人员和第二职业者。不包括离开本单位仍保留劳动关系的职工。各单位的从业人员反映了各单位实际参加生产或工作的全部劳动力。

城镇登记失业人员 指有非农业户口，在一定的劳动年龄内，有劳动能力，无业而要求就业，并在当地就业服务机构进行求职登记的人员。

城镇登记失业率 城镇失业率指城镇登记失业人数同城镇从业人数与城镇登记失业人数之和的比。计算公式为：城镇登记失业率 = 城镇登记失业人数/（城镇从业人数 + 城镇登记失业人数）×100%。城镇登记失业率是指城镇登记失业人员与城镇单位从业人员（扣除使用的农村劳动力、聘用的离退休人员、港澳台及外方人员)、城镇单位中的不在岗职工、城镇私营业主、个体户主、城镇私营企业和个体从业人员、城镇登记失业人员之和的比。

恩格尔系数 指食物支出在生活消费总支出中所占的比例。即食物支出/生活消费总支出×100%。

附录1-1-1　全国行政区划（2012年底）

地区	地级区划数（个）		县级区划数（个）			
		地级市	合计	县级市	市辖区	县
全国	**333**	**285**	**2852**	**368**	**860**	**1624**
北京市			16		14	2
天津市			16		13	3
河北省	11	11	172	22	37	113
山西省	11	11	119	11	23	85
内蒙古自治区	12	9	101	11	21	69
辽宁省	14	14	100	17	56	27
吉林省	9	8	60	20	20	20
黑龙江省	13	12	128	18	64	46
上海市			17		16	1
江苏省	13	13	102	23	55	24
浙江省	11	11	90	22	32	36
安徽省	16	16	105	6	43	56
福建省	9	9	85	14	26	45
江西省	11	11	100	11	19	70
山东省	17	17	138	30	48	60
河南省	17	17	159	21	50	88
湖北省	13	12	103	24	38	41
湖南省	14	13	122	16	35	71
广东省	21	21	121	23	56	42
广西壮族自治区	14	14	109	7	34	68
海南省	3	3	20	6	4	10
重庆市			38		19	19
四川省	21	18	181	14	45	122
贵州省	9	6	88	7	13	68
云南省	16	8	129	11	13	105
西藏自治区	7	1	74	1	1	72
陕西省	10	10	107	3	24	80
甘肃省	14	12	86	4	17	65
青海省	8	1	43	2	4	37
宁夏回族自治区	5	5	22	2	9	11
新疆维吾尔自治区	14	2	101	22	11	68
香港特别行政区						
澳门特别行政区						
台湾省						

注：县包括自治县（旗）、2个特区和1个林区。

附录1-1-2 城乡基层组织情况

年份 地区	街道数 (个)	乡镇数(个)			村委会数 (个)
		合计	乡	镇	
2005	6152	35473	15951	19522	629079
2006	6355	34675	15306	19369	624428
2007	6434	34369	15120	19249	612712
2008	6524	34301	15067	19234	604285
2009	6686	34169	14847	19322	599127
2010	6923	33981	14571	19410	594658
2011	7194	33270	13587	19683	589874
2012	7282	33162	13281	19881	588475
北　京	143	182	38	144	3940
天　津	111	134	11	123	3782
河　北	274	1959	940	1019	48721
山　西	201	1196	632	564	28127
内蒙古	243	767	277	490	11296
辽　宁	630	885	270	615	11416
吉　林	277	618	189	429	9109
黑龙江	384	894	409	485	8988
上　海	98	110	2	108	1613
江　苏	349	932	96	836	15173
浙　江	412	929	279	650	28798
安　徽	252	1257	334	923	15054
福　建	175	929	320	609	14435
江　西	142	1398	596	802	16961
山　东	617	1207	113	1094	71570
河　南	558	1841	827	1014	47140
湖　北	298	934	188	746	25575
湖　南	305	2083	952	1131	42018
广　东	444	1142	11	1131	19180
广　西	117	1126	411	715	14345
海　南	18	204	21	183	2568
重　庆	188	824	220	604	8467
四　川	280	4380	2549	1831	46604
贵　州	79	1439	710	729	18099
云　南	122	1243	584	659	12292
西　藏	10	683	543	140	5259
陕　西	202	1216	80	1136	26890
甘　肃	117	1228	758	470	16053
青　海	30	366	228	138	4170
宁　夏	44	193	92	101	2231
新　疆	162	863	601	262	8601

附录1-2-1　国内生产总值与财政收支

年份	国内生产总值（亿元）	人均GDP（元）	国家财政收入（亿元）	国家财政支出（亿元）	财政收入占GDP%
1960	1457.0	218	572.3	643.7	39.3
1965	1716.1	240	473.3	460.0	27.6
1970	2252.7	275	662.9	649.4	29.4
1975	2997.3	217	815.6	820.9	27.2
1980	4545.6	463	1159.9	1228.8	25.5
1981	4891.6	492	1175.8	1138.4	24.0
1982	5323.4	526	1212.3	1230.0	22.8
1983	5962.7	583	1367.0	1409.5	22.9
1984	7208.1	695	1642.9	1701.0	22.8
1985	9016.0	858	2004.8	2004.3	22.2
1986	10275.2	963	2122.0	2204.9	20.7
1987	12058.6	1112	2199.4	2262.2	18.2
1988	15042.8	1366	2357.2	2491.2	15.7
1989	16992.3	1519	2664.9	2823.8	15.7
1990	18667.8	1644	2937.1	3083.6	15.7
1991	21781.5	1893	3149.5	3386.6	14.5
1992	26923.5	2311	3483.4	3742.2	12.9
1993	35333.9	2998	4349.0	4642.3	12.3
1994	48197.9	4044	5218.1	5792.6	10.8
1995	60793.7	5046	6242.2	6823.7	10.3
1996	71176.6	5846	7408.0	7937.6	10.4
1997	78973.0	6420	8651.1	9233.6	11.0
1998	84402.3	6796	9876.0	10798.2	11.7
1999	89677.1	7159	11444.1	13187.7	12.8
2000	99214.6	7858	13395.2	15886.5	13.5
2001	109655.2	8622	16386.0	18902.6	14.9
2002	120332.7	9398	18903.6	22053.2	15.7
2003	135822.8	10542	21715.3	24649.9	16.0
2004	159878.3	12336	26396.5	28486.9	16.5
2005	183217.5	14053	31649.3	33930.3	17.3
2006	211923.5	16165	38760.2	40422.7	18.3
2007	257305.6	19524	51321.8	49781.4	19.9
2008	314045.4	23708	61330.4	62592.7	19.5
2009	340902.8	25605	68518.3	76299.9	20.1
2010	401512.8	30015	83101.5	89874.2	20.7
2011	473104.0	35198	103874.4	109247.8	22.0
2012	519322.1	38449	117209.8	125712.3	22.6

注：①本表按当年价格计算；②财政收入包括中央和地方财政收入，财政支出包括中央和地方财政支出。

附录1-2-2　2012年各地区生产总值与财政收支

地　区	地区生产总值（亿元）	人均地区生产总值（元）	地方财政收入（亿元）	地方财政支出（亿元）
北　京	17801.0	87091	3006.3	3245.2
天　津	12885.2	93110	1455.1	1796.3
河　北	26575.0	36584	1737.8	3537.4
山　西	12112.8	33628	1213.4	2363.9
内蒙古	15988.3	64319	1356.7	2989.2
辽　宁	24801.3	56547	2643.2	3905.9
吉　林	11937.8	43412	850.1	2201.7
黑龙江	13691.6	35711	997.6	2794.1
上　海	20101.3	85033	3429.8	3914.9
江　苏	54058.2	68347	5148.9	6221.7
浙　江	34606.3	63266	3150.8	3842.6
安　徽	17212.1	28792	1463.6	3303.0
福　建	19701.8	52763	1501.5	2198.2
江　西	12948.5	28799	1053.4	2534.6
山　东	50013.2	51768	3455.9	5002.1
河　南	29810.1	31723	1721.8	4248.8
湖　北	22250.2	38572	1526.9	3214.7
湖　南	22154.2	33480	1517.1	3520.8
广　东	57067.9	54095	5514.8	6712.4
广　西	13031.0	27943	947.7	2545.3
海　南	2855.3	32374	340.1	778.8
重　庆	11459.0	39083	1488.3	2570.2
四　川	23849.8	29579	2044.8	4674.9
贵　州	6802.2	19566	773.1	2249.4
云　南	10309.8	22195	1111.2	2929.6
西　藏	695.6	22757	54.8	758.1
陕　西	14451.2	38557	1500.2	2930.8
甘　肃	5650.2	21978	450.1	1791.2
青　海	1884.5	33023	151.8	967.5
宁　夏	2326.6	36166	220.0	705.9
新　疆	7466.3	33621	720.4	2284.5

注：地方财政收入和地方财政支出系2011年数字。

附录1-3　价格指数(上年=100)

年份 地区	商品零售价格指数	中西药品及保健用品	居民消费价格指数	医疗保健	医疗保健服务
2005	100.8	97.6	101.8	99.5	105.2
2006	101.0	99.1	101.5	100.2	103.0
2007	103.8	102.0	104.8	102.1	102.2
2008	105.9	103.1	105.9	102.9	100.5
2009	98.8	101.5	99.3	101.2	101.0
2010	103.1	104.3	103.3	103.2	100.9
2011	104.9	103.9	105.4	103.4	100.6
2012	102.0	102.1	102.6	102.0	100.0
北　京	103.2	103.3	103.3	101.5	100.0
天　津	104.7	101.1	102.7	102.2	100.0
河　北	105.0	103.9	102.6	102.4	100.7
山　西	104.9	103.6	102.5	101.9	102.1
内蒙古	104.9	101.6	103.1	102.1	100.8
辽　宁	105.0	104.4	102.8	101.9	100.3
吉　林	104.9	102.9	102.5	102.2	100.5
黑龙江	104.5	102.8	103.2	102.5	100.5
上　海	104.1	99.4	102.8	100.6	103.1
江　苏	104.6	101.7	102.6	101.3	101.8
浙　江	105.5	106.1	102.2	101.3	100.0
安　徽	105.3	105.0	102.3	101.5	99.8
福　建	104.8	106.2	102.4	102.3	100.3
江　西	104.8	102.9	102.7	102.2	100.2
山　东	104.7	103.0	102.1	102.1	101.1
河　南	105.7	103.9	102.5	101.9	100.1
湖　北	105.6	104.2	102.9	102.8	100.5
湖　南	105.5	103.8	102.0	102.7	100.4
广　东	105.1	105.8	102.8	101.9	100.2
广　西	106.0	105.2	103.2	102.0	99.7
海　南	105.4	102.0	103.2	102.0	99.7
重　庆	104.7	102.4	102.6	101.9	100.3
四　川	104.6	102.3	102.5	101.7	101.1
贵　州	105.5	106.2	102.7	102.5	100.0
云　南	105.1	103.8	102.7	101.6	100.2
西　藏	103.7	100.5	103.5	100.9	105.6
陕　西	104.8	105.7	102.8	103.9	99.9
甘　肃	105.4	108.7	102.7	103.8	102.6
青　海	105.4	103.5	103.1	100.9	100.9
宁　夏	105.3	106.3	102.0	101.6	100.7
新　疆	105.1	103.5	103.8	102.9	100.3

注：分地区商品零售价格指数为2011年数据。

附录1-4　就业和工资情况

指标	1995	2000	2005	2006	2007	2008	2009	2010	2011	2012
年底从业人员(万人)	68065	72085	75825	76400	76990	77480	77995	76105	76420	76704
按三次产业分										
第一产业	35530	36043	33918	32561	31444	30654	29708	27931	26594	25773
第二产业	15655	16219	18092	19225	20629	21109	21684	21842	22544	23241
第三产业	16880	19823	23815	24614	24917	25717	26603	26332	27282	27690
按城乡分										
城镇从业人员	19040	23151	27331	28310	29350	30210	31120	34687	35914	37102
#国有单位	11261	8102	6488	6430	6424	6447	6420	6516	6704	6839
城镇集体单位	3147	1499	810	764	718	662	618	597	603	589
其他单位	894	2011	4211	4519	4882	5084	5535	5938	7106	7808
乡村从业人员	49025	48934	48494	48090	47640	47270	46875	41418	40506	39602
#乡镇企业	12862	12820	14272	14680	15090	15451	15588	15893		
城镇登记失业人数(万人)	520	595	839	847	830	886	921	908	922	917
城镇登记失业率(%)	2.9	3.1	4.2	4.1	4.0	4.2	4.3	4.1	4.1	4.1
城镇单位就业人员平均工资(元)	5348	9333	18200	20856	24721	28898	32244	36539	41799	46769
国有单位	5553	9441	18978	21706	26100	30287	34130	38359	43483	48357
城镇集体单位	3934	6241	11176	12866	15444	18103	20607	24010	28791	33784
其他单位	7728	11238	18362	21004	24271	28552	31350	35801	41323	46360

附录1-5　农村居民贫困状况

指标	1995	2000	2005	2006	2007	2008	2009	2010	2011	2012
贫困标准(元/人)	530	625	683	693	785	1196	1196	1274	2300	2300
贫困人口(万人)	6540	3209	2365	2148	1479	4007	3597	2688	12238	9899
贫困发生率(%)	7.1	3.4	2.5	2.3	1.6	4.2	3.8	2.8		

附录1-6-1　城乡居民家庭收支情况

指标	1995	2000	2005	2008	2009	2010	2011	2012
城镇居民家庭								
平均每人全部年收入(元)	4288.1	6316.8	11320.8	17067.8	18858.1	21033.4	23979.2	26959.0
其中：可支配收入(元)	4283.0	6280.0	10493.0	15780.8	17174.7	19109.4	21809.8	24564.7
人均每年消费性支出(元)	3537.6	4998.0	7942.9	11242.9	12264.6	13471.5	15160.9	16674.3
食品	1766.0	1971.3	2914.4	4259.8	4478.5	4804.7	5506.3	6040.9
衣着	479.2	500.5	800.5	1165.9	1284.2	1444.3	1674.7	1823.4
家庭设备用品及服务	296.9	439.3	446.5	691.8	786.9	908.0	1023.2	1116.1
医疗保健	110.1	318.1	600.9	786.2	856.4	871.8	969.0	1063.7
交通及通讯	171.0	427.0	996.7	1417.1	1682.6	1983.7	2149.7	2455.5
娱乐教育文化服务	312.7	669.6	1097.5	1358.3	1472.8	1627.6	1851.7	2033.5
居住	250.2	565.3	808.7	1145.4	1228.9	1332.1	1405.0	1484.3
杂项商品与服务	151.4	258.5	277.8	418.3	474.2	499.2	581.3	657.1
平均每人消费性支出构成(%)								
食品(恩格尔系数)	49.9	39.2	36.7	37.9	36.5	35.7	36.3	36.2
衣着	13.6	10.0	10.1	10.4	10.5	10.7	11.0	10.9
家庭设备用品及服务	8.4	8.5	5.6	6.2	6.4	6.7	6.8	6.7
医疗保健	3.1	6.4	7.6	7.0	7.0	6.5	6.4	6.4
交通及通讯	4.8	7.9	12.6	12.6	13.7	14.7	14.2	14.7
娱乐教育文化服务	8.8	12.6	13.8	12.1	12.0	12.1	12.2	12.2
居住	7.1	10.0	10.2	10.2	10.0	9.9	9.3	8.9
杂项商品与服务	4.3	5.2	3.5	3.7	3.9	3.7	3.8	3.9
农村居民家庭								
平均每人年总收入(元)	2337.9	3146.2	4631.2	6700.7	7115.6	8119.5	9833.1	10990.7
其中：纯收入(元)	1577.7	2253.4	3254.9	4760.6	5153.2	5919.0	6977.3	7916.6
平均每人年总支出(元)	2138.3	2652.4	4126.9	5915.7	6333.9	6991.8	8641.6	9605.5
人均每年生活消费支出(元)	1310.4	1670.1	2555.4	3660.7	3993.5	4381.8	5221.1	5908.0
食品	768.2	820.5	1162.2	1598.7	1636.0	1800.7	2107.3	2323.9
衣着	89.8	96.0	148.6	211.8	232.5	264.0	341.3	396.4
居住	182.2	258.3	370.2	678.8	805.0	835.2	961.5	1086.4
家庭设备用品及服务	68.5	75.5	111.4	174.0	204.8	234.1	308.9	341.7
医疗保健	42.5	87.6	168.1	246.0	287.5	326.0	436.8	513.8
交通及通讯	33.8	93.1	245.0	360.2	402.9	461.1	547.0	652.8
娱乐教育文化服务	102.4	186.7	295.5	314.5	340.6	366.7	396.4	445.5
其他商品及服务	23.1	52.5	54.5	76.7	84.1	94.0	122.0	147.6
平均每人年消费性支出构成(%)								
食品(恩格尔系数)	58.62	49.13	45.5	43.7	41.0	41.1	40.4	39.3
衣着	6.85	5.75	5.8	5.8	5.8	6.0	6.5	6.7
居住	13.9	15.47	14.5	18.5	20.2	19.1	18.4	18.4
家庭设备用品及服务	5.2	4.52	4.4	4.8	5.1	5.3	5.9	5.8
医疗保健	3.2	5.24	6.6	6.7	7.2	7.5	8.4	8.7
交通及通讯	2.6	5.58	9.6	9.8	10.1	10.5	10.5	11.0
娱乐教育文化服务	7.8	11.18	11.6	8.6	8.5	8.4	7.6	7.5
其他商品及服务	1.8	3.14	2.1	2.1	2.1	2.1	2.3	2.5

资料来源：城市和农村住户调查。

附录1-6-2　各地区城乡居民家庭收支情况

地区	城市居民家庭人均						农村居民家庭人均					
	可支配收入(元)		其中:消费性支出(元)		恩格尔系数(%)	医疗保健(元)	纯收入(元)		其中:消费性支出(元)		恩格尔系数(%)	医疗保健(元)
	2011	2012	2011	2012	2012	2011	2011	2012	2011	2012	2012	2011
总　计	**21809.8**	**24564.7**	**15160.9**	**16674.3**	**36.2**	**969.0**	**6977.3**	**7916.6**	**5221.1**	**5908.0**	**39.3**	**436.8**
北　京	32903.0	36468.8	21984.4	24045.9	31.3	1523.3	14735.7	16475.7	11077.7	11878.9	33.2	1035.2
天　津	26920.9	29626.4	18424.1	20024.2	36.7	1415.4	12321.2	14025.5	6725.4	8336.5	36.2	571.7
河　北	18292.2	20543.4	11609.3	12531.1	33.6	956.0	7119.7	8081.4	4711.2	5364.1	33.9	434.7
山　西	18123.9	20411.7	11354.4	12211.5	31.6	851.3	5601.4	6356.6	4587.0	5566.2	33.4	349.3
内蒙古	20407.6	23150.3	15878.1	17717.1	30.8	1239.4	6641.6	7611.3	5507.7	6382.0	37.3	534.2
辽　宁	20466.8	23222.7	14789.6	16593.6	35.0	1208.3	8296.5	9383.7	5406.4	5998.4	38.3	482.9
吉　林	17796.6	20208.0	13010.6	14613.5	31.7	1108.5	7510.0	8598.2	5305.8	6186.2	36.7	673.6
黑龙江	15696.2	17759.8	12054.2	12983.6	36.1	1083.0	7590.7	8603.8	5333.6	5718.0	37.9	573.6
上　海	36230.5	40188.3	25102.1	26253.5	36.8	1140.8	16053.8	17803.7	11049.3	11971.5	40.5	908.6
江　苏	26340.7	29677.0	16781.7	18825.3	35.4	962.5	10805.0	12202.0	8094.6	9138.2	33.4	645.6
浙　江	30970.7	34550.3	20437.5	21545.2	35.1	1248.9	13070.7	14551.9	9965.1	10652.7	37.1	921.3
安　徽	18606.1	21024.2	13181.5	15011.7	38.7	907.6	6232.2	7160.5	4957.3	5556.0	39.3	440.5
福　建	24907.4	28055.2	16661.1	18593.2	39.4	773.3	8778.6	9967.2	6540.9	7401.9	46.0	321.2
江　西	17494.9	19860.4	11747.2	12775.7	39.7	641.2	6891.6	7829.4	4659.9	5129.5	43.5	346.7
山　东	22791.8	25755.2	14560.7	15778.2	33.0	938.9	8342.1	9446.5	5900.6	6776.0	34.3	508.4
河　南	18194.8	20442.6	12336.5	13733.0	33.6	919.8	6604.0	7524.9	4320.0	5032.1	33.8	399.7
湖　北	18373.9	20839.6	13163.8	14496.0	40.3	915.7	6897.9	7851.7	5010.7	5726.7	37.6	438.2
湖　南	18844.1	21318.8	13402.9	14609.0	37.2	790.8	6567.1	7440.2	5179.4	5870.1	43.9	396.5
广　东	26897.5	30226.7	20251.8	22396.4	36.9	948.2	9371.7	10542.8	6725.6	7458.6	49.1	398.5
广　西	18854.1	21242.8	12848.4	14244.0	39.0	779.1	5231.3	6007.5	4210.9	4933.6	42.3	301.3
海　南	18369.0	20917.7	12642.8	14456.6	45.4	783.3	6446.0	7408.0	4166.1	4776.3	50.5	290.1
重　庆	20249.7	22968.1	14974.5	16573.1	41.5	1050.6	6480.4	7383.3	4502.1	5018.6	44.2	375.3
四　川	17899.1	20307.0	13696.3	15049.5	40.4	735.3	6128.6	7001.4	4675.5	5366.7	46.8	413.1
贵　州	16495.0	18700.5	11352.9	12585.7	39.7	578.3	4145.4	4753.0	3455.8	3901.7	44.6	246.3
云　南	18575.6	21074.5	12248.0	13883.9	39.4	822.4	4722.0	5416.5	3999.9	4561.3	45.6	309.3
西　藏	16195.6	18028.3	10398.9	11184.3	49.3	424.1	4904.3	5719.4	2741.6	2967.6	53.6	65.8
陕　西	18245.2	20733.9	13782.8	15332.8	36.2	1100.5	5027.9	5762.5	4491.7	5114.7	29.7	533.4
甘　肃	14988.7	17156.9	11188.6	12847.1	35.8	874.1	3909.4	4506.7	3664.9	4146.2	39.8	339.3
青　海	15603.3	17566.3	10955.5	12346.3	37.8	854.3	4608.5	5364.4	4536.8	5338.9	34.8	308.1
宁　夏	17578.9	19831.4	12896.0	14067.2	33.9	978.1	5410.0	6180.3	4726.6	5351.4	35.3	444.7
新　疆	15513.6	17920.7	11839.4	13891.7	37.7	913.0	5442.2	6393.7	4397.8	5301.3	35.7	376.9

附录二　世界各国卫生状况

简要说明

一、本章主要介绍世界各国卫生状况，包括预期寿命、死亡率、卫生服务覆盖、危险因素、卫生资源、卫生经费及人口。

二、本章数据摘自世界卫生组织《2013 世界卫生统计》和全球卫生观察站数据库。

三、部分中国数据系世界卫生组织估算数。

主要指标解释

低出生体重发病率　出生时体重低于 2500g 的活产婴儿数与活产数之比。

5 岁以下儿童发育迟缓率　是指 5 岁以下儿童中低于 WHO 年龄别身高参考值至少 2 个标准差的生长迟缓者所占百分比。

5 岁以下儿童低体重率　是指 5 岁以下儿童中低于 WHO 年龄别体重参考值至少 2 个标准差的低体重者所占百分比。

5 岁以下儿童超重率　是指 5 岁以下儿童中高于 WHO 年龄别体重参考值至少 2 个标准差的超重者所占百分比。

成人肥胖率　指一定时期内 20 岁及以上人口中体质指数≥30 公斤/平方米的人数所占比例。

总和生育率　每个妇女度过她的整个育龄期根据现时年龄别生育率可能生育的孩子数。

附录2-1　健康状况

序列	国家	预期寿命(岁)								
		合计			男			女		
		1990	2000	2011	1990	2000	2011	1990	2000	2011
1	阿富汗	44	46	60	42	44	59	46	48	61
2	阿尔巴尼亚	68	70	74	65	68	73	71	73	75
3	阿尔及利亚	67	69	73	66	68	71	69	71	74
4	安道尔	77	80	82	74	76	79	81	83	85
5	安哥拉	42	46	51	38	44	50	45	48	53
6	安提瓜和巴布达	70	72	75	69	71	73	71	74	76
7	阿根廷	73	75	76	69	71	72	76	78	79
8	亚美尼亚	66	70	71	62	67	67	70	73	75
9	澳大利亚	77	80	82	74	77	80	80	82	84
10	奥地利	76	78	81	72	75	78	79	81	84
11	阿塞拜疆	63	64	71	59	62	69	66	67	74
12	巴哈马群岛	71	72	75	67	69	72	74	75	78
13	巴林群岛	74	73	79	73	72	78	74	74	80
14	孟加拉国	54	61	70	54	61	69	53	61	70
15	巴巴多斯岛	74	74	78	70	70	75	77	77	80
16	巴拉若斯	71	69	71	66	63	66	75	74	77
17	比利时	76	78	80	73	75	78	79	81	83
18	伯利兹	73	70	74	71	67	71	75	74	76
19	贝宁湾	55	55	57	53	52	56	58	58	59
20	不丹	55	60	67	53	58	66	56	62	69
21	玻利维亚	60	64	67	57	61	65	63	66	69
22	波黑	72	74	76	69	71	74	75	76	78
23	博茨瓦纳	66	51	66	64	50	64	67	52	67
24	巴西	67	70	74	63	67	71	70	74	78
25	文莱	73	77	77	71	75	76	76	79	78
26	保加利亚	71	72	74	68	68	71	75	75	78
27	布基纳法索	51	51	56	49	48	54	53	53	57
28	布隆迪	50	47	53	48	45	52	51	49	54
29	柬埔寨	59	59	65	54	55	64	63	63	66
30	喀麦隆	55	51	53	54	51	51	55	52	54
31	加拿大	77	79	82	74	77	80	80	82	84
32	佛得角	67	69	72	65	66	68	70	72	76
33	中非	51	46	48	51	46	47	51	45	50
34	乍得	52	49	51	51	48	50	53	50	53
35	智利	72	77	79	69	73	76	76	80	82
36	中国	68	71	76	68	70	74	69	73	77
37	哥伦比亚	70	73	78	66	68	74	75	77	81
38	科摩罗	57	58	62	56	56	60	59	61	63
39	刚果	55	52	58	54	51	57	55	54	59
40	库克岛	69	71	77	67	69	73	72	75	82
41	哥斯达黎加	76	77	79	75	75	77	78	79	81
42	科特迪瓦	52	49	56	50	47	55	56	50	58
43	克罗地亚	72	74	77	69	70	74	76	78	80
44	古巴	74	77	78	72	75	76	76	79	80
45	塞浦路斯	76	77	81	74	75	79	78	79	84
46	捷克	71	75	78	68	72	75	75	79	81
47	朝鲜	68	66	69	66	64	65	70	68	72
48	刚果民主共和国	48	47	49	47	45	48	49	50	51

附录2-1 续表1

2008年标化死亡率(1/10万)			2008年寿命损失人年归因(%)			孕产妇死亡率(1/10万)2010
传染性疾病	非传染性疾病	伤害	传染性疾病	非传染性疾病	伤害	
713	1117	149	74	18	9	460
46	716	46	9	76	14	27
202	523	47	43	45	12	97
16	338	27	4	84	12	…
819	842	112	79	14	7	450
86	548	46	17	69	14	…
87	501	48	18	67	16	77
74	902	50	14	77	9	30
18	330	30	6	79	15	7
14	373	34	4	84	12	4
102	935	36	26	66	8	43
91	457	54	24	57	18	47
63	590	33	13	67	20	20
344	702	91	52	34	14	240
86	488	31	16	73	11	51
30	749	125	5	72	23	4
33	367	42	7	78	15	8
119	497	92	28	43	30	53
618	804	87	75	18	7	350
359	735	105	53	33	14	180
253	644	64	55	34	11	190
22	584	29	5	86	9	8
739	606	107	71	19	10	160
97	534	76	20	56	24	56
55	520	24	13	71	16	24
31	693	42	5	86	9	11
801	810	108	82	12	7	300
943	839	124	78	14	8	800
478	748	65	60	31	10	250
861	879	111	75	17	7	690
23	346	32	6	79	14	12
213	538	71	43	40	17	79
1060	870	151	78	14	7	890
1009	866	119	84	11	5	1100
43	419	45	10	71	20	25
58	604	70	15	65	19	37
64	404	97	21	43	36	92
472	789	76	68	24	8	280
692	811	140	73	17	10	560
109	455	31	23	62	15	…
32	409	56	13	62	25	40
904	942	172	71	19	11	400
20	560	48	3	85	11	17
47	468	48	8	78	13	73
17	371	31	4	81	15	10
25	496	43	5	83	13	5
264	548	46	39	52	10	81
932	837	155	82	11	7	540

附录2-1　续表2

序列	国家	预期寿命(岁)								
		合计			男			女		
		1990	2000	2011	1990	2000	2011	1990	2000	2011
49	丹麦	75	77	79	72	75	77	78	79	82
50	吉布提	58	58	58	56	56	57	60	60	60
51	多米尼加	73	74	74	71	72	72	75	76	77
52	多米尼加共和国	68	73	73	68	72	72	69	74	73
53	厄瓜多尔	69	73	76	67	70	73	72	76	79
54	埃及	62	68	73	60	66	71	65	71	75
55	萨尔瓦多	64	70	72	59	67	68	70	74	76
56	赤道几内亚	49	52	54	48	51	53	50	53	55
57	厄立特里亚	36	61	61	28	58	59	51	63	64
58	爱沙尼亚	70	71	76	65	65	71	75	76	81
59	埃塞俄比亚	44	48	60	41	46	59	48	51	62
60	斐济	68	68	70	65	65	67	71	71	72
61	芬兰	75	78	81	71	74	78	79	81	84
62	法国	77	79	82	73	75	78	81	83	85
63	加蓬	62	60	62	59	58	61	64	63	64
64	冈比亚	54	57	58	53	55	57	55	58	60
65	乔治亚	69	71	72	65	68	68	72	74	76
66	德国	75	78	81	72	75	78	78	81	83
67	加纳	60	58	64	60	56	62	60	59	65
68	希腊	77	78	81	75	76	78	79	81	84
69	格林纳达	70	72	74	67	68	71	72	75	77
70	危地马拉	63	67	69	61	64	66	65	70	73
71	几内亚	50	50	55	48	48	54	52	53	56
72	几内亚比绍	45	47	50	42	44	48	48	49	52
73	圭亚那	63	66	63	58	61	60	67	71	67
74	海地	50	55	63	48	54	61	51	57	64
75	洪都拉斯	66	67	74	64	64	72	69	70	76
76	匈牙利	69	72	75	65	68	71	74	76	79
77	冰岛	78	80	82	75	78	81	81	82	84
78	印度	57	61	65	57	60	64	58	62	67
79	印尼	65	68	69	63	66	68	68	70	71
80	伊朗	63	67	73	60	65	72	66	70	75
81	伊拉克	67	68	69	64	65	65	69	70	72
82	爱尔兰	75	76	81	72	74	79	78	79	83
83	以色列	77	79	82	75	77	80	78	81	84
84	意大利	77	79	82	74	76	80	80	82	85
85	牙买加	73	72	75	72	71	71	74	74	78
86	日本	79	81	83	76	78	79	82	85	86
87	约旦	69	70	74	67	68	72	71	73	75
88	哈萨克斯坦	65	63	67	61	58	62	70	68	72
89	肯尼亚	61	54	60	59	52	58	63	56	61
90	基里巴斯	63	66	67	62	64	65	64	68	71
91	科威特	73	76	80	72	75	80	75	76	80
92	吉尔吉斯	65	65	69	61	62	65	68	69	72
93	老挝	50	59	68	50	58	66	51	60	69
94	拉脱维亚	70	71	74	64	65	69	75	76	78
95	黎巴嫩	68	71	74	64	68	72	71	75	76
96	莱索托	60	47	50	55	44	49	65	50	50

附录2-1 续表3

2008年标化死亡率(1/10万)			2008年寿命损失人年归因(%)			孕产妇死亡率(1/10万)2010
传染性疾病	非传染性疾病	伤害	传染性疾病	非传染性疾病	伤害	
27	440	33	5	85	10	12
470	809	80	65	24	10	200
78	632	33	16	74	11	…
147	573	68	42	42	17	150
105	400	81	30	45	25	110
76	749	34	24	65	11	66
127	523	121	22	46	32	81
720	854	117	74	18	8	240
303	670	92	64	23	14	240
21	585	84	4	77	19	2
721	903	139	70	20	9	350
166	752	35	23	67	10	26
11	377	58	3	77	20	5
23	336	38	6	80	14	8
545	660	82	69	21	9	230
525	735	72	73	20	7	360
72	670	46	15	75	10	67
21	394	25	5	87	8	7
608	711	91	66	25	9	350
25	388	29	5	83	12	3
86	580	43	17	70	13	24
225	471	130	45	31	24	120
759	932	121	73	19	8	610
928	916	110	79	15	6	790
194	677	114	32	47	21	280
545	697	52	72	22	6	350
152	729	61	42	43	14	100
16	648	51	3	87	10	21
18	332	33	5	77	18	5
363	685	99	52	35	13	200
244	647	70	41	45	13	220
82	599	90	28	49	23	21
168	691	280	35	25	40	63
29	385	33	6	78	16	6
31	337	24	10	78	12	7
16	342	25	5	86	9	4
159	518	87	37	42	21	110
40	273	36	9	77	15	5
84	727	62	26	55	19	63
95	985	155	16	59	24	51
624	681	116	76	14	10	360
263	703	23	36	60	4	…
53	399	28	14	64	22	14
112	913	86	30	55	15	71
376	771	107	58	28	13	470
30	666	87	5	77	17	34
47	597	61	13	70	17	25
1255	774	141	77	15	9	620

附录2-1　续表4

序列	国家	预期寿命(岁)								
		合计			男			女		
		1990	2000	2011	1990	2000	2011	1990	2000	2011
97	利比里亚	37	50	59	30	48	58	49	52	60
98	利比亚	69	71	65	67	69	58	72	74	74
99	立陶宛	71	72	74	66	67	68	76	77	79
100	卢森堡	75	78	82	72	75	79	79	81	84
101	马达加斯加	52	59	66	51	57	65	54	61	68
102	马拉维	48	43	58	46	41	57	50	45	58
103	马来西亚	71	72	74	68	69	72	73	74	76
104	马尔代夫	57	67	77	58	67	76	55	67	78
105	马里	49	50	51	47	48	50	50	52	53
106	马耳他	76	78	80	74	76	79	78	80	82
107	马歇尔群岛	62	59	60	59	58	59	65	60	60
108	毛利塔尼亚	57	58	59	56	56	57	58	59	60
109	毛里求斯	69	71	74	66	68	70	73	75	78
110	墨西哥	71	74	75	68	72	72	74	77	78
111	密克罗尼西亚	66	67	69	64	66	67	67	68	70
112	摩纳哥	77	80	82	74	76	79	81	84	85
113	蒙古	62	64	68	59	60	64	66	67	73
114	黑山	76	74	76	73	72	73	79	77	78
115	摩洛哥	65	69	72	63	67	70	68	72	74
116	莫桑比克	48	48	53	43	46	52	52	50	53
117	缅甸	58	62	65	56	59	63	61	65	67
118	纳米比亚	60	53	65	55	50	64	65	57	66
119	瑙鲁	60	59	71	56	54	68	64	65	76
120	尼泊尔	55	62	68	55	61	67	55	63	69
121	荷兰	77	78	81	74	76	79	80	81	83
122	新西兰	75	79	81	72	76	79	78	81	83
123	尼加拉瓜	68	73	73	63	70	70	73	76	76
124	尼日尔	44	51	56	43	51	55	45	51	57
125	尼日利亚	48	48	53	47	47	52	49	48	54
126	纽埃岛	75	72	72	72	68	65	78	76	82
127	挪威	77	79	81	73	76	79	80	81	83
128	阿曼	67	71	72	66	69	70	70	75	76
129	巴基斯坦	59	61	67	58	61	66	60	62	68
130	帕劳群岛	69	70	72	64	67	68	75	74	77
131	巴拿马	73	76	77	72	73	74	75	78	80
132	巴布亚新几内亚	58	61	63	57	60	61	60	63	65
133	巴拉圭	73	74	75	71	71	72	76	77	78
134	秘鲁	69	72	77	67	70	75	72	74	78
135	菲律宾	65	69	69	62	66	66	68	73	73
136	波兰	71	74	76	67	70	72	75	78	81
137	葡萄牙	74	77	80	71	73	77	77	80	83
138	卡塔尔	75	77	82	75	77	83	75	77	81
139	韩国	72	76	81	68	72	77	76	80	84
140	摩尔多瓦	68	68	71	64	64	67	71	71	75
141	罗马尼亚	70	71	74	67	68	70	73	75	78
142	俄罗斯	69	65	69	63	58	63	74	72	75
143	卢旺达	51	47	60	49	45	58	52	49	61
144	圣基茨和尼维斯	68	71	74	65	69	71	71	73	77

附录2-1　续表5

2008年标化死亡率(1/10万)			2008年寿命损失人年归因(%)			孕产妇死亡率(1/10万)2010
传染性疾病	非传染性疾病	伤害	传染性疾病	非传染性疾病	伤害	
782	766	63	82	14	4	770
69	655	60	21	62	18	58
34	637	120	6	71	23	8
25	362	37	5	79	15	20
408	706	55	69	24	7	240
1156	999	189	73	17	10	460
185	526	51	26	58	16	29
59	598	53	23	56	21	60
827	733	72	85	11	4	540
26	391	23	5	86	9	8
343	1289	66	27	64	9	…
575	746	88	72	19	9	510
52	664	42	12	76	12	60
68	493	57	19	61	20	50
203	704	35	41	49	10	100
22	320	42	5	78	16	…
89	713	78	26	53	21	63
17	640	33	5	86	9	8
104	597	37	39	51	10	100
957	908	153	76	15	8	490
461	667	347	41	21	39	200
670	791	160	63	22	15	200
240	1092	149	29	56	15	…
338	620	58	60	31	10	170
28	377	22	6	86	8	6
15	369	37	5	77	18	15
87	499	57	33	49	17	95
730	647	44	90	8	3	590
832	809	76	81	14	5	630
142	558	43	27	58	15	…
27	363	36	6	80	14	7
22	648	39	13	67	20	32
387	711	92	64	26	9	260
144	587	33	24	65	11	…
92	394	59	30	48	22	92
373	748	87	62	28	11	230
93	470	60	35	45	21	99
173	387	52	37	46	17	67
231	599	55	42	45	13	99
28	546	54	5	80	15	5
46	394	28	10	81	9	8
31	392	36	11	55	34	7
29	355	52	7	72	21	16
59	831	90	10	74	16	41
38	643	52	8	80	12	27
71	797	159	11	64	25	34
595	740	92	77	15	8	340
61	640	73	14	63	23	…

附录2-1　续表6

序列	国家	预期寿命(岁)								
		合计			男			女		
		1990	2000	2011	1990	2000	2011	1990	2000	2011
145	圣卢西亚岛	71	74	75	69	71	71	74	77	79
146	圣文森特和格林纳丁斯	71	70	74	68	67	71	74	73	76
147	萨摩亚群岛	63	67	73	62	65	70	64	70	76
148	圣马力诺	79	81	83	76	78	82	82	84	83
149	圣多美和普林西比	65	66	63	63	64	62	66	68	65
150	沙特阿拉伯	68	71	76	66	69	74	71	75	80
151	塞内加尔	57	60	61	54	58	60	59	62	62
152	塞黑	72	72	74	69	69	72	75	74	77
153	塞舌尔	69	72	74	64	67	69	75	76	78
154	塞拉利昂	40	41	47	38	37	46	43	45	47
155	新加坡	75	78	82	73	76	80	77	81	85
156	斯洛伐克	71	73	76	67	69	72	76	77	80
157	斯洛文尼亚	74	76	80	70	72	77	78	80	83
158	所罗门群岛	67	69	70	65	67	68	69	71	71
159	索马里	48	50	50	46	49	48	51	51	52
160	南非	63	56	58	59	54	57	68	59	60
161	南苏丹	45	…	54	44	…	53	46	…	55
162	西班牙	77	79	82	73	76	79	80	83	85
163	斯里兰卡	68	69	75	63	63	71	74	75	78
164	苏丹	57	58	62	58	58	60	57	58	64
165	苏里南	66	69	72	64	66	69	69	72	76
166	斯威士兰	61	48	50	59	46	49	63	51	51
167	瑞典	78	80	82	75	77	80	80	82	84
168	瑞士	77	80	83	74	77	80	81	83	85
169	叙利亚	67	71	75	64	69	73	70	74	77
170	塔吉克斯坦	63	64	68	60	62	67	65	65	69
171	泰国	68	68	74	65	63	71	71	72	77
172	马其顿	72	72	75	70	69	73	74	75	77
173	东帝汶	50	60	64	48	58	63	53	63	65
174	多哥	54	56	56	52	54	55	57	59	58
175	汤加	68	69	72	64	68	73	73	71	70
176	特立尼达和多巴哥	69	69	71	66	65	66	71	73	75
177	突尼斯	70	73	76	69	71	74	72	75	78
178	土耳其	65	70	76	62	67	73	67	73	78
179	土库曼斯坦	62	62	63	58	59	60	65	65	67
180	图瓦卢	62	63	64	61	63	65	63	63	64
181	乌干达	48	47	56	45	43	54	51	51	57
182	乌克兰	70	68	71	65	62	65	75	73	76
183	阿联酋	73	77	76	71	75	75	76	79	77
184	英国	76	78	80	73	75	79	78	80	82
185	坦桑尼亚	53	51	59	52	49	58	54	53	61
186	美国	75	77	79	72	74	76	79	80	81
187	乌拉圭	72	75	77	69	71	73	76	79	80
188	乌兹别克斯坦	66	66	68	63	63	66	69	68	71
189	瓦努阿图	65	69	72	64	68	71	66	70	74
190	委内瑞拉	72	74	75	70	71	72	74	77	79
191	越南	65	70	75	63	68	73	67	72	77
192	也门	58	61	64	57	59	63	58	62	66
193	赞比亚	46	42	55	44	40	54	48	44	56
194	津巴布韦	61	45	54	58	43	53	63	47	55

附录2-1　续表7

2008年标化死亡率(1/10万)			2008年寿命损失人年归因(%)			孕产妇死亡率(1/10万)2010
传染性疾病	非传染性疾病	伤害	传染性疾病	非传染性疾病	伤害	
81	517	53	20	60	20	35
115	596	58	24	60	17	48
194	683	35	34	55	10	…
19	312	14	7	86	7	…
279	605	45	67	25	8	70
86	644	68	20	55	25	24
509	665	58	77	17	6	370
17	712	36	4	88	8	12
149	591	48	21	66	14	…
1042	763	92	85	10	5	890
66	313	21	11	78	11	3
35	595	47	6	81	13	6
21	405	50	4	80	16	12
196	623	27	51	41	8	93
736	967	199	74	14	11	1000
983	635	72	79	15	6	300
…	…	…	…	…	…	…
24	351	23	7	83	10	6
79	623	233	11	39	50	35
377	897	148	59	24	17	730
126	572	74	30	52	18	130
1200	867	208	72	16	12	320
20	358	32	5	83	12	4
17	323	30	5	82	13	8
56	619	45	23	61	16	70
229	730	29	62	32	6	65
153	675	106	24	55	22	48
24	688	24	6	88	6	10
444	560	51	76	18	6	300
635	716	63	76	18	6	300
173	670	29	30	61	8	110
104	673	71	22	59	19	46
134	465	36	34	53	13	56
53	590	31	21	68	11	20
166	1016	74	35	52	13	67
266	1015	55	28	62	10	…
810	888	179	76	13	11	310
94	823	112	14	70	17	32
73	406	38	14	57	30	12
36	401	25	8	83	9	12
782	745	120	78	13	8	460
34	418	53	9	72	19	21
55	524	49	12	74	14	29
104	838	44	34	55	10	28
175	687	30	35	56	10	110
71	433	101	20	42	38	92
122	607	66	29	56	15	59
232	807	91	61	26	13	200
961	938	176	75	15	10	440
1552	622	73	87	9	4	570

附录2-2　5岁以下儿童死亡率

序列	国家	新生儿死亡率(‰) 2011	婴儿死亡率(‰)					
			合计			男		
			2000	2010	2011	1990	2000	2009
1	阿富汗	36	148	103	73	179	159	144
2	阿尔巴尼亚	7	23	16	13	48	27	16
3	阿尔及利亚	17	40	31	26	54	43	31
4	安道尔	1	4	3	3	8	4	3
5	安哥拉	43	126	98	96	160	132	103
6	安提瓜和巴布达	4	17	7	6	31	21	11
7	阿根廷	7	17	12	13	27	19	15
8	亚美尼亚	11	32	18	16	51	34	21
9	澳大利亚	3	5	4	4	9	6	5
10	奥地利	2	5	4	4	9	5	4
11	阿塞拜疆	19	58	39	39	87	64	33
12	巴哈马群岛	7	13	14	14	19	14	9
13	巴林群岛	4	10	9	9	13	11	10
14	孟加拉国	26	66	38	37	108	70	44
15	巴巴多斯岛	10	13	17	18	18	13	10
16	巴拉若斯	3	15	4	4	24	18	13
17	比利时	2	5	4	4	9	5	4
18	伯利兹	8	23	14	15	39	27	17
19	贝宁湾	31	89	73	68	117	94	79
20	不丹	25	68	44	42	99	73	57
21	玻利维亚	22	62	42	39	89	66	42
22	波黑	5	14	8	7	23	16	14
23	博茨瓦纳	11	66	36	20	47	67	43
24	巴西	10	28	17	14	51	31	19
25	文莱	4	6	6	6	11	6	6
26	保加利亚	7	14	11	11	16	15	11
27	布基纳法索	34	102	93	82	114	106	94
28	布隆迪	43	107	88	86	125	118	111
29	柬埔寨	19	80	43	36	94	88	75
30	喀麦隆	33	96	84	79	99	104	102
31	加拿大	4	5	5	5	8	6	5
32	佛得角	10	33	29	18	59	40	28
33	中非	46	119	106	108	118	123	116
34	乍得	42	122	99	97	127	130	132
35	智利	5	9	8	8	20	10	7
36	中国	9	30	16	13	31	25	14
37	哥伦比亚	11	22	17	15	33	26	19
38	科摩罗	32	81	63	59	99	90	82
39	刚果	32	74	61	64	69	76	83
40	库克岛	5	15	8	8	12	19	17
41	哥斯达黎加	6	12	9	9	17	13	10
42	科特迪瓦	41	97	86	81	116	107	92
43	克罗地亚	3	7	5	4	12	7	5
44	古巴	3	6	5	5	13	8	5
45	塞浦路斯	1	5	3	3	12	5	5
46	捷克	2	4	3	3	13	5	3
47	朝鲜	17	42	26	26	24	44	28
48	刚果民主共和国	47	126	112	111	131	131	131

附录2-2　续表1

			5岁以下儿童死亡率(‰)								
女			合计			男			女		
1990	2000	2009	2000	2010	2011	1990	2000	2011	1990	2000	2011
154	136	123	222	149	101	262	232	103	237	210	99
33	19	11	27	18	14	64	34	15	38	20	14
46	36	27	46	36	30	66	50	32	55	42	28
6	4	3	5	4	3	9	5	4	8	4	3
146	120	94	212	161	158	274	225	165	242	199	150
18	12	10	19	8	8	31	23	9	27	15	7
21	15	11	20	14	14	31	22	16	25	18	13
45	30	18	36	20	18	63	40	19	49	31	15
7	5	4	6	5	5	10	7	5	8	6	4
7	4	4	6	4	4	10	6	5	9	5	4
68	50	26	69	46	45	109	77	47	85	60	43
14	12	8	20	16	16	28	22	17	21	18	15
14	10	9	13	10	10	16	14	10	17	11	10
96	61	39	90	48	46	151	92	48	144	88	44
12	13	9	14	20	20	20	14	22	15	15	18
17	13	9	17	6	6	27	20	6	20	15	5
7	4	3	6	4	4	11	7	5	8	5	4
31	19	14	27	17	17	47	30	19	39	24	15
104	84	70	144	115	106	189	148	109	180	141	103
84	62	48	106	56	54	158	113	57	137	98	50
80	59	38	86	54	51	124	87	54	120	84	48
19	12	11	17	8	8	26	20	9	21	14	7
46	65	42	99	48	26	62	102	28	57	95	24
40	25	16	34	19	16	62	37	17	50	31	14
8	6	5	8	7	7	12	8	8	11	8	7
12	12	8	16	13	12	20	18	13	15	15	11
106	98	87	188	176	146	203	189	151	200	186	142
102	96	91	178	142	139	203	190	145	176	165	133
76	71	61	106	51	43	126	115	47	107	97	37
84	87	87	156	136	127	154	163	135	141	149	120
6	5	5	6	6	6	9	7	6	7	5	5
39	26	18	41	36	21	74	48	23	52	34	20
111	115	108	183	159	164	174	183	170	175	184	157
112	114	116	205	173	169	206	210	177	197	201	160
16	9	7	11	9	9	24	12	10	19	10	8
43	35	20	36	18	15	39	31	15	52	41	14
23	18	13	26	19	18	41	30	20	29	22	16
80	72	67	114	86	79	138	123	85	117	104	74
64	71	78	116	93	99	108	121	103	99	111	94
20	10	9	17	9	10	15	21	11	21	12	8
14	10	9	13	10	10	20	14	11	16	11	9
94	87	74	142	123	115	159	148	125	145	135	105
9	6	5	8	6	5	14	8	6	10	7	5
9	5	5	8	6	6	15	10	6	11	7	5
10	5	2	6	4	3	13	7	3	11	6	3
9	4	3	5	4	4	14	6	4	11	5	4
22	40	25	58	33	33	47	61	35	43	55	32
120	120	120	199	170	168	207	207	178	190	190	158

附录2-2 续表2

序列	国家	新生儿死亡率(‰) 2011	婴儿死亡率(‰)					
			合计			男		
			2000	2010	2011	1990	2000	2009
49	丹麦	2	5	3	3	9	6	3
50	吉布提	33	84	73	72	108	95	85
51	多米尼加	8	15	11	11	18	16	9
52	多米尼加共和国	14	32	22	21	51	34	28
53	厄瓜多尔	10	28	18	20	47	32	23
54	埃及	7	38	19	18	77	44	21
55	萨尔瓦多	6	28	14	13	52	30	16
56	赤道几内亚	37	102	81	80	129	109	94
57	厄立特里亚	21	58	42	46	103	65	44
58	爱沙尼亚	2	9	4	3	14	10	4
59	埃塞俄比亚	31	91	68	52	140	103	76
60	斐济	8	16	15	14	21	18	17
61	芬兰	2	4	2	2	6	4	3
62	法国	2	4	3	3	8	5	4
63	加蓬	24	61	54	49	81	73	62
64	冈比亚	34	93	57	58	111	100	84
65	乔治亚	15	31	20	18	44	33	28
66	德国	2	4	3	3	8	5	4
67	加纳	29	68	50	52	82	73	50
68	希腊	3	6	3	4	10	7	3
69	格林纳达	7	17	9	10	32	17	15
70	危地马拉	15	39	25	24	58	39	33
71	几内亚	39	111	81	79	152	124	97
72	几内亚比绍	44	129	92	98	157	142	127
73	圭亚那	20	39	25	29	60	49	37
74	海地	25	81	70	53	113	87	69
75	洪都拉斯	11	33	20	18	47	36	27
76	匈牙利	4	9	5	5	17	10	5
77	冰岛	1	3	2	2	6	3	3
78	印度	32	68	48	47	83	67	50
79	印尼	15	40	27	25	62	43	33
80	伊朗	14	38	22	21	62	43	29
81	伊拉克	20	38	31	31	45	41	38
82	爱尔兰	2	6	3	3	9	7	4
83	以色列	2	6	4	4	11	6	4
84	意大利	2	5	3	3	9	5	4
85	牙买加	11	27	20	16	30	29	28
86	日本	1	3	2	2	5	4	3
87	约旦	12	25	18	18	37	29	25
88	哈萨克斯坦	14	38	29	25	58	43	29
89	肯尼亚	27	66	55	48	70	72	60
90	基里巴斯	19	49	39	38	68	52	40
91	科威特	5	9	10	9	15	10	12
92	吉尔吉斯	16	44	33	27	68	48	35
93	老挝	17	64	42	34	122	71	52
94	拉脱维亚	5	11	8	7	16	12	8
95	黎巴嫩	5	21	19	8	36	22	12
96	莱索托	39	86	65	63	79	91	65

附录2-2 续表3

			5岁以下儿童死亡率(‰)								
女			合计			男			女		
1990	2000	2009	2000	2010	2011	1990	2000	2011	1990	2000	2011
6	4	3	6	4	4	10	6	4	8	5	3
82	72	65	106	91	90	137	119	95	108	94	84
12	13	8	17	12	12	21	18	13	14	15	11
45	30	25	39	27	25	67	42	27	57	36	23
35	24	17	34	20	23	58	37	25	48	31	21
54	31	15	47	22	21	103	54	22	75	39	20
44	25	13	33	16	15	68	37	17	56	30	14
111	95	82	168	121	118	206	174	124	190	162	112
81	51	34	89	61	68	162	96	74	137	81	61
10	7	3	11	5	4	18	13	4	14	9	3
108	79	58	148	106	77	225	159	82	193	137	72
17	14	14	18	17	16	25	19	18	19	17	15
6	3	3	4	3	3	7	5	3	7	4	3
6	4	3	5	4	4	10	6	5	8	5	4
54	48	41	83	74	66	104	93	72	81	73	59
96	87	73	131	98	101	163	140	107	142	122	94
37	28	23	35	22	21	51	38	23	42	31	18
6	4	3	5	4	4	10	6	4	8	5	4
70	62	43	106	74	78	132	117	83	107	94	72
9	5	3	7	4	4	11	8	5	10	6	4
33	18	11	20	11	13	40	19	13	40	21	12
56	38	32	48	32	30	75	48	33	77	49	28
121	98	78	185	130	126	246	198	128	214	172	123
127	115	103	218	150	161	264	240	174	215	196	147
34	28	21	45	30	36	80	59	40	41	31	32
97	74	59	113	165	70	158	117	74	147	109	66
39	30	23	40	24	21	58	42	23	52	38	20
13	9	5	11	6	6	19	12	7	15	10	6
5	2	2	3	2	3	7	4	3	6	3	2
85	68	51	93	63	61	111	87	59	126	99	64
51	35	27	56	35	32	93	61	34	77	51	29
47	33	22	47	26	25	82	54	25	63	41	25
39	35	33	48	39	38	58	52	41	48	43	35
8	5	3	7	4	4	11	8	4	9	6	4
9	5	4	7	5	4	13	8	5	11	6	4
7	4	3	5	4	4	10	6	4	8	5	3
25	25	24	32	24	18	35	34	21	32	30	16
4	3	2	5	3	3	7	5	4	6	4	3
27	21	18	30	22	21	42	31	22	37	28	19
44	33	22	44	33	28	69	51	32	51	38	24
58	59	50	105	85	73	106	112	78	92	97	67
62	45	34	63	49	47	93	64	50	84	62	45
13	7	10	11	11	11	18	13	12	16	10	10
57	40	29	51	38	31	80	55	34	69	47	28
94	55	40	86	54	42	166	91	44	148	81	39
11	9	6	13	10	8	20	15	9	15	11	8
30	19	10	24	22	9	45	27	10	35	21	9
70	81	57	124	85	86	98	132	93	87	116	79

附录2-2　续表4

序列	国家	新生儿死亡率(‰) 2011	婴儿死亡率(‰) 合计 2000	2010	2011	男 1990	2000	2009
97	利比里亚	27	133	74	58	178	144	86
98	利比亚	10	23	13	13	32	23	17
99	立陶宛	3	8	5	5	11	8	6
100	卢森堡	1	4	2	2	9	4	2
101	马达加斯加	23	65	43	43	109	70	43
102	马拉维	27	99	58	53	135	103	72
103	马来西亚	3	9	5	6	17	10	6
104	马尔代夫	6	42	14	9	83	43	12
105	马里	49	120	99	98	147	127	107
106	马耳他	4	6	5	5	12	7	6
107	马歇尔群岛	12	32	22	22	40	33	30
108	毛利塔尼亚	40	77	75	76	86	82	79
109	毛里求斯	9	16	13	13	23	20	14
110	墨西哥	7	22	14	13	40	24	16
111	密克罗尼西亚	17	38	34	34	45	38	32
112	摩纳哥	2	4	3	3	8	4	3
113	蒙古	12	49	26	26	86	58	29
114	黑山	5	13	7	7	12	14	8
115	摩洛哥	19	46	30	28	79	53	38
116	莫桑比克	34	123	92	72	160	127	99
117	缅甸	30	62	50	48	94	70	61
118	纳米比亚	18	50	29	30	58	58	39
119	瑙鲁	22	41	32	32	11	62	46
120	尼泊尔	27	63	41	39	98	63	38
121	荷兰	3	5	4	3	8	6	4
122	新西兰	3	6	5	5	10	7	5
123	尼加拉瓜	12	34	23	22	58	39	25
124	尼日尔	32	107	73	66	148	110	78
125	尼日利亚	39	114	88	78	134	122	92
126	纽埃岛	10	35	19	18	8	40	17
127	挪威	2	4	3	3	8	4	4
128	阿曼	5	18	8	7	39	19	10
129	巴基斯坦	36	85	70	59	105	89	74
130	帕劳群岛	9	14	15	14	22	18	15
131	巴拿马	9	19	17	17	26	21	17
132	巴布亚新几内亚	23	57	47	45	68	59	53
133	巴拉圭	13	25	21	19	39	29	22
134	秘鲁	9	35	15	14	69	39	22
135	菲律宾	12	29	23	20	46	32	29
136	波兰	3	8	5	5	17	9	6
137	葡萄牙	2	6	3	3	13	7	4
138	卡塔尔	4	12	7	6	20	12	8
139	韩国	2	6	4	4	8	6	5
140	摩尔多瓦	8	21	16	14	37	25	18
141	罗马尼亚	8	19	11	11	26	21	11
142	俄罗斯	6	20	9	10	26	23	12
143	卢旺达	21	108	44	38	111	116	76
144	圣基茨和尼维斯	5	18	7	6	28	15	14

附录2-2　续表5

			5岁以下儿童死亡率(‰)								
女			合计			男			女		
1990	2000	2009	2000	2010	2011	1990	2000	2011	1990	2000	2011
151	122	73	198	103	78	257	207	83	236	189	74
32	23	17	25	17	16	36	25	17	36	25	16
10	9	4	11	7	6	15	11	6	12	11	5
7	4	1	5	3	3	11	6	3	8	5	3
94	60	38	100	62	62	174	104	65	160	96	58
123	94	65	164	92	83	229	173	87	206	156	79
14	8	5	10	6	7	19	11	7	16	9	6
78	42	10	53	15	11	114	55	12	111	51	10
130	112	94	217	178	176	258	225	182	241	210	169
8	5	6	7	6	6	13	8	7	9	6	5
38	31	28	39	26	26	49	39	29	48	38	23
75	71	69	122	111	112	136	128	120	122	115	104
18	12	12	18	15	15	27	22	16	20	14	14
32	20	13	26	17	16	49	29	17	41	23	14
45	37	31	47	42	42	58	47	47	57	46	36
6	3	3	5	4	4	9	5	4	7	4	3
59	40	20	63	32	31	117	73	35	85	53	26
12	11	6	14	8	7	14	15	8	14	12	7
58	39	28	55	36	33	98	61	35	79	49	30
150	119	93	183	135	103	235	186	107	229	181	99
73	54	47	85	66	62	131	94	69	104	75	56
41	41	28	76	40	42	84	88	45	61	64	38
5	17	25	51	40	40	12	78	56	6	22	24
99	63	39	85	50	48	144	86	49	140	84	47
6	5	4	6	4	4	10	7	4	8	6	4
7	6	4	8	6	6	13	9	7	9	7	5
44	29	19	42	27	26	74	46	29	61	38	22
140	104	73	227	143	125	310	230	127	300	223	122
116	106	80	190	143	124	217	195	129	206	185	119
19	30	12	36	22	21	8	40	21	19	32	21
6	3	3	5	3	3	10	5	3	7	4	3
35	17	9	22	9	9	50	23	9	47	21	8
96	81	67	108	87	72	130	108	76	130	108	68
14	9	11	16	19	19	25	19	23	17	13	14
23	18	14	26	20	20	33	27	21	28	25	18
65	56	51	77	61	58	95	80	60	87	73	55
29	22	17	30	25	22	47	34	25	37	27	20
55	31	17	40	19	18	86	44	20	69	35	17
36	26	23	38	29	25	64	41	29	53	34	22
14	7	5	9	6	6	20	10	6	16	8	5
10	5	3	8	4	3	16	9	4	12	7	3
15	11	7	13	8	8	25	14	8	20	12	7
8	6	4	6	5	5	9	7	5	8	6	4
24	16	11	24	19	16	45	30	17	28	19	15
21	17	9	22	14	13	34	24	14	27	20	11
19	18	10	24	12	12	31	27	13	23	21	10
95	100	65	180	64	54	185	195	57	156	165	51
16	22	13	21	8	7	32	16	8	20	26	6

附录2-2　续表6

序列	国家	新生儿死亡率(‰) 2011	婴儿死亡率(‰)					
			合计			男		
			2000	2010	2011	1990	2000	2009
145	圣卢西亚岛	9	14	14	14	20	15	18
146	圣文森特和格林纳丁斯	13	19	19	20	21	21	12
147	萨摩亚群岛	8	28	17	16	42	43	33
148	圣马力诺	1	5	2	2	12	6	2
149	圣多美和普林西比	29	56	53	58	65	60	55
150	沙特阿拉伯	5	20	15	8	37	21	19
151	塞内加尔	26	61	50	47	79	66	55
152	塞黑	4	11	6	6	24	13	7
153	塞舌尔	9	12	12	12	19	10	10
154	塞拉利昂	49	150	114	119	176	159	130
155	新加坡	1	3	2	2	8	3	3
156	斯洛伐克	4	8	7	7	14	10	7
157	斯洛文尼亚	2	5	2	2	10	6	2
158	所罗门群岛	10	30	23	18	32	31	30
159	索马里	50	109	108	108	110	110	110
160	南非	19	54	41	35	54	61	49
161	南苏丹	38	…	…	76	…	…	…
162	西班牙	3	4	4	4	8	5	4
163	斯里兰卡	8	17	14	11	26	20	15
164	苏丹	31	73	66	57	75	70	67
165	苏里南	16	33	27	26	48	37	25
166	斯威士兰	35	71	55	69	71	75	55
167	瑞典	1	3	2	2	7	4	2
168	瑞士	3	5	4	4	7	5	4
169	叙利亚	9	19	14	13	36	22	17
170	塔吉克斯坦	25	75	52	53	106	87	60
171	泰国	8	17	11	11	30	19	13
172	马其顿	6	17	10	9	33	18	11
173	东帝汶	24	84	46	46	155	94	54
174	多哥	36	78	66	73	103	90	74
175	汤加	8	18	13	13	23	19	18
176	特立尼达和多巴哥	18	30	24	25	33	34	33
177	突尼斯	9	23	14	14	44	26	20
178	土耳其	9	36	12	12	75	40	20
179	土库曼斯坦	22	59	47	45	93	68	48
180	图瓦卢	14	35	27	25	43	37	29
181	乌干达	28	94	63	58	125	105	89
182	乌克兰	5	17	11	9	22	20	16
183	阿联酋	4	10	6	6	16	11	7
184	英国	3	6	5	4	9	6	5
185	坦桑尼亚	25	86	50	45	102	88	70
186	美国	4	7	7	6	11	8	7
187	乌拉圭	5	14	9	9	24	16	12
188	乌兹别克斯坦	15	53	44	42	65	56	34
189	瓦努阿图	7	21	12	11	33	21	14
190	委内瑞拉	8	20	16	13	30	23	17
191	越南	12	24	19	17	39	23	19
192	也门	32	72	57	57	94	77	54
193	赞比亚	27	99	69	53	119	110	96
194	津巴布韦	30	69	51	43	56	72	59

附录2-2　续表7

			5岁以下儿童死亡率(‰)								
女			合计			男			女		
1990	2000	2009	2000	2010	2011	1990	2000	2011	1990	2000	2011
14	13	19	16	16	16	25	17	17	18	15	14
19	17	10	23	21	21	26	26	23	24	20	19
38	10	8	34	20	19	51	47	21	49	18	16
16	4	0	5	2	2	12	6	2	18	4	2
58	53	49	85	80	89	98	89	92	91	82	86
33	19	17	23	18	9	47	25	10	39	21	8
67	56	46	120	75	65	161	128	69	140	111	60
22	9	5	13	7	7	28	15	8	25	11	6
11	13	7	14	14	14	21	13	15	12	14	13
157	142	116	250	174	185	300	263	194	270	237	176
7	2	2	4	3	3	10	4	3	8	4	2
10	7	5	10	8	8	16	12	9	12	8	7
7	4	2	6	3	3	12	6	3	8	5	3
31	30	29	37	27	22	37	36	21	39	38	22
107	107	107	180	180	180	178	178	190	182	182	170
42	47	37	77	57	47	70	88	50	53	66	44
…	…	…	…	…	121	…	…	122	…	…	119
7	4	3	6	5	4	10	6	5	8	5	4
20	15	11	21	17	12	33	24	13	24	17	11
81	76	72	115	103	86	116	108	91	131	122	81
39	30	23	38	31	30	55	41	33	47	35	26
64	68	49	105	78	104	95	108	113	90	102	94
5	3	2	4	3	3	8	5	3	6	3	3
6	4	4	6	5	4	9	6	5	8	5	4
24	15	11	22	16	15	44	26	16	29	17	14
76	63	43	94	63	63	136	109	70	97	78	56
22	15	10	20	13	12	36	22	13	27	18	11
30	16	9	19	12	10	37	20	11	35	18	9
120	73	42	106	55	54	207	120	57	158	92	51
75	65	54	124	103	110	171	141	118	129	106	102
16	16	15	20	16	15	24	22	18	20	19	13
27	26	29	34	27	28	38	40	31	31	29	24
35	20	15	27	16	16	54	31	18	45	24	15
62	33	17	42	13	15	92	45	16	76	38	14
67	49	35	71	56	53	112	81	57	84	61	48
41	32	29	42	33	30	54	42	33	52	43	27
97	82	69	154	99	90	203	170	97	165	138	83
14	13	10	19	13	10	26	24	11	16	14	9
13	9	6	11	7	7	19	12	7	15	10	6
7	5	4	6	5	5	11	7	6	8	6	5
96	84	66	139	76	68	161	138	70	163	141	65
8	7	6	9	8	8	13	9	8	10	8	7
21	12	10	16	11	10	27	19	11	23	14	9
57	49	30	62	52	49	77	65	55	70	60	42
33	21	14	25	14	13	39	24	14	42	26	12
23	17	13	23	18	15	35	26	17	28	20	13
40	24	20	29	23	22	58	31	25	53	28	19
82	67	47	100	77	77	128	103	80	121	97	73
95	88	77	166	111	83	196	182	86	161	149	80
52	66	54	116	80	67	84	120	73	78	111	61

附录2-3 卫生服务覆盖

序列	国家	产前检查率(至少4次)(%) 2005～2012	熟练卫生人员接生比例(%) 2005～2012	1岁儿童疫苗接种率(%) 2011			结核病人检出率(%) 2011	新涂阳结核病人治疗成功率% 2010	HIV感染者接受ARV治疗率(%) 2011
				流感	百白破	乙肝			
1	阿富汗	15	36	66	66	66	46	90	6
2	阿尔巴尼亚	67	99	99	99	99	100	91	…
3	阿尔及利亚	…	95	95	95	95	67	89	0
4	安道尔	…	…	99	99	99	59	…	…
5	安哥拉	47	49	86	86	86	78	48	36
6	安提瓜和巴布达	100	100	99	99	99	97	33	…
7	阿根廷	25	99	93	93	93	90	48	79
8	亚美尼亚	93	100	95	95	95	74	72	22
9	澳大利亚	91	99	92	92	92	90	80	…
10	奥地利	…	99	83	83	83	130	65	…
11	阿塞拜疆	45	88	38	74	48	62	77	28
12	巴哈马群岛	86	99	98	98	95	90	68	…
13	巴林群岛	100	97	99	99	99	95	96	…
14	孟加拉国	26	31	96	96	96	45	92	31
15	巴巴多斯岛	89	100	91	91	91	…	100	…
16	巴拉若斯	…	100	21	98	98	70	66	…
17	比利时	…	99	98	98	97	…	…	…
18	伯利兹	…	94	95	95	95	58	0	62
19	贝宁湾	61	84	85	85	85	67	91	61
20	不丹	77	58	…	95	95	87	90	24
21	玻利维亚	72	71	82	82	82	64	88	15
22	波黑	…	100	85	88	88	74	…	…
23	博茨瓦纳	73	95	96	96	93	71	81	>95
24	巴西	90	99	97	96	96	91	74	71
25	文莱	100	10	96	97	93	81	81	…
26	保加利亚	…	99	95	95	96	83	86	25
27	布基纳法索	34	67	91	91	91	55	77	57
28	布隆迪	33	60	96	96	96	57	92	54
29	柬埔寨	59	71	94	94	94	64	94	>95
30	喀麦隆	…	64	66	66	66	50	78	41
31	加拿大	99	99	95	95	70	89	76	…
32	佛得角	72	76	90	90	90	52	…	46
33	中非	…	41	54	54	54	31	68	22
34	乍得	23	17	22	22	22	60	68	34
35	智利	…	100	94	94	94	79	71	66
36	中国	…	96	…	99	99	89	96	…
37	哥伦比亚	89	99	85	85	85	73	79	46
38	科摩罗	…	…	83	83	83	45	91	19
39	刚果	75	94	90	90	90	68	77	44
40	库克岛	…	100	93	93	93	82	…	…
41	哥斯达黎加	97	95	81	85	84	88	87	…
42	科特迪瓦	45	59	62	62	…	59	77	41
43	克罗地亚	…	100	96	96	97	82	75	…
44	古巴	100	100	96	96	96	77	89	>95
45	塞浦路斯	…	98	96	99	96	…	…	…
46	捷克	95	100	99	99	99	…	…	…
47	朝鲜	94	100	…	94	94	110	90	…
48	刚果民主共和国	44	80	70	70	70	50	90	…

附录2-3 续表1

序列	国家	产前检查率(至少4次)(%) 2005～2012	熟练卫生人员接生比例(%) 2005～2012	1岁儿童疫苗接种率(%) 2011			结核病人检出率(%) 2011	新涂阳结核病人治疗成功率% 2010	HIV感染者接受ARV治疗率(%) 2011
				流感	百白破	乙肝			
49	丹麦	…	99	91	91	…	…	…	…
50	吉布提	…	78	87	87	87	66	80	27
51	多米尼加	…	100	98	98	98	23	100	…
52	多米尼加共和国	95	95	71	84	80	66	80	80
53	厄瓜多尔	…	89	99	99	98	56	79	68
54	埃及	66	79	…	96	96	63	86	21
55	萨尔瓦多	78	85	90	89	90	110	91	72
56	赤道几内亚	…	…	…	33	…	61	70	…
57	厄立特里亚	…	…	99	99	99	58	84	49
58	爱沙尼亚	97	99	93	93	94	89	68	…
59	埃塞俄比亚	19	10	51	51	51	72	83	56
60	斐济	…	100	99	99	99	92	67	87
61	芬兰	…	99	99	99	…	78	74	…
62	法国	99	98	97	99	65	…	…	…
63	加蓬	…	…	45	45	45	64	63	53
64	冈比亚	72	56	96	96	96	45	88	54
65	乔治亚	90	97	92	94	92	84	76	76
66	德国	…	99	93	99	93	96	77	…
67	加纳	78	55	91	91	91	78	86	47
68	希腊	…	…	83	99	95	…	…	…
69	格林纳达	…	100	94	94	94	47	75	…
70	危地马拉	…	51	85	85	85	34	83	56
71	几内亚	50	46	59	59	59	61	80	58
72	几内亚比绍	70	44	76	76	76	56	73	56
73	圭亚那	79	87	93	93	93	85	71	82
74	海地	54	26	…	59	…	64	82	58
75	洪都拉斯	81	66	98	98	98	96	85	41
76	匈牙利	…	99	99	99	…	…	…	…
77	冰岛	…	…	96	96	…	51	88	…
78	印度	50	58	…	72	47	59	88	…
79	印尼	82	80	…	63	63	70	90	24
80	伊朗	94	97	…	99	99	71	83	7
81	伊拉克	…	89	…	77	76	60	89	…
82	爱尔兰	…	100	95	95	95	83	62	…
83	以色列	…	…	93	94	99	94	76	…
84	意大利	85	100	96	96	96	96	…	…
85	牙买加	87	98	99	99	99	58	47	60
86	日本	…	100	…	98	…	86	52	…
87	约旦	94	99	98	98	98	83	87	…
88	哈萨克斯坦	…	99	95	99	99	87	61	27
89	肯尼亚	47	44	88	88	88	81	87	72
90	基里巴斯	…	98	95	99	95	95	93	…
91	科威特	…	99	99	99	99	66	87	…
92	吉尔吉斯	…	98	96	96	96	80	…	23
93	老挝	…	37	78	78	78	32	91	53
94	拉脱维亚	…	99	93	94	91	93	76	18
95	黎巴嫩	…	…	81	81	81	77	80	36
96	莱索托	70	62	83	83	83	82	69	58

附录2-3　续表2

序列	国家	产前检查率(至少4次)(%) 2005～2012	熟练卫生人员接生比例(%) 2005～2012	1岁儿童疫苗接种率(%) 2011			结核病人检出率(%) 2011	新涂阳结核病人治疗成功率% 2010	HIV感染者接受ARV治疗率(%) 2011
				流感	百白破	乙肝			
97	利比里亚	66	46	49	49	49	64	…	38
98	利比亚	…	98	98	98	98	59	64	…
99	立陶宛	…	…	92	92	95	90	68	25
100	卢森堡	…	…	99	99	95	410	0	…
101	马达加斯加	49	44	89	89	89	51	82	3
102	马拉维	46	71	97	97	97	66	87	67
103	马来西亚	…	99	99	99	97	85	80	37
104	马尔代夫	85	95	…	96	96	81	82	22
105	马里	35	49	72	72	72	56	76	53
106	马耳他	…	100	96	96	82	58	20	…
107	马歇尔群岛	77	86	92	94	97	47	80	…
108	毛利塔尼亚	…	57	75	75	75	15	69	21
109	毛里求斯	…	100	98	98	98	41	90	37
110	墨西哥	…	95	97	97	98	76	87	84
111	密克罗尼西亚	…	100	72	84	83	66	97	…
112	摩纳哥	…	…	99	99	99	…	…	…
113	蒙古	81	99	99	99	99	68	86	27
114	黑山	…	100	90	95	91	100	87	…
115	摩洛哥	64	74	99	99	98	86	85	37
116	莫桑比克	…	54	76	76	76	34	85	46
117	缅甸	43	71	…	99	52	74	86	32
118	纳米比亚	70	81	82	82	82	64	85	>95
119	瑙鲁	40	97	99	99	99	150	67	…
120	尼泊尔	29	36	92	92	92	71	90	24
121	荷兰	…	…	97	97	…	86	78	…
122	新西兰	…	96	94	95	95	91	74	…
123	尼加拉瓜	78	74	98	98	98	110	85	65
124	尼日尔	15	18	75	75	75	59	82	34
125	尼日利亚	45	34	…	47	50	45	84	30
126	纽埃岛	…	100	99	98	98	170	…	…
127	挪威	…	99	95	94	…	…	…	…
128	阿曼	85	99	99	99	99	87	97	…
129	巴基斯坦	28	45	80	80	80	64	91	10
130	帕劳群岛	81	100	85	84	91	38	88	…
131	巴拿马	…	89	87	87	87	91	80	49
132	巴布亚新几内亚	29	43	61	61	62	61	58	68
133	巴拉圭	91	85	90	90	90	79	78	69
134	秘鲁	94	85	91	91	91	110	68	60
135	菲律宾	78	62	14	80	76	76	91	51
136	波兰	…	100	99	99	98	91	65	…
137	葡萄牙	…	…	97	98	97	…	…	…
138	卡塔尔	85	100	93	93	93	80	67	…
139	韩国	97	100	…	99	99	88	89	…
140	摩尔多瓦	89	100	78	93	96	74	57	29
141	罗马尼亚	…	99	89	89	96	78	84	74
142	俄罗斯	…	100	…	97	97	81	53	…
143	卢旺达	35	69	97	97	97	64	88	82
144	圣基茨和尼维斯	…	100	98	97	98	34	100	…

附录2-3　续表3

序列	国家	产前检查率（至少4次）(%) 2005～2012	熟练卫生人员接生比例(%) 2005～2012	1岁儿童疫苗接种率(%) 2011 流感	1岁儿童疫苗接种率(%) 2011 百白破	1岁儿童疫苗接种率(%) 2011 乙肝	结核病人检出率(%) 2011	新涂阳结核病人治疗成功率% 2010	HIV感染者接受ARV治疗率(%) 2011
145	圣卢西亚岛	99	99	97	97	97	78	89	…
146	圣文森特和格林纳丁斯	…	99	96	95	96	64	0	…
147	萨摩亚群岛	58	81	91	91	91	110	100	…
148	圣马力诺	…	…	85	86	86	…	…	…
149	圣多美和普林西比	72	81	96	96	96	86	78	52
150	沙特阿拉伯	…	100	98	98	98	80	62	…
151	塞内加尔	50	65	83	83	83	63	85	56
152	塞黑	94	100	91	91	89	130	86	65
153	塞舌尔	…	99	99	99	99	80	100	…
154	塞拉利昂	75	61	84	84	84	29	86	41
155	新加坡	…	100	…	96	96	86	80	…
156	斯洛伐克	…	100	99	99	99	89	84	…
157	斯洛文尼亚	…	100	96	96	…	96	85	…
158	所罗门群岛	65	70	88	88	88	70	87	…
159	索马里	6	9		41	…	43	89	7
160	南非	…	…	72	72	76	69	79	66
161	南苏丹	…	…	…	46	…	48	75	6
162	西班牙	…	…	97	97	97	84	70	…
163	斯里兰卡	93	99	99	99	99	70	86	21
164	苏丹	…	…	93	93	93	48	80	9
165	苏里南	…	87	86	86	86	53	60	53
166	斯威士兰	77	82	91	91	91	53	73	83
167	瑞典	…	…	98	98	…	72	85	…
168	瑞士	…	…	95	95	…	100	…	…
169	叙利亚	…	96	72	72	66	87	89	…
170	塔吉克斯坦	49	88	96	96	96	47	80	22
171	泰国	80	99	…	99	98	76	85	71
172	马其顿	…	100	89	95	90	83	90	…
173	东帝汶	55	30	…	67	67	76	88	…
174	多哥	55	44	81	81	81	64	84	42
175	汤加	86	99	99	99	99	55	83	…
176	特立尼达和多巴哥	…	97	90	90	90	78	76	…
177	突尼斯	68	95	43	98	98	95	85	67
178	土耳其	74	91	97	97	96	85	91	50
179	土库曼斯坦	…	100	71	97	97	…	…	…
180	图瓦卢	67	93	96	96	96	53	100	…
181	乌干达	48	58	82	82	82	69	71	54
182	乌克兰	75	99	26	50	21	86	60	22
183	阿联酋	…	100	94	94	94	36	69	…
184	英国	…	…	95	95	…	89	81	…
185	坦桑尼亚	43	49	90	90	90	76	90	40
186	美国	97	99	88	94	91	86	64	…
187	乌拉圭	90	100	95	95	95	110	85	41
188	乌兹别克斯坦	…	100	99	99	99	52	81	…
189	瓦努阿图	…	74	…	68	59	67	80	…
190	委内瑞拉	47	98	78	78	78	64	83	79
191	越南	60	92	95	95	95	74	92	58
192	也门	…	36	81	81	81	79	87	8
193	赞比亚	60	47	81	81	81	73	86	82
194	津巴布韦	65	66	93	99	93	50	81	77

附录2-4　环境危险因素

序列	国家	安全饮用水普及率(%)							卫生厕所普及率(%)						
		城市		农村		合计			城市		农村		合计		
		2000	2011	2000	2011	2000	2010	2011	2000	2011	2000	2011	2000	2010	2011
1	阿富汗	37	85	17	53	21	50	61	43	46	27	23	30	37	28
2	阿尔巴尼亚	100	95	94	94	97	95	95	97	95	83	93	89	94	94
3	阿尔及利亚	93	85	84	79	89	83	84	99	98	82	88	92	95	95
4	安道尔	100	100	100	100	100	100	100	100	100	100	100	100	100	100
5	安哥拉	49	66	39	35	44	51	53	67	86	13	19	40	58	59
6	安提瓜和巴布达	95	98	89	98	91	…	98	98	91	94	91	95	…	91
7	阿根廷	98	100	78	95	96	…	99	91	96	74	98	89	…	96
8	亚美尼亚	99	100	83	98	93	98	99	95	96	79	81	89	90	90
9	澳大利亚	100	100	100	100	100	100	100	100	100	100	100	100	100	100
10	奥地利	100	100	100	100	100	100	100	100	100	100	100	100	100	100
11	阿塞拜疆	93	88	58	71	76	80	80	90	86	70	78	80	82	82
12	巴哈马群岛	98	96	86	96	97	…	96	100	…	100	…	100	100	…
13	巴林群岛	100	100	…	100	…	…	100	100	99	…	99	…	…	99
14	孟加拉国	86	85	77	82	79	81	83	51	55	26	55	32	56	55
15	巴巴多斯岛	100	100	100	100	100	100	100	99	…	100	…	100	100	…
16	巴拉若斯	100	100	100	99	100	100	100	91	92	96	97	92	93	93
17	比利时	100	100	…	100	…	100	100	…	100	…	100	…	100	100
18	伯利兹	100	97	82	100	91	98	99	71	93	25	87	47	90	90
19	贝宁湾	76	85	57	69	64	75	76	51	25	8	5	24	13	14
20	不丹	98	100	79	96	81	96	97	71	74	50	29	52	44	45
21	玻利维亚	94	96	62	72	82	88	88	52	57	19	24	39	27	46
22	波黑	99	100	96	98	97	99	99	99	100	93	92	96	95	96
23	博茨瓦纳	100	99	90	93	95	96	97	60	78	28	42	45	62	64
24	巴西	96	100	57	84	89	98	97	83	87	37	48	74	79	81
25	文莱	…	…	…	…	…	…	…	…	…	…	…	…	…	…
26	保加利亚	100	100	97	99	99	100	99	100	100	96	100	99	100	100
27	布基纳法索	83	96	51	74	56	79	80	33	50	4	6	9	17	18
28	布隆迪	89	82	69	73	71	72	74	43	45	42	51	42	46	50
29	柬埔寨	60	90	33	61	38	64	67	51	76	9	22	16	31	33
30	喀麦隆	84	95	41	52	63	77	74	54	58	39	36	47	49	48
31	加拿大	100	100	99	99	100	100	100	100	100	99	99	100	100	100
32	佛得角	86	91	73	86	80	88	89	61	74	19	45	41	61	63
33	中非	85	92	49	51	63	67	67	32	43	16	28	22	34	34
34	乍得	46	71	30	44	34	51	50	21	31	3	6	7	13	12
35	智利	98	100	65	90	93	96	98	95	100	67	89	91	96	99
36	中国	97	98	71	85	80	91	92	69	74	53	56	59	64	65
37	哥伦比亚	98	100	73	72	91	92	93	83	82	51	65	74	77	78
38	科摩罗	93	…	85	97	88	95	…	42	…	22	…	29	36	…
39	刚果	95	95	35	32	70	71	72	19	19	21	15	20	18	18
40	库克岛	99	100	87	100	95	…	100	100	95	99	95	100	100	95
41	哥斯达黎加	99	100	95	91	97	97	96	96	95	95	92	96	95	94
42	科特迪瓦	87	91	66	68	75	80	80	38	36	10	11	22	24	24
43	克罗地亚	100	100	98	97	99	99	99	99	99	98	98	99	99	98
44	古巴	95	96	78	86	91	94	94	99	94	95	87	98	91	92
45	塞浦路斯	100	100	100	100	100	100	100	100	100	100	100	100	100	100
46	捷克	100	100	100	100	100	100	100	100	100	98	100	99	98	100
47	朝鲜	100	99	100	97	100	98	98	58	88	60	73	59	80	82
48	刚果民主共和国	85	80	28	29	45	45	46	45	29	17	31	25	24	31

附录2-4　续表1

低出生体重发生率(%) 2005～2010	5岁以下儿童 2005～2012			成人(≥20岁)肥胖率(%) 2008		成人(>15岁)平均饮酒精量(升/人/年) 2008	成人(>15岁)吸烟率(%) 2009		未成年人(13～15岁)吸烟率(%) 2005～2010	
	发育迟缓率(%)	低体重率(%)	超重率(%)	男	女		男	女	男	女
…	…	…	…	1.5	3.3	<0.1	…	…	…	…
7	23.1	6.3	23.4	21.7	20.5	7.3	60	19	18	7
6	15.9	3.7	12.9	10.7	24.3	0.7	…	…	26	6
…	…	…	…	25.7	22.6	10.2	38	32	…	…
…	29.2	15.6	…	3.8	10.2	5.6	…	…	…	…
5	…	…	…	18.1	33.1	8.2	…	…	24	16
7	8.2	2.3	9.9	27.4	31.0	9.4	32	22	26	30
7	20.8	5.3	16.8	14.4	30.2	13.7	51	2	11	4
…	1.8	0.2	8.0	25.2	24.9	10.2	22	19	…	…
…	…	…	…	19.2	17.1	12.4	47	45	…	…
10	26.8	8.4	13.9	15.8	32.1	13.3	41	…	…	…
11	…	…	…	26.7	42.6	8.7	…	…	18	15
…	…	…	…	28.9	38.2	4.2	34	8	…	…
22	43.2	41.3	1.1	1.0	1.3	0.2	46	2	9	5
12	…	…	…	21.6	44.2	6.4	13	1	35	23
4	4.5	1.3	9.7	19.7	26.4	18.9	49	9	…	…
…	…	…	…	21.2	16.9	10.4	30	22	…	…
14	22.2	4.9	13.7	24.4	45.4	5.9	23	3	22	15
15	44.7	20.2	11.4	3.5	9.5	2.1	15	1	…	…
10	33.5	12.7	7.6	4.7	6.6	0.5	…	…	28	12
6	27.2	4.5	8.7	10.0	27.1	5.8	42	18	…	…
5	11.8	1.6	25.6	22.7	25.3	9.6	47	36	16	11
13	31.4	11.2	11.2	3.0	22.8	7.0	…	…	27	21
8	7.1	2.2	7.3	16.5	22.1	10.1	22	13	29	31
…	…	…	…	8.5	7.2	1.9	32	4	…	…
9	…	…	…	22.0	20.4	11.4	48	27	26	32
16	35.1	26	6.9	1.7	3.0	7.3	18	8	23	12
11	57.7	35.2	…	2.8	3.7	9.7	…	…	21	17
9	40.9	29	1.9	1.6	2.8	4.7	42	3	…	…
11	32.6	15	6.5	7.0	15.1	7.9	14	2	14	8
…	…	…	…	24.6	23.9	10.2	24	17	…	…
6	…	…	…	6.3	15.3	5.0	14	3	15	12
13	40.7	24	1.8	2.0	5.3	3.2	…	…	30	35
…	38.8	30	2.8	2.4	3.8	4.4	22	3	21	14
6	2.0	0.5	9.5	24.5	33.6	8.8	38	33	30	40
3	9.4	3.4	6.6	4.6	6.5	5.6	51	2	7	4
6	12.7	3.4	4.8	11.9	23.7	6.6	…	…	27	28
…	…	…	…	3.5	5.3	0.3	24	9	22	15
13	31.2	11.8	8.5	2.8	7.5	4.5	10	…	28	20
…	…	…	…	59.7	68.5	3.2	43	31	34	36
7	5.6	1.1	8.1	20.9	28.3	5.8	24	8	16	13
17	39.0	29.4	4.9	3.9	9.7	6.5	17	4	26	11
5	…	…	…	22.8	19.4	15.0	36	30	23	26
5	…	…	…	13.3	27.5	5.1	…	…	20	15
…	…	…	…	24.8	21.9	8.8	…	…	13	8
…	…	…	…	30.5	26.5	16.5	43	31	36	34
6	32.4	18.8	0.0	3.7	3.9	4.3	…	…	…	…
10	43.4	24	6.8	0.7	3.0	3.4	10	2	37	29

附录2-4　续表2

序列	国家	安全饮用水普及率(%)							卫生厕所普及率(%)						
		城市		农村		合计			城市		农村		合计		
		2000	2011	2000	2011	2000	2010	2011	2000	2011	2000	2011	2000	2010	2011
49	丹麦	100	100	100	100	100	100	100	100	100	100	100	100	100	100
50	吉布提	88	100	61	67	83	88	92	76	73	11	22	65	50	61
51	多米尼加	100	96	90	81	97	…	…	86	…	75	…	83	…	…
52	多米尼加共和国	97	82	84	…	92	86	82	79	86	67	74	74	83	82
53	厄瓜多尔	92	96	81	82	88	94	92	90	96	65	86	80	92	93
54	埃及	99	100	95	99	97	99	99	79	97	47	93	61	95	95
55	萨尔瓦多	92	94	60	81	79	88	90	89	79	72	53	82	87	70
56	赤道几内亚	45	…	42	…	43	…	…	60	…	46	…	51	…	…
57	厄立特里亚	70	…	50	…	54	…	99	16	…	2	4	4	…	…
58	爱沙尼亚	100	99	99	97	100	98	…	96	100	94	94	95	95	100
59	埃塞俄比亚	87	97	19	39	29	44	49	24	27	4	19	7	21	21
60	斐济	43	100	51	92	47	98	96	87	92	55	82	70	83	87
61	芬兰	100	100	100	100	100	100	100	100	100	100	100	100	100	100
62	法国	100	100	100	100	100	100	100	…	100	…	100	…	100	100
63	加蓬	95	95	47	41	85	87	88	37	33	30	30	36	33	33
64	冈比亚	95	92	77	85	86	89	89	49	70	49	65	49	68	68
65	乔治亚	95	100	78	96	87	98	98	95	96	91	91	93	95	93
66	德国	100	100	100	100	100	100	100	100	100	100	100	100	100	100
67	加纳	88	92	59	80	72	86	86	14	19	5	8	9	14	13
68	希腊	100	100	97	99	99	100	100	99	99	96	97	98	98	99
69	格林纳达	97	…	93	…	94	…	…	96	…	97	…	97	97	…
70	危地马拉	96	99	86	89	91	92	94	89	88	72	72	80	78	80
71	几内亚	84	90	50	65	61	74	74	28	32	11	11	16	18	18
72	几内亚比绍	79	94	49	54	58	64	72	48	33	22	8	30	20	19
73	圭亚那	97	98	86	93	89	94	95	86	88	80	82	82	84	84
74	海地	67	77	50	48	56	69	64	38	34	16	17	24	17	26
75	洪都拉斯	94	96	69	81	80	87	89	74	86	45	74	58	77	81
76	匈牙利	100	100	98	100	99	100	100	100	100	100	100	100	100	100
77	冰岛	100	100	100	100	100	100	100	100	100	100	100	100	100	100
78	印度	94	96	77	89	82	92	92	49	60	13	24	23	34	35
79	印尼	90	93	68	76	77	82	84	69	73	39	44	52	54	59
80	伊朗	99	98	84	90	94	96	95	86	100	78	99	83	100	100
81	伊拉克	94	94	51	67	80	79	85	77	86	63	80	72	73	84
82	爱尔兰	100	100	…	100	…	100	100	…	100	…	98	…	99	99
83	以色列	100	100	100	100	100	100	100	100	100	…	100	…	100	100
84	意大利	100	100	…	100	…	100	100	…	…	…	…	…	…	…
85	牙买加	98	97	87	89	93	93	93	82	78	84	82	83	80	80
86	日本	100	100	100	100	100	100	100	100	100	100	100	100	100	100
87	约旦	99	97	91	90	97	97	96	93	98	78	98	90	98	98
88	哈萨克斯坦	99	99	91	90	96	95	95	97	97	97	98	97	97	97
89	肯尼亚	87	83	42	54	51	59	61	19	31	46	29	41	32	29
90	基里巴斯	77	87	50	50	62	…	66	43	51	20	30	30	…	39
91	科威特	…	99	…	99	…	99	99	…	100	…	100	…	100	100
92	吉尔吉斯	98	96	73	85	82	90	89	93	94	93	93	93	93	93
93	老挝	76	83	39	63	46	67	70	57	87	14	48	22	63	62
94	拉脱维亚	100	100	96	96	99	99	98	82	…	71	…	78	…	…
95	黎巴嫩	100	100	100	100	100	100	100	100	100	87	…	98	…	…
96	莱索托	93	91	74	73	77	78	78	43	32	32	24	34	26	26

附录2-4　续表3

低出生体重发生率(%) 2005～2010	5岁以下儿童 2005～2012			成人(≥20岁)肥胖率(%) 2008		成人(>15岁)平均饮酒精量(升/人/年) 2008	成人(>15岁)吸烟率(%) 2009		未成年人(13～15岁)吸烟率(%) 2005～2010	
	发育迟缓率(%)	低体重率(%)	超重率(%)	男	女		男	女	男	女
…	…	…	…	17.1	15.4	12.0	30	28	…	…
10	33.5	29.6	8.1	6.7	13.8	1.9	…	…	23	14
10	…	…	…	10.1	39.1	8.7	11	4	30	20
11	10.1	3.4	8.3	14.4	29.3	6.3	17	13	…	…
8	…	…	…	15.7	28.2	9.4	…	…	31	26
13	30.7	6.8	20.5	22.5	46.3	0.3	40	…	20	4
…	20.6	6.6	5.7	20.2	32.9	4.0	…	…	18	11
…	…	…	…	7.9	14.8	6.1	…	…	25	17
…	…	…	…	1.3	2.3	1.6	10	2	8	5
…	…	…	…	20.2	17.6	17.2	46	23	34	28
20	44.2	29.2	1.8	0.9	1.6	4.1	8	…	…	…
…	…	…	…	21.3	42.2	2.8	18	3	18	10
…	…	…	…	21.0	18.6	13.1	28	22	…	…
…	…	…	…	16.8	14.6	12.5	36	27	…	…
…	…	…	…	8.4	21.5	9.5	19	3	…	…
11	24.4	18.0	1.8	2.3	14.4	3.6	31	3	34	37
5	11.3	1.1	19.9	15.9	25.7	6.7	57	6	15	3
…	1.3	1.1	3.5	23.1	19.2	12.1	33	25	…	…
13	28.6	14.3	5.9	4.4	11.7	3.1	11	3	14	11
…	…	…	…	18.8	16.1	11.0	63	41	17	14
9	…	…	…	14.9	32.1	10.7	…	…	25	17
11	48.0	13.0	4.9	13.8	26.7	7.1	22	4	20	13
12	40.0	20.8	5.1	4.3	5.1	0.8	25	2	31	20
11	32.2	18.0	3.2	2.6	8.1	3.9	…	…	12	10
19	19.5	11.1	6.7	8.3	27.1	8.7	27	6	25	16
25	29.7	18.9	3.9	8.4	8.4	5.9	…	…	22	24
10	29.9	8.6	5.8	12.9	26.3	4.4	…	3	…	…
…	…	…	…	26.2	22.9	16.1	43	33	28	27
…	…	…	…	23.4	20.3	7.4	27	21	…	…
28	47.9	43.5	1.9	1.3	2.5	2.7	26	4	19	8
9	39.2	19.0	12.3	2.5	6.9	0.6	61	5	41	6
7	…	…	…	13.6	29.5	1.0	26	2	33	20
15	27.5	7.1	15.0	22.3	36.2	0.5	31	4	18	15
…	…	…	…	25.7	23.3	14.9	…	…	…	…
…	…	…	…	23.2	27.6	2.5	29	13	…	…
…	…	…	…	19.3	14.9	9.7	33	19	…	…
12	4.8	3.0	4.0	10.0	38.2	5.2	…	…	31	25
…	…	…	…	5.5	3.5	7.8	42	12	…	…
13	8.3	1.9	6.6	27.3	41.7	0.7	47	6	34	19
6	17.5	4.9	14.8	20.2	27.4	11.1	40	9	12	8
8	35.2	16.4	5.0	2.5	6.8	3.9	26	1	15	15
…	…	…	…	37.7	53.6	2.7	71	43	43	32
…	3.8	1.7	9.0	37.2	52.4	0.1	35	4	25	11
5	18.1	2.7	10.7	11.7	21.6	4.7	45	2	10	4
11	47.6	31.6	1.3	1.7	4.1	7.0	51	4	8	4
…	…	…	…	21.5	21.8	13.5	50	22	42	34
…	…	…	…	26.4	29.7	2.3	46	31	66	54
…	39.0	13.5	7.3	3.1	26.6	5.6	…	…	26	22

附录2-4　续表4

序列	国家	安全饮用水普及率(%)							卫生厕所普及率(%)						
		城市		农村		合计			城市		农村		合计		
		2000	2011	2000	2011	2000	2010	2011	2000	2011	2000	2011	2000	2010	2011
97	利比里亚	75	89	49	60	63	73	74	51	30	10	7	32	18	18
98	利比亚	72	…	68	…	71	…	…	97	97	96	96	97	97	97
99	立陶宛	…	98	…	…	…	…	…	…	95	…	…	…	…	…
100	卢森堡	100	100	100	100	100	100	100	100	100	100	100	100	100	100
101	马达加斯加	78	78	33	34	45	46	48	17	19	9	11	11	15	14
102	马拉维	94	95	58	82	63	83	84	51	50	56	53	55	51	53
103	马来西亚	100	100	96	99	98	100	100	95	96	93	95	94	96	96
104	马尔代夫	99	100	82	98	87	98	99	100	97	42	98	58	97	98
105	马里	74	89	42	53	51	64	65	57	35	36	14	42	22	22
106	马耳他	100	100	100	100	100	100	100	100	100	…	100	…	100	100
107	马歇尔群岛	83	93	96	97	88	94	94	93	84	57	55	81	75	76
108	毛利塔尼亚	52	52	48	48	50	50	50	39	51	11	9	22	26	27
109	毛里求斯	100	100	100	100	100	99	100	95	92	94	90	94	89	91
110	墨西哥	97	96	81	89	93	96	94	88	87	42	77	76	85	85
111	密克罗尼西亚	94	95	92	88	92	…	89	59	83	16	47	26	…	55
112	摩纳哥	100	100	…	…	…	100	100	100	100	…	…	…	100	100
113	蒙古	93	100	35	53	68	82	85	65	64	26	29	48	51	53
114	黑山	…	100	…	95	…	98	98	…	92	…	87	…	90	90
115	摩洛哥	98	98	58	61	80	83	82	83	83	43	52	65	70	70
116	莫桑比克	77	78	25	33	41	47	47	51	41	16	9	27	18	19
117	缅甸	83	94	66	79	71	83	84	74	84	53	74	59	76	77
118	纳米比亚	99	99	72	90	81	93	93	68	57	15	17	32	32	32
119	瑙鲁	…	96	…	…	…	88	96	…	66	…	…	…	65	66
120	尼泊尔	95	91	81	87	83	89	88	42	50	17	32	20	31	35
121	荷兰	100	100	100	100	100	100	100	100	100	100	100	100	100	100
122	新西兰	100	100	…	100	…	100	100	…	…	…	…	…	…	…
123	尼加拉瓜	90	98	59	68	77	85	85	57	63	32	37	46	52	52
124	尼日尔	79	100	34	39	41	49	50	23	34	2	4	5	9	10
125	尼日利亚	71	75	32	47	49	58	61	34	33	24	28	28	31	31
126	纽埃岛	100	99	100	99	100	100	99	100	100	100	100	100	100	100
127	挪威	100	100	100	100	100	100	100	…	100	…	100	…	100	100
128	阿曼	85	95	73	85	82	89	92	97	97	61	95	87	99	97
129	巴基斯坦	95	96	85	89	88	92	91	85	72	30	34	48	48	47
130	帕劳群岛	78	97	95	86	90	85	95	92	100	52	100	65	100	100
131	巴拿马	98	97	80	86	92	…	94	77	77	53	54	69	…	71
132	巴布亚新几内亚	88	89	32	33	39	40	40	67	57	41	13	44	45	19
133	巴拉圭	89	99	44	…	69	86	…	88	…	40	…	67	71	…
134	秘鲁	91	91	56	66	81	85	85	80	81	28	38	65	71	72
135	菲律宾	94	93	84	92	90	92	92	78	79	64	69	72	74	74
136	波兰	100	100	…	…	…	…	…	…	96	…	…	…	…	…
137	葡萄牙	99	100	98	100	99	99	100	99	100	95	100	97	100	100
138	卡塔尔	100	100	100	100	100	100	100	100	100	100	100	100	100	100
139	韩国	97	100	71	88	92	98	98	…	100	…	100	…	100	100
140	摩尔多瓦	97	99	88	93	92	96	96	86	89	72	83	78	85	86
141	罗马尼亚	97	99	70	…	85	…	…	88	…	54	…	73	…	…
142	俄罗斯	99	99	88	92	96	97	97	93	74	70	59	87	70	70
143	卢旺达	86	80	62	66	65	65	69	33	61	24	61	25	55	61
144	圣基茨和尼维斯	99	98	99	98	99	99	98	96	…	96	…	96	96	…

附录2-4　续表5

低出生体重发生率(%) 2005～2010	5岁以下儿童 2005～2012			成人(≥20岁)肥胖率(%) 2008		成人(>15岁)平均饮酒精量(升/人/年) 2008	成人(>15岁)吸烟率(%) 2009		未成年人(13～15岁)吸烟率(%) 2005～2010	
	发育迟缓率(%)	低体重率(%)	超重率(%)	男	女		男	女	男	女
14	39.4	20.4	4.2	3.1	7.7	5.1	14	…	14	12
…	21.0	5.6	22.4	21.5	41.3	0.1	47	…	11	5
…	…	…	…	23.9	24.7	16.3	50	22	38	29
…	…	…	…	24.5	22.2	12.8	…	…	…	…
16	49.2	…	…	1.8	1.5	1.3	…	…	33	14
13	47.8	13.8	9.2	2.6	6.2	1.4	26	4	17	11
11	17.2	12.9	…	10.4	17.9	0.9	50	2	35	9
…	20.3	17.8	6.5	6.5	26.1	…	43	11	9	3
19	27.8	19.0	4.7	2.4	6.8	1.0	28	2	23	9
…	…	…	…	26.1	26.8	4.1	30	21	…	…
18	…	…	…	38.8	53.9	…	36	7	29	22
34	23.0	15.9	1.0	4.3	23.3	0.1	29	4	28	18
…	…	…	…	12.9	23.0	3.5	31	2	20	8
7	13.6	3.4	7.6	26.7	38.4	8.6	24	8	28	29
…	…	…	…	30.9	53.4	5.3	30	18	52	40
…	…	…	…	…	…	…	…	…	…	…
5	27.5	5.3	14.2	11.9	20.7	3.4	48	6	26	16
4	7.9	2.2	15.6	22.8	20.7	…	…	…	7	6
…	14.9	3.1	10.7	11.1	23.1	1.2	33	2	13	8
16	43.7	18.3	3.6	2.6	7.8	2.3	18	2	13	7
9	35.1	22.6	2.6	2.0	6.1	0.6	40	8	23	8
16	29.6	17.5	4.6	4.3	16.8	11.5	30	9	32	30
27	24.0	4.8	2.8	67.5	74.7	4.8	49	50	…	…
21	40.5	29.1	1.5	1.4	1.6	2.4	36	29	13	5
…	…	…	…	16.1	16.1	9.8	31	26	…	…
…	…	…	…	26.2	27.7	10.0	27	24	19	22
9	23.0	5.7	6.2	16.8	31.3	5.2	…	…	…	…
27	54.8	39.9	3.5	1.5	3.7	0.3	9	…	12	6
12	41.0	26.7	10.5	5.1	9.0	12.7	10	3	19	11
…	…	…	…	…	…	8.7	…	…	…	…
…	…	…	…	21.6	17.9	8.4	31	28	…	…
12	9.8	8.6	1.7	19.4	25.9	0.9	12	…	5	2
32	43.0	30.9	6.4	3.5	8.4	<0.1	34	6	…	…
…	…	…	…	44.9	56.3	9.9	37	9	58	42
…	19.1	3.9	…	19.4	32.1	7.3	17	4	11	7
10	43.9	18.1	3.4	11.8	20.1	3.6	58	31	55	40
6	17.5	3.4	7.1	16.2	22.3	7.9	30	14	21	13
8	19.5	4.0	9.8	11.1	21.7	6.5	…	9	22	17
21	32.3	20.7	3.3	4.5	8.3	6.1	47	10	28	18
…	…	…	…	22.9	22.9	14.4	36	25	26	32
…	…	…	…	20.4	22.3	13.9	32	16	…	…
…	…	…	…	30.8	39.3	1.3	…	…	25	13
…	…	…	…	6.9	7.7	14.8	49	7	15	11
6	11.3	3.2	9.1	10.0	28.8	23.0	43	5	21	7
…	…	…	…	16.3	19.0	16.2	46	24	18	10
6	…	…	…	18.4	29.8	16.2	59	24	…	…
6	44.3	11.7	7.1	4.9	4.0	10.0	…	…	13	10
8	…	…	…	32.0	49.4	10.6	12	2	10	8

附录2-4 续表6

序列	国家	安全饮用水普及率(%)							卫生厕所普及率(%)						
		城市		农村		合计			城市		农村		合计		
		2000	2011	2000	2011	2000	2010	2011	2000	2011	2000	2011	2000	2010	2011
145	圣卢西亚岛	98	98	98	93	98	96	94	89	70	89	64	89	65	65
146	圣文森特和格林纳丁斯	…	95	93	95	…	…	95	…	…	96	…	…	…	…
147	萨摩亚群岛	92	97	88	98	89	96	98	100	93	100	91	100	98	92
148	圣马力诺	…	…	…	…	…	…	…	…	…	…	…	…	…	…
149	圣多美和普林西比	89	99	73	94	82	89	97	28	41	15	23	22	26	34
150	沙特阿拉伯	97	97	…	97	…	…	97	100	100	…	100	…	…	100
151	塞内加尔	92	93	59	59	72	72	73	53	68	9	39	27	52	51
152	塞黑	…	99	…	99	…	99	99	…	98	…	96	…	92	97
153	塞舌尔	100	96	75	96	87	…	96	…	97	100	97	…	…	97
154	塞拉利昂	75	84	46	40	57	55	57	21	22	6	7	12	13	13
155	新加坡	100	100	…	…	…	100	100	100	100	…	…	…	100	100
156	斯洛伐克	100	100	100	100	100	100	100	100	100	99	100	100	100	100
157	斯洛文尼亚	…	100	…	99	…	99	100	…	100	…	100	…	100	100
158	所罗门群岛	94	93	65	76	70	…	79	98	81	18	15	31	…	29
159	索马里	36	66	17	7	23	29	30	44	52	10	6	21	23	24
160	南非	99	99	75	79	89	91	91	65	84	47	57	57	79	74
161	南苏丹	…	63	…	55	…	…	57	…	16	…	7	…	…	9
162	西班牙	100	100	100	100	100	100	100	100	100	100	100	100	100	100
163	斯里兰卡	96	99	73	92	77	91	93	88	83	80	93	81	92	91
164	苏丹	79	66	63	50	69	58	55	51	44	24	13	34	26	24
165	苏里南	98	97	73	81	91	92	92	90	90	65	66	83	83	83
166	斯威士兰	87	93	51	67	59	71	72	64	63	46	55	50	57	57
167	瑞典	100	100	100	100	100	100	100	100	100	100	100	100	100	100
168	瑞士	100	100	100	100	100	100	100	100	100	100	100	100	100	100
169	叙利亚	95	93	77	87	86	90	90	95	96	79	94	87	95	95
170	塔吉克斯坦	92	100	47	57	59	64	66	91	97	84	83	86	94	95
171	泰国	98	92	96	95	97	96	96	94	95	92	94	93	96	93
172	马其顿	100	97	99	99	100	100	100	92	89	81	96	88	88	91
173	东帝汶	77	93	56	60	61	69	69	64	68	32	27	40	47	39
174	多哥	83	90	39	40	55	61	59	24	26	5	3	12	13	11
175	汤加	100	99	100	99	100	100	99	98	99	96	89	96	96	92
176	特立尼达和多巴哥	95	98	91	93	91	94	94	92	92	92	92	92	92	92
177	突尼斯	98	100	76	89	90	…	96	95	97	57	75	81	…	90
178	土耳其	96	100	87	99	93	100	100	96	97	71	75	87	90	91
179	土库曼斯坦	…	89	…	54	…	…	71	…	100	…	98	…	98	99
180	图瓦卢	94	98	91	97	93	98	98	90	86	81	80	86	85	83
181	乌干达	85	91	52	72	56	72	75	28	34	32	35	32	34	35
182	乌克兰	100	98	92	98	97	98	98	98	96	91	89	96	94	94
183	阿联酋	100	100	100	100	100	100	100	98	98	95	95	97	98	98
184	英国	100	100	100	100	100	100	100	…	100	…	100	…	100	100
185	坦桑尼亚	84	79	44	44	53	53	53	31	24	35	7	34	10	12
186	美国	100	100	94	94	99	99	99	100	100	99	99	100	100	100
187	乌拉圭	100	100	100	98	100	100	100	100	99	99	98	100	100	99
188	乌兹别克斯坦	98	98	83	81	89	87	87	97	100	93	100	94	100	100
189	瓦努阿图	86	98	52	88	59	90	91	78	65	42	55	50	57	58
190	委内瑞拉	…	…	…	…	…	…	…	…	…	…	…	…	…	…
191	越南	94	99	72	94	77	95	96	78	93	43	67	51	76	75
192	也门	77	72	67	47	70	55	55	84	93	24	34	39	53	53
193	赞比亚	89	86	36	50	54	61	64	53	56	47	33	49	48	42
194	津巴布韦	99	97	71	69	80	80	80	64	52	36	33	45	40	40

附录2-4　续表7

低出生体重发生率(%) 2005～2010	5岁以下儿童 2005～2012			成人(≥20岁)肥胖率(%) 2008		成人(>15岁)平均饮酒精量(升/人/年) 2008	成人(>15岁)吸烟率(%) 2009		未成年人(13～15岁)吸烟率(%) 2005～2010	
	发育迟缓率(%)	低体重率(%)	超重率(%)	男	女		男	女	男	女
11	…	…	…	11.9	31.9	12.1	28	12	22	15
8	…	…	…	16.4	33.5	5.0	18	6	22	17
10	…	…	…	45.3	66.7	4.5	58	23	26	20
…	…	…	…	…	…	…	…	…	…	…
8	31.6	14.4	11.6	6.4	15.4	8.5	9	2	…	…
…	9.3	5.3	6.1	29.5	43.5	0.3	24	1	21	9
19	28.7	19.2	2.8	3.2	12.5	0.5	16	…	20	10
6	6.6	1.8	15.6	25.5	20.3	12.2	38	27	11	10
…	…	…	…	15.1	33.7	12.1	24	5	27	25
14	32.6	19.0	1.4	3.6	10.1	9.5	39	8	20	24
…	…	…	…	6.6	6.2	1.5	35	6	…	…
…	…	…	…	24.9	24.3	13.3	39	19	29	25
…	…	…	…	28.1	25.9	14.9	30	22	17	24
13	32.8	11.5	2.5	25.3	39.2	1.4	46	19	44	37
…	42.1	32.8	4.7	3.4	7.1	0.5	…	…	16	12
…	23.9	8.7	…	23.2	42.8	10.2	24	8	29	20
…	…	…	…	…	…	…	…	…	…	…
…	…	…	…	24.9	23.0	11.8	36	27	…	…
17	19.2	21.6	0.8	2.6	7.3	0.8	27	…	12	6
…	37.9	…	5.3	4.1	8.9	2.6	24	2	10	4
…	10.7	32.0	4.0	16.5	34.6	6.6	…	…	21	17
9	30.9	8.0	10.7	6.1	37.1	5.1	16	2	16	9
…	…	6.0	…	18.2	15.0	10.0	…	…	…	…
…	…	…	…	18.3	11.6	11.4	31	21	…	…
10	27.5	10.1	17.9	23.8	39.0	1.5	42	…	32	19
10	39.2	15.0	6.7	8.0	11.6	3.4	…	…	…	…
7	15.7	7.0	8.0	4.9	11.8	7.1	45	3	24	8
6	11.5	1.8	16.2	21.6	18.9	8.9	…	…	12	12
…	57.7	45.3	5.8	1.5	4.3	0.7	…	…	60	53
11	29.5	17.0	1.6	3.0	6.1	1.9	…	…	18	8
…	…	…	…	49.1	70.3	3.9	44	13	…	…
19	…	…	…	21.6	38.0	6.2	27	11	21	18
5	9.0	3.3	8.8	13.9	33.4	1.1	58	5	20	4
11	12.3	2.0	…	22.8	35.6	3.0	47	15	14	7
4	…	…	…	13.9	14.5	5.0	…	…	…	…
…	10.0	1.6	6.3	…	…	2.1	51	20	42	33
14	33.7	14.0	3.8	4.3	4.9	16.4	16	3	17	15
4	…	…	…	15.5	23.6	17.5	50	13	30	22
6	…	…	…	30.2	43.0	0.5	19	2	25	13
…	…	…	…	24.4	25.2	13.2	25	23	…	…
10	42.5	16.2	5.5	4.0	6.8	7.9	21	3	12	9
…	…	…	…	30.2	33.2	9.7	33	25	15	11
9	11.7	5.0	7.7	20.7	26.0	9.0	31	22	21	25
5	19.6	4.4	12.8	14.5	19.8	3.6	22	3	3	2
10	25.9	11.7	4.7	22.9	36.8	1.0	43	8	34	20
8	13.4	3.0	6.4	26.6	34.8	7.6	…	…	11	7
5	30.5	20.2	3.0	1.2	2.0	3.9	48	2	7	2
…	…	…	…	10.5	22.7	0.2	35	11	15	11
11	45.8	14.9	8.4	1.2	7.0	3.6	24	4	26	26
11	32.3	10.1	5.8	2.8	13.8	5.0	30	4	15	8

附录2-5　卫生资源

序列	国家	人数 2005～2012			每万人口 2005～2012			每万人口医院床位 2005～2012
		医师	口腔医师	护士和助产士	医师	口腔医师	护士和助产士	
1	阿富汗	6901	103	2595	1.9	<0.05	0.7	4
2	阿尔巴尼亚	3578	1035	12455	11.1	3.3	39.0	24
3	阿尔及利亚	40857	11010	65919	12.1	3.3	19.5	…
4	安道尔	266	51	311	39.1	7.5	45.7	25
5	安哥拉	2956	…	29592	1.7	…	16.6	…
6	安提瓜和巴布达	…	…	…	…	…	…	21
7	阿根廷	…	…	…	…	…	…	45
8	亚美尼亚	8820	1297	15242	28.5	4.2	49.2	39
9	澳大利亚	81639	14500	201300	38.5	6.9	95.9	39
10	奥地利	40105	4743	65698	48.6	5.6	79.7	76
11	阿塞拜疆	31441	2401	63653	33.8	2.6	68.4	46
12	巴哈马群岛	947	115	1391	28.2	3.4	41.4	31
13	巴林群岛	1178	294	3052	14.9	3.7	38.6	18
14	孟加拉国	53603	4165	32839	3.6	0.3	2.2	6
15	巴巴多斯岛	489	94	1311	18.1	3.5	48.6	66
16	巴拉若斯	35904	5123	100649	37.6	5.4	105.3	111
17	比利时	39690	8313	165650	37.8	7.9	157.8	65
18	伯利兹	241	12	570	8.3	0.4	19.6	11
19	贝宁湾	542	37	7129	0.6	<0.05	7.7	5
20	不丹	171	65	666	0.7	0.3	2.9	18
21	玻利维亚	…	…	…	…	…	…	11
22	波黑	6664	797	20331	16.9	2.0	51.7	35
23	博茨瓦纳	591	…	5006	3.4	…	28.4	18
24	巴西	341849	227141	1243804	17.6	11.7	64.2	23
25	文莱	563	86	2907	13.6	2.1	70.2	28
26	保加利亚	27997	6355	35033	37.6	8.5	47.1	65
27	布基纳法索	713	32	8645	0.5	<0.05	5.7	4
28	布隆迪	…	…	…	…	…	…	19
29	柬埔寨	3393	258	11736	2.3	0.2	7.9	7
30	喀麦隆	1346	32	7626	0.8	<0.05	4.4	13
31	加拿大	69699	41798	2554	20.7	12.6	104.9	32
32	佛得角	167	4	257	3.0	0.1	4.5	21
33	中非	205	12	1097	0.5	<0.05	2.6	10
34	乍得	368	…	1891	0.4	…	1.9	…
35	智利	17411	15	2443	10.3	…	1.4	21
36	中国	1972840	51012	2048071	14.6	…	15.1	39
37	哥伦比亚	71980	44858	30119	14.7	9.2	6.2	14
38	科摩罗	…	…	…	…	…	…	…
39	刚果	401	…	3492	1.0	…	8.2	…
40	库克岛	52	19	116	28.9	10.6	64.4	63
41	哥斯达黎加	…	…	…	…	…	…	12
42	科特迪瓦	2746	274	9231	1.4	0.1	4.8	…
43	克罗地亚	12304	3158	25000	27.2	7.0	55.2	56
44	古巴	76506	18575	103014	67.2	16.3	90.5	51
45	塞浦路斯	2425	772	3921	27.5	8.8	44.5	35
46	捷克	37661	7263	89233	37.1	7.2	87.9	70
47	朝鲜	…	…	…	…	…	…	132
48	刚果民主共和国	…	…	…	…	…	…	…

注：①中国系2009年数字；②医师数系执业医师数（不含口腔医师），护士和助产士系注册护士数；③每万人口医院床位系医疗机构床位数。

附录2-5　续表1

序列	国家	人数　2005～2012			每万人口　2005～2012			每万人口医院床位2005～2012
		医师	口腔医师	护士和助产士	医师	口腔医师	护士和助产士	
49	丹麦	…	…	…	…	…	…	35
50	吉布提	185	99	666	2.3	1.2	8.0	14
51	多米尼加	…	…	…	…	…	…	38
52	多米尼加共和国	…	…	…	…	…	…	17
53	厄瓜多尔	23614	3363	27764	16.9	2.4	19.8	16
54	埃及	225565	33476	280561	28.3	4.2	35.2	17
55	萨尔瓦多	11542	4669	2929	16.0	6.5	4.1	10
56	赤道几内亚	…	…	…	…	…	…	21
57	厄立特里亚	…	…	…	…	…	…	7
58	爱沙尼亚	4376	1218	…	33.4	9.3	65.6	53
59	埃塞俄比亚	2152	…	21488	0.3	…	2.5	63
60	斐济	372	171	1957	4.3	2.0	22.4	21
61	芬兰	…	…	…	…	…	…	58
62	法国	213442	40599	587099	33.8	6.4	93.0	66
63	加蓬	…	…	…	…	…	…	63
64	冈比亚	175	47	1411	1.1	0.3	8.7	11
65	乔治亚	18366	…	661	42.4	…	1.5	29
66	德国	305093	64972	941000	36.9	7.9	113.8	82
67	加纳	2033	148	24974	0.9	0.1	10.5	9
68	希腊	…	…	…	…	…	…	48
69	格林纳达	69	19	398	6.6	1.8	38.3	35
70	危地马拉	12940	2376		9.3	1.8	…	7
71	几内亚	940	33	401	…	<0.05	0.4	3
72	几内亚比绍	124	13	1042	0.7	0.1	5.9	…
73	圭亚那	161	46	399	2.1	0.6	5.3	20
74	海地	…	…	…	…	…	…	…
75	洪都拉斯	2680	…	7796	3.7	…	10.8	7
76	匈牙利	33943	5257	63909	34.1	5.3	64.2	72
77	冰岛	1121	…	…	34.6	…	…	58
78	印度	757377	93332	1146915	6.5	0.8	10.0	9
79	印尼	49853	24147	338501	2.0	1.0	13.8	6
80	伊朗	61870	13210	98020	8.9	1.9	14.1	17
81	伊拉克	19738	4799	43850	6.1	1.5	13.8	13
82	爱尔兰	…	…	…	…	…	…	31
83	以色列	23500	6600	37600	31.1	8.7	49.7	34
84	意大利	221235	…	…	38.0	…	…	35
85	牙买加	1103	244	2930	4.1	0.9	10.9	18
86	日本	274992	94882	531210	21.4	7.4	41.4	137
87	约旦	16212	5691	25661	25.6	9.0	40.5	18
88	哈萨克斯坦	62239	5691	122453	38.4	3.9	82.8	76
89	肯尼亚	7549	930	32941	1.8	0.2	7.9	14
90	基里巴斯	41	18	404	3.8	1.7	37.1	13
91	科威特	5340	1054	13554	17.9	3.5	45.5	20
92	吉尔吉斯	13313	1021	31396	24.7	1.9	…	48
93	老挝	1211	324	5322	1.9	0.5	8.2	7
94	拉脱维亚	6517	1488	10922	29.0	6.6	48.6	53
95	黎巴嫩	13214	4964	8324	35.4	13.3	22.3	35
96	莱索托	…	…	…	…	…	…	…

附录2-5　续表2

序列	国家	人数　2005～2012			每万人口　2005～2012			每万人口医院床位 2005～2012
		医师	口腔医师	护士和助产士	医师	口腔医师	护士和助产士	
97	利比里亚	51	4	978	0.1	＜0.05	2.7	8
98	利比亚	12009	3792	42982	19.0	6.0	68.0	37
99	立陶宛	12226	2456	23722	36.4	7.3	70.6	68
100	卢森堡	1434	416	8820	27.8	8.1	171.0	54
101	马达加斯加	3150	57	…	1.6	＜0.05	…	2
102	马拉维	265	180	4812	0.2	…	3.4	13
103	马来西亚	32979	9995	90199	12.0	3.6	32.8	18
104	马尔代夫	552	4	1539	16.0	0.1	44.5	43
105	马里	1291	103	6715	0.8	0.1	4.3	1
106	马耳他	1348	186	2951	32.3	4.5	70.6	44
107	马歇尔群岛	32	11	127	4.4	1.6	17.4	27
108	毛利塔尼亚	445	93	2303	1.3	0.3	6.7	…
109	毛里求斯	…	…	…	…	…	…	34
110	墨西哥	219560	…	…	19.6	…	…	17
111	密克罗尼西亚	20	40	375	1.8	3.5	33.2	32
112	摩纳哥	250	38	610	70.6	10.7	172.2	165
113	蒙古	7584	513	9605	27.6	1.9	35.0	67
114	黑山	1268	30	3446	20.3	0.5	55.1	40
115	摩洛哥	20682	2668	29689	6.2	0.8	8.9	11
116	莫桑比克	548	…	7131	0.3	…	3.4	7
117	缅甸	26435	2849	45200	5.0	0.5	8.6	6
118	纳米比亚	774	90	5750	3.7	0.4	27.8	…
119	瑙鲁	10	3	99	7.1	2.1	70.7	50
120	尼泊尔	…	…	…	…	…	…	50
121	荷兰	…	…	2522	…	…	…	47
122	新西兰	11412	1877	44491	27.4	4.6	108.7	23
123	尼加拉瓜	…	…	…	…	…	…	11
124	尼日尔	288	16	2115	0.2	＜0.05	1.4	…
125	尼日利亚	55376	3781	224943	4.0	0.3	16.1	…
126	纽埃岛	6	4	16	60.0	40.0	160.0	52
127	挪威	…	4286	72874	…	9.1	154.1	33
128	阿曼	5862	654	12865	20.5	2.3	41.1	18
129	巴基斯坦	139555	9822	95538	8.1	0.6	5.6	6
130	帕劳群岛	29	5	120	13.8	2.5	57.1	48
131	巴拿马	…	…	…	…	…	…	24
132	巴布亚新几内亚	333	…	2844	0.5	0.1	4.6	…
133	巴拉圭	…	…	…	…	…	…	13
134	秘鲁	27272	3570	37672	9.2	1.2	12.7	15
135	菲律宾	…	…	…	…	…	…	5
136	波兰	79337	12326	206941	20.7	3.2	54.0	66
137	葡萄牙	…	…	…	…	…	…	33
138	卡塔尔	2313	486	6185	27.6	5.8	73.7	12
139	韩国	98293	23912	255402	20.2	5.0	52.9	103
140	摩尔多瓦	12914	1672	23025	36.4	4.7	65.0	62
141	罗马尼亚	50778	12959	116145	23.9	6.1	54.6	63
142	俄罗斯	614183	45628	1214292	43.1	3.2	85.2	97
143	卢旺达	568	122	6975	0.6	0.1	6.9	…
144	圣基茨和尼维斯	…	…	…	…	…	…	48

附录2-5 续表3

序列	国家	人数 2005～2012 医师	人数 2005～2012 口腔医师	人数 2005～2012 护士和助产士	每万人口 2005～2012 医师	每万人口 2005～2012 口腔医师	每万人口 2005～2012 护士和助产士	每万人口医院床位 2005～2012
145	圣卢西亚岛	…	…	…	…	…	…	16
146	圣文森特和格林纳丁斯	…	…	…	…	…	…	27
147	萨摩亚群岛	90	63	348	4.8	3.4	18.5	10
148	圣马力诺	155	…	264	48.8	…	83.2	39
149	圣多美和普林西比	…	…	…	…	…	…	29
150	沙特阿拉伯	24802	6049	55429	9.4	2.3	21.0	22
151	塞内加尔	741	105	5254	0.6	0.1	4.2	…
152	塞黑	20825	2273	…	21.1	2.3	…	…
153	塞舌尔	…	…	…	…	…	…	36
154	塞拉利昂	136	6	1017	0.2	<0.05	1.7	…
155	新加坡	8819	1506	29340	19.2	3.3	63.9	27
156	斯洛伐克	16201	2697	…	30.0	5.0	…	64
157	斯洛文尼亚	4979	1259	16871	25.4	6.4	86.1	46
158	所罗门群岛	118	52	1080	2.2	1.0	20.5	13
159	索马里	300	…	965	0.4	…	1.1	…
160	南非	38236	9667	…	7.6	1.2	…	…
161	南苏丹	…	…	…	…	…	…	…
162	西班牙	184000	…	245100	39.6	…	52.8	32
163	斯里兰卡	10279	1743	40678	4.9	0.8	19.3	36
164	苏丹	10813	772	32439	2.8	0.2	8.4	…
165	苏里南	…	…	…	…	…	…	31
166	斯威士兰	173	43	1626	1.7	0.4	16.0	21
167	瑞典	35357	7457	6875	38.7	8.2	…	27
168	瑞士	29803	4109	127659	40.8	5.6	174.9	50
169	叙利亚	30702	16169	38070	15.0	7.9	18.6	15
170	塔吉克斯坦	13247	1244	31227	19.0	1.8	44.8	55
171	泰国	…	…	…	…	…	…	21
172	马其顿	5364	1425	…	26.0	7.0	…	46
173	东帝汶	…	…	…	…	…	…	59
174	多哥	349	19	1816	0.5	<0.05	2.7	7
175	汤加	58	37	400	5.6	3.6	38.8	26
176	特立尼达和多巴哥	1543	294	4677	11.8	2.2	35.6	21
177	突尼斯	12996	3130	34551	12.2	2.9	32.8	21
178	土耳其	126029	21099	176887	17.1	2.9	24.0	25
179	土库曼斯坦	…	…	…	…	…	…	41
180	图瓦卢	12	2	64	10.9	1.8	58.2	…
181	乌干达	3361	440	37625	1.2	0.2	13.1	5
182	乌克兰	158949	30255	289473	35.2	6.7	64.1	87
183	阿联酋	9215	2053	19529	19.3	4.3	40.9	19
184	英国	172553	33088	591188	27.7	5.3	94.7	30
185	坦桑尼亚	300	230	9440	0.1	0.1	2.4	7
186	美国	749566	…	2927000	24.2	…	98.2	30
187	乌拉圭	13197	2476	19595	37.4	7.0	55.5	30
188	乌兹别克斯坦	72547	5207	305337	25.4	1.8	106.8	45
189	瓦努阿图	26	3	380	1.2	0.1	17.0	…
190	委内瑞拉	…	…	…	…	…	…	9
191	越南	107131	…	88025	12.2	…	10.1	22
192	也门	4834	897	16590	2.0	0.4	6.8	7
193	赞比亚	836	246	9932	0.7	0.2	7.8	20
194	津巴布韦	827	182	16668	0.6	0.1	12.5	17

附录2-6　卫生经费

序列	国家	卫生总费用占GDP%		卫生总费用构成(%)			
				政府卫生支出		个人卫生支出	
		2000	2011	2000	2011	2000	2011
1	阿富汗	…	9.6	…	15.6	…	84.4
2	阿尔巴尼亚	6.4	6.3	36.1	44.8	63.9	55.2
3	阿尔及利亚	3.5	3.9	73.3	80.8	26.7	19.2
4	安道尔	7.6	7.2	64.8	73.4	35.2	26.6
5	安哥拉	2.4	3.5	79.2	61.5	20.8	38.5
6	安提瓜和巴布达	4.8	5.9	69.0	68.2	31.0	31.8
7	阿根廷	9.0	8.1	55.4	60.6	44.6	39.4
8	亚美尼亚	6.3	4.3	18.1	35.8	81.9	64.2
9	澳大利亚	8.0	9.0	66.8	68.5	33.2	31.5
10	奥地利	9.9	10.6	76.8	75.6	23.2	24.4
11	阿塞拜疆	4.7	5.2	18.5	21.5	81.5	78.5
12	巴哈马群岛	5.9	7.7	47.6	46.8	52.4	53.2
13	巴林群岛	3.9	3.8	67.5	71.0	32.5	29.0
14	孟加拉国	2.8	3.7	39.0	36.6	61.0	63.4
15	巴巴多斯岛	6.3	7.7	65.8	64.0	34.2	36.0
16	巴拉若斯	6.1	5.3	75.5	70.7	24.5	29.3
17	比利时	8.1	10.6	74.6	75.9	25.4	24.1
18	伯利兹	4.0	5.7	52.8	66.5	47.2	33.5
19	贝宁湾	4.3	4.6	44.2	53.3	55.8	46.7
20	不丹	6.9	4.1	79.3	83.9	20.7	16.1
21	玻利维亚	6.1	4.9	60.1	70.8	39.9	29.2
22	波黑	7.0	10.2	57.6	68.0	42.4	32.0
23	博茨瓦纳	4.7	5.1	62.2	60.8	37.8	39.2
24	巴西	7.2	8.9	40.3	45.7	59.7	54.3
25	文莱	4.2	2.5	86.5	85.0	13.5	15.0
26	保加利亚	6.2	7.3	60.9	55.3	39.1	44.7
27	布基纳法索	5.1	6.5	39.6	50.3	60.4	49.7
28	布隆迪	6.3	8.7	28.6	32.6	71.4	67.4
29	柬埔寨	6.3	5.7	20.4	22.4	79.6	77.6
30	喀麦隆	4.5	5.2	20.8	31.1	79.2	68.9
31	加拿大	8.8	11.2	70.4	70.4	29.6	29.6
32	佛得角	4.6	4.8	73.5	75.1	26.5	24.9
33	中非	3.8	3.8	41.4	51.9	58.6	48.1
34	乍得	6.3	4.3	42.5	27.1	57.5	72.9
35	智利	8.3	7.5	41.6	47.0	58.4	53.0
36	中国	4.6	5.2	38.3	55.9	61.7	44.1
37	哥伦比亚	7.3	6.1	70.7	74.8	29.3	25.2
38	科摩罗	2.9	5.3	52.8	57.8	47.2	42.2
39	刚果	2.1	2.5	57.7	67.2	42.3	32.8
40	库克岛	3.4	5.5	90.5	92.5	9.5	7.5
41	哥斯达黎加	6.5	10.9	76.8	70.1	23.2	29.9
42	科特迪瓦	5.1	6.8	26.3	26.6	73.7	73.4
43	克罗地亚	7.8	7.8	86.1	84.7	13.9	15.3
44	古巴	6.1	10.0	90.1	94.7	9.9	5.3
45	塞浦路斯	5.8	7.4	41.7	43.3	58.3	56.7
46	捷克	6.3	7.4	90.3	83.5	9.7	16.5
47	朝鲜	…	…	…	…	…	…
48	刚果民主共和国	4.9	8.5	4.1	33.7	95.9	66.3

附录2-6 续表1

政府卫生支出占政府总支出%		社会医保支出占政府卫生支出%		人均卫生费用(美元)		人均政府卫生支出(美元)	
2000	2011	2000	2011	2000	2011	2000	2011
…	3.3	…	0.0	…	56	…	9
7.0	9.8	20.4	74.1	75	255	27	114
9.0	8.3	35.5	32.4	63	225	46	182
19.1	21.3	88.1	88.0	1330	3059	862	2247
3.3	6.1	0.0	0.0	16	186	13	115
12.1	15.9	0.0	11.0	408	748	281	510
14.7	20.4	59.5	68.2	689	892	382	541
4.6	5.8	0.0	0.0	39	142	7	51
15.1	16.8	0.0	…	1713	5939	1145	4069
14.6	15.9	58.8	55.7	2374	5280	1824	3992
5.4	3.7	0.0	0.0	30	357	6	77
14.5	14.9	1.8	2.1	1098	1723	523	806
10.2	9.2	0.4	1.6	497	740	335	525
7.6	8.9	0.0	0.0	10	27	4	10
11.7	10.9	0.0	0.2	601	1031	396	660
10.1	13.0	0.0	0.0	63	307	48	217
12.3	15.1	85.4	85.5	1844	4963	1376	3769
6.5	13.4	0.0	13.5	132	262	69	174
10.0	10.5	0.5	0.4	16	37	7	20
12.2	7.9	0.0	0.0	52	93	41	78
9.8	7.9	62.0	42.9	61	118	37	84
11.4	16.2	97.7	90.2	106	493	61	335
7.6	8.7	0.0	…	152	432	94	263
4.1	8.7	0.0	0.0	265	1121	107	513
6.3	8.8	…	…	551	993	477	845
9.1	11.3	12.0	68.4	98	522	60	289
8.8	12.8	0.8	0.5	11	37	4	19
7.5	8.1	25.1	23.0	7	23	2	8
8.7	6.3	…	…	19	51	4	12
6.1	8.5	3.9	2.6	27	68	6	21
15.1	17.9	2.0	2.0	2089	5630	1470	3964
9.6	7.9	36.1	28.0	57	158	42	119
10.1	12.4	0.0	…	10	18	4	10
13.1	3.3	0.0	…	11	35	4	10
14.1	15.1	15.0	13.7	405	1075	169	505
10.9	12.5	57.2	67.0	43	278	17	155
21.4	18.5	60.2	82.9	184	432	130	323
9.3	13.4	0.0	0.0	10	43	5	25
4.8	6.5	0.0	0.0	22	87	13	59
9.9	14.3	0.0	0.0	175	614	158	568
21.7	28.0	89.6	81.0	266	943	204	661
7.2	6.8	0.0	…	32	79	8	21
14.5	17.7	97.6	78.5	377	1138	325	964
10.8	14.0	0.0	…	168	606	151	574
6.5	6.9	0.0	1.6	744	2123	310	919
13.7	14.2	89.5	90.6	361	1507	326	1258
…	…	…	…	…	…	…	…
1.8	10.8	0.0	…	13	20	<1	7

附录2-6 续表2

序列	国家	卫生总费用占GDP%		卫生总费用构成(%)			
				政府卫生支出		个人卫生支出	
		2000	2011	2000	2011	2000	2011
49	丹麦	8.7	11.2	83.9	85.2	16.1	14.8
50	吉布提	5.8	7.9	67.8	68.1	32.2	31.9
51	多米尼加	5.9	5.9	69.0	72.1	31.0	27.9
52	多米尼加共和国	6.3	5.4	34.5	49.3	65.5	50.7
53	厄瓜多尔	4.2	7.3	31.2	41.0	68.8	59.0
54	埃及	5.4	4.9	40.5	40.5	59.5	59.5
55	萨尔瓦多	8.0	6.8	45.2	63.3	54.8	36.7
56	赤道几内亚	1.9	4.0	46.3	66.2	53.7	33.8
57	厄立特里亚	5.3	2.6	47.6	48.8	52.4	51.2
58	爱沙尼亚	6.0	6.0	67.8	78.9	32.2	21.1
59	埃塞俄比亚	4.3	4.7	53.6	57.7	46.4	42.3
60	斐济	3.8	3.8	84.1	68.1	15.9	31.9
61	芬兰	7.2	8.9	71.3	74.8	28.7	25.2
62	法国	10.1	11.6	79.4	76.7	20.6	23.3
63	加蓬	2.5	3.2	42.0	53.4	58.0	46.6
64	冈比亚	5.8	4.4	33.8	54.0	66.2	46.0
65	乔治亚	6.9	9.9	17.0	22.1	83.0	77.9
66	德国	10.4	11.1	79.5	75.9	20.5	24.1
67	加纳	4.7	4.8	48.7	56.1	51.3	43.9
68	希腊	7.9	10.8	60.0	61.2	40.0	38.8
69	格林纳达	6.6	6.2	52.0	48.4	48.0	51.6
70	危地马拉	5.5	6.7	39.8	35.5	60.2	64.5
71	几内亚	5.7	6.0	18.7	27.3	81.3	72.7
72	几内亚比绍	6.2	6.3	16.2	26.8	83.8	73.2
73	圭亚那	5.6	5.9	82.4	79.1	17.6	20.9
74	海地	6.1	7.9	27.7	43.7	72.3	56.3
75	洪都拉斯	5.4	8.6	66.8	48.1	33.2	51.9
76	匈牙利	7.2	7.7	70.7	64.8	29.3	35.2
77	冰岛	9.7	9.1	81.5	80.4	18.5	19.6
78	印度	4.4	3.9	26.0	31.0	74.0	69.0
79	印尼	2.0	2.7	36.1	34.1	63.9	65.9
80	伊朗	4.6	6.0	41.6	39.7	58.4	60.3
81	伊拉克	2.8	8.3	1.1	80.7	98.9	19.3
82	爱尔兰	6.1	9.4	75.1	70.4	24.9	29.6
83	以色列	7.3	7.7	64.0	61.5	36.0	35.2
84	意大利	8.0	9.5	72.5	77.2	27.5	22.8
85	牙买加	5.5	4.9	52.6	54.1	47.4	45.9
86	日本	7.7	9.3	80.8	80.0	19.2	20.0
87	约旦	9.7	8.4	48.0	67.7	52.0	32.3
88	哈萨克斯坦	4.2	3.9	50.9	57.9	49.1	42.1
89	肯尼亚	4.7	4.5	46.3	39.6	53.7	60.4
90	基里巴斯	7.9	10.1	94.6	80.0	5.4	20.0
91	科威特	2.5	2.7	76.0	82.2	24.0	17.8
92	吉尔吉斯	4.7	6.5	44.3	59.7	55.7	40.3
93	老挝	3.3	2.8	35.1	49.3	64.9	50.7
94	拉脱维亚	6.0	6.2	54.4	58.5	45.6	41.5
95	黎巴嫩	9.9	6.3	32.6	25.5	67.4	74.5
96	莱索托	7.0	12.8	51.2	74.1	48.8	25.9

附录2-6 续表3

政府卫生支出占政府总支出%		社会医保支出占政府卫生支出%		人均卫生费用(美元)		人均政府卫生支出(美元)	
2000	2011	2000	2011	2000	2011	2000	2011
13.6	16.4	0.0	…	2609	6648	2188	5661
12.0	14.1	11.3	9.6	44	105	30	72
6.6	12.3	0.0	0.8	231	418	159	301
15.9	14.2	17.0	25.8	175	296	60	146
6.4	6.2	28.0	34.5	54	332	17	136
7.3	6.9	24.3	18.6	79	137	32	55
14.3	14.5	44.2	36.0	177	251	80	159
7.8	7.0	0.0	0.0	46	1236	21	819
3.7	3.6	0.0	0.0	9	14	4	7
11.3	12.3	86.0	86.4	250	987	169	779
8.5	14.6	0.0	0.0	5	17	3	10
11.3	9.1	0.0	0.0	80	168	67	114
10.6	12.1	19.5	19.4	1699	4326	1210	3235
15.5	15.9	94.3	95.3	2203	4952	1749	3800
4.8	6.6	5.7	24.9	102	358	43	192
8.8	11.3	0.0	0.0	19	27	6	15
6.9	6.9	46.0	79.7	45	328	8	73
18.3	18.5	87.3	89.7	2387	4875	1898	3698
8.3	11.9	0.0	23.7	12	75	6	42
10.1	13.2	45.9	51.8	917	2864	550	1753
13.2	11.0	0.0	0.4	339	479	177	232
16.7	14.7	52.3	41.8	95	214	38	76
6.4	6.8	1.1	4.5	21	30	4	8
2.3	7.8	5.4	1.6	11	37	2	10
10.0	16.2	7.7	4.1	54	200	45	158
16.0	9.9	0.0	0.0	26	58	7	25
18.1	17.0	13.7	26.2	62	193	42	93
10.6	10.2	83.9	83.5	326	1085	231	703
18.9	15.4	32.4	36.7	3034	3986	2473	3204
3.6	8.1	18.3	16.0	20	59	5	18
4.5	5.3	6.3	20.3	15	95	5	32
8.4	10.1	57.8	48.7	231	346	96	138
0.1	10.2	0.0	0.0	34	332	<1	268
14.7	13.5	1.2	0.5	1561	4542	1172	3199
9.7	10.7	67.0	72.8	1457	2426	932	1492
12.7	14.7	0.1	0.2	1554	3436	1127	2654
6.6	6.6	0.0	0.0	189	270	100	146
15.9	18.2	84.9	87.3	2834	4249	2290	3399
10.9	17.6	9.7	28.0	169	392	81	266
9.2	10.5	0.0	…	51	455	26	264
10.3	5.9	10.9	13.0	19	36	9	14
8.7	10.0	0.0	0.0	64	177	61	142
5.5	5.9	0.0	0.0	488	1501	370	1233
12.0	11.6	10.0	64.1	13	71	6	43
5.8	6.1	1.2	4.9	11	37	4	18
8.7	9.3	0.0	…	197	841	107	492
7.9	5.8	49.0	78.3	455	622	148	159
6.5	14.6	0.0	0.0	27	141	14	105

附录2-6　续表4

序列	国家	卫生总费用占GDP%		卫生总费用构成(%)			
				政府卫生支出		个人卫生支出	
		2000	2011	2000	2011	2000	2011
97	利比里亚	5.1	19.5	26.4	31.6	73.6	68.4
98	利比亚	3.3	4.4	57.2	68.8	42.8	31.2
99	立陶宛	6.5	6.6	69.7	71.3	30.3	28.7
100	卢森堡	7.5	7.7	85.1	84.3	14.9	15.7
101	马达加斯加	3.7	4.1	66.5	63.1	33.5	36.9
102	马拉维	6.1	8.4	45.8	73.4	54.2	26.6
103	马来西亚	3.1	3.6	59.0	45.7	41.0	54.3
104	马尔代夫	7.1	8.5	58.5	44.4	41.5	55.6
105	马里	6.3	6.8	32.9	45.4	67.1	54.6
106	马耳他	6.7	8.7	72.5	64.0	27.5	32.6
107	马歇尔群岛	22.6	16.5	88.0	83.3	12.0	16.7
108	毛利塔尼亚	6.0	5.4	66.5	60.6	33.5	39.4
109	毛里求斯	3.7	5.9	52.0	40.3	48.0	59.7
110	墨西哥	5.1	6.2	46.6	49.4	53.4	50.6
111	密克罗尼西亚	8.1	13.4	93.9	90.8	6.1	9.2
112	摩纳哥	3.2	4.4	87.1	88.6	12.9	11.4
113	蒙古	5.5	5.3	81.9	57.3	18.1	42.7
114	黑山	7.9	9.3	69.1	67.0	30.9	33.0
115	摩洛哥	4.2	6.0	29.4	34.3	70.6	65.7
116	莫桑比克	6.0	6.6	72.4	41.7	27.6	58.3
117	缅甸	2.1	2.0	13.4	13.0	86.6	87.0
118	纳米比亚	6.1	5.3	68.9	57.1	31.1	42.9
119	瑙鲁	12.3	9.8	81.5	86.7	18.5	13.3
120	尼泊尔	5.2	5.4	21.7	39.3	78.3	60.7
121	荷兰	8.0	12.0	63.1	85.7	36.9	14.3
122	新西兰	7.6	10.1	78.0	83.2	22.0	16.8
123	尼加拉瓜	7.0	10.1	53.5	54.3	46.5	45.7
124	尼日尔	3.4	5.3	43.8	55.1	56.2	44.9
125	尼日利亚	4.6	5.3	33.5	36.7	66.5	63.3
126	纽埃岛	7.9	14.6	98.5	99.2	1.5	0.8
127	挪威	8.4	9.1	82.5	85.6	17.4	14.4
128	阿曼	3.1	2.3	81.8	80.8	18.2	19.2
129	巴基斯坦	3.0	2.5	21.2	27.0	78.8	73.0
130	帕劳群岛	12.8	10.6	66.3	74.7	33.7	25.3
131	巴拿马	7.8	8.2	68.1	67.5	31.9	32.5
132	巴布亚新几内亚	4.0	4.3	81.7	79.0	18.3	21.0
133	巴拉圭	9.4	9.7	39.9	38.6	60.1	61.4
134	秘鲁	4.7	4.8	58.7	56.1	41.3	43.9
135	菲律宾	3.2	4.1	47.6	33.3	52.4	66.7
136	波兰	5.5	6.7	70.0	71.2	30.0	28.8
137	葡萄牙	9.3	10.4	66.0	64.1	34.0	35.9
138	卡塔尔	2.3	1.9	68.8	78.6	31.2	21.4
139	韩国	4.5	7.2	48.6	57.3	51.4	42.7
140	摩尔多瓦	6.7	11.4	48.5	45.6	51.5	54.4
141	罗马尼亚	5.2	5.8	67.7	80.2	32.3	19.8
142	俄罗斯	5.4	6.2	59.9	59.7	40.1	40.3
143	卢旺达	4.2	10.8	39.2	56.7	60.8	43.3
144	圣基茨和尼维斯	5.5	4.4	60.3	55.9	39.7	44.1

附录2-6　续表5

政府卫生支出占政府总支出%		社会医保支出占政府卫生支出%		人均卫生费用（美元）		人均政府卫生支出（美元）	
2000	2011	2000	2011	2000	2011	2000	2011
9.0	18.9	0.0	0.0	10	55	3	17
6.0	7.9	…	…	216	398	124	274
11.6	12.6	88.3	83.6	212	875	148	625
16.9	15.5	71.0	81.0	3474	8798	2955	7414
15.5	15.3	0.0	…	9	19	6	12
9.0	18.5	0.0	0.0	9	31	4	23
8.0	6.1	0.7	1.1	125	346	73	158
11.3	9.3	0.0	22.2	162	545	95	242
8.9	12.2	0.0	0.7	15	45	5	20
12.1	13.3	0.0	…	643	1897	466	1214
21.1	18.3	35.0	10.4	466	524	410	437
12.8	10.9	8.7	10.3	24	58	16	35
8.7	9.7	0.0	…	145	510	75	205
16.6	12.0	67.6	55.7	328	620	153	306
10.9	19.8	21.4	17.1	170	383	160	347
14.2	18.8	98.1	98.7	2435	7152	2121	6334
10.7	6.8	24.5	27.6	22	161	18	92
16.9	13.6	99.0	97.9	117	664	81	445
4.0	6.5	0.0	24.7	54	186	16	64
17.0	7.7	0.3	33.1	14	35	10	15
1.2	1.3	3.1	1.3	3	23	<1	3
13.1	6.5	1.8	2.7	126	283	87	161
11.2	9.9	0.0	0.0	333	683	271	592
6.5	9.6	0.0	4.0	11	33	2	13
11.4	20.6	93.9	84.0	1925	5995	1214	5136
15.6	19.8	0.0	10.1	1051	3666	820	3051
13.1	19.1	27.0	35.2	54	125	29	68
8.4	11.1	3.3	1.3	5	20	2	11
4.2	7.5	0.0	…	17	80	6	29
6.5	17.6	0.0	0.0	318	2190	313	2171
16.4	17.7	17.1	12.9	3155	8987	2603	7697
7.1	4.9	0.0	…	264	598	216	483
2.3	3.6	5.8	3.2	15	30	3	8
12.0	16.0	0.0	0.0	802	930	532	695
21.3	12.8	50.0	35.6	305	703	208	474
9.9	12.8	0.0	0.0	26	79	21	62
17.7	16.4	52.4	34.8	124	352	50	136
14.9	15.0	49.5	52.2	97	289	57	162
8.4	8.5	14.7	29.7	34	97	16	32
9.4	11.0	82.6	86.2	247	899	173	640
15.0	13.4	1.7	2.1	1066	2311	704	1480
5.0	5.8	0.0	0.0	688	1776	473	1396
9.7	13.7	77.3	77.7	508	1616	247	927
9.5	13.3	0.0	84.9	24	224	11	102
9.1	11.9	0.0	79.9	87	500	59	401
12.7	10.1	40.3	47.1	96	807	57	482
8.2	23.7	6.4	11.3	9	63	4	36
9.5	6.9	0.5	0.3	387	592	233	331

附录2-6　续表6

序列	国家	卫生总费用占GDP%		卫生总费用构成(%)			
				政府卫生支出		个人卫生支出	
		2000	2011	2000	2011	2000	2011
145	圣卢西亚岛	5.1	7.2	61.9	48.3	38.1	51.7
146	圣文森特和格林纳丁斯	3.7	4.9	82.2	81.7	17.8	18.3
147	萨摩亚群岛	6.0	7.0	76.7	89.0	23.3	11.0
148	圣马力诺	7.5	7.2	86.0	84.7	14.0	15.3
149	圣多美和普林西比	9.5	7.7	38.1	33.2	61.9	66.8
150	沙特阿拉伯	4.3	3.7	71.6	68.9	28.4	31.1
151	塞内加尔	4.3	6.0	36.8	58.3	63.2	41.7
152	塞黑	7.4	10.4	70.0	62.2	30.0	37.8
153	塞舌尔	4.8	3.8	82.7	92.1	17.3	7.9
154	塞拉利昂	15.6	18.8	13.2	18.0	86.8	82.0
155	新加坡	2.4	4.6	51.4	31.0	48.6	69.0
156	斯洛伐克	5.5	8.7	89.4	63.8	10.6	36.2
157	斯洛文尼亚	8.3	9.1	74.0	72.8	26.0	27.2
158	所罗门群岛	6.9	8.8	94.6	94.8	5.4	5.2
159	索马里	…	…	…	…	…	…
160	南非	8.5	8.5	40.5	47.7	59.5	52.3
161	南苏丹	…	1.6	…	41.4	…	58.6
162	西班牙	7.2	9.4	71.6	73.6	28.4	26.4
163	斯里兰卡	3.7	3.4	48.8	44.6	51.2	55.4
164	苏丹	3.4	8.4	27.3	28.4	72.7	71.6
165	苏里南	8.0	5.3	48.8	53.2	51.2	46.8
166	斯威士兰	5.4	8.0	56.3	69.4	43.7	30.6
167	瑞典	8.2	9.4	84.9	80.9	15.1	19.1
168	瑞士	10.2	10.9	55.4	65.4	44.6	34.6
169	叙利亚	4.9	3.7	40.4	49.0	59.6	51.0
170	塔吉克斯坦	4.6	5.8	20.4	29.6	79.6	70.4
171	泰国	3.4	4.1	56.1	75.5	43.9	24.5
172	马其顿	8.8	6.6	57.5	61.4	42.5	38.6
173	东帝汶	8.4	5.1	74.9	71.5	25.1	28.5
174	多哥	4.7	8.0	31.1	52.2	68.9	47.8
175	汤加	6.1	5.3	70.7	83.6	29.3	16.4
176	特立尼达和多巴哥	3.9	5.7	43.0	52.9	57.0	47.1
177	突尼斯	6.0	6.2	54.9	55.1	45.1	44.9
178	土耳其	4.9	6.7	62.9	74.9	37.1	25.1
179	土库曼斯坦	4.0	2.7	79.6	60.8	20.4	39.2
180	图瓦卢	10.9	17.3	99.8	99.9	0.2	0.1
181	乌干达	6.6	9.5	26.8	26.3	73.2	73.7
182	乌克兰	5.6	7.2	51.8	51.7	48.2	48.3
183	阿联酋	2.6	3.3	65.1	74.4	34.9	25.6
184	英国	7.0	9.3	79.2	82.7	20.8	17.3
185	坦桑尼亚	3.4	7.3	43.4	39.5	56.6	60.5
186	美国	13.4	17.9	43.2	45.9	56.8	54.1
187	乌拉圭	8.5	8.0	72.3	67.6	27.7	32.4
188	乌兹别克斯坦	5.7	5.4	44.1	51.4	55.9	48.6
189	瓦努阿图	3.6	4.1	76.6	87.9	23.4	12.1
190	委内瑞拉	5.7	5.2	41.5	36.7	58.5	63.3
191	越南	5.3	6.8	30.9	40.4	69.1	59.6
192	也门	4.5	5.5	53.8	20.9	46.2	79.1
193	赞比亚	5.7	6.1	51.3	59.8	48.7	40.2
194	津巴布韦	…	…	…	…	…	…

附录2-6 续表7

政府卫生支出占政府总支出%		社会医保支出占政府卫生支出%		人均卫生费用（美元）		人均政府卫生支出（美元）	
2000	2011	2000	2011	2000	2011	2000	2011
11.7	11.1	4.9	4.3	231	503	143	243
10.8	11.7	0.0	0.0	137	310	113	253
21.4	25.1	0.3	0.5	79	248	61	221
20.4	13.6	100.0	86.2	2158	3600	1855	3050
9.0	5.6	0.0	0.0	52	117	20	39
9.2	6.8	0.0	…	400	758	287	522
8.5	11.9	8.8	4.0	21	67	8	39
13.5	14.1	92.5	93.2	60	622	42	387
7.3	9.3	5.0	1.1	377	439	311	404
7.4	11.7	0.0	0.0	24	69	3	12
6.2	8.8	4.8	15.6	580	2286	298	709
9.4	14.5	98.2	89.9	208	1534	186	978
13.1	13.0	93.7	93.3	830	2219	614	1615
20.7	25.5	0.0	0.0	48	134	46	127
…	…	…	…	…	…	…	…
10.9	12.7	3.3	2.8	251	689	102	329
…	4.0	…	…	…	33	…	14
13.2	15.4	9.6	6.1	1040	3027	745	2228
6.8	7.2	0.3	0.1	32	97	16	43
8.3	10.6	8.1	10.8	12	104	3	29
9.7	11.9	40.7	41.7	152	459	74	244
10.5	14.9	0.0	0.0	75	265	42	184
12.6	14.8	0.0	…	2280	5331	1935	4315
16.0	21.0	72.8	70.9	3519	9121	1951	5967
6.5	5.6	…	…	59	101	24	50
6.5	6.2	0.0	…	6	54	1	16
9.9	14.5	9.4	9.9	66	202	37	152
14.8	11.7	97.4	99.9	157	334	90	205
12.7	2.9	0.0	0.0	32	46	24	33
8.5	15.4	11.7	6.5	13	45	4	23
13.3	15.8	0.0	0.0	91	219	65	183
5.8	8.0	0.0	0.0	245	956	105	506
8.1	10.8	28.9	47.7	122	267	67	147
9.8	12.8	55.5	57.0	205	696	129	522
13.7	9.8	6.5	6.5	45	129	36	78
5.0	18.0	0.0	0.0	161	629	161	629
7.3	10.8	0.0	0.0	16	42	4	11
8.4	11.7	0.0	0.5	36	263	19	136
7.6	8.8	0.0	0.0	885	1640	577	1220
15.1	15.9	0.0	…	1759	3609	1393	2984
10.2	11.1	0.0	…	10	37	4	15
17.1	19.8	33.5	88.0	4703	8608	2032	3954
20.5	20.0	27.4	55.0	584	1105	422	747
6.0	8.5	0.0	…	32	88	14	45
10.5	15.0	0.0	0.0	52	134	40	117
8.0	7.2	34.6	30.3	274	555	114	204
6.6	9.4	19.7	38.9	21	95	6	38
8.3	4.3	0.0	0.0	25	88	14	19
9.4	16.0	0.0	0.0	18	87	9	52
…	…	…	…	…	…	…	…

附录2-7　人口与社会经济

序列	国家	总人口（千人）2012	0～14岁人口% 2012	60岁以上人口% 2012	人口年增长率(%) 2012	城镇人口%		
						2000	2010	2011
1	阿富汗	29825	47	4	-2.4	21	23	24
2	阿尔巴尼亚	3162	21	15	-0.3	42	52	53
3	阿尔及利亚	38482	27	7	-1.9	60	66	73
4	安道尔	78	15	23	0.0	92	88	87
5	安哥拉	20821	48	4	-3.1	49	59	59
6	安提瓜和巴布达	89	26	12	-1.1	32	30	30
7	阿根廷	41087	24	15	-0.9	90	92	93
8	亚美尼亚	2969	20	14	-0.2	65	64	64
9	澳大利亚	23050	19	19	-1.3	87	89	89
10	奥地利	8464	15	24	-0.4	66	68	68
11	阿塞拜疆	9309	22	8	-1.2	51	52	54
12	巴哈马群岛	372	22	11	-1.6	82	84	84
13	巴林群岛	1318	20	3	-1.9	88	89	89
14	孟加拉国	155000	31	7	-1.3	24	28	28
15	巴巴多斯岛	283	19	16	-0.4	36	44	44
16	巴拉若斯	9405	15	19	0.5	70	75	75
17	比利时	11060	17	24	-0.5	97	97	97
18	伯利兹	324	34	6	-2.5	48	52	45
19	贝宁湾	10051	43	5	-2.7	38	42	45
20	不丹	742	29	7	-1.8	25	35	36
21	玻利维亚	10496	35	7	-1.7	62	67	67
22	波黑	3834	16	21	0.1	43	49	48
23	博茨瓦纳	2004	34	6	-0.9	53	61	62
24	巴西	199000	25	11	-1.0	81	87	85
25	文莱	412	26	7	-1.2	71	76	76
26	保加利亚	7278	14	26	0.8	69	71	73
27	布基纳法索	16460	46	4	-2.9	17	26	27
28	布隆迪	9850	44	4	-3.2	8	11	11
29	柬埔寨	14865	31	8	-1.8	17	20	20
30	喀麦隆	21700	43	5	-2.5	50	58	52
31	加拿大	34838	16	21	-1.0	79	81	81
32	佛得角	494	30	7	-0.6	53	61	63
33	中非	4525	40	6	-2.0	38	39	39
34	乍得	12448	49	4	-3.0	23	28	22
35	智利	17465	21	14	-0.9	86	89	89
36	中国	1390000	18	13	-0.7	36	47	51
37	哥伦比亚	47704	28	9	-1.3	72	75	75
38	科摩罗	718	42	5	-2.5	28	28	28
39	刚果	4337	42	5	-2.6	58	62	64
40	库克岛	21	31	9	-4.9	64	75	74
41	哥斯达黎加	4805	24	10	-1.4	59	64	65
42	科特迪瓦	19840	41	5	-2.3	44	51	51
43	克罗地亚	4307	15	25	0.4	56	58	58
44	古巴	11271	17	18	0.0	76	75	75
45	塞浦路斯	1129	17	17	-1.1	69	70	70
46	捷克	10660	15	23	-0.5	74	74	73
47	朝鲜	24763	22	13	-0.5	60	60	60
48	刚果民主共和国	65705	45	5	-2.7	30	35	34

附录2-7 续表1

生命登记覆盖人口% 2005～2011		总和生育率			成人识字率(%) 2005～2011	人均国民收入（美元，购买力平价）			日均<1美元（购买力平价）人口% 2007～2011
出生	死亡	2000	2010	2012		2000	2010	2011	
37	…	7.7	6.3	5.1	…	…	1060	1140	…
99	…	2.2	1.5	1.8	96	4380	8740	8820	<2.0
99	…	2.6	2.3	2.8	73	5130	8180	8310	…
>90	…	1.4	1.3	…	…	…	…	…	…
…	…	6.8	5.4	6.0	70	1860	5410	5230	…
>90	82	2.7	2.1	2.1	99	11520	20240	17900	…
>90	100	2.5	2.2	2.2	98	8870	15570	17130	<2.0
100	71	1.7	1.7	1.7	100	2090	5660	6100	<2.0
>90	99	1.8	1.9	1.9	…	25700	…	38110	…
>90	100	1.4	1.4	1.5	…	28290	39790	42050	…
94	85	2.0	2.2	1.9	100	2090	9280	8960	<2.0
>90	100	2.2	1.9	1.9	…	…	…	…	
…	100	2.6	2.5	2.1	92	20070	…	…	…
10	…	3.0	2.2	2.2	57	820	1810	1940	43.3
>90	100	1.5	1.6	1.9	…	…	…	…	…
>90	100	1.2	1.4	1.5	100	5210	13590	14460	<2.0
>90	100	1.6	1.8	1.9	…	28240	38260	39190	…
95	99	3.6	2.8	2.7	…	4640	6210	6090	…
60	…	6.0	5.3	4.9	42	1130	1590	1620	…
100	…	3.8	2.4	2.3	53	2380	4990	5570	10.2
76	…	4.1	3.3	3.3	91	2930	4640	4890	15.6
100	88	1.4	1.1	1.3	98	4920	8810	9190	<2.0
72	…	3.4	2.8	2.7	85	8090	13700	14550	…
93	94	2.4	1.8	1.8	90	6830	11000	11420	6.1
>90	91	2.5	2.0	2.0	95	42140	…	…	…
>90	100	1.2	1.5	1.5	98	6140	13290	14160	…
77	…	6.3	5.9	5.7	29	810	1250	1300	44.6
75	…	5.8	4.3	6.1	67	310	400	610	…
62	…	3.9	2.6	2.9	74	870	2080	2230	22.8
70	…	5.0	4.5	4.9	71	1520	2270	2330	9.6
>90	100	1.5	1.7	1.7	…	27670	38310	39660	…
91	…	3.7	2.4	2.3	84	1970	3820	3980	…
61	…	5.4	4.6	4.5	56	660	790	810	62.8
16	…	6.6	6.0	6.4	35	640	1220	1360	…
100	97	2.1	1.9	1.8	99	8880	14590	16330	<2.0
…	4	1.8	1.6	1.7	94	2340k	7640	8390	13.1
97	100	2.6	2.4	2.3	93	5730	9060	9560	8.2
…	…	4.3	4.9	4.8	75	970	1090	1110	…
81	…	4.8	4.5	5.0	…	…	3220	3240	…
>90	90	3.2	2.4	…	…	…	…	…	…
>90	87	2.4	1.8	1.8	96	6630	11270	11860	3.1
55	…	5.2	4.4	4.9	56	1440	1810	1710	23.8
>90	100	1.4	1.5	1.5	99	10600	18860	18760	<2.0
100	100	1.6	1.5	1.5	100	…	…	…	…
>90	85	1.7	1.5	1.5	98	18150	30300	…	…
>90	100	1.1	1.5	1.6	…	14650	23620	24370	…
100	…	2.0	2.0	2.0	100	…	…	…	…
28	…	6.9	5.8	6.0	67	2020	320	340	…

附录2-7　续表2

序列	国家	总人口(千人)2012	0～14岁人口%2012	60岁以上人口%2012	人口年增长率(%)2012	城镇人口%		
						2000	2010	2011
49	丹麦	5598	18	24	-0.4	85	87	87
50	吉布提	860	34	6	-1.5	83	76	77
51	多米尼加	72	26	12	-1.4	71	67	67
52	多米尼加共和国	10277	31	9	-1.3	62	69	70
53	厄瓜多尔	15492	30	9	-1.6	60	67	67
54	埃及	80722	31	9	-1.7	43	43	43
55	萨尔瓦多	6297	31	10	-0.7	58	64	65
56	赤道几内亚	736	39	5	-2.8	39	40	39
57	厄立特里亚	6131	43	4	-3.3	18	22	21
58	爱沙尼亚	1291	16	24	0.2	69	69	69
59	埃塞俄比亚	91729	43	5	-2.6	15	17	17
60	斐济	875	29	8	-0.8	48	52	52
61	芬兰	5408	16	26	-0.4	61	85	84
62	法国	63937	18	24	-0.6	76	85	86
63	加蓬	1633	38	7	-2.4	80	86	86
64	冈比亚	1791	46	4	-3.2	49	58	57
65	乔治亚	4358	18	19	0.4	53	53	53
66	德国	82800	13	27	0.1	73	74	74
67	加纳	25366	39	5	-2.2	44	51	52
68	希腊	11125	15	25	-0.1	60	61	61
69	格林纳达	105	27	10	0.0	31	39	39
70	危地马拉	15083	41	7	-2.5	45	49	50
71	几内亚	11451	42	5	-2.6	31	35	35
72	几内亚比绍	1664	42	5	-2.4	30	30	44
73	圭亚那	795	37	5	-0.5	29	29	28
74	海地	10174	35	7	-1.4	36	52	53
75	洪都拉斯	7936	36	6	-2.0	44	52	52
76	匈牙利	9976	15	23	0.2	65	68	69
77	冰岛	326	21	18	-1.2	92	93	94
78	印度	1240000	29	8	-1.6	28	30	31
79	印尼	247000	29	8	-1.2	42	44	51
80	伊朗	76424	24	8	-1.3	64	71	69
81	伊拉克	32778	41	5	-2.9	68	66	66
82	爱尔兰	4576	22	17	-1.2	59	62	62
83	以色列	7644	28	15	-1.3	91	92	92
84	意大利	60885	14	27	-0.3	67	68	68
85	牙买加	2769	28	11	-0.5	52	52	52
86	日本	127000	13	32	0.0	65	67	91
87	约旦	7009	34	5	-4.0	78	79	83
88	哈萨克斯坦	16271	25	10	-1.1	56	59	54
89	肯尼亚	43178	42	4	-2.7	20	22	24
90	基里巴斯	101	30	9	-2.0	43	44	44
91	科威特	3250	25	4	-3.9	98	98	98
92	吉尔吉斯	5474	30	6	-1.3	35	35	35
93	老挝	6646	36	6	-1.9	22	33	34
94	拉脱维亚	2060	15	24	0.6	68	68	68
95	黎巴嫩	4647	22	12	-3.7	86	87	87
96	莱索托	2052	37	6	-1.1	20	27	28

附录2-7　续表3

生命登记覆盖人口% 2005～2011		总和生育率			成人识字率 (%) 2005～2011	人均国民收入 (美元，购买力平价)			日均<1美元 (购买力平价) 人口% 2007～2011
出生	死亡	2000	2010	2012		2000	2010	2011	
>90	100	1.8	1.9	1.9	…	28220	40230	41900	…
89	…	4.8	3.8	3.5	…	1610	…	…	…
>90	100	2.3	2.1	…	…	5310	11990	13000	2.2
79	59	2.9	2.6	2.5	90	4770	9030	9420	…
90	87	3.0	2.5	2.6	92	4430	7880	8510	4.6
99	82	3.3	2.7	2.8	72	3570	6060	6120	<2.0
99	77	2.9	2.3	2.2	85	4510	6550	6640	9.0
…	…	5.8	5.2	5.0	94	5340	23750	25620	…
…	…	5.4	4.5	4.8	68	610	540	580	…
>90	100	1.3	1.7	1.6	100	9530	19760	20850	…
7	…	6.2	4.2	4.6	39	460	1040	1110	…
>90	100	3.1	2.7	2.6	…	3560	4510	4610	5.9
>90	100	1.7	1.9	1.9	…	25460	37290	37670	…
>90	100	1.8	2.0	2.0	…	25680	34440	35910	…
…	…	4.1	3.3	4.1	88	9960	13170	13740	…
53	…	5.6	4.9	5.8	50	920	1300	1750	…
99	87	1.6	1.6	1.8	100	2260	4990	5350	15.3
>90	100	1.3	1.4	1.4	…	25700	37950	40230	…
62.5	…	4.7	4.2	3.9	67	900	1660	1810	…
>90	100	1.3	1.5	1.5	97	18460	27050	25100	…
…	100	2.6	2.2	2.2	…	5920	9890	10350	…
97	89	4.8	4.0	3.8	75	3470	4650	4760	…
43	…	6.0	5.2	5.0	41	760	1020	1020	43.3
24	…	5.9	5.1	5.0	54	940	1180	1240	…
88	77	2.5	2.3	2.6	…	1980	3450	…	…
81	…	4.3	3.3	3.2	49	…	…	1180	…
94	…	4.0	3.1	3.1	85	2500	3770	3820	17.9
>90	100	1.3	1.4	1.4	99	11740	19050	20310	<2.0
>90	100	2.0	2.1	2.1	…	28060	27680	31020	…
41	8	3.3	2.6	2.5	63	1560	3550	3590	32.7
53	…	2.5	2.1	2.4	93	2200	4200	4500	18.1
>90	69	2.2	1.7	1.9	85	6800	…	…	…
95	58	5.0	4.7	4.1	78	…	3370	3750	2.8
>90	100	1.9	2.1	2.0	…	24680	33370	34180	…
>90	100	2.9	2.9	2.9	…	21480	27630	27110	…
>90	100	1.2	1.4	1.5	99	25400	31130	32400	…
98	74	2.6	2.3	2.3	87	5570	7310	…	…
>90	100	1.3	1.4	1.4	…	25950	34640	35330	…
>90	61	3.9	3.1	3.3	93	3220	5800	5930	<2.0
100	91	1.9	2.6	2.5	100	4460	10770	11250	<2.0
60	…	5.0	4.7	4.5	87	1120	1680	1710	…
94	…	4.3	2.9	3.0	…	3370	3530	3300	…
>90	100	2.4	2.3	2.6	94	35480	…	…	…
94	99	2.7	2.7	3.1	99	1250	2100	2180	6.2
72	…	4.6	2.7	3.1	73	1130	2460	2580	33.9
>90	100	1.2	1.5	1.6	100	8010	16350	17700	<2.0
100	…	2.4	1.8	1.5	90	7730	14080	14470	…
45	…	4.1	3.2	3.1	90	1290	1960	2050	…

附录2-7 续表4

序列	国家	总人口(千人)2012	0～14岁人口%2012	60岁以上人口%2012	人口年增长率(%)2012	城镇人口%		
						2000	2010	2011
97	利比里亚	4190	43	5	-2.7	54	48	48
98	利比亚	6155	29	7	-0.8	76	78	78
99	立陶宛	3028	15	21	0.5	67	67	67
100	卢森堡	524	17	19	-1.5	84	85	85
101	马达加斯加	22294	43	4	-2.8	27	30	33
102	马拉维	15906	45	5	-2.9	15	20	16
103	马来西亚	29240	27	8	-1.7	62	72	73
104	马尔代夫	338	29	7	-1.8	28	40	41
105	马里	14854	47	4	-3.0	28	36	35
106	马耳他	428	15	23	-0.5	92	95	95
107	马歇尔群岛	53	30	9	-1.9	68	72	72
108	毛利塔尼亚	3796	40	5	-2.5	40	41	41
109	毛里求斯	1240	20	13	-0.4	43	42	42
110	墨西哥	121000	29	9	-1.7	75	78	78
111	密克罗尼西亚	103	36	7	0.0	22	23	23
112	摩纳哥	38	18	24	-2.7	100	100	100
113	蒙古	2796	27	6	-1.5	57	62	69
114	黑山	621	19	19	0.0	59	61	63
115	摩洛哥	32521	28	8	-1.4	53	58	57
116	莫桑比克	25203	45	5	-2.5	31	38	31
117	缅甸	52797	25	8	-0.8	28	34	33
118	纳米比亚	2259	37	5	-1.8	32	38	38
119	瑙鲁	10	30	9	0.0	100	100	100
120	尼泊尔	27474	36	8	-1.2	13	19	17
121	荷兰	16714	17	23	-0.3	77	83	83
122	新西兰	4460	20	19	-1.0	86	86	86
123	尼加拉瓜	5992	33	7	-1.5	55	57	58
124	尼日尔	17157	50	4	-3.8	16	17	18
125	尼日利亚	169000	44	4	-3.0	43	50	50
126	纽埃岛	1	31	9	0.0	34	38	38
127	挪威	4994	19	21	-1.0	76	79	79
128	阿曼	3314	24	4	-9.1	72	73	73
129	巴基斯坦	179000	34	6	-1.7	33	36	36
130	帕劳群岛	21	30	9	0.0	70	83	84
131	巴拿马	3802	29	10	-1.6	66	75	75
132	巴布亚新几内亚	7167	38	5	-2.2	13	13	12
133	巴拉圭	6687	33	8	-1.7	55	61	62
134	秘鲁	29988	29	9	-1.3	71	77	77
135	菲律宾	96707	35	6	-1.7	59	49	49
136	波兰	38211	15	20	0.0	62	61	61
137	葡萄牙	10604	15	24	-0.1	54	61	61
138	卡塔尔	2051	13	2	-7.1	95	96	99
139	韩国	49003	15	17	-0.6	80	83	83
140	摩尔多瓦	3514	17	17	0.8	45	47	48
141	罗马尼亚	21755	15	21	0.2	53	57	53
142	俄罗斯	143000	15	19	0.0	73	73	74
143	卢旺达	11458	44	4	-2.8	14	19	19
144	圣基茨和尼维斯	54	26	12	-1.9	33	32	32

附录2-7　续表5

生命登记覆盖人口% 2005～2011		总和生育率			成人识字率(%) 2005～2011	人均国民收入（美元，购买力平价）			日均<1美元（购买力平价）人口% 2007～2011
出生	死亡	2000	2010	2012		2000	2010	2011	
4	…	5.9	5.2	4.9	61	300	340	540	83.8
…	…	3.2	2.6	2.4	89	…	…	…	…
>90	100	1.3	1.5	1.5	100	8460	17870	19640	<2.0
>90	99	1.7	1.6	1.7	…	46750	61790	64260	…
80	…	5.6	4.7	4.5	65	790	960	950	81.3
…	…	6.2	6.0	5.5	75	600	850	870	…
>90	56	3.0	2.6	2.0	93	8370	14220	15650	…
93	81	2.8	1.8	2.3	98	2930	8110	7430	…
81	…	5.8	6.3	6.9	31	710	1030	1040	50.4
>90	100	1.6	1.3	1.4	92	17830	24840	…	…
96	…	4.4	3.5	…	…	…	…	…	…
56	…	5.1	4.5	4.7	58	1410	1960	2400	23.4
>90	100	2.0	1.6	1.5	89	8060	13960	14330	…
…	93	2.5	2.3	2.2	93	8960	14290	15390	<2.0
…	…	4.3	3.5	3.4	…	2840	3490	3580	…
…	…	1.2	1.5	…	…	…	…	…	…
99	95	2.2	2.5	2.5	97	1800	3670	4290	…
98	99	1.8	1.7	1.7	98	6330	12930	13700	<2.0
…	27	2.7	2.3	2.7	56	2510	4600	4880	2.5
31	…	5.7	4.9	5.3	56	420	930	970	59.6
72	…	2.5	2.0	2.0	92	…	1950	…	…
67	…	4.0	3.2	3.1	89	4170	6420	6560	…
83	…	3.5	3.1	…	…	…	…	…	…
42	…	4.0	2.7	2.4	60	800	1210	1260	24.8
>90	100	1.7	1.8	1.8	…	30040	41900	43140	…
>90	100	1.9	2.2	2.1	…	19680	…	…	…
81	68	3.3	2.6	2.5	78	1790	2790	3730	…
32	…	7.5	7.1	7.6	29	500	720	720	43.6
30	…	5.9	5.5	6.0	61	1130	2170	2290	68.0
>90	…	…	…	…	…	…	…	…	…
>90	100	1.8	1.9	1.9	…	35640	56830	61460	…
…	70	4.4	2.3	2.9	87	15270	…	…	…
27	…	4.7	3.4	3.3	55	1690	2790	2870	21.0
…	…	2.0	1.7	…	…	…	11000	11080	…
>90	96	2.7	2.5	2.5	94	6840	12770	14510	6.6
…	…	4.5	4.0	3.8	61	1620	2420	2570	…
…	83	3.7	3.0	2.9	94	3370	5050	5390	7.2
93	66	2.9	2.5	2.5	90	4760	8930	9440	4.9
>90	92	3.5	3.1	3.1	95	2440	3980	4140	18.4
>90	100	1.3	1.4	1.4	100	10470	19060	20430	<2.0
>90	100	1.4	1.3	1.3	95	17380	24760	24440	…
>90	89	3.1	2.3	2.0	96	…	…	86440	…
>90	100	1.4	1.3	1.3	…	17130	29010	30370	…
>90	94	1.6	1.5	1.5	99	1490	3360	3640	<2.0
>90	100	1.3	1.4	1.4	98	…	14060	15120	<2.0
>90	100	1.2	1.5	1.5	100	6650	19190	20560	…
63	…	5.9	5.4	4.6	71	580	1150	1270	63.2
…	76	2.2	1.8	…	…	9740	15850	16470	…

附录2-7 续表6

序列	国家	总人口（千人）2012	0～14岁人口% 2012	60岁以上人口% 2012	人口年增长率(%) 2012	城镇人口%		
						2000	2010	2011
145	圣卢西亚岛	181	24	12	-1.1	28	28	18
146	圣文森特和格林纳丁斯	109	26	10	0.0	44	49	49
147	萨摩亚群岛	189	38	7	-1.1	22	20	20
148	圣马力诺	31	14	27	0.0	93	94	94
149	圣多美和普林西比	188	42	5	-2.7	53	62	63
150	沙特阿拉伯	28288	30	5	-1.9	80	82	82
151	塞内加尔	13726	44	5	-2.9	41	42	43
152	塞黑	9553	16	21	0.5	51	56	56
153	塞舌尔	92	22	10	0.0	51	55	54
154	塞拉利昂	5979	42	4	-1.9	36	38	39
155	新加坡	5303	16	15	-2.1	100	100	100
156	斯洛伐克	5446	15	19	-0.1	56	55	55
157	斯洛文尼亚	2068	14	23	-0.3	51	50	50
158	所罗门群岛	550	40	5	-2.2	16	19	20
159	索马里	10195	47	4	-2.9	33	37	38
160	南非	52386	30	8	-0.8	57	62	62
161	南苏丹	10838	42	5	-4.3	…	…	18
162	西班牙	46755	15	23	-0.5	76	77	77
163	斯里兰卡	21098	25	12	-0.8	16	14	15
164	苏丹	37195	41	5	-2.1	36	40	33
165	苏里南	535	28	10	-0.9	72	69	70
166	斯威士兰	1231	38	5	-1.6	23	21	21
167	瑞典	9511	17	25	-0.7	84	85	85
168	瑞士	7997	15	23	-1.0	73	74	74
169	叙利亚	21890	35	6	-0.4	52	56	56
170	塔吉克斯坦	8009	36	5	-2.5	26	26	27
171	泰国	66785	18	14	-0.3	31	34	34
172	马其顿	2106	17	18	-0.1	63	59	59
173	东帝汶	1114	46	5	-1.6	24	28	28
174	多哥	6643	42	4	-2.6	37	43	38
175	汤加	105	37	8	0.0	23	23	23
176	特立尼达和多巴哥	1337	21	13	-0.3	11	14	14
177	突尼斯	10875	23	10	-1.1	63	67	66
178	土耳其	73997	26	11	-1.3	65	70	72
179	土库曼斯坦	5173	29	6	-1.3	46	50	49
180	图瓦卢	10	31	9	0.0	46	50	51
181	乌干达	36346	49	4	-3.4	12	13	16
182	乌克兰	45530	14	21	0.6	67	69	69
183	阿联酋	9206	14	1	-3.1	78	84	84
184	英国	62783	18	23	-0.6	89	80	80
185	坦桑尼亚	47783	45	5	-3.0	22	26	27
186	美国	318000	20	19	-0.9	79	82	82
187	乌拉圭	3395	22	19	-0.4	91	92	93
188	乌兹别克斯坦	28541	29	6	-1.4	37	36	36
189	瓦努阿图	247	37	6	-2.0	22	26	25
190	委内瑞拉	29955	29	9	-1.5	90	93	94
191	越南	90796	23	9	-1.0	24	30	31
192	也门	23852	41	5	-2.3	26	32	32
193	赞比亚	14075	47	4	-3.2	35	36	39
194	津巴布韦	13724	40	6	-2.7	34	38	39

附录2-7　续表7

生命登记覆盖人口% 2005～2011		总和生育率			成人识字率(%) 2005～2011	人均国民收入(美元，购买力平价)			日均<1美元(购买力平价)人口% 2007～2011
出生	死亡	2000	2010	2012		2000	2010	2011	
…	99	2.3	2.0	1.9	…	6930	10520	11220	…
>90	100	2.4	2.1	2.0	…	5020	10830	10440	…
48	…	4.5	3.9	4.2	99	2710	4270	4270	…
>90	…	1.3	1.5	…	…	…	…	…	…
75	…	4.6	3.7	4.2	89	…	1920	2080	…
…	44	4.2	2.8	2.7	87	17530	…	24700	…
75	…	5.6	4.8	5.0	50	1270	1910	1940	…
99	87	1.7	1.6	1.4	98	5820	11020	11540	<2.0
>90	98	2.2	1.9	2.2	92	15340	21210	25140	<2.0
78	…	5.4	5.0	4.8	42	360	830	840	…
>90	76	1.5	1.3	1.3	96	32900	55790	59380	…
>90	100	1.3	1.3	1.4	…	10810	23100	22130	<2.0
>90	100	1.2	1.4	1.5	100	17490	26660	26510	…
…	…	4.6	4.2	4.1	…	1970	2210	2350	…
3	…	6.5	6.3	6.7	…	…	…	…	…
92	89	2.9	2.5	2.4	89	6610	10360	10710	13.8
35	…	…	…	5.0	…	…	…	…	…
>90	100	1.2	1.5	1.5	98	21140	31640	31400	…
97	85	2.2	2.3	2.4	91	2670	5010	5520	7.0
59	…	5.1	4.4	4.5	71	1070	2030	2120	19.8
97	91	2.7	2.3	2.3	95	4410	…	…	…
50	…	4.2	3.4	3.4	87	3660	4840	5930	40.6
>90	100	1.6	1.9	1.9	…	27730	39730	42200	…
>90	100	1.4	1.5	1.5	…	34060	50170	52570	…
95	90	3.8	2.9	3.0	83	3150	5120	…	…
88	68	4.0	3.3	3.8	100	850	2140	2300	6.6
99	75	1.8	1.6	1.4	94	4860	8190	8360	<2.0
100	100	1.7	1.4	1.4	97	5850	10920	11090	…
55	…	7.1	6.2	6.0	58	…	3600	…	37.4
78	…	5.1	4.1	4.7	57	690	890	1040	…
…	…	4.2	3.9	3.8	99	3450	4580	5000	…
96	100	1.6	1.6	1.8	99	11350	24040	…	…
>90	…	2.1	2.0	2.0	78	4600	9060	9030	…
94	61	2.4	2.1	2.1	91	8730	15170	16940	…
96	…	2.8	2.4	2.4	100	1930	7490	8690	…
50	…	3.6	3.1	…	…	…	…	…	…
30	…	6.8	6.1	6.0	73	670	1250	1310	38.0
100	100	1.1	1.4	1.5	100	3180	6620	7040	<2.0
…	90	2.7	1.7	1.8	90	41690	…	47890	…
>90	99	1.7	1.9	1.9	…	26020	36410	36010	…
16	…	5.7	5.5	5.3	73	770	1430	1500	67.9
>90	100	2.0	2.1	2.0	…	35690	47360	48820	…
>90	100	2.2	2.1	2.1	98	8180	13990	14640	<2.0
100	81	2.8	2.4	2.3	99	1420	3120	3420	…
26	…	4.5	3.9	3.4	83	3230	4320	4330	…
>90	99	2.8	2.5	2.4	96	8380	12150	12430	…
95	…	2.3	1.8	1.8	93	1400	3070	3250	16.9
22	…	6.3	5.2	4.2	64	1710	…	2170	…
14	…	6.2	6.3	5.7	71	840	1380	1490	…
49	…	3.9	3.3	3.6	92	0	…	…	…